Erwachsene mit muskuloskelettalen Erkrankungen

Erwachsene mit muskuloskelettalen Erkrankungen
Jeff Snodgrass, Debbie Amini

Programmbereich Gesundheitsberufe

Wissenschaftlicher Beirat Programmbereich Gesundheitsberufe
Sophie Karoline Brandt, Bern; Heidi Höppner, Berlin; Christiane Mentrup, Zürich;
Sascha Sommer, Bochum; Birgit Stubner, Erlangen-Nürnberg; Markus Wirz, Zürich;
Ursula Walkenhorst, Osnabrück

Jeff Snodgrass
Debbie Amini

Erwachsene mit muskuloskelettalen Erkrankungen

Leitlinien der Ergotherapie Band 17

Deutschsprachige Ausgabe herausgegeben von Mieke le Granse

Aus dem Amerikanischen von Rebecca Groth

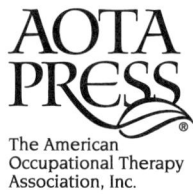

Mit freundlicher Unterstützung von ergotherapie austria

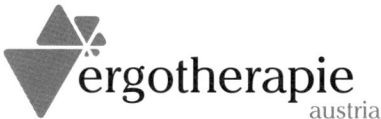

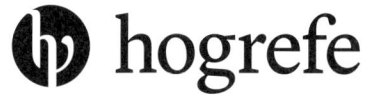

Jeff Snodgrass, PhD, MPH, OTR, FAOTA, Chair, Department of Occupational Therapy, Professor of Healthcare Administration & Occupational Therapy, Milligan College, Milligan College, TN, Contributing Faculty, School of Health Sciences, Walden University, Minneapolis

Debbie Amini, EdD, OTR/L, FAOTA, Director of Professional Development, American Occupational Therapy Association, Bethesda, MD

The American Occupational Therapy Association, Inc.
4720 Montgomery Lane
Bethesda, MD 20814
301-652-AOTA (2682)
TDD: 800-377-8555
Fax: 301-652-7711
http://www.aota.org

Wichtiger Hinweis: Der Verlag hat gemeinsam mit den Autoren bzw. den Herausgebern große Mühe darauf verwandt, dass alle in diesem Buch enthaltenen Informationen (Programme, Verfahren, Mengen, Dosierungen, Applikationen, Internetlinks etc.) entsprechend dem Wissensstand bei Fertigstellung des Werkes abgedruckt oder in digitaler Form wiedergegeben wurden. Trotz sorgfältiger Manuskriptherstellung und Korrektur des Satzes und der digitalen Produkte können Fehler nicht ganz ausgeschlossen werden. Autoren bzw. Herausgeber und Verlag übernehmen infolgedessen keine Verantwortung und keine daraus folgende oder sonstige Haftung, die auf irgendeine Art aus der Benutzung der in dem Werk enthaltenen Informationen oder Teilen davon entsteht. Geschützte Warennamen (Warenzeichen) werden nicht besonders kenntlich gemacht. Aus dem Fehlen eines solchen Hinweises kann also nicht geschlossen werden, dass es sich um einen freien Warennamen handelt.

> **Bibliografische Information der Deutschen Nationalbibliothek**
> Die Deutsche Nationalbibliothek verzeichnet diese Publikation in der Deutschen Nationalbibliografie; detaillierte bibliografische Daten sind im Internet über http://www.dnb.de abrufbar.

Dieses Werk einschließlich aller seiner Teile ist urheberrechtlich geschützt. Jede Verwertung außerhalb der engen Grenzen des Urheberrechtes ist ohne Zustimmung des Verlages unzulässig und strafbar. Das gilt insbesondere für Kopien und Vervielfältigungen zu Lehr- und Unterrichtszwecken, Übersetzungen, Mikroverfilmungen sowie die Einspeicherung und Verarbeitung in elektronischen Systemen.

Anregungen und Zuschriften bitte an:
Hogrefe AG
Lektorat Gesundheitsberufe
z.Hd.: Barbara Müller
Länggass-Strasse 76
3012 Bern
Schweiz
Tel. +41 31 300 45 00
info@hogrefe.ch
www.hogrefe.ch

Lektorat: Barbara Müller
Bearbeitung: Mieke le Granse, Barbara Müller
Herstellung: Daniel Berger
Umschlagabbildung: © Daisy-Daisy, iStock / Getty Images Plus
Umschlag: Claude Borer, Riehen
Satz: Claudia Wild, Konstanz
Druck und buchbinderische Verarbeitung: AZ Druck und Datentechnik GmbH, Kempten
Printed in Germany

Dieses Buch ist eine Übersetzung aus dem Amerikanischen. Der Originaltitel lautet: Braveman, B., Hunter, Elizabeth, G. (2017). *Occupational Therapy Practice Guidelines for Adults With Musculoskeletal Conditions.* Bethesda, MD: AOTA Press.

© 2017 by the American Occupational Therapy Association, Inc.
ISBN-13: 978-1-56900-439-5 (ebook)

1. Auflage 2020
© 2020 Hogrefe Verlag, Bern

(E-Book-ISBN_PDF 978-3-456-95891-0)
ISBN 978-3-456-85891-3
http://doi.org/10.1024/85891-000

Inhaltsverzeichnis

Danksagung		9
Geleitwort		11
1	**Einführung**	15
1.1	Zweck und Verwendung dieser Veröffentlichung	15
1.2	Gegenstandsbereich und Prozess der Ergotherapie	16
1.2.1	Gegenstandsbereich	16
1.2.2	Prozess	18
2	**Zusammenfassung**	21
2.1	Hintergrund	21
2.2	Praxisleitlinien	21
2.3	Zusammenfassung der Hauptergebnisse	22
2.3.1	Interventionen für die Schulter	22
2.3.2	Interventionen für den Ellenbogen	23
2.3.3	Interventionen für Unterarm, Handgelenk und Hand	23
2.3.4	Interventionen für die unteren Extemitäten (UE)	24
2.3.5	Interventionen für die Wirbelsäule	24
2.3.6	Interventionen für die Rückkehr an den Arbeitsplatz	25
2.3.7	Interventionen bei chronischem Schmerz	26
2.3.8	Interventionen bei Verbrennungen	26
3	**Übersicht über muskuloskelettale Erkrankungen (MSE)**	27
3.1	Typen von muskuloskelettalen Erkrankungen	27
3.2	Prävalenz	28
3.3	Gründe und Risikofaktoren	28
3.4	Allgemeine Symptome und Beeinträchtigungen	29
3.5	Diagnostik der Erkrankungen	29
4	**Der ergotherapeutische Prozess bei Erwachsenen mit muskuloskelettalen Erkrankungen (MSE)**	31
4.1	Evaluation	31
4.1.1	Betätigungsprofil	31
4.1.2	Analyse der Betätigungsperformanz	31
4.1.3	Betätigungsbereiche	32
4.1.4	Klientenfaktoren	34
4.1.5	Performanzfertigkeiten	34
4.1.6	Performanzmuster	34
4.1.7	Kontext und Umwelt	35

4.2	Intervention	35
4.2.1	Planung der Intervention	35
4.2.2	Implementierung der Intervention	36
4.2.3	Überprüfung der Intervention	37
4.3	Ergebnis und Ergebniskontrolle	37
4.4	Fallstudien	38
4.4.1	Fallstudie 1: Laterale Epikondylitis	38
4.4.2	Fallstudie 2. Knieendoprothese	41
4.4.3	Fallstudie 3: Kreuzschmerzen	43
5	**Best Practice und Zusammenfassung der Evidenz**	**47**
5.1	Einführung	47
5.2	Interventionen für die Schulter	48
5.2.1	Frakturen	48
5.2.2	Kapselverklebungen	49
5.2.3	Nacken- und Schulterschmerz	49
5.2.4	Unspezifischer Schulterschmerz	49
5.2.5	Rotatorenmanschettenrupturen	50
5.2.6	Subacromiales Impingement	50
5.3	Interventionen für den Ellenbogen	51
5.3.1	Laterale Epikondylitis	52
5.3.2	Frakturen, Kontrakturen und Dislokationen	52
5.3.3	Subakute Ellenbogenverletzungen	53
5.3.4	Kubitaltunnelsyndrom	53
5.4	Interventionen für Unterarm, Handgelenk und Hand	53
5.4.1	Knochen, Gelenke und allgemeine Beschwerden an der Hand	53
5.4.2	Periphere Nervenverletzungen	56
5.4.3	Sehnenerkrankungen	58
5.5	Interventionen für die unteren Extremitäten	59
5.5.1	Hüftfrakturen	60
5.5.2	Hüft- und Knieersatz	61
5.5.3	Hüft- und Kniearthrose	62
5.6	Interventionen für die Wirbelsäule	63
5.6.1	Psychosoziale und kognitive Interventionen	63
5.6.2	Ergonomie und Arbeitstechnik oder Modifikationen	67
5.6.3	Funktionelle Wiederherstellung	67
5.6.4	Multidisziplinäre Ansätze	68
5.6.5	Physikalische Anwendungen	69
5.6.6	Körperliche Aktivität	69
5.7	Interventionen für die berufliche Rehabilitation	70
5.7.1	Interventionen für den Arbeitsplatz	70
5.7.2	Psychologische und verhaltenstherapeutische Interventionen	71
5.7.3	Interventionen zu Alltagsaktivität	71
5.8	Interventionen bei chronischen Schmerzen	71
5.8.1	Selbstmanagement	71
5.8.2	Körperliche Aktivität	72
5.8.3	Edukation	72
5.8.4	Multidisziplinäre Interventionen	73
5.8.5	Physikalische Anwendungen	73
5.8.6	Psychosoziale Interventionen	73
5.8.7	Complex Regional Pain Syndrome (CRPS)	74
5.9	Interventionen bei Verbrennungen	74

5.9.1	Körperliche Aktivität	74
5.9.2	Hochfrequente Rehabilitation	75
5.9.3	Frühzeitige Exzision und Hautdeckung	75
5.9.4	Interventionen zur Lebensqualität	75
5.9.5	Schmerzmanagement	75
5.9.6	Narbenbehandlung	75
6	**Schlussfolgerungen für Praxis, Ausbildung und Forschung**	**77**
6.1	Schlussfolgerung für die Praxis	84
6.1.1	Obere Extremität	84
6.1.2	Untere Extremität	85
6.1.3	Wirbelsäule	85
6.1.4	Rückkehr an den Arbeitsplatz	85
6.1.5	Chronische Schmerzen	86
6.1.6	Verbrennungen	86
6.2	Schlussfolgerung für die Ausbildung	86
6.3	Schlussfolgerung für die Forschung	87

Anhang		**89**
A	Vorbereitung und Qualifikation von Ergotherapeuten und Ergotherapie-Assistenten	89
B	Selected *CPT*™ Coding for Occupational Therapy Evaluations and Interventions	91
C	Evidenzbasierte Praxis	95
D	Übersicht zur Evidenz	100

Literatur	255
Sachwortverzeichnis	279
Glossar	285
Herausgeberin und Übersetzerin	293

Danksagung

The series editor for this Practice Guideline is Deborah Lieberman, MHSA, OTR/L, FAOTA Director, Evidence-Based Practice Project, Staff Liaison to the Commission on Practice, American Occupational Therapy Association, Bethesda, MD

The issue editor for this Practice Guideline is Elizabeth G. Hunter, PhD, OTR/L Assistant Professor, Graduate Center for Gerontology, College of Public Health, University of Kentucky, Lexington

The methodologists for this Practice Guideline are
- Marian Arbesman, PhD, OTR/L, FAOTA, President, ArbesIdeas, Inc., Consultant, AOTA Evidence-Based, Practice Project, Clinical Assistant Professor, Department of Rehabilitation Science, State University of New York at Buffalo
- Elizabeth G. Hunter, PhD, OTR/L, Assistant Professor, Graduate Center for Gerontology, College of Public Health, University of Kentucky, Lexington

The authors acknowledge the following individuals for their contributions to the evidence-based systematic review:
- Michelle Bradshaw, DC, OTR/L
- Julie Dorsey, OTD, OTR/L, CEAS
- Mark E. Hardison, MS, OTR/L
- Jillian Hendzlik, MS, OTR/L
- Tambra L. Marik, OTD, OTR/L, CHT
- Naoya Ogura, MA, OTR/L
- Sonia Paquette, OTD, OTR/L, CPE, D-ABVE
- Katharyn Parini, MS, OTR/L
- Shawn C. Roll, PhD, OTR/L, RMSKS, FAOTA
- Deborah A. Schwartz, OTD, OTR/L, CHT
- Meagan Toner, MS, OTR/L
- Justina Wong, MA, OTR/L

The authors acknowledge and thank the following individuals for their participation in the content review and development of this publication:
- Stephanie Bachman, OTD, OTR/L, CHT
- Michelle Bradshaw, DC, OTR/L
- Julie Dorsey, OTD, OTR/L, CEAS
- Holly Ehrenfried, OTD, OTR/L, CHT
- Denise Finch, OTD, OTR/L, CHT
- Sonia Paquette, OTD, OTR/L, CPE, D-ABVE
- Sara Raduski, MS, OTR/L
- Shawn C. Roll, PhD, OTR/L, RMSKS, FAOTA
- Deborah A. Schwartz, OTD, OTR/L, CHT

The authors acknowledge and thank the following individual for her participation in the content review and development of this publication from a policy/regulatory perspective:
- Christina Metzler

The authors acknowledge and thank the following individuals for their participation in the content review and development of this publication from the consumer and other health care provider perspective:
- Cameron E. Lynch, MS
- Beth Stevenson, BSN, RN, CCM

The authors acknowledge and thank the following individuals for their contribution and review of Appendix D and Appendix E:
- Jeremy Furniss, OTD, OTR/L, BCG
- Bryan E. Hull, JD, MPH
- Katie Jordan, OTD, OTR/L
- Sharmila Sandhu, JD

Note. The authors of this Practice Guideline (Jeff Snodgrass and Debbie Amini) have signed a Conflict of Interest statement indicating that they have no conflicts that would bear on this work.

Geleitwort

Mieke le Granse

Vor ihnen liegt eine der Praxisrichtlinie aus der Reihe *The AOTA Practice Guidelines Series* des amerikanischen Berufsverbandes der Ergotherapie, der AOTA. Diese Reihe von Praxisrichtlinien wurde entwickelt als eine Antwort auf die Veränderungen der Gesellschaft, des Gesundheitswesens und damit natürlich auch der Ergotherapie.

Durch diese Entwicklung von Praxisrichtlinien erhofft man sich, die Qualität der ergotherapeutischen evidenzbasierten Angebote zu verbessern, die Zufriedenheit der Klienten zu erweitern, den Gewinn und Nutzen der Inhalte der Praxisrichtlinien zu unterstützen und durch effektive und effiziente ergotherapeutische Angebote die Kosten im Gesundheitswesen zu reduzieren.

Viele amerikanische Experten aus der ergotherapeutischen Praxis, Lehre und Forschung haben diese AOTA-Praxisrichtlinien entwickelt, um so eine hohe Qualität zu gewährleisten und fortlaufend die Praxisrichtlinien zu aktualisieren oder neue zu entwickeln und herauszugeben. Sie bieten einen Überblick über den ergotherapeutischen Prozess und den dazugehörenden möglichen Interventionen bei einer Anzahl von Krankheitsbildern und beruhen alle auf der Perspektive von Evidence based Practice.

Ziel der AOTA ist, durch das Entwickeln von Praxisrichtlinien, die Ergotherapeutinnen zu unterstützen, ihre Angebote zu verbessern und Entscheidungen zu erleichtern, sodass die ergotherapeutischen Angebote sich optimal dem Bedarf der Klienten und der Angehörigen der Berufsgruppe anpassen und für sie zugänglich sind. Daneben entspricht es der Intention der AOTA, nicht nur die Ergotherapeutinnen, sondern auch den Klienten, Studenten, Dozenten, Forscher, andere professionelle Berufsgruppen und Dienstleister wie Krankenkassen optimal begreifbar und verstehbar zu machen, was Ergotherapie zu bieten hat.

Und Ergotherapie hat viel zu bieten, sie ist die Expertin für das tägliche Handeln! Und damit wird sie immer mehr ein wichtiger Team Player im Gesundheitswesen. Ergotherapeutinnen sind überall präsent, zeigen ihre Bedeutung und ihren Einfluss im interprofessionellen Team als Generalisten und Spezialisten. Die Ergotherapeutinnen, die wissenschaftlich arbeiten, werden immer mehr herausgefordert, Nachweise zu liefern für eine betätigungsorientierte Ergotherapie. Mit Hilfe der vielen wissenschaftlichen Nachweise sind Ergotherapeutinnen in der Lage, den Wert der von ihnen angebotenen Dienstleistungen zu rechtfertigen und ihre Qualität zu zeigen.

Für die Praxis bedeutet die Entwicklung und die Verwendung der Praxisrichtlinien, dass es immer mehr signifikante Evidenz gibt für die zahlreichen Interventionen innerhalb des ergotherapeutischen Prozesses, welche die Betätigungsperformanz des Klienten effektiv verbessern. Dies bedeutet auch, dass Ergotherapeutinnen sach- und fachkundig sein müssen auf dem Gebiet der evidenzbasierten Forschungsergebnisse: Sie müssen sie verstehen und ethisch und angemessen anwenden können, um die Ergotherapie mit den besten Praxisansätzen durchführen zu können.

Diese Entwicklungen haben Auswirkungen auf die ergotherapeutische Ausbildung: die Dozenten sollten ihre Auszubildenden und Studierenden die aktuellsten evidenzbasierten Praktiken lehren, damit sichergestellt wird, dass sie gut vorbereitet werden auf eine evidenzbasierte Praxis. Durch den Einsatz von wissenschaftlicher Literatur in der Lehre kann man nicht nur den Wert der ergotherapeutischen Angebote legitimieren und argumentieren, sondern die Auszubildenden und Studierenden lernen, wie sie die Ergebnisse aus der wissenschaftlichen Literatur in der Praxis anwenden können.

Da diese Praxisrichtlinien so wichtig sind für die Weiterentwicklung der Ergotherapie, hat sich der Hogrefe Verlag entschieden, diese Praxisrichtlinien übersetzen zu lassen durch Ergotherapie-Experten aus der Praxis, Lehre und Forschung aus Deutschland, Österreich und der Schweiz, und sie zu publizieren, damit auch die deutschsprachigen Ergotherapeutinnen profitieren können von dem schon erforschten Wissen der amerikanischen Kolleginnen.

So publiziert der Hogrefe Verlag seit Herbst 2017 für die deutschsprachigen Länder alle Praxisrichtlinien der AOTA. Zeitgleich erschien im Januar 2018 die erste deutsche Übersetzung des OTPF (*Occupational Therapy Practice Framework: Domain and Process*, 3rd Edition)[1] inklusive vieler Praxisbeispiele aus den Settings und Bereichen der Ergotherapie.

Das *Framework der AOTA* (OTPF) dient als wichtige Basis für alle Praxisrichtlinien. Es beschreibt das zentrale Konzept der Ergotherapie-Praxis (die Betätigungsperformanz) und die positive Beziehung zwischen Handeln, Gesundheit und Wohlbefinden. Das OTPF gibt einen Einblick über den Anteil der Ergotherapeutinnen, um gemeinsam mit ihren Klienten die Gesundheit zu verbessern, die Partizipation und soziale Teilhabe von Menschen zu erhöhen und Organisationen und Populationen durch Engagement in das tägliche Handeln zu ermutigen. Diese dritte Ausgabe des OTPFs baut auf der ersten und zweiten Ausgabe aus und begründet sich auf den *Uniform Terminology for Occupational Therapists* (AOTA, 1994) und der *International Classification of Functioning, Disability and Health* (ICF; WHO, 2001).

Folgende Praxisrichtlinien sind bereits erschienen:
- Menschen mit einer Autismus-Spektrum-Störung
- Menschen mit Schlaganfall
- Wohnraumanpassung
- Ältere Menschen mit Sehbeeinträchtigungen
- Menschen mit Schädel-Hirn-Trauma
- Rehabilitation nach Krebserkrankung
- Autofahren und kommunale Mobilität für ältere Menschen
- Aktives Altern zuhause
- Menschen mit Alzheimer-Erkrankung
- Menschen mit arbeitsbedingten Verletzungen und Erkrankungen
- Menschen mit neurodegenerativen Erkrankungen
- Menschen mit schweren psychischen Erkrankungen
- Psychische Gesundheit von Kindern und Jugendlichen

Folgende Praxisrichtlinien sind in Arbeit und erscheinen bis 2020:
- Frühe Kindheit
- Erwachsene mit Arthritis und anderen rheumatischen Erkrankungen
- Sensorische Verarbeitung und Integration bei Kindern und Jugendlichen

Die Praxisrichtlinien sind so aufgebaut, dass sie mit einer Einführung beginnen, in der Ziel und Zweck der Praxisrichtlinien beschrieben wird und einer Kurzversion vom Gegenstandsbereich und Prozess der Ergotherapie. Danach folgt eine Darstellung des spezifischen Krankheitsbildes bzw. Krankheitsbilder, gefolgt von der Darstellung von und der Auseinandersetzung mit dem ergotherapeutischen Prozess (von Überweisung bis zu Evaluation, Intervention und Ergebnis). Ein weiterer Textteil umfasst die Best Practices und Zusammenfassungen der Evidenz und die Implikationen der Evidenz für die ergotherapeutische Praxis, Ausbildung und Forschung. Jede Praxisrichtlinie hat verschiedene Anhänge, unter anderen eine sehr ausführliche Evidenztabelle, mit vielen Beispiele von überwiegend Forschungsartikeln (meist mit einem Evidenzlevel von I, II oder III), welche die auf Handeln und Partizipation basierte ergotherapeutische Interventionen in Bezug zu dem betreffenden Krankheitsbild darstellen.

Da die Praxisrichtlinien übersetzt werden aus den Situationen der amerikanischen Ergotherapie, bedeutet dies, dass der Leser auch Inhalten begegnen wird, die vielleicht anders sind als man im eigenen Umgang gewohnt ist. Einerseits bereichert dies natürlich das eigene Vorgehen um neue Perspektiven, aber erfordert auch vom Leser den Transfer von den Praxisrichtlinien zur eigenen Tätigkeit. Wo es notwendig erscheint, unterstützen Fußnoten der Übersetzerinnen, der Herausgeberin und des Lektorats diesen Transferprozess, um den Unterschied aufzuzeigen zwischen der amerikanischen Praxis und der ergotherapeutischen Praxis in den deutschsprachigen Ländern. Beispielsweise wird in den USA unterschieden zwischen den ausführenden Aktivitäten von Ergotherapeutinnen und Ergotherapie Assistentinnen. Auch gibt es viele Unterschiede in den gesetzlichen Vorgaben und den Institutionen. Auch die verwendete Terminologie ist in der Übersetzung verschieden. So ist jeder Praxisleitlinie ein Glossar angehängt mit den wichtigsten Begriffen aus der Terminologie des OTPF.

Die Praxisrichtlinien sind in der weiblichen Form geschrieben, wenn sie die Person im Singular ansprechen, da die Mehrheit der Ergotherapeutinnen Frauen

---

[1] Marotzki, Ulrike; Reichel, Kathrin (Hrsg.) (2018). Das Framework der AOTA. Gegenstandbereich, Prozesse und Kontexte in der ergotherapeutischen Praxis.

sind, bei der Beschreibung der Klienten wechselt die Anrede. Selbstverständlich ist in jedem Fall das jeweilig andere Geschlecht miteinbezogen und gleichermaßen benannt.

Ein ganz großes Dankeschön geht an die Kolleginnen der Ergotherapie, die die unterschiedlichen Praxisrichtlinien übersetzt haben und ihre Zeit, Engagement und Expertise eingebracht und geschenkt haben, um den Beruf weiterzuentwickeln und ihren Kollegen das umfassende Material und Wissen der Praxisleitlinien in ihrer eigenen Sprache zur Verfügung zu stellen. Ein weiteres großes Dankeschön gilt den Kolleginnen von Hogrefe Verlag, Barbara Müller und Diana Goldschmid, die mit großem Einsatz unermüdlich dafür gesorgt haben, dass diese wichtige und höchst interessante Reihe an Praxisrichtlinien publiziert wird.

Wir wünschen allen Lesern viel Inspiration beim Lesen der Praxisrichtlinien und sind offen für Feedback, Verbesserungsvorschläge und Tipps.

„Wissen schafft Nutzen – wenn es erschlossen, in eine anwendbare Form gebraucht und verbreitet wird. Erst dann ermöglicht es einen konstruktiven Austausch, der wiederum neues Wissen hervorbringt" (Vision Hogrefe Verlag).

Ihre Herausgeberin
Mieke le Granse

1 Einführung

1.1 Zweck und Verwendung dieser Veröffentlichung

Praxisleitlinien sind in den Vereinigten Staaten vielfach als Antwort auf die Gesundheitsreformbewegung entwickelt worden. Leitlinien können ein nützliches Instrument sein, um die Qualität der Gesundheitsversorgung zu verbessern, die Zufriedenheit der Verbraucher zu steigern, den angemessenen Einsatz der Dienstleistungen zu fördern und Kosten zu reduzieren. Der amerikanische Ergotherapieverband (*American Occupational Therapy Association*, AOTA) der nahezu 213.000 Ergotherapeuten, Ergotherapie-Assistenten (siehe **Anhang A**) und Ergotherapie-Studenten vertritt, möchte Informationen zur Verfügung stellen, um Entscheidungen zu unterstützen, die für alle Klienten erschwingliche und zugängliche, hochqualifizierte ergotherapeutische Dienstleistungen in der Gesundheitsversorgung ermöglichen.

Eine solche Leitlinie bietet aus evidenzbasierter Perspektive unter Einbeziehung der Schlüsselkonzepte aus der dritten Auflage des *Occupational Therapy Practice Framework: Domain und Process* (AOTA, 2014b) einen Überblick über den ergotherapeutischen Prozess zur Behandlung von Erwachsenen mit muskuloskelettalen Erkrankungen. Sie definiert den ergotherapeutischen Gegenstandsbereich und Prozess und die Interventionen, die innerhalb der Grenzen akzeptabler Praxis vorkommen (**Kapitel 1.2**). Diese Leitlinie behandelt nicht alle Behandlungsmethoden, die möglich wären. Sie empfiehlt zwar einige spezifische Behandlungsmethoden, aber welche der möglichen Interventionen für die Gegebenheiten einer bestimmten Person oder Gruppe und für deren Bedürfnisse angemessen ist, beurteilt letztendlich die Ergotherapeutin[2].

Mit dieser Publikation möchte die AOTA, dass sowohl Ergotherapeuten, Ergotherapie-Assistenten und auch diejenigen, die ergotherapeutische Dienstleistungen regeln, die Kosten tragen oder Richtlinien festlegen, verstehen, welchen Beitrag die Ergotherapie bei der Versorgung von Erwachsenen mit muskuloskelettalen Erkrankungen leistet. Diese Leitlinie kann ebenfalls als Empfehlung für Leistungserbringer und Heimleiter aus dem Gesundheitsbereich, Gesetzgebern für Gesundheit und Ausbildung, Kostenträgern und Pflegeorganisationen dienen, die zur Schwerpunktversorgung von Menschen mit muskuloskelettalen Erkrankungen forschen. Informationen zu ausgewählten Diagnosen und Abrechnungsmodalitäten für Evaluation und Intervention finden sich in **Anhang B**.

Diese Publikation kann wie folgt angewandt werden:
- Ergotherapeuten und Ergotherapie-Assistenten unterstützen, evidenzbasierte Interventionen für Erwachsenen mit muskuloskelettalen Erkrankungen anzubieten
- Ergotherapeuten und Ergotherapie-Assistenten unterstützen, ihre Dienstleitungen auch nach außen bzw. externen Zielgruppen darzustellen
- Praktikern in anderen Gesundheitsberufen, Fallmanagern, Klienten, Familien, Angehörigen und Heimleitern aus dem Gesundheitsbereich bei der Entscheidung unterstützen, ob eine Überweisung zur Ergotherapie sinnvoll ist
- Kostenträger bei der Entscheidung unterstützen, ob eine medizinische Notwendigkeit für Ergotherapie gegeben ist
- Gesetzgeber, Kostenträger, Bundes-, Landes- und lokale Agenture unterstützen, die Ausbildung und die Fertigkeiten von Ergotherapeuten und Ergotherapie-Assistenten zu verstehen
- Planungsteams in Sozial- und Gesundheitsdiensten unterstützen, die Notwendigkeit von Ergotherapie festzustellen

---

[2] Personenbezeichnungen der Ergotherapie im Singular stehen in diesem Dokument in weiblicher Form, im Plural in der allgemeinen männlichen Form. Sie gelten selbstverständlich auch für das jeweilige andere Geschlecht.

- Entwickler von Gesundheitsprogrammen, Verwaltungen, Gesetzgeber, Landes- und kommunale Agenturen und Kostenträger unterstützen, das Spektrum ergotherapeutischer Dienstleistungen zu verstehen
- Ergotherapeutische Forschung im jeweiligen Praxisbereich unterstützen, Instrumente zur Ergebnismessung festzulegen und die gegenwärtige ergotherapeutische Praxis zu definieren, zum Vergleich der Effektivität ergotherapeutischer Interventionen
- Finanzierer der Gesundheitsversorgung (Krankenkassen), Ausbilder und Analysten unterstützen, die Zweckmäßigkeit ergotherapeutischer Intervention bei Erwachsenen mit muskuloskelettalen Erkrankungen zu verstehen
- Politiker, Gesetzgeber und Organisationen unterstützen, den Beitrag, den Ergotherapie zur Gesundheitsförderung, Programmentwicklung und Reformierung der Gesundheit bei Erwachsenen mit muskuloskelettalen Erkrankungen leisten kann, zu verstehen
- Ergotherapeutisches Lehrpersonal unterstützen, geeignete Curricula zu entwickeln, unter Berücksichtigung der Rollen, die Ergotherapie bei Erwachsenen mit muskuloskelettalen Erkrankungen einnimmt.

Der Einführung dieser Leitlinien folgt ein Überblick über muskuloskelettale Erkrankungen bei Erwachsenen. Es folgen die Zusammenfassungen der Hauptergebnisse aus den systematischen Reviews, die auf Best Practice zu den Interventionen bei Erwachsenen mit muskuloskelettalen Erkrankungen verweisen. Die Anhänge liefern Informationen zur Vorbereitung und der Qualifikation von Ergotherapeuten und Ergotherapie-Assistenten, ausgewählte *Current Procedural Terminologie*© Kodierung für ergotherapeutische Evaluation und Interventionen. Zusätzlich gibt es Informationen zu evidenzbasierter Praxis und Evidenztabellen, die in den Anhängen eingeschlossen sind.

1.2 Gegenstandsbereich und Prozess der Ergotherapie

Die Fachkompetenz von Ergotherapeuten[3] liegt in ihrem Wissen über Betätigung und wie das Betätigen genutzt werden kann, um zu Gesundheit und Teilhabe zuhause, in der Schule, am Arbeitsplatz und in der Gemeinde beizutragen. Die Delegiertenversammlung des AOTA nahm 2013 das *Occupational Therapy Practice Framework: Domain und Process* (3rd ed.; AOTA, 2014) an. Auf der Grundlage der ersten und zweiten Ausgabe des *Occupational Therapy Practice Framework: Domain und Process* (AOTA, 2002, 2008), der früheren *Uniform Terminology for Occupational Therapy* (AOTA, 1989, 1994) und der *International Classification of Functioning, Disability and Health* (ICF; WHO, 2001) der WHO legt das Framework den Gegenstandsbereich des Berufes und den darin enthaltenen Therapieprozess dar.

1.2.1 Gegenstandsbereich

Der Gegenstandsbereich eines Berufes gliedert dessen Wissensbereich, seinen gesellschaftlichen Beitrag und seine intellektuellen oder wissenschaftlichen Aktivitäten. Der Gegenstandsbereich der Ergotherapie richtet sich darauf, anderen zur Teilhabe an alltäglichen Aktivitäten zu verhelfen. Der übergeordnete Begriff, den der Beruf zur Beschreibung von alltäglichen Aktivitäten nutzt, ist *Betätigung*. Wie im *Framework* dargelegt, arbeiten Ergotherapeuten und Ergotherapie-Assistenten zusammen mit Personen, Organisationen und Populationen (Klienten), damit diese sich an Aktivitäten oder Betätigungen, die sie tun möchten oder tun müssen, so beteiligen können, dass Gesundheit und Partizipation unterstützt werden (**siehe Abb. 1-1**). Ergotherapeuten benutzen Betätigung sowohl als erwünschtes Ergebnis der Intervention, als auch als Methode für die Intervention selbst; Ergotherapeuten[4] sind erfahren darin, die subjektiven und die objektiven Aspekte von Performanz zu erfassen, und sie verstehen Betätigung aus dieser zweifachen, aber dennoch ganzheitlichen Sicht. Die übergeordnete Aufgabe, Gesundheit, Wohlbefinden und Teilhabe am Leben durch Beteiligung an Betätigung zu unterstützen, umreißt den Gegenstandsbereich des Berufes, und sie betont, wie wichtig der Einfluss von Umwelt- und Lebensbedingungen darauf ist, wie Menschen ihre Betätigungen ausführen. Schlüsselaspekte des ergotherapeutischen Gegenstandsbereiches werden in **Tabelle 1-1** definiert.

---

3 *Ergotherapeuten* sind für alle Aspekte der ergotherapeutischen Behandlung verantwortlich und zuständig für die Sicherheit und Effektivität des ergotherapeutischen Behandlungsprozesses. *Ergotherapie-Assistenten* behandeln ergotherapeutisch unter der Supervision von und in Partnerschaft mit einem Ergotherapeuten (AOTA, 2009).

4 Wenn hier der Begriff *Ergotherapeuten* gebraucht wird, sind sowohl Ergotherapeuten als auch Ergotherapie-Assistenten gemeint.

1.2 Gegenstandsbereich und Prozess der Ergotherapie   17

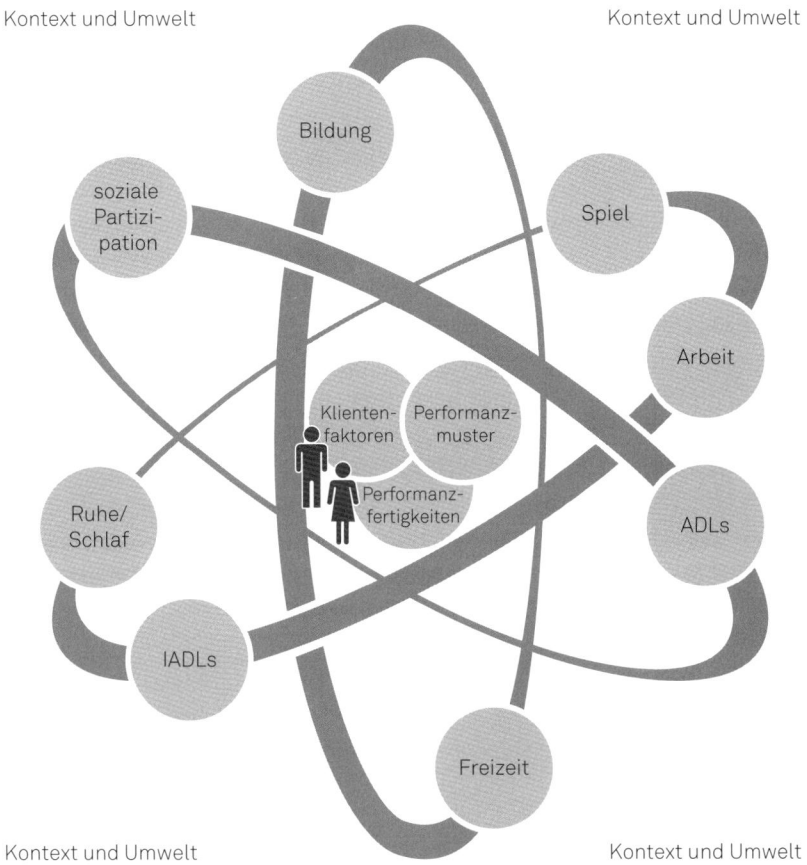

Abbildung 1-1: Ergotherapeutischer Gegenstandsbereich
Zur Beachtung. ADLs = Aktivitäten des täglichen Lebens. IADLs = Instrumentelle Aktivitäten des täglichen Lebens. Quelle: Occupational Therapy Practice Framework: Domain und Process (3rd ed. S. 55) des Amerikanischen Ergotherapieverbandes, 2014, American Journal of Occupational Therapy, 68 (Suppl. 1) S1-S48. Abdruck mit freundlicher Genehmigung.

Tabelle 1-1: Aspekte des ergotherapeutischen Gegenstandsbereichs

Betätigung	Klientenfaktoren	Performanz-fertigkeiten	Performanz-muster	Kontext und Umwelt
Aktivitäten des täglichen Lebens (ADLs)*	Werte, Überzeugungen und Spiritualität	Motorische Fertigkeiten	Gewohnheiten	Kulturell
Instrumentelle Aktivitäten des täglichen Lebens (IADLs)	Körperfunktionen	Prozessbezogene Fertigkeiten	Routinen	Personbezogen
Ruhe und Schlaf	Körperstrukturen	Soziale Interaktionsfertigkeiten	Rituale	Physisch
Bildung			Rollen	Sozial
Arbeit				Zeitlich
Spiel				Virtuell
Freizeit				
Soziale Teilhabe				

*auch als Basisaktivitäten des täglichen Lebens (BADLs) oder personbezogene Aktivitäten des täglichen Lebens (PADLs) bezeichnet. Quelle. Occupational Therapy Practice Framework : Domain und Process (3rd ed. S. S4) des Amerikanischen Ergotherapieverbandes, 2014, American Journal of Occupational Therapy, 68 (Suppl. 1) S1-S48. Abdruck mit freundlicher Genehmigung.

1.2.2 Prozess

Viele Berufe nutzen den Prozess der Evaluation, Intervention und Outcome, der im *Framework* dargestellt wird. Die Anwendung dieses Prozesses durch die Ergotherapie ist jedoch durch seine Fokussierung auf Betätigung einzigartig (**siehe Abb. 1-2**). Der Prozess klientenzentrierter ergotherapeutischer Behandlung beginnt üblicherweise mit dem Betätigungsprofil einer Erhebung der Betätigungsbedürfnisse, -probleme und -anliegen des Klienten und der Analyse der Betätigungsperformanz. Zu letzterer gehören Fertigkeiten, Muster, Kontext und Umwelt, Aktivitätsanforderungen und Klientenfaktoren, die zur Zufriedenheit des Klienten mit seiner Fähigkeit, an wertgeschätzten Alltagsaktivitäten teilzunehmen, beitragen oder sie behindern. Die Analyse von Betätigungsperformanz erfordert nicht nur, die komplexe und dynamische Interaktion zwischen Klientenfaktoren, Performanzfertigkeiten, Performanzmustern und Kontext und Umwelt zu durchschauen, sondern auch die Aktivitätsanforderungen der ausgeführten Betätigung. Therapeuten planen die Intervention und setzen sie mit vielerlei Ansätzen und Methoden um, bei denen Betätigung sowohl das Mittel als auch der Zweck ist (Trombly, 1995).

Ergotherapeuten überprüfen ständig die Effektivität der Intervention und die Fortschritte auf die vom Klienten erwünschten Ergebnisse. Von der Gesamtsicht auf die Intervention hängt die Entscheidung ab, ob letztere fortgeführt oder beendet und eine Überweisung an andere Gesundheitsdienstleister oder -berufe empfohlen wird.

Der Prozess der Dienstleistung wird innerhalb des Gegenstandsbereiches des Berufes zur Unterstützung von Gesundheit und Partizipation des Klienten angewandt (siehe **Tabelle 1-2**)

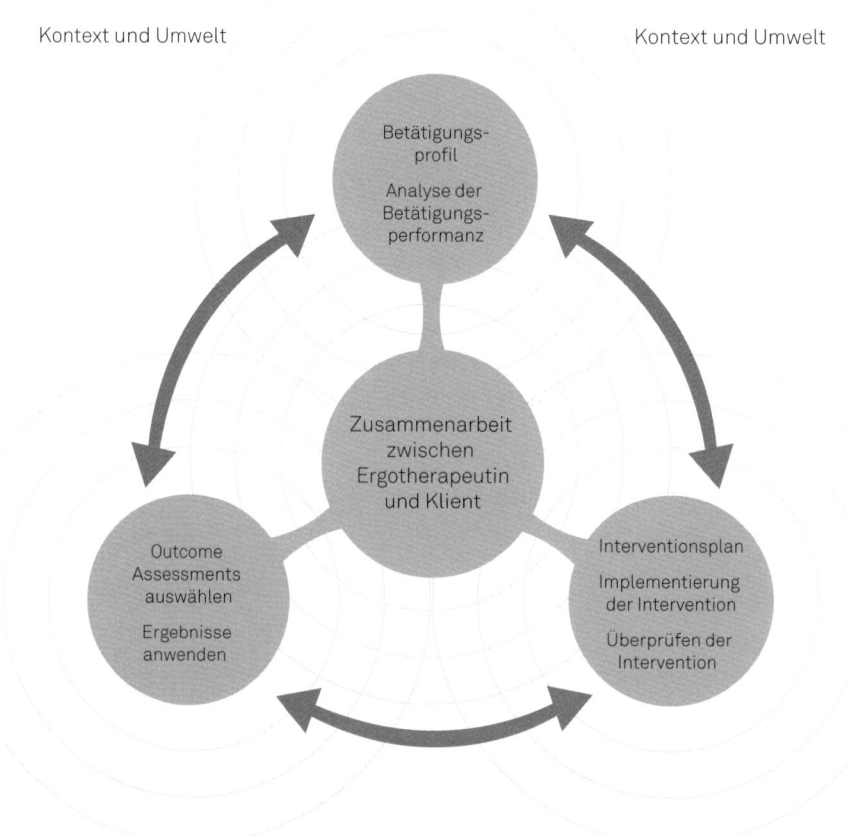

Abbildung 1-2:
Ergotherapeutischer Prozess
Quelle. Occupational Therapy Practice Framework: Domain und Process (3rd ed. S. 55) des Amerikanischen Ergotherapieverbandes, 2014, American Journal of Occupational Therapy, 68 (Suppl. 1) S1–S48. Abdruck mit freundlicher Genehmigung.

Tabelle 1-2: Prozess der ergotherapeutischen Dienstleistung

Evaluation

Betätigungsprofil – Der erste Schritt im Evaluationsprozess, durch den die Betätigungsvorgeschichte und Erfahrungen des Klienten, seine Alltagsmuster, Interessen, Werte und Bedürfnisse klar werden. Ebenso werden die Gründe deutlich, warum der Klient zur Ergotherapie kommt, seine Stärken und Sorgen in Bezug auf die Ausführung von Betätigungen und alltäglichen Aktivitäten, Bereiche möglicher Störungen, Unterstützungen und Barrieren sowie seine Prioritäten.

Analyse der Betätigungsperformanz – Der Schritt im Evaluationsprozess, mit dem die Stärken und Probleme oder potentiellen Probleme des Klienten genauer herausgefunden werden. Die derzeitige Performanz wird oft direkt im Kontext beobachtet, um Unterstützung bzw. Barrieren bei der Performanz des Klienten festzustellen. Performanzfertigkeiten, Performanzmuster, Kontext oder Umwelt, Klientenfaktoren und Aktivitätsanforderungen werden alle bedacht, aber nur bestimmte Aspekte werden möglicherweise genauer untersucht. Angestrebte Ergebnisse werden festgelegt.

Intervention

Interventionsplan – Der Plan leitet die Maßnahmen, die zusammen mit dem Klienten entwickelt und dann vorgenommen werden. Er beruht auf ausgewählten Theorien, Bezugsrahmen und Evidenz. Anzustrebende Ergebnisse werden bestätigt.

Umsetzung der Intervention – Aktionen, die die Performanz des Klienten beeinflussen und unterstützen, um seine Performanz und Partizipation zu verbessern. Interventionen beziehen sich auf die erwünschten Ergebnisse. Die Reaktion des Klienten wird überwacht und dokumentiert.

Überprüfung der Intervention – Überprüfung des Interventionsplans und der Fortschritte im Hinblick auf die angestrebten Ergebnisse.

Anstreben von Ergebnissen

Ergebnisse – Erfolgsdeterminanten beim Erreichen des erwünschten Endresultats des ergotherapeutischen Prozesses. Die Informationen aus dem Outcome Assessment leiten die Planungen zukünftiger Maßnahmen mit dem Klienten und evaluieren das Interventionsprogramm (Programmevaluation).

Quelle: *Occupational Therapy Practice Framework: Domain and Process* (3rd ed., p. S10), by American Occupational Therapy Association, 2014, *American Journal of Occupational Therapy, 68*(Suppl. 1), S1–S48. http://dx.doi.org/10.5014/ajot.2014.682006. Copyright © 2014 by the American Occupational Therapy Association.

2 Zusammenfassung

2.1 Hintergrund

Muskuloskelettale Erkrankungen (MSE) sind Verletzungen, Erkrankungen und Beeinträchtigungen, die das Bewegungssystem des Körpers betreffen. Sie können aus Überlastung, akuten Traumata und erworbenen Erkrankungen resultieren.

MSE aus Überlastungen stammen aus wiederholten oder körperlich belastenden Tätigkeiten, die am Arbeitsplatz, in der Freizeit oder im Rahmen der Aktivitäten des täglichen Lebens (ADL) oder instrumentellen Aktivitäten des täglichen Lebens (IADL) stattfinden. MSE aus akuten traumatischen Ereignissen umfassen Wunden, Amputationen, Verbrennungen und Frakturen. Erworbene MSE können aus genetischer Veranlagung, einem Krankheitsprozess, der Umwelt oder aus Lebensgewohnheiten resultieren; Beispielsweise gehören die Dupuytren'sche Kontraktur, die rheumatoide Arthritis (RA), die Osteoarthritis[5] (OA, auch Arthrose), Fibromyalgie und chronischer Rückenschmerz in diesen Bereich. Erworbene Erkrankungen werden nicht unbedingt durch Überbeanspruchung verursacht, sondern können durch physischen und emotionalen Stress und andere persönliche Faktoren verschlimmert werden.

MSE sind weltweit der zweithäufigste Grund für Behinderungen. Schätzungsweise 54 % der erwachsenen US-Bevölkerung hat eine MSE (einschließlich Frakturen, Zerrungen und Verstauchungen). Diese Erkrankungen machten 2014 18 % aller Besuche bei medizinischem Personal und 77 % aller verletzungsbedingten Besuche aus. Es wird erwartet, dass die Kosten durch diese Erkrankungen jährlich um 4–15 % steigen werden, wenn der Bevölkerungsanteil älter als 65 ansteigen wird.

Diese Symptome können zu eingeschränkter Teilhabe und Leistungsfähigkeit in den ADLs, IADLs, Ruhe und Schlaf, Bildung, Arbeit, Spiel, Freizeit und sozialer Beteiligung führen. Zusätzlich zu den physischen Veränderungen, können MSE bei den Betroffenen auch psychischen und sozialen Beeinträchtigungen wie Depression, Stress oder Ängstlichkeit haben.

Ergotherapeuten behandeln MSE und ihre Auswirkungen auf die Betätigungsperformanz aus einer ganzheitlichen Perspektive heraus, die die Aufmerksamkeit auf Kontext und Umgebung, klientenbezogene Faktoren (neuromuskuloskelettal, psychisch und kognitiv), Performanzmuster und Fähigkeiten als auch auf Modifikationen und Anpassungen von Betätigung beinhaltet. Es gibt mehrere Methoden zur medizinischen und klinischen Diagnostik der MSE, die von der Beobachtung des Engagements in Betätigungen und der Symptomreproduktion bis hin zur diagnostischen Bildgebung und Testung im Auftrag eines Arztes reichen.

2.2 Praxisleitlinien

Viele Bereiche haben Praxisleitlinien entwickelt, die darauf abzielen, die Qualität der Gesundheitsversorgung zu verbessern, die Kosten zu senken, die Klientenzufriedenheit zu erhöhen und geeignete Angebote zu fördern. Zu diesem Zweck gibt diese Praxisleitlinie einen Überblick über ergotherapeutische Interventionen für Menschen mit MSE auf der Grundlage vorhandener Evidenz über die Wirkungen verschiedener Interventionen.

Darüber hinaus kann diese Leitlinie als Orientierungshilfe für Entscheidungen über zukünftige Forschungsbereiche dienen, indem sie Bereiche aufzeigt, in denen aussichtsreiche Interventionen über keine hinlängliche Evidenz zu einem klaren Nutzen verfügen oder in denen verfügbare Interventionen den spezifischen Bedürfnissen des Klienten mit den un-

---

[5] Osteoarthritis ist die gleiche Bezeichnung für Arthrose.

terschiedlichen MSE nicht entsprechen. Diese Leitlinie kann für Anbieter ergotherapeutischer Leistungen im muskuloskelettalen Bereich nützlich sein. Dies schließt Ergotherapeuten, Ausbilder, Klienten, Familien, Betreuer, Kostenträger und politische Entscheidungsträger mit ein.

Diese Praxisleitlinie wurde durch systematische Auswertung publizierter Literatur zur Wirksamkeit verschiedenster Interventionen im Rahmen der Ergotherapie bei Klienten mit MSE entwickelt. Alle in den Review eingeschlossenen Studien sind im **Anhang D** der vollständigen Praxisleitlinie zusammengefasst. Die Leitlinie gibt Aufschluss über die Wirksamkeit ergotherapeutischer Maßnahmen zur Verbesserung der Lebensqualität von Klienten (sowie ihrer Familien und Betreuer) mit MSE der Schulter, des Ellenbogens, des Unterarms, des Handgelenks und der Hand, sowie der unteren Extremitäten (UE) und der Wirbelsäule sowie mit Herausforderungen im Zusammenhang mit der Rückkehr an den Arbeitsplatz, chronischen Schmerzen und der Genesung nach Verbrennungen.

Der systematische Review zu MSE von Schulter, Unterarm, Handgelenk und Hand sowie der UE wurde in der Januar/Februar 2017-Ausgabe des *American Journal of Occupational Therapy* veröffentlicht. Kritisch bewertete Zusammenfassungen der Ergebnisse in den Interventionen zur Behandlung von Ellenbogen- und Wirbelsäulenbeschwerden, der Rückkehr an den Arbeitsplatz, chronischer Schmerzen und Verbrennungen werden auf der Webseite der American Occupational Therapy Association (AOTA) veröffentlicht.

Die in dieser Leitlinie vorgestellte Peer-Review-Forschung umfasst Studien des Levels-I (systematische Übersichtsarbeiten und randomisierte kontrollierte Studien [RCTs]), des Levels-II (nicht-randomisierte Kohortenstudien) und des Levels-III (ohne Kontrollgruppe). Level-IV (experimentelle Einzelfallstudien) und Level-V (deskriptive Fallstudien) wurden nicht berücksichtigt.

Die Evidenzstärke ergibt sich aus der Quantität und Qualität der überprüften Studien. Starke bis mittelmäßige Ergebnisse sind in dieser Zusammenfassung hervorgehoben. Die komplette Betrachtung der Ergebnisse ist in der vollständigen Praxisleitlinie nachzulesen.

Wenn in den Studien sich widersprechende Ereignisse beschrieben werden, wurden diese bei den wichtigsten Ergebnissen angemerkt. Die Forschungsergebnisse, die diesem Review zu Grunde liegen, beinhalteten keine gegensätzlichen Ergebnisse in den Studien.

Diese Praxisrichtlinie fasst die Erkenntnisse spezifischer Interventionen zusammen. Praktizierende Therapeuten können diese Informationen mit ihrem klinischen Wissen, den Forschungen zu möglichen Kontraindikationen und ihrem Verständnis der individuellen Klientenbedürfnisse und Grenzen kombinieren, wenn die entscheiden, ob sie mit einer bestimmten Intervention fortfahren sollen.

2.3 Zusammenfassung der Hauptergebnisse

2.3.1 Interventionen für die Schulter

Dieses Thema unterteilt sich in sechs Unterthemen:
- Frakturen
- Kapselverklebungen
- Nacken- und Schulterschmerzen
- Unspezifische Schulterschmerzen
- Rotatorenmanschettenrupturen
- Subacromiales Impingementsyndrom.

Die Forschungsergebnisse beinhalten:
- Frühmobilisation unter eingeschränktem Bewegungsausmaß (ROM [range of motion]) und der Nutzung einer Armschlinge für Ruhezeiten kann bei nichtdislozierten Frakturen das TNFα funktionelle Ergebnis verbessern und Schmerzen reduzieren.
- Übungen und Mobilisationstechniken kombiniert mit Steroid-Injektionen können die Funktionsfähigkeit verklebter Gelenkkapseln verbessern.
- Übungen gegen Widerstand können die Funktionsfähigkeit verbessern und bei Klienten mit Schulter- und Nackenschmerzen die Problematik vermindern.
- Vorbereitende Aktivitäten in Kombination mit Widerstandsübungen können Schmerzen lindern und die Funktion bei Schulterschmerzen verbessern.
- Rehabilitationsprogramme, die progressive Kräfte auf die Sehnen beinhalten, können Schmerzen lindern und die Funktion nach chirurgischer Wiederherstellung verbessern.
- Progressive Kräftigungsübungen, ROM und Gelenkmobilisation können die Kraft und das Bewegungsausmaß in der konservativen Behandlung nach Rotatorenmanschettenrupturen verbessern.
- Übungen nach arthroskopischen Eingriffen und das therapeutische Anbringen von elastischen Tapes kann bei dem subacromialen Impingement Schmerzen verringern und die Funktionsfähigkeit verbessern.

- Kombinierte Übungen aus physikalischen Maßnahmen, neuromuskuläre Rehabilitation, Steroid-Injektionen und Gelenkmobilisation können bei konservativer und chirurgischer Behandlung Schmerzen reduzieren und das funktionelle Ergebnis bei subacromialem Impingement verbessern.

2.3.2 Interventionen für den Ellenbogen

Dieser Bereich beinhaltet drei Subthemen:
- Laterale Epikondylitis (Tennisellenbogen)
- Frakturen, Kontrakturen und Luxationen
- Subakute Ellenbogenverletzungen.

Die Forschungsergebnisse beinhalten
- Bei der lateralen Epikondylitis können Übungen gegen Widerstand, manuelle Techniken und multimodale therapeutische Vorgehensweisen (im Vergleich zu Cortison-Injektionen) die Funktion verbessern, die Griffkraft erhöhen und Schmerzen reduzieren.
- Die Low-level Lasertherapie (LLLT) kann die Greifkraft verbessern und Schmerzen vermindern. Therapeutischer Ultraschall kann bei Tennisellenbogen die Schmerzen reduzieren und die Funktionen langfristig verbessern.
- Tragen einer Unterarmorthose für eine kurze Zeit und exzentrisches Training in einem multimodalen Therapieprogramm kann Schmerzen reduzieren und und die Funktion bei einer lateralen Epikondylitis verbessern.
- ROM-Übungen entweder früh oder spät nach der Gelenkmobilisation können die ROM nach einer Ellenbogenfraktur verbessern.
- Eine funktionelle Behandlung (schmerzfreie aktive Bewegungsübungen [AROM] nach Repositionierung einer Ellenbogenluxation) mit unterschiedlichem Immobilisationsgrad kann die Beweglichkeit, Stärke und Funktion nach der Ellenbogenluxation verbessern.
- Kurzzeitige Immobilisation (zwei Tage), gefolgt von frühzeitigen ROM-Übungen, können Stärke und Funktion bei Menschen mit nicht dislozierten Radiuskopffrakturen verbessern.
- Statisch progressive und dynamische Orthesen können langfristigen funktionellen Ergebnisse bei Menschen mit Ellenbogenkontrakturen verbessern.

Eine Kräftigung bzw. Stärkung der Rumpfstabilität kann kompensatorische Bewegung bei subakuten Ellenbogenverletzungen reduzieren.

2.3.3 Interventionen für Unterarm, Handgelenk und Hand

Dieser Bereich beinhaltet sieben Unterthemen:
- Distale Radius- und Boxerfrakturen
- Rheumatoide Arthritis
- Arthrose (Osteoarthritis)
- Kontrakturen
- Generelle Hand-Fehlfunktionen
- Periphere Nervenverletzungen
- Sehnenverletzungen.

Die Ergebnisse beinhalten:
- Übungen können Schmerzen reduzieren und die Oberarmaktivität (aber nicht die Handgelenksextension oder Kräftigung) bei Menschen mit Oberarmfrakturen verbessern.
- Persönliche Ergotherapie im Vergleich zu einem chirurgisch gesteuerten Heimübungsprogramm kann die Greif- und Fingerkraft nach einer intern fixierten distalen Radiusfraktur verbessern.
- Die Versorgung mit Schiene oder Buddy-loop kann das funktionelle Ergebnis nach Boxerfrakturen verbessern.
- Die Standardversorgung in Verbindung mit dynamischer Schienenversorgung kann das aktive Bewegungsausmaß (AROM) ebenso wie das passive Bewegungsausmaß und die Betätigungsperformanz nach distaler Radiusfraktur bei gleichzeitiger kontralateraler Kräftigung kann die Greifkraft (aber nicht die Handfunktion) bei Frauen über 50 Jahren mit distaler Radiusfraktur verbessern.
- Frühmobilisation kann den maximalen Bewegungsspielraum des Daumens (aber nicht ADLs und Festigkeit) 12 Wochen nach distaler Radiusfraktur mit externer Fixation verbessern.
- Daumenorthesen können bei Klienten mit Schusterdaumen in Folge einer rheumatoiden Arthritis zwar die Schmerzen reduzieren, aber nicht das funktionelle Ergebnis verbessern.
- Silberringe und vorgefertigte thermoplastische Schienen können bei Menschen mit Schwanenhalsdeformität in Folge einer rheumatoiden Arthritis die Geschicklichkeit verbessern.
- Stärkung und Dehnung kann im Vergleich zur Schulung die Handfunktion von Menschen mit rheumatoider Arthritis deutlicher verbessern.
- Eine Mobilisation des Nervus radialis kann die Griffkraft des Daumens (aber nicht die Schmerzsensibilität) bei Menschen mit Rhizarthrose verbessern.

- Gelenkmobilisationstechniken am Handgelenk nach distaler Radiusfraktur können die ROM verbessern und eine Kontrakturentstehung vermindern.
- Individuell gefertigte Handgelenksschienen aus Leder und handelsübliche Stoffschienen mit einer palmaren Metallverstärkung können Schmerzen reduzieren und Funktionen bei Menschen mit chronischen Handgelenksschmerzen verbessern (Die Zufriedenheit war höher bei den individuell gefertigten Schienen).
- Ischämische Kompression bei aktiven versus latenten Triggerpunkten kann Schmerzen lindern und die Funktion bei Menschen mit Karpaltunnelsyndrom (CTS) verbessern.
- Mobilisations- und Bewegungsmaßnahmen können Symptome und Funktionen bei Menschen mit CTS verbessern.
- Frühfunktionelle und dynamische Schienenprotokolle können die Griffkraft und die Gesamtergebnisse nach Strecksehnenoperationen verbessern.
- Aktive Frühmobilisation über einen kurzen Basiszeitraum kann die Griffkraft und die ROM nach Sehnentransfer verbessern und ermöglicht eine frühere Rückkehr an den Arbeitsplatz.

2.3.4 Interventionen für die unteren Extemitäten (UE)

MSE der unteren Extremitäten (UE) gehören zu den häufigsten Erkrankungen, die medizinische und rehabilitative Leistungen in Anspruch nehmen. Diese Erkrankungen schränken regelmäßig die Partizipation in wichtigen Betätigungsbereichen ein. Dieser Überpunkt beinhaltet vier Subthemen:
- Hüftfrakturen
- Hüft- und Knieersatz
- Amputation und Beinverlust
- Hüft- und Kniearthrose.

Die Ergebnisse beinhalten:
- Ein umfassendes Versorgungsmodell, das die Frühmobilisation und die tägliche Rehabilitation durch Ergo- und Physiotherapeuten, interdisziplinäre Behandlung und Wohnfeldanpassung einschließt, kann Funktionen verbessern, die Kosteneffizienz erhöhen und postoperative Stürze reduzieren. Ergotherapie in Kombination mit Physiotherapie kann Schmerzen und Ermüdung nach Hüftfrakturen reduzieren.
- Training im Umgang mit dem Klienten in Hinsicht auf die Ergonomie für Pflegende, kann den emotionalen Stress der Pflegenden, Ängste und Depressionen nach einer Hüftfraktur vermindern.
- Durch Ergotherapeuten erstellte und zur Verfügung gestellte Lehrmaterialien können Schmerzen und Einschränkungen verringern, Selbstmanagement steigern und die Anzahl der benötigten Therapeutentermine, die nach einem Hüft- oder Kniegelenkersatz benötigt werden, vermindern.
- Individuell zugeschnittene präoperative Selbsthilfeschulungen, Klientenedukation zu Hilfsmitteln und Wohnraumanpassung können die Verweildauer nach Hüft- oder Kniegelenkersatz verkürzen.
- Teilnahme an Sport oder physischer Aktivität kann die generelle physische Kondition, cardiopulmonale Funktion und Lebensqualität nach Amputationen oder Gliedmaßenverlust verbessern.
- Ein von Ehrenamtlichen geleitetes Selbsthilfeprogramm kann das Risiko von Depressionen und funktionellen Einschränkungen vermindern und das Selbstvertrauen nach Amputationen/Gliedmaßenverlust verbessern.
- Angepasste Aktivitäten können Steifheit und die Effekte von Schwäche während der Aktivitäten bei Hüft- oder Kniearthrose vermindern.
- Schulungen zur Sturzprävention bei Klienten mit Hüft- oder Kniearthrose in Kombination mit Wassergymnastik können die Balance verbessern und die Sturzneigung verringern.

2.3.5 Interventionen für die Wirbelsäule

Dieser Bereich umfasst sechs Subthemen:
- Psychosoziale und kognitive Interventionen
- Schulungen
- Ergonomie und Arbeitstechniken oder Modifikationen und funktionelle Wiederherstellung
- Multidisziplinäre Ansätze
- Physical agent modality (PAM, Modalitäten der physikalischen Belastungen)
- Physische Aktivität.

Die Forschungsergebnisse beinhalten:
- Kognitive Verhaltenstherapie kann die physischen Kapazitäten stärken und die Behandlung der Krankheitswahrnehmung kann das Engagement bei klientenrelevanten Aktivitäten nach Rückenverletzungen verbessern.
- Verhaltensmedizinische Interventionen können Schmerzbewältigungsstrategien fördern und Depressionen nach Rückenverletzungen reduzieren.

- Rückenschulen können behandelnd und präventiv Rückenverletzungen angehen und Schmerzen und Einschränkungen reduzieren.
- Schulungsansätze wie webbasierte tägliche Erinnerungen, Informationen und Anleitungen zu Return-to-Work-Strategien, Job-Coaching, Kräfte schonender Einsatz und Gelenkschutz können Rückenverletzungen, Schmerzen und Einschränkungen behandeln und präventiv wirken.
- Ein Interventionsansatz am Arbeitsplatz, funktionsorientierte Intervention und ein multimodales Work Hardening können eine Rückkehr an den Arbeitsplatz nach Rückenverletzungen erleichtern.
- Ein integriertes Versorgungsprogramm kann Behinderungen bei Menschen mit chronischem Rückenschmerz reduzieren.
- Ein multidisziplinäres Programm aus kognitiver Verhaltenstherapie und Bewegungstraining kann Behinderungen, Überzeugungen zur Angstvermeidung und Schmerzen reduzieren und die Lebensqualität von Menschen mit chronischen Kreuzschmerzen erhöhen.
- Kontinuierlicher Ultraschall und Phonophorese können bei Menschen mit chronischen Rückenschmerzen eine größere Verbesserung der Schmerzen, Extensorenstärke und der Gehfähigkeit bewirken als eine alleinige Bewegung.
- Eine kontinuierlich angewendete Intervention mit Wärmeauflagen kann die verzögert auftretenden Muskelschmerzen im unteren Rücken sowohl behandeln als auch präventiv vorbeugend wirken.
- Therapeutische Übungen allein, einschließlich Radfahrens mit geringer Intensität, Kräftigungsübungen der unteren Extremitäten und abdominale Muskelkräftigung mit Flexorentraining, kann Schmerzen und Beeinträchtigungen bei Menschen mit lumbaler Spinalkanalstenose lindern. Ein zusätzlich applizierter Ultraschall kann die Einnahme von Analgetika verringern.
- Elektrostimulation kann die Lebensqualität, die funktionelle Leistungsfähigkeit sowie die isometrische Stärke bei Menschen mit chronischem Rückenschmerz verbessern.
- Aerobic-Übungen, besonders Walking, kann die Kraft von Menschen mit Kreuzschmerzen verbessern.

2.3.6 Interventionen für die Rückkehr an den Arbeitsplatz

Dieser Überpunkt umfasst drei Unterthemen:
- Arbeitsplatzinterventionen
- Psychologische und verhaltensbedingte Interventionen
- Interventionen zu den täglichen Aktivitäten.

Die Ergebnisse beinhalten:
- Individuell zugeschnittene Arbeitsrehabilitationsprogramme und Interventionen vor Ort können Ausfallzeiten reduzieren, Produktivität steigern und Gesundheitskosten im Bereich ambulanter Interventionsprogramme von Menschen mit kurzfristigen Abwesenheiten senken.
- Eine Arbeitsplatzanpassung kann die Möglichkeiten zur Rückkehr an den Arbeitsplatz fördern, das Wohlergehen am Arbeitsplatz steigern, Ausfalltage und die Schmerzprävalenz und Verletzungsrate für die am Arbeitsplatz verbleibenden Personen senken.
- Training im Handling von Klienten für Pflegekräfte kann Verletzungen und Schmerzen verringern.
- Ein klinikbasiertes interdisziplinäres Programm (psychologische Interventionen und Besuche am Arbeitsplatz beinhaltend) kann die Fähigkeit, Vollzeit zu arbeiten, bei Menschen mit kurzen Zeiten der Arbeitsunfähigkeit steigern.
- Aktives Case Management mit Arbeitsberatung kann Ängste und Stress reduzieren und den gemeldeten Gesundheitsstatus sowie die Arbeitsbereitschaft von Menschen mit langen Zeiten der Arbeitsunfähigkeit verbessern.
- Kognitive Verhaltenstherapie kann die Prävalenz von Arbeitsplatzverlusten, die Verletzungsrate, Schmerzen und Krankheitsfälle bei Menschen, die am Arbeitsplatz verbleiben, reduzieren.
- Ein spezifisches Widerstandtraining, physische Übungen und eine klinikbasierte Therapie, gepaart mit einer Wiederaufnahme der Alltagsaktivitäten, kann Schmerzen lindern und eine Rückkehr an den Arbeitsplatz bei Menschen mit kurzen AU-Zeiten fördern.

2.3.7 Interventionen bei chronischem Schmerz

Dieser Punkt beinhaltet sechs Unterthemen:
- Selbstmanagement
- Körperliche Aktivität
- Edukation
- Multidisziplinäre Interventionen
- Psychosoziale Interventionen
- Kurze Lebensstilinterventionen.

Die Resultate beinhalten:
- Selbsthilfeprogramme können Schmerz und Beeinträchtigungen bei MSE vermindern, insbesondere bei Menschen mit Arthritis.
- Widerstandstraining kann Muskelkraft, Funktionsfähigkeit und die Lebensqualität bei Menschen mit chronischen oder akuten MSE verbessern.
- Kettlebell-Training kann Nacken-, Schulter- und Rückenschmerzen lindern und die Kraft der Rückenstrecker für Beschäftigte mit einer hohen Prävalenz für MSE steigern.
- Schulungen zur Neurophysiologie von Schmerzen kann die Schmerzbeurteilung reduzieren, Funktionen verbessern und dem Klienten helfen, Strategien zur Schmerzbewältigung zu entwickeln.
- Mehrkomponenten-Bildungsinterventionen mit dem Ziel des Selbstmanagements, die von einem im Gesundheitssystem Beschäftigten in einem medizinischen oder öffentlichen Bereich angeboten werden, können Schmerzen und depressive Symptome verringern und die allgemeine Gesundheit, körperliche Funktionen und das Selbstvertrauen verbessern.
- Multidisziplinäre Schmerzmanagementprogramme können Schmerzen lindern und die Funktionen verbessern.
- Ein vollständig durchgeführtes *Graded Motor Imagery Training* (GMIT) kann Schmerzen reduzieren und die Funktionen bei den vom Klienten ausgewählten Aufgaben erhöhen.
- Eine Internet-gestützte kognitive Verhaltenstherapie kann die Schwere von Depressionen, generalisierter Angst und Behinderung verringern, sowie die Fähigkeit zur Schmerzbewältigung erhöhen.
- Spiegeltherapie kann Schmerzen reduzieren und die Mind-Body-Therapie kann Schmerzen und Depressionen reduzieren sowie die Gesundheit und Funktionen verbessern.
- Achtsamkeitsbasierte Interventionen können Schmerzen und depressive Symptome vermindern.
- Lebensstilveränderungen können die globale Gesundheit und physischen Funktionen (aber keine Depressionen abschwächen) von Klienten mit chronischen Schmerzen verbessern.

2.3.8 Interventionen bei Verbrennungen

Dieser Bereich beinhaltet fünf Unterthemen:
- Orthesen und körperliche Aktivität
- Stationäre Rehabilitation
- Frühzeitige Entfernung und Transplantation
- Schmerzmanagement
- Narbenbehandlung.

Die Ergebnisse beinhalten:
- Aerobe Konditionierung in Verbindung mit der Standardtherapie können die aerobe Kapazität und die Muskelkraft bei Menschen mit schweren Verbrennungen verbessern.
- Bewegung allein kann eher als Schienenversorgung und Bewegung das Bewegungsausmaß und die Lebensqualität von Menschen mit axillaren Verbrennungen verbessern.
- Intensive Rehabilitation kann die Kraft steigern und Komplikationen und Kontrakturen nach einer Verbrennung reduzieren.
- Frühe Exzisionen und Transplantationen im Vergleich zu späteren Transplantationen können Bewegungsausmaß, Stärke und Funktion besser wiederherstellen und die Länge von Klinikaufenthalten bei Verbrennungen reduzieren.
- Virtual-Reality-Techniken können die subjektive Schmerzeinschätzung auf Schmerzskalen und die Ängste bei Menschen mit Verbrennungen verringern.
- Eine Kombination von Kompressionsbekleidung, Silikongel oder Spray und Lanolincreme-Massage kann bei der Behandlung von Brandnarben helfen.

3 Übersicht über muskuloskelettale Erkrankungen (MSE)

Zu den muskuloskelettalen Erkrankungen (MSE) gehören Verletzungen, Zustände und Beeinträchtigungen, die das Bewegungssystem, auch bekannt als das muskuloskelettale System, des Körpers betreffen (Hales, 2016). MSE können durch Arbeitsbelastungen, Unfälle, persönliche Faktoren, Stürze, genetische Veranlagung und Überbeanspruchung ausgelöst oder verschlimmert werden. Dazu gehören Erkrankungen wie Frakturen, Verbrennungen, Wunden, Entzündungen, Arthritis und Muskelzerrungen oder -entzündungen (Lee, 2016).

3.1 Typen von muskuloskelettalen Erkrankungen

Erkrankungen des Bewegungsapparates können nach ihrer Ätiologie oder Hauptursache kategorisiert werden. Die drei Ätiologien von MSE sind kumulative Traumata, akutes Trauma und erworbene Erkrankungen. Beispiele zu den Erkrankungen sind in der **Tabelle 3.1** dargestellt.

Muskuloskelettale Erkrankungen, die sich aus einem kumulativen Trauma ergeben, entstehen durch ständige repetitive oder körperlich anspruchsvolle Tätigkeiten, in die sie involviert werden. Dies kann zum Beispiel am Arbeitsplatz (z. B. beim Fleisch pa-

Tabelle 3-1: Typen von muskuloskelettalen Erkrankungen

Kumulativ oder repetitiv durch Stress verursacht	
Karpaltunnelsyndrom	Tendovaginitis de Quervain
Epikondylitis	Arthrose
Tendinitis und Tenosynovitis	Schnellender Finger
Rotatorenmanschettentendinitis	Rückenschmerzen
Radialis-Tunnel-Syndrom	Hüft- und Knieschmerzen
HWS-Syndrom	Degenerative Bandscheibenvorfälle
Cubital-Tunnel-Syndrom	
Erworben (genetische Disposition oder Krankheitsprozess)	
Morbus Dupuytren	
Arthrose	
Rheumatoide Arthritis	
Traumata oder Operationen	
Amputationen	Hüft- oder Knieersatz
Verletzungen von Nerven, Haut oder Sehnen	Frakturen (Radius, Humerus, Femur, Metacarpale)
Sehnentransfers	Verbrennungen

cken, beim Zusammenbau von Elektronik oder bei der Dentalhygiene), Freizeitaktivitäten (z. B. Schwimmen, Häkeln, Stricken, Videospiele) und Aktivitäten des täglichen Lebens (ADLs; z. B. Kochen) oder instrumentelle Aktivitäten des täglichen Lebens (IADLs; z. B. Autofahren, Gartenarbeit, Telefonieren). Kumulative Trauma-Erkrankungen sind auch als repetitive Trauma-Erkrankungen bekannt.)

Zu den Erkrankungen, die von akuten (plötzlich entstehenden) traumatischen Ereignissen herrühren, gehören Risswunden, Amputationen und Frakturen. Akute traumatische Verletzungen können bei der Partizipation in allen Betätigungen einschließlich Ereignissen wie Stürze von hohen Flächen, Unfälle mit Kraftfahrzeugen und Schnittwunden durch scharfe Objekte entstehen. Operative Eingriffe zur Behebung der Schäden aus solchen Ereignissen, können selbst zu Funktionsveränderungen führen und verstärkte Schmerzen auslösen und können lange Ruhe- und Heilungszeiten erfordern.

Erworbene Erkrankungen resultieren aus genetischer Veranlagung, Krankheitsprozessen, der Umwelt und Lebensstilwahl. Zu den Diagnosen in dieser Kategorie gehören Morbus Dupuytren, rheumatoide Arthritis (RA), Arthrose (A), Fibromyalgie und chronische Rückenschmerzen. Erworbene Erkrankungen werden nicht unbedingt durch eine Überbeanspruchung verursacht, sondern können durch physischen und emotionalen Stress und andere persönliche Faktoren verschärft werden. Interventionen, die für Menschen mit rheumatoider Arthritis und Arthrose, die spezifisch für Unterarm, Handgelenk und Hand und die untere Extremität (UE) angewandt werden, werden detailliert in der *Leitlinie der Ergotherapie für Erwachsene mit Arthritis und anderen rheumatischen Erkrankungen* (Poole, Siegel & Tencza, 2017[6]) erläutert.

3.2 Prävalenz

MSE sind der weltweit zweithäufigste Grund für Behinderungen und können zu vielen Jahren von signifikanten Einschränkungen in den ADLs führen (Roll, 2017). Bezugnehmend zur *United States Bone and Joint Initiative* (2014), sind 54 % der erwachsenen Bevölkerung – eine von zwei Personen – von MSE (einschließlich Frakturen, Zerrungen und Stauchungen) betroffen. Im Jahr 2014 hatten 18 % aller Besuche bei medizinischem Fachpersonal den Grund einer solchen Erkrankung und 77 % aller verletzungsbedingten Besuche waren spezifische MSE. Da die US-Bevölkerung kontinuierlich altert, wird erwartet, dass die Inzidenz und die Kosten für MSE um 4–15 % jährlich steigen werden. Die Zahlen basieren auf der Zunahme des Anteils von Personen über 65 Jahren (Cisternas et al., 2016; US Bone and Joint Initiative, 2014).

Nach Angaben des *US Department of Labor's Bureau of Labor Statistics* (2016), machen MSE 2014 31 % aller arbeitsbedingten Erkrankungen und Verletzungen aus und wurden in allen Beschäftigungsbereichen gefunden. Sowohl in leichteren, sich stark wiederholenden Berufen wie bei Büroarbeiten, bis hin zu körperlich anspruchsvollen Positionen, wie z. B. Bauarbeiten. Trotz fast eines Drittels aller arbeitsbezogenen Verletzungen nimmt die Inzidenz von MSE am Arbeitsplatz seit mehreren Jahren ab. Im Jahr 2015 wurde die Inzidenz mit 29,8 Fällen auf 10.000 Vollzeitbeschäftigte gemeldet, ein Rückgang von 31,9 Fällen auf 10.000 Beschäftigte im Jahr 2014. Der Durchschnitt von zehn Arbeitsunfähigkeitstagen pro Vorfall blieb in diesem Zeitraum gleich (Bureau of Labor Statistics, 2016).

3.3 Gründe und Risikofaktoren

Erkrankungen des muskuloskelettalen Systems können durch hoch repetitive biomechanische Kräfte wie denen beim Heben oder Bewegen schwerer Lasten, schlechtem Umgang mit Werkzeugen und schlechter Haltung entstehen. Aber auch durch plötzliche Krafteinwirkung wie bei Stürzen, sowie aus der Wechselwirkung dieser physikalischen Faktoren mit kognitiven, psychologischen und sozialen Risikofaktoren (Barriera-Viruet, Sobeih, Daraiseh & Salem, 2006). Individuelle Risikofaktoren wie eine schlechte körperliche Verfassung (einschließlich unzureichender Trinkmenge), ungesunde Gewohnheiten (z. B. Rauchen, Trinken, Adipositas), ungünstige Arbeitsweise (z. B. fehlender Einsatz von Körpermechanik oder anderer sicherer Praktiken) und mangelnde ausreichende Ruhepausen nach starker muskuloskelettaler Beanspruchung können ebenfalls eine Rolle in der Entwicklung von Pathologien des Bewegungsapparates spielen (Middlesworth, 2017; National Institute for Occupational Safety and Health, 2012).

Andere personenbezogene Kontextfaktoren wie das Geschlecht und die Körpergröße, können zudem die Neigung zu MSE beeinflussen. So entwickeln Frauen beispielsweise eher MSE als Männer und

---

6 Diese Leitlinie erscheint in der deutschen Übersetzung zeitgleich im Hogrefe Verlag, Bern.

Menschen mit Übergewicht oder fehlender körperlicher Aktivität sind öfter von Rückenschmerzen betroffen (Roffey, Wai, Bishop, Kwon & Dagenais, 2010). Diese Faktoren können kumulativ sein, wie im Falle eines Sturzes, der zum Teil durch schlechte Rumpfstabilität oder Beeinträchtigungen des Gleichgewichts oder zum Teil durch eine Verletzung bei der Verwendung eines nicht handgerechten Schneidwerkzeugs verursacht wurde (Koepp, Snedden & Levine, 2015; Tessier-Sherman et al., 2014).

3.4 Allgemeine Symptome und Beeinträchtigungen

Die mit Erkrankungen des Bewegungsapparates verbundenen Symptome variieren stark in Bezug auf Art und Ort sowie von Person zu Person (Hales, 2016).Im Allgemeinen können die Symptome von MSE starke Schmerzen im gesamten Körper, ziehende oder brennende Empfindungen in den Muskeln, Schlafbeeinträchtigungen, Schwäche, sensorische Einschränkungen und schmerzhafte Parästhesien beinhalten. Die Symptome können sowohl akut als auch chronisch sein, gelegentlich durchgehend und können zu Einschränkungen in alltäglichen Verrichtungen wie der Selbstversorgung, der Pflege anderer, Freizeit und Bildung, Arbeit und Schlaf führen. Alle Teile des Körpers sind anfällig für Schmerzen und Beschwerden, einschließlich Nacken, Rücken, Extremitäten und Rumpf. Neben körperlichen Faktoren können psychische und soziale Dysfunktionen, einschließlich Stress, Depression und Angst, auslösende Faktoren sowie Symptome von MSE sein (Hauke, Flintrop, Brun & Rugulies, 2011).

Erworbene Erkrankungen wie der Morbus Dupuytren können, müssen aber nicht zu Beschwerden führen, können aber die Teilhabe an gewünschten Betätigungen einschränken und schließlich zu chirurgischen Eingriffen führen. Morbus Dupuytren, wenngleich nicht schmerzhaft, ist eine Erkrankung, bei der es zu fibrotischen Veränderungen der Palmaraponeurose der Hand kommt. Diese Veränderungen führen dazu, dass die Finger in die Hand hineingezogen werden und kontrahiert werden. Es kommt zu einer starken Beeinträchtigung des Einsatzes der Hand. Da es kein bekanntes Heilmittel oder einen exakten Grund für den Morbus Dupuytren gibt, sind medizinische Eingriffe nötig, wie z.B. chirurgische Eingriffe, Injektionen mit Collagenase Clostridium histolyticum (Costas et al., 2017). Weitere erworbene Erkrankungen sind die rheumatoide Arthritis (RA), eine Autoimmunkrankheit, und die Arthrose, eine Erkrankung des Alters, der genetischen Prädisposition und biomechanischem Stress. Arthritis kann zu starkem Schmerz und eingeschränkter Partizipation in Betätigungen führen und macht Medikamente und voraussichtlich auch chirurgische Eingriffe wie einen Gelenkersatz nötig.

3.5 Diagnostik der Erkrankungen

Es gibt verschiedenste Methoden zur Diagnostik muskuloskeletaler Erkrankungen, die von der professionellen Beobachtung des Engagements bei Betätigungen bis hin zu anspruchsvollen diagnostischen Bildgebungsverfahren und Tests reichen. Provokative Testungen sind Teil der körperlichen Untersuchung und beinhalten die Positionierung der Extremität in einer Stellung, die die Symptome reproduziert oder die Palpation der entsprechenden Körperregion, um die Empfindungen oder den Schmerz erneut hervorzurufen und somit die Diagnose zu bestätigen. So kann beispielsweise das Karpaltunnelsyndrom (CTS) durch die Durchführung des Hoffmann-Tinel- oder des Phalentests bestätigt werden (Klein, 2014). Für das Hoffmann-Tinel-Zeichen klopft der Therapeut im Querfriktionsgriff auf die palmare Fläche des Handgelenks seines Klienten; der Test zeigt positiv eine Nervenverletzung oder -kompression an, wenn der Klient ein Elektrisieren als Folge der Provokation wahrnimmt. Beim Phalentest wird das Handgelenk in eine endgradige Flexion gebracht und diese Position für eine Minute gehalten. Der Test ist positiv, wenn der Klient ein Kribbeln oder Taubheitsgefühl in Daumen oder Zeigefinger beschreibt (Klein, 2014).

Der Finkelsteintest wird zur Diagnostik der Tendovaginitis de Quervain benutzt. Dafür wird der Klient angeleitet, seinen Daumen mit den Langfingern zu ergreifen. Gleichzeitig wird das Handgelenk passiv in eine Ulnarabduktion gebracht. Ein positives Ergebnis ist vorhanden, wenn ein deutlicher Schmerz auf der radialen Seite des Handgelenks wahrgenommen wird. Der Test wird typischerweise bilateral durchgeführt, um im Seitenvergleich zur gesunden Seite zu testen und somit das unangenehme Ziehen auszuschließen, das manche Menschen physiologisch dabei beschreiben (Rayan & Akelman, 2012).

Eine Palpation am seitlichen Ellenbogen durch den Therapeuten bei einer vermuteten Sehnenansatztendopathie im Falle eine Epikondylitis lateralis, kann ebenfalls Teil einer diagnostischen Testung sein. Wenn der Klient Schmerzen bei einem leichten Druck auf die laterale Epicondyle des Ellenbogens beschreibt, kann dies ein Hinweis auf eine Epikondylitis sein (Ryan & Akelman, 2012).

Elektromyographie (EMG) und die Testung der Nervenleitgeschwindigkeit können dazu verwendet werden, um Schädigungen an Muskeln und Nerven bei Engpasssyndromen wie CTS, Kubitaltunnelsyndrom und Schädigung des Nervus radialis auftreten, festzustellen. Ein EMG beinhaltet das Einführen einer dünnen Nadel in den Muskelbauch, der durch den möglicherweise geschädigten Nerv versorgt wird. Die Nadel ist mit einem Elektromyographen verbunden, der das Aktionspotenzial des Muskels in Ruhe und unter aktiver Kontraktion misst. Abweichende Messwerte deuten auf eine Schädigung des Muskels als Folge einer Nervenverletzung oder -kompression hin (Rayan & Akelman, 2012).

Ärzte können ein CT oder MRT anordnen, um Bandverletzungen oder Veränderungen an Knorpel oder Knochen darzustellen. Dies kann an Hüfte, Knie und Rücken geschehen. Mit Röntgenstrahlen können Knochenschäden bei Frakturen am Handgelenk, an der Schulter oder an den unteren Extremitäten festgestellt werden. Bluttests werden zur Diagnostik von systemischen Erkrankungen wie der RA eingesetzt (Steinberg, 2016). Die Blutzirkulation in den Gliedmaßen wird zur Sicherstellung einer guten Durchblutung von Venen und Arterien mit einer Dopplerultraschalluntersuchung beurteilt (Healthline.com, 2017). Ärzte können sich auf die Resultate eines Tests verlassen oder mehrere veranlassen, um die Genauigkeit zu gewährleisten.

Muskuloskelettale Erkrankungen rühren von externen Ereignissen, genetischer Prädisposition und persönlichen Merkmalen allein oder in Kombination her, was Verletzungen des Körpers entstehen lässt oder dazu beiträgt. Zu den externen Ereignissen gehören Überlastung von Gelenken oder Muskeln ohne adäquate Pausen, die zu Erkrankungen wie dem M. de Quervain führen; traumatische Verletzungen wie Schnittverletzungen oder Quetschungen, führen zu Verlusten von Teilen des Körpers, Hautverletzungen, Frakturen, Nerven- oder Sehnenverletzungen; schlechte Körperhaltung führt zu Erkrankungen wie dem Karpaltunnelsnydrom und Kreuzschmerzen; dazu kommen chemische und thermale Verbrennungen. Genetisch für Gelenkentzündungen und -abbau prädisponierte Personen, wie sie bei Arthrose oder der Verdickungen von Fasziengewebe im Zuge einer Dupuytrenschen Kontraktur zu sehen ist. Persönliche Merkmale wie Körpergewicht, reduzierte Körperkraft und Ausdauer können zu Gleichgewichtsproblemen und schlechteren Körperfunktionen führen, die Stress auf Gelenke und Bänder bringen, wie im Bereich des unteren Rückens oder zu Fällen beitragen, bei denen Frakturen oder Weichteilverletzungen daraus entstehen.

Unabhängig der zugrundeliegenden Ursache, reduzieren Erkrankungen des muskuloskelettalen Systems die Fähigkeiten einer Person, an den von ihnen gewünschten Betätigungen teilzuhaben. Muskuloskelettale Erkrankungen betreffen Faktoren der Stärke, Bewegung, Schmerz, Wahrnehmung und Ausdauer des Klienten, was im Gegenzug die Performanzfertigkeiten und die benötigten Verhaltensmuster zum erfolgreichen Engagement in Betätigungen im angestrebten Umfeld und Kontext unterminiert. Durch zielgerichtete Betätigungen, Aktivitäten, vorbereitende Aufgaben und Methoden sowie Klientenschulung, können Ergotherapeuten behilflich in der Unterstützung von Menschen mit muskuloskelettalen Erkrankungen sein, ihre Gesundheit und ihr Wohlbefinden wiederherzustellen und wieder vollständig am Leben teilzuhaben (American Occupational Therapy Association [AOTA], 2014.)

4 Der ergotherapeutische Prozess bei Erwachsenen mit muskuloskelettalen Erkrankungen (MSE)

Ergotherapeutische Interventionen werden in Krankenhäusern und ambulanten Settings für muskuloskelettale Erkrankungen, die von traumatischen Verletzungen oder operativen Eingriffen herrühren, und ambulant, zu Hause und am Arbeitsplatz für Erkrankungen, die durch genetische Gründe oder Überlastungen entstanden, aber auch für in der subakuten Phase befindliche traumatische Verletzungen angeboten.

Bezugnehmend zum AOTA Framework gliedert sich der ergotherapeutische Prozess in drei Teile: Evaluation, Intervention und Erzielung von Outcomes. Die Evaluation setzt sich aus dem Betätigungsprofil und der Analyse der Betätigung zusammen. Die Intervention beinhaltet den Interventionsplan, die Interventionsdurchführung und die Interventionsüberprüfung. Der letzte Part, der auf das Erzielen von Outcomes ausgerichtet ist, beinhaltet die Ermittlung und Überwachung der Outcomes der Interventionen.

4.1 Evaluation

4.1.1 Betätigungsprofil

Der ergotherapeutische Prozess beginnt mit dem Betätigungsprofil, welches die Therapeutin durch die Sammlung von Daten entwickelt. Ziel ist es, den Klienten als ein Individuum zu verstehen, das in spezifische Aktivitäten in verschiedensten Settings und mit unterschiedlichen Menschen eingebunden ist. Das Betätigungsprofil ist eine wesentliche Komponente des Evaluationsprozesses[7].

Das Betätigungsprofil beinhaltet Informationen über die Betätigungshistorie und Muster von Aktivitäten und über die Performanzbereiche des Klienten, die für ihn aktuell am wichtigsten sind. Informationen werden durch Interviews gesammelt durch den Einsatz standardisierter Assessments wie der Rollen-Checkliste (Oakley, Kielhofner, Barris, & Reichler, 1986) oder dem *Occupational Perfomance History Interview-II* (Kielhofner et al., 2004), sowie einer Kombination von Interview und standardisierten Assessments. Die Ergotherapeutin nutzt diese Informationen, um eine klientenzentrierte Zielsetzung zu formulieren (AOTA, 2014). Informationen, die als Teil des Betätigungsprofils zusammengestellt wurden, erlauben es dem Therapeuten:
- zu ermitteln, weshalb der Klient seine Dienste in Anspruch nehmen möchte
- zwischen erfolgreichen Bereichen von Betätigung des Klienten und solchen, die für ihn schwierig durchzuführen sind, zu unterscheiden
- Kontexte und Umgebungen zu identifizieren, die im beruflichen Einsatz unterstützen oder Hindernisse darstellen und solchen, die den Einsatz limitieren
- die Betätigungshistorie, Verhaltensmuster im beruflichen Einsatz und im täglichen Rollenverhalten des Klienten zu ermitteln
- die Prioritäten und gewünschten Ziele des Klienten zu identifizieren, welche als Leitfaden des Interventionsplans eingesetzt werden.

4.1.2 Analyse der Betätigungsperformanz

Sobald die Problembereiche und Interessengebiete des Klienten durch das Betätigungsprofil identifiziert sind, führt die Ergotherapeutin die Analyse der Betätigungsperformanz durch, um Bereiche der ergotherapeutischen Domäne (Klientenfaktoren, Performanzmuster, Fertigkeiten, Betätigungen, sowie Umgebungs- und Kontextfaktoren) zu erfassen, die wahrscheinlich zur verminderten Partizipation in Betätigungen beitragen. Standardisierte Assessments werden wann immer möglich eingesetzt, um Basis-

---
7 Es ist nun eine Grundvoraussetzung zur Nutzung der CPT® Evaluationscodes für Abrechnungszwecke (American Medical Association, 2017). Dieser Code ist in der deutschen Version nicht enthalten.

informationen zu erlangen, die genutzt werden können, um eine gezielte Interventionsplanung und Zielsetzung zu erreichen sowie eventuell auch um Fortschritte zur Verbesserung der Zielbereiche zu bestimmen.

Die **Tabelle 4-1** listet Beispiele für Assessment-Tools auf, die dazu genutzt werden können, um Betätigung, Klientenfaktoren, Performanzfertigkeiten, Performanzmuster sowie Kontext und Umgebungsfaktoren des Klienten zu erfassen, die dieser durch die muskuloskelettale Erkrankung erlebt. In der Tabelle sind die Assessments nach ihrem primären Einsatzgebiet kategorisiert. Die meisten von ihnen evaluieren allerdings verschiedene Aspekte der Domäne.

Nach Durchführung der Assessments vervollständigt die Ergotherapeutin die Analyse der Betätigungsperformanz durch:
- Interpretation der Assessmentdaten
- Ermittlung angemessener klientenzentrierter Ergebnisse
- Ziele, die gemeinsam mit dem Klienten entwickelt sind, um die gewünschten Ergebnisse zu erreichen
- Auswahl von Interventionsansätzen auf der Grundlage bewährter Verfahren und aktueller Forschungsergebnisse.

4.1.3 Betätigungsbereiche

Betätigungen

Relevante und bewertete Betätigungen werden im Rahmen des Betätigungsprofils des Klienten besprochen. Unter Berücksichtigung der muskuloskelettalen Erkrankung des Klienten, beurteilt die Ergotherapeutin die Fähigkeit des Klienten, relevante Betätigungen durchzuführen, um darüber die Bereiche zu bestimmen, die die Basis des Behandlungsplans bilden werden. Betätigungen, die typischerweise bei Klienten mit muskuloskelettalen Erkrankungen betroffen sind, beinhalten die folgenden:
- Aktivitäten des täglichen Lebens (ADL; z. B. putzen, baden, Körperpflege, anziehen, essen, funktionelle Mobilität und sexuelle Aktivität) können durch ein eingeschränktes Bewegungsausmaß (ROM) der oberen Extremitäten, des Rückens, Nackens und der Hüfte betroffen sein. Zusätzlich können Schmerzen und Schwäche, die von der muskuloskelettalen Erkrankung herrühren, Schwierigkeiten bei der Durchführung von Selbstversorgungsaufgaben bereiten.
- Instrumentelle Aktivitäten des täglichen Lebens (IADL; z. B. Pflege anderer, Kommunikationsmanagement, Autofahren, Hausverwaltung, Essenszubereitung und spirituelle Aktivitäten) können ebenfalls aufgrund der Effekte von muskuloskelettalen Erkrankungen auf die Mobilität der unteren Extremitäten (UE), Ausdauer und Schmerzlevel, Bewegungsfreiheit im Rumpf und Rücken sowie Beweglichkeit und Stärke der oberen Extremitäten (OE) beeinträchtigt sein.
- Ruhe und Schlaf können durch Schmerzen und Beeinträchtigungen der Beweglichkeit, speziell des Nackens und des Rückens, gestört werden.
- Berufliche Aktivitäten (z. B. Beschäftigung, Vorbereitung auf den Ruhestand, ehrenamtliche Tätigkeit) können signifikant im Bereich der OE durch Schmerzen, eingeschränkte Beweglichkeit und Schwäche, im Bereich der UE und des Rückens durch Schmerzen, verminderte Mobilität, ebenso wie durch den Verlust einer Gliedmaße limitiert ein. Faktoren innerhalb des Arbeitsumfelds, inklusive das Arbeitsplatzdesign und die Arbeitsmethoden, können zu muskuloskelettalen Erkrankungen führen, wodurch es nötig werden kann, Assessments für das Umfeld am Arbeitsplatz durchzuführen.
- Bildungsbezogene Aktivitäten, gleich ob sie formaler oder informeller Natur sind, können durch Schmerzen, Schwäche, eingeschränkte Ausdauer und Mobilitätsprobleme gestört werden. In traditionellen Präsenzveranstaltungen mag der Klient Schwierigkeiten bekommen, den Klassenraum zu erreichen, wenn Dysfunktionen der UE bestehen und Probleme, eine sitzende Position für einen längeren Zeitraum im Klassenraum einzunehmen, im Falle von Rückenschmerzen. Schmerzen, Schwäche und eingeschränkte Beweglichkeit der OE können ebenfalls das Schreiben, Tippen und andere benötigte Fertigkeiten zur Teilnahme am Unterricht beeinträchtigen.
- Freizeitaktivitäten sind sehr vielfältig und können möglicherweise physische Faktoren und Fertigkeiten voraussetzen. Alle Freizeitaktivitäten sollten während des Evaluationsprozesses identifiziert werden und solche, die im Verdacht stehen im Zusammenhang mit der muskuloskelettalen Erkrankung des Klienten in Zusammenhang zu stehen, sollten weiter in Bezug auf ihren Effekt auf die Partizipation in dieser Aktivität oder in anderen Betätigungen untersucht werden. Zusätzlich kann sich die Motivation zu vollständigen Freizeitaktivitäten verringert werden, wenn Behinderung und Schmerzen chronisch werden.
- Soziale Partizipation kann durch Schmerzen, Immobilität und verminderte Ausdauer beeinträch-

Tabelle 4-1: Assessment-Tools für MSE

Domäne	Funktion, die häufig durch die Erkrankung des Klienten betroffen ist	Beispiele für Assessments
Betätigungen	ADLs IADLs Ruhe und Schlaf Bildung Arbeit Freizeit Soziale Teilhabe	Barthel Index (Mahoney & Barthel, 1965) Canadian Occupational Performance Measure (Law et al., 2014) SF–36 (Ware & Sherbourne, 1992) Occupational Performance History Interview–II (Kielhofner et al., 2004) Manual Ability Measure–20 (Chen & Bode, 2010) ErgoScience Physical Work Performance Evaluation (Innes, 2006)
Klientenfaktoren	*Mentale Funktionen* (z. B. Aufmerksamkeit, Gedächtnis, höherer Level der Kognition, Perzeption) *Sensorische Funktionen:* Somatosensorik, Visus (z. B. Sehschärfe und Gesichtsfeld) *Neuromuskuloskelettale und bewegungsbezogene Funktionen:* Gelenkstabilität und Beweglichkeit, Muskelkraft, Muskeltonus, Reflexe und unwillkürliche Bewegungsreaktionen (z. B. tiefe Sehnenreflexe, Schlucken, posturale Reaktionen, Pupillenreflexe auf Licht), Kontrolle willkürlicher Bewegungen (z. B. grob- und feinmotorische Kontrolle, Hand-Auge-Koordination, Kontrolle der Mundmotorik, occulomotorische Kontrolle) *Haut und andere Funktionen:* Integrität der Haut, Ödeme der Extremitäten	Zwei-Punkt-Diskrimination (Pipatyaokul, Jianmongkol, & Kowsuwon, 2006) Gelenkwinkelmessung (Wassinger et al., 2006) Muskelfunktionsprüfung (Kendall, 1991) Dynamometer oder Finger-Pinch (Mathiowetz, Weber, Volland, & Kashman, 1984) Purdue Pegboard Test (Tiffin & Asher, 1948) Volumeter (Karges, Mark, Stikeleather, & Worrell, 2003) Umfangmessung Semmes Weinstein Monofilament Test (Semmes, Weinstein, Ghent, & Teuber, 1960) Roeder Manipulative Aptitude Test (Roeder, 1967)
Performanzfertigkeiten	*Motorische Fertigkeiten:* Arm- und Handfunktion (z. B. Reichweite, Griffe, Manipulationen, Heben, Koordination, Kalibrierung, Bewegungsabläufe); Balance und *Funktionelle Mobilität* (z. B. Ausrichtung, Stabilisation, Positionierung, Beugungen, Bewegungen, Gang, Transport) *Prozessfertigkeiten* (z. B. Teilnahme, Initiierung, Nutzung, Sequenzierung, Organisation, Suchen und Finden, Steuerung, Anpassung) *Soziale Interaktion* (z. B. Sprachproduktion, Sprachfluss, Fragen, Antworten, emotionaler Ausdruck)	Action Research Arm Test (Lyle, 1981) Arm Motor Ability Test (Kopp et al., 1997) Assessment of Motor and Process Skills (Fisher & Merritt, 2012) Jebsen–Taylor Test der Handfunktion (Jebsen, Taylor, Trieschmann, Trotter, & Howard, 1969) Manual Ability Measure (Chen & Bode, 2010) Arthritis Hand Function Test (Backman, Mackie, & Harris, 1991) Functional Dexterity Test (Aaron & Jansen, 2003) Beck Depression Inventory–II (Beck, Steer, & Brown, 1996) Evaluation of Social Interaction (Fisher & Griswold, 2010) Halbstrukturiertes Interview Beobachtungsassesment während der Durchführung von Aufgaben
Performanzmuster	Gewohnheiten, Routinen, Rituale Rollen	Rollen-Checkliste (Oakley, Kielhofner, Barris, & Reichler, 1986) Strukturiertes Interview mit Klienten, Familie oder Pflegenden
Kontext und Umwelt	Kultureller, sozialer, zeitlicher und virtueller Kontext sowie soziales und physisches Umfeld, das eine Unterstützung oder Behinderung zur Performanz darstellen kann	Norbeck Social Support Questionnaire (Norbeck, Lindsey, & Carrieri, 1981) Community Integration Questionnaire (Willer, Ottenbacher, & Coad, 1994)

tigt werden, welche das Interesse daran, die Gesellschaft anderer Menschen zu suchen und zu genießen, herabsetzen kann. Eingeschränkte Fähigkeiten, sich in den beruflichen Tätigkeiten und in der Freizeit zu engagieren, entfernt Klienten aus dem Umfeld, in dem sie sich normalerweise sozial engagieren würden. Die Verringerung oder der Verlust sozialer Kontakte mag eventuell zu Depressionen und dem Verlust von Rollen und Routinen, sowie des Weiteren zum Abbruch betätigungsbezogener Partizipation führen (Hauke et al., 2011).

Bei der Auswahl der zu untersuchenden Betätigungen sollte die Ergotherapeutin den Wert bedenken, den der Klient auf diese legt (Gillen & Boyt Schell, 2014). Zum Beispiel kann für einen Klienten in der akuten Phase seiner Rückenverletzung die Durchführung von Arbeitsaufgaben eine wichtige und bedeutungsvolle Tätigkeit darstellen, wohingegen ein anderer eine Freizeitbeschäftigung wie die Bearbeitung von Holz als viel wichtiger erachtet. Zusätzlich können Klienten ihre Aktivitäten unterschiedlich einstufen. So kann der eine das Lesen von E-Mails als Freizeitaktivität sehen, während dies für einen anderen eine berufsbezogene Tätigkeit darstellt (Gillen & Boyt Schell, 2014).

4.1.4 Klientenfaktoren

Klientenfaktoren sind spezifische Fähigkeiten, Charakteristika oder Überzeugungen einer Person, die die Betätigungsperformanz beeinflussen (AOTA, 2014). Klientenfaktoren umfassen Werte, Vorstellungen und Spiritualität, Körperstrukturen und Körperfunktionen.

Muskuloskelettale Erkrankungen, die Veränderungen der Körperstrukturen und -funktionen bewirken, können zu Schwierigkeiten in den motorischen, prozessualen und sozialen Interaktionsfertigkeiten sowie den Performanzmustern, die zur optimalen Betätigungsperformanz benötigt werden, führen. Beeinträchtigungen der Körperfunktionen, die für den Ergotherapeuten bei der Befundaufnahme für Menschen mit muskuloskelettalen Erkrankungen von Interesse sind, beinhalten die folgenden:
- Veränderungen mentaler Funktionen, wie eingeschränkte Kognition (z. B. Aufmerksamkeit und Gedächtnis) und emotionaler Regulation (z. B. Depression, Labilität), welche auf Schmerzen, Immobilität und Veränderungen der täglichen Routinen wie der Arbeit, ADLs und IADLs zurückzuführen sind.
- Eingeschränkte sensorische Funktionen des peripheren Nervensystems aufgrund von längerer Nervenkompression, Quetschung oder traumatischer Verletzung
- Veränderungen in den neuromukuloskelettalen und bewegungsbezogenen Funktionen, wie Stärke und Bewegungsausmaß (ROM) und dem möglichen Verlust einer Extremität oder der Heilung von Strukturen wie Knochen, Sehnen oder Nerven
- Veränderungen der Haut und anderer Funktionen, wie eine gestörte Hautintegrität und Ödeme.

Klientenfaktoren müssen zur Identifikation der Beeinträchtigungen in diesen spezifischen Bereichen untersucht werden (siehe Tabelle 4-1 zu Beispielen für Assessment-Tools in Bezug zu Klientenfaktoren). Die Ergotherapeutin nutzt die erhaltenen Informationen, um den Einfluss auf Fertigkeiten und Betätigungsperformanz zu bestimmen und um zu ergründen, welche Faktoren das Potenzial zur Verbesserung haben.

4.1.5 Performanzfertigkeiten

Performanzfertigkeiten sind definiert als zielgerichtete Aktionen, die als kleine Einheiten der Ausführung von Beteiligung an alltäglichen Betätigungen beobachtbar sind. Sie sind in drei Kategorien einzuteilen (AOTA, 2014). Muskuloskelettale Erkrankungen und das mit ihnen assoziierte Unbehagen und Immobilität haben aller Wahrscheinlichkeit nach einem Einfluss auf verschiedene motorische, prozessbezogene und soziale Interaktionsfertigkeiten. Beeinträchtigungen in qualifizierten Funktionen der OE, funktionelle Mobilität und die Fähigkeit, Werkzeuge und Materialien effektiv und effizient zu nutzen sind geläufige Performanzfertigkeitsbeeinträchtigungen, die bei muskuloskelettalen Erkrankungen zu beobachten sind. Assessments für Performanzfertigkeiten unterstützen den Ergotherapeuten darin, festzustellen, wie die Fertigkeiten des Klienten durch Schmerz, Immobilität, verminderte Wahrnehmung und Schwäche, wie sie mit muskuloskelettalen Erkrankungen eingehen, beeinflusst werden (siehe Tabelle 4. 1 zu Beispielen von Assessment-Tools, die auf Perfomanzfertigkeiten abzielen).

4.1.6 Performanzmuster

Performanzmuster bestehen aus den Gewohnheiten, Routineabläufen, Rollen und Ritualen bei Betätigungen oder Aktivitäten. Diese Muster können die Betätigungsperformanz unterstützen oder behindern (AOTA, 2014). Die Performanzmuster zu verstehen, hilft der Ergotherapeutin zu bestimmen, wie der Klient seine Zeit strukturierte und welche Aktivitäten er priorisierte, bevor die muskuloskelettale Erkrankung begann und hilft, manche Veränderungen bei oder Anpassungen an diese Muster zu identifizieren. Diese Information wird genutzt, um zu bestimmen, welche Betätigungen und Aktivitäten während der Evaluation und Intervention angestrebt werden sollten. Obwohl mehrere standardisierte Assessments zur Verfügung stehen, werden Informationen zu Performanzmustern über ein strukturiertes Interview eingeholt, bei dem der Klient einen typischen Tagesablauf einschließlich Aktivitätsanforderungen und einem zeitlichen Ablauf der Aktivitäten beschreibt (Shotwell, 2014).

4.1.7 Kontext und Umwelt

Ergotherapeuten erkennen, dass Betätigung in einem sozialen und physischen Umfeld innerhalb von bestimmten Kontextfaktoren stattfindet (z. B. kulturell, persönlich, zeitlich, virtuell) und dass sowohl Umgebung als auch der Kontext Einfluss auf die Betätigungsperformanz hat (AOTA, 2014). Zum Beispiel kann ein Klient mit einer muskuloskelettalen Erkrankung Schwierigkeiten in der Durchführung einer gegebenen Aktivität in einer Umgebung haben (z. B. ein Klient mit Kreuzschmerzen beim Manövrieren durch eine große Fabrikhalle), kann aber in einer anderen physischen oder sozialen Umgebung erfolgreich sein (z. B. indem er weniger laufen muss und es ihm erlaubt wird, Tätigkeiten auch im Sitzen durchzuführen). Die Ergotherapeutin beurteilt die physischen Gegebenheiten der Heim- bzw. Arbeitsumgebung, um Elemente zu identifizieren, die die Performanz der ADLs oder IADLs, Beruf und Freizeitaktivitäten sowie Bildungsbestreben hemmen. Die Therapeutin kann dann herausfinden, ob die physische Umgebung angepasst werden muss oder eine Spezialausrüstung wahlweise auch ein spezifisches Training notwendig ist, um die Betätigungsperformanz zu maximieren.

Aufmerksamkeit für die Umgebung besteht nicht unabhängig von der Aufmerksamkeit für den Kontext. Zum Beispiel kann der Einsatz von speziellem Equipment oder eine empfohlene Anpassung zu Unstimmigkeiten mit dem persönlichen (z. B. sozioökonomischen Status) oder kulturellen (z. B. Überzeugungen und Erwartungen) Kontext des Klienten führen. Daher berücksichtigt die Ergotherapeutin sowohl die Auswirkungen vom Kontext als auch von der Umwelt auf die Betätigungsperformanz während aller Komponenten des Evaluations- und Interventionsprozesses, um eine klientenzentrierte Versorgung bieten zu können.

4.2 Intervention

Ergotherapeuten bieten qualifizierte Dienstleistungen für Menschen mit muskuloskelettalen Erkrankungen an, um Genesung, Förderung der Rückkehr zu Teilhabe an Betätigungen und, wenn möglich, künftige Erkrankungsepisoden zu verhindern. Der Interventionsprozess wird von den Informationen aus dem Evaluationsprozess und dem Wissen der Ergotherapeuten über Theorien und zur aktuellen Evidenz geleitet. Der Prozess umfasst drei Schritte:
- Planung der Intervention
- Implementierung der Intervention
- Überprüfung der Intervention (AOTA, 2014).

Jeder Schritt wird der Reihe nach betrachtet und kann bei Bedarf wiederholt werden, um Ziele höher zu stecken oder zu verändern und neue Interventionstechniken nach der Überprüfung der Intervention festzulegen.

4.2.1 Planung der Intervention

Die Planung der Intervention ist ein Prozess der Zusammenarbeit mit dem Klienten, wichtigen anderen Personen (wenn angemessen) und der Ergotherapeutin. Sie richtet sich nach den Zielen und Bedürfnissen bei den Betätigungen, den aktuellen Fähigkeiten und Beeinträchtigungen sowie dem Umfeld und Kontext des Klienten und der besten verfügbaren Evidenz (AOTA, 2014). Bei der Erstellung eines Interventionsplanes legen Ergotherapeutin und Klient gemeinsam objektive und messbare Zielergebnisse fest. Dazu werden geeignete Ansätze der ergotherapeutischen Intervention sowie Methoden der Leistungserbringung ausgewählt, um die gewünschten Ziele zu erreichen. Während der Erstellung werden die Entlassungsbedürfnisse und -pläne des Klienten berücksichtigt und bei Bedarf an geeignete Fachleute weiterverwiesen (AOTA, 2014). Die folgenden Interventionsansätze werden für gewöhnlich bei Menschen mit muskuloskelettalen Erkrankungen genutzt:

- Prävention von erneuten Verletzungen oder der Entstehung zusätzlicher muskuloskelettaler Erkrankungen durch Klientenedukation über die Ursachen von muskuloskelettalen Erkrankungen sowie Strategien zur Vermeidung zukünftiger Schädigungen, wie z. B. die Verwendung geeigneter Bewegungsabläufe zur Vermeidung künftiger Rückenschädigungen.
- Wiederherstellung der Faktoren des Klienten (z. B. Stärke, ROM, Gleichgewicht, Aufmerksamkeit, Gedächtnis) oder der Performanzfertigkeiten (z. B. Erreichen, Erfassen und Manipulieren von Aufgabenobjekten, geeigneter Einsatz der Objekte, Bewegen durch die Arbeitsumgebung, Blickkontakt mit einem Familienmitglied aufnehmen), die die Betätigungsperformanz einschränken.
- Modifikation der Umgebung, des Kontexts oder der Aktivität, die die akute (Sturz, Verbrennung, Schnitt, Quetschung) oder chronische (kumulatives Trauma, schlechte Haltung, übermäßiges Anheben) Schädigung ausgelöst hat, um ihr Auftreten oder ihr erneutes Auftreten zu verhindern. Dieser Interventionsansatz kann Veränderungen in der Umgebung oder im Kontext beinhalten, um die Teilhabe an Aktivitäten zu ermöglichen, die aufgrund einer genetischen Veranlagung oder einer permanenten muskuloskelettalen Erkrankung wie einer Amputation oder Arthrose schwierig sind.
- Förderung eines gesunden Lebensstils, der das Wissen um die Risikofaktoren für Gelenkschäden, Rückenverletzungen und Überbeanspruchung von Sehnen und Bändern umfasst. Die entsprechenden Risikofaktoren sind Übergewicht, sitzende Lebensweise, schwache Rumpfmuskulatur und ungünstige Bewegungsabläufe.

4.2.2 Implementierung der Intervention

Nach der Erstellung des Interventionsplans fokussiert sich die Ergotherapeutin auf die Durchführung der Intervention. Der Umsetzungsprozess des Interventionsplans umfasst die Durchführung der ausgewählten Intervention (z. B. die therapeutische Nutzung von Betätigungen und Aktivitäten, vorbereitende Methoden und Aufgaben, Schulung/Edukation und Training, Fürsprache, Gruppeninterventionen), die Reaktionen des Klienten auf bestimmte Interventionen als fortlaufende Evaluation und Re-Evaluation seiner Fortschritte in Richtung der Ziele zu überwachen und ggf. anzupassen. Der therapeutische Einsatz der eigenen Person (*Therapeutic use of the self*) ist ein wichtiger Teil des ergotherapeutischen Interventionsprozesses, den Ergotherapeuten bei jeder therapeutischen Interaktion mit dem Klienten berücksichtigen sollten (AOTA, 2014).

Betätigungen und Aktivitäten

Die Interventionen werden so konzipiert, dass sie die therapeutischen Ziele des Klienten erreichen und seine grundlegenden Bedürfnisse hinsichtlich des Geistes, des Körpers und der Seele berücksichtigen (AOTA, 2014). Beispiele für Betätigungen und Aktivitäten, die eine Intervention für Menschen mit muskuloskelettalen Erkrankungen erfordern, sind unter anderem:

- Work-hardening, Return-to-work und Stay-at-Work-Programme sowie Laufaktivitäten für Klienten mit Rückenproblemen
- Funktionelle Mobilität und ADL-Aktivitäten (z. B. Ankleiden) für Klienten mit Gelenkersatz und Hüftfrakturen
- Sportliche Aktivitäten für Klienten mit Amputationen an den unteren Extremitäten (UE)
- Einsatz von Virtual-Reality bei Durchführung schmerzhafter Prozeduren für Klienten mit Verbrennungen
- Wiedereingliederungsmaßnahmen in die Gesellschaft mit dem Fokus auf dem Training neuer Aufgaben in der natürlichen Umgebung bei Klienten mit Gelenkersatz an den unteren Extremitäten.

Vorbereitende Methoden und Aufgaben

Vorbereitende Methoden und Aufgaben werden dafür eingesetzt, den Klienten auf seine Betätigungsperformanz vorzubereiten und kann als Teil der stationären Einheit in Vorbereitung auf oder gleichzeitig mit Betätigungen und Aktivitäten oder in einer ambulanten Einheit zur Unterstützung der täglichen Betätigungsperformanz eingesetzt werden (AOTA, 2014). Beispiele für vorbereitenden Methoden und Aufgaben beinhalten:

- Unterstützte ROM-Übungen mit einer Immobilisationsschlinge für nicht dislozierte Frakturen
- ROM-Übungen und Gelenkmobilisation bei adhäsiver Kapselentzündung
- Widerstandsübungen bei nicht spezifischen Schulterschmerzen und lateraler Epikondylitis
- Kräftigungsübungen, ROM-Übungen und Gelenkmobilisation als konservative Maßnahmen bei Rotatorenmanschettenverletzungen und nach Ellenbogenfrakturen
- Lasertherapie und Elektrostimulation bei lateraler Epikondylitis
- Schienenversorgung bei lateraler Epikondylitis und Ellenbogenkontrakturen

- Ganztägige Handgelenksschienung und Massage bei Karpaltunnelsyndrom
- MCP-blockierende Schienen bei schnellendem Finger
- Achtsamkeitsmeditation und Arbeitsplatzanpassung bei Kreuzschmerzen
- Kontinuierliche Wärmepackungen, Elektrostimulation und Ultraschall bei Rückenschmerzen
- Silikon- oder Gelauflagen mit Kompressionsware zur Prävention verhärteter Narben nach Verbrennungen
- Spiegeltherapie bei Phantomschmerzen und CRPS.

Edukation und Training

Maßnahmen der Edukation und des Trainings erleichtern den Erwerb konkreter Fertigkeiten zur Erreichung spezifischer Ziele in realen und angewandten Situationen (Collins & O'Brien, 2011). Beispiele für schulende Trainingsprogramme für Klienten mit muskuloskelettalen Erkrankungen beinhalten:
- Schmerz- und Stressmanagement sowie psychoedukative Programme im Rahmen eines multimodalen Ansatzes zur Behandlung chronischer Rückenschmerzen
- Kognitive Verhaltenstherapie für Klienten mit chronischen Rückenschmerzen
- Präoperative Schulungen für Klienten vor einem Gelenkersatz
- Selbsthilfeprogramme bei nicht spezifischem chronischem Schmerz
- Rückenschule
- Schulung in Materialhandhabung.

Fürsprache

Fürsprache umfasst darauf abzielende Bemühungen, die Betätigungsgerechtigkeit zu fördern und den Klienten dazu in die Lage zu versetzen, sich Ressourcen zu suchen und zu erhalten, um in vollem Umfang an den Betätigungen des täglichen Lebens teilzuhaben (AOTA, 2014). Beispiele für Fürsprache bei Klienten mit muskuloskelettalen Erkrankungen beinhalten:
- Aufsetzen eines Schreibens an den Vorgesetzten eines Klienten, in dem darauf hingewiesen wird, dass der Klient nach der Rückkehr in die Vollbeschäftigung nach einer Handgelenkfraktur zusätzliche Ruhepausen am Arbeitsplatz benötigen kann.
- Teilnahme an einem Team-Meeting mit der klaren Formulierung der Notwendigkeit eines Work-Hardening-Programms für einen Klienten, der nach einem Sturz bei der Arbeit weiterhin Schmerzen im unteren Rückenbereich hat.

Gruppeninterventionen

Gruppeninterventionen beinhalten den Einsatz unterschiedlicher Wissens- und Führungstechniken, um das Lernen und den Erwerb von Fähigkeiten der Klienten über die gesamte Dauer hinweg durch die Dynamik der Gruppen- und Sozialinteraktion zu erleichtern (AOTA, 2014). Ein Beispiel für eine Gruppenintervention für Klienten mit muskuloskelettalen Erkrankungen ist ein Selbsthilfeprogramm für Klienten mit Amputationen der unteren Extremitäten.

4.2.3 Überprüfung der Intervention

Die Neubewertung und Überprüfung des Interventionsplans, die Wirksamkeit der Interventionsdurchführung und die Fortschritte bei den angestrebten Outcomes sind wichtige Elemente des Interventionsprozesses. Die Überprüfung ermöglicht es, den Plan und seine Umsetzung bei Bedarf an veränderte Gegebenheiten anzupassen. So wird beispielsweise ein Interventionsplan, der die nächtliche Immobilisation des Handgelenks bei einem Klienten mit Karpaltunnelsyndrom beinhaltet, überprüft, indem subjektive Berichte über Veränderungen bei Schmerzen und Parästhesien eingeholt und durch Assessments wie dem Semmes-Weinstein-Monofilament-Test, der Fingerkraftmessung sowie den provokativen Tests des Hoffman-Tinel-Zeichens und des Phalentests abgeglichen werden. Die Interventionsüberprüfung ermöglicht es der Ergotherapeutin ebenfalls festzustellen, ob die Fortführung der Behandlung oder der Abbruch der Ergotherapie indiziert ist und ob zusätzliche Leistungen erforderlich sind (AOTA, 2014).

4.3 Ergebnis und Ergebniskontrolle

Das Ergebnis eines jeden Interventionsplans sollte eine Verbesserung der angestrebten Performanzfertigkeiten, Performanzmuster, Klientenfaktoren sowie des Kontexts und der Umgebung sein, die die Ausführung erleichtern. Daher ist ein wichtiger Aspekt des Interventionsprozesses die Auswahl geeigneter Outcome-Messungen und die Überwachung der Ergebnisse. Outcome-Messungen sollten bereits frühzeitig im Interventionsprozess ausgewählt werden. Sie sollten valide, reliabel und sensitiv genug sein, um die gewünschten Veränderungen messen zu können, die während des gemeinsamen Evaluationsprozesses festgelegt wurden und im Praxis-Setting sowie bei den beteiligten Akteuren berücksichtigt werden sollten (AOTA, 2014).

Die Outcomes der Ergotherapie-Messungen für Erwachsene mit muskuloskelettalen Erkrankungen umfassen eine verbesserte Fähigkeit, Betätigungen zu beenden, einschließlich der ADLs, IADLs, Berufs- und Freizeitaktivitäten sowie andere Betätigungen, die für den Klienten von Bedeutung sind. Weitere Outcomes, die mit gezielten Assessments beurteilt werden können, sind Klientenfaktoren, die die Teilhabe an Beschäftigungen beeinflussen, wie die Sensibilität, der Schmerzlevel und die Entzündung von Sehnen und Gelenken; Performanzfertigkeiten, wie das Greifen, Manipulieren und Anheben; Perfomanzmuster, wie z. B. die Rolle des Arbeiters oder Pflegenden und die Umwelt, einschließlich des Zugangs zu Badewannen, Toiletten und Schlafzimmern im zweiten Stock.

Ergotherapeuten nutzen die ausgewählten Outcome-Messungen, um den relativen Erfolg ihrer Intervention zu überwachen, Entscheidungen über die künftige Ausrichtung des Interventionsplans zu treffen, den Bedarf an weiteren Behandlungen oder die Einstellung der Therapie zu begründen und die für die Vergütung erbrachter Leistungen erforderlichen Unterlagen bereitzustellen. **Kapitel 4.4** stellt drei Fallbeispiele zur Verfügung, die die Evaluation und Intervention für Klienten mit muskuloskelettalen Erkrankungen beschreiben.

4.4 Fallstudien

4.4.1 Fallstudie 1: Laterale Epikondylitis

Fallstudie 1: Joseph: Laterale Epikondylitis

Evaluation
Betätigungsprofil

Grund, warum der Klient die Dienste und Unterstützung im Zusammenhang mit dem Engagement in den Betätigungen sucht	Joseph, 35 Jahre alt, ist verheiratet und hat zwei Kinder. Bei ihm wurde eine laterale Epikondylitis diagnostiziert und von seinem orthopädischen Handchirurgen zur Ergotherapie überwiesen, um eine Beurteilung und Behandlung der rechten OE und seiner ADLs zu erhalten. Joseph berichtet über signifikante Schmerzen in seinem rechten dominanten Ellenbogen am lateralen Epicondylus und dass diese die Betreuung seiner kleinen Kinder, die Pflege von Haus und Garten sowie seine Berufs- und Freizeitaktivitäten beeinträchtigen. Seit ca. drei Wochen hat er sowohl Schmerzen bei der Arbeit als auch zu Hause.
Betätigungen, in denen der Klient erfolgreich ist	Joseph ist völlig selbständig in allen Bereichen der Selbstversorgung und in den Hygienetätigkeiten sowie in leichten Hausarbeiten und beim Autofahren. Er erlebt bei diesen Aktivitäten zwar Schmerzen, arbeitet aber dennoch weiter. Er ist in der Lage, seiner Frau bei der Betreuung ihrer beiden kleinen Jungen zu helfen, fühlt sich aber nicht wohl dabei, sie allein zu versorgen.
Persönliche Interessen und Werte	Joseph und seine Frau haben sich kürzlich dazu entschlossen, einen gesünderen Lebensstil anzunehmen. Vor ungefähr einem Monat begann er ein Trainingsprogramm mit freien Gewichten, das auf seinen Oberkörper abzielt. Er versteht sich als Familienvater und verbringt seine Freizeit damit, an seinem Haus und Garten zu arbeiten.
Betätigungshistorie	Joseph arbeitet hauptberuflich als Autoteile-Monteur und Anlagenbetreuer. Er genießt seine Arbeit und sucht eine Beförderung in eine Führungsposition. Er hat zehn Jahre lang in seinem aktuellen Job gearbeitet, berichtet aber über die jüngsten Schwierigkeiten hinsichtlich der Genauigkeit und Geschwindigkeit.
Performanzmuster (Gewohnheiten, Routineabläufe, Rollen und Rituale)	Josephs Tagesablauf besteht darin, um 5 Uhr morgens aufzustehen, zu duschen und sich anzuziehen und sich dann ein Mittagessen für die Arbeit vorzubereiten. Um 6 Uhr morgens unterstützt er seine Frau, die Kinder anzukleiden und Essen zu geben in Vorbereitung auf die Tagesbetreuung. Er fährt die Kinder in die Tagesstätte und kommt um 7:15 Uhr bei der Arbeit an. Seine Arbeit besteht drin, an den Autos die Bremsen zu montieren. Zusätzlich muss er sicherstellen, dass das Montageband reibungslos funktioniert und alle Mitarbeiter an ihren Stationen sind. Er trinkt und raucht nicht und gibt keine Schwierigkeiten bei der Teilhabe an seiner Religion an.

Aspekte der Umwelt und des Kontextes des Klienten, die er als Unterstützung oder als Hindernis für seine Engagement in seinen Betätigungen sieht	Josephs Frau unterstützt ihn sehr und ist bereit, alle familiären Aufgaben zu übernehmen, bis sein Arm wieder besser ist. Er macht sich Sorgen um seinen Job, weil sich seine Produktivität erheblich verlangsamt hat und er zu einer Beförderung bereit ist, was ihm ein mittleres Maß an emotionalem Stress bereitet. Joseph ist froh, dass die Wintersaison zu Ende ist, weil er sich keine Sorgen mehr um das Schneeräumen machen muss und das Gras im Garten noch nicht zu wachsen begonnen hat.
Prioritäten des Klienten und erwünschte zielgerichtete Outcomes	Joseph möchte schmerzfrei sein, damit er sowohl bei der Arbeit als auch im Haushalt voll teilhaben kann. Er möchte seine Chance auf eine Beförderung am Arbeitsplatz nicht verpassen.

Analyse der Betätigungsperformanz
- COPM: die vom Klienten angegebenen Informationen werden zur Erstellung des Betätigungsprofils verwendet; der Performanz-Score beträgt 7/10 und die Zufriedenheit 5/10.
- Interview: Joseph verknüpft das Auftreten seiner Epikondylitis mit dem Beginn seines Trainingsprogramms, das mit freien Gewichten auf Handgelenksextensoren abzielt, wobei 5 Kilo Gewicht in 5 Sätzen zu je 5 Wiederholungen angehoben wurden.
- Beobachtung bei der Arbeit und bei den IADLs: Es wurde die Abhängigkeit von groben Greifbewegungen und Handgelenksextensionsmustern für die Manipulation schwerer Objekte festgestellt.
- Schmerzerfassung VAS: Der Schmerzlevel wird in Ruhe mit 3/10 und mit 9/10 bei Belastungen, wie dem Greifen und Anheben von Objekten am seitlichen Ellenbogen angegeben.
- Provokationstest: Die Handgelenksextension gegen Widerstand ist rechts positiv und links negativ. Er gibt dabei Schmerzen am rechten lateralen Ellenbogen an. Bei der Handgelenksflexion gegen Widerstand gibt er keine Schmerzen an. Der Extensionstest für die Langfinger ist ebenfalls rechts positiv und links negativ. Er gibt dabei einen Schmerz am rechten lateralen Epicondylus an.
- Palpation der Extensoren am lateralen Ellenbogen: Die Palpation führt zu Schmerzen; der Bereich, der die größten Beschwerden bereitet, liegt ca. 2 cm über dem Epicondylus am Muskelursprung.
- PRTEE: Gesamt-Score: 88, Schmerz-Score: 44, Aktivitäten-Score: 55, Score für spezifische Aktivitäten: 33
- Jarmar Dynamometer (Raste 3): 55 Pfund für die rechte Hand (Schmerz) und 83 Pfund für die linke Hand (kein Schmerz).

Intervention

Interventionsplan
- Frequenz und Dauer der Ergotherapie: acht Termine über vier Wochen

Interventionsziele:
- Der Klient wird alle berufsbezogenen Aktivitäten ohne Schmerzen und in der nötigen Geschwindigkeit mit einer modifizierten Technik ausführen.
- Der Klient wird die Freizeitaktivität des Gewichthebens über die OE ohne Schmerzen mit modifizierter Technik und Frequenz ausüben.
- Der Klient wird alle benötigten Kinderbetreuungsaktivitäten auf dem Level vor der Diagnosestellung wieder schmerzfrei durchführen.
- Der Klient wird alle Instandhaltungsarbeiten im Garten und im Haushalt auf dem Level vor der Diagnosestellung wieder schmerzfrei durchführen.

Implementierung
Joseph besuchte alle acht geplanten Einheiten und berichtete über die Einhaltung des Heimübungsprogramms und der Änderungsvorschläge am Arbeitsplatz. Während der Einheiten wird die Ergotherapeutin:
- Modifikationen an den Arbeitstätigkeiten zur Änderung der Griffhaltung, die Joseph zum Anheben der Metallbremsbacken nutzt, um sie zu befestigen, empfehlen und umsetzen.
- Joseph anweisen, eine industriell gefertigte Handgelenksschiene zu verwenden, um den Einsatz der Handgelenksextensoren bei der Arbeit, im Haushalt, bei der Kinderbetreuung und im Garten zu reduzieren, bis er in der Lage wäre die Änderungen des Handeinsatzes in seine Greifroutine zu übernehmen und die Schmerzen behoben wären.
- Die vorgefertigte weiche Handgelenksstützschiene mit palmarem Metallsteg ausgeben und anpassen. Diese dient der bequemen Lagerung und der Verbesserung des Arbeitswinkels im Handgelenk (Bisset, Collins, & Offord, 2014; Forogh et al., 2012).
- Joseph anweisen, das Gewicht für sein Krafttraining der Unterarme zu reduzieren. Damit beginnen, exzentrische Trainingsübungen durchzuführen, um die Armkraft aufrechtzuerhalten, aber den Ur-

sprung des Extensors zu entlasten. Sobald der Schmerz nachlässt, werden allmählich Gewichte eingeführt, die mit 1 Kilo, 3 Sätzen von 10 Wiederholungen beginnen und bis zu 5 Kilo, 5 Sätzen und 25 Wiederholungen innerhalb des schmerzfreien Bereichs reichen (Cullinane, Boocock, & Trevelyan, 2014).
- Joseph in die vorbereitenden Methoden wie myofasziale Techniken unterweisen und empfehlen, nach der Arbeit und anderen schweren Tätigkeiten für 20 Minuten Kältepackungen im Rahmen eines multimodalen Programms zu applizieren; Joseph in der Heimanwendung beider Techniken unterweisen (Ajimsha, Chithra, & Thulasyammal, 2012; Amro et al., 2010; Blanchette & Normand, 2011; Herd & Meserve, 2008; Kim, Choi, & Moon, 2012; Küçükşen, Yilmaz, Sallı, & Uğurlu, 2013).
- 8 LLLT Einheiten (75mW/cm2 für 2 Min.) auf dem Sehnenursprung zur Schmerzreduktion und zur Steigerung der Griffkraft verabreichen (Bjordal et al., 2008; Emanet, Altan, & Yurtkuran, 2010).

Review
- Weitere Schienennutzung und Modifikation der Grifftechniken, die er zu Hause und bei der Arbeit nutzt.
- Einsatz von Assessments zur Überprüfung der Zielerreichung bei jedem Termin; alle Ziele wurden innerhalb der acht Termine erreicht.
- Während des letzten Termins wurden die Messungen aus allen Bereichen reevaluiert. Es wurden in allen Bereichen Verbesserungen festgestellt.
- Besprochene Entlassungsrichtlinien zur verstärkten Nutzung der erlernten Strategien und der Entwöhnung der Schienenanwendung. Allerdings mit schnellstmöglicher Rückkehr zu Schienen-, Eis und Eigenmassage, sollten die Symptome erneut einsetzen.

Outcomes
- Alle Interventionsziele wurden erreicht.
- Während des letzten Besuchs berichtete Joseph, dass es ihm viel besser gehe; die Symptome der lateralen Epikondylitis waren verschwunden und er hat mit der Schiene und den vorgeschlagenen Modifikationen alle benötigten Aktivitäten wieder aufgenommen.
- Schmerz:
  - Schmerz (VAS): Der Anfangs-Score war in Ruhe 3/10, jetzt 0. Der Anfangs-Score in Belastung war 9, jetzt 1. Indiziert eine signifikante Schmerzreduktion.
  - Handgelenksextension gegen Widerstand: Die Anfangsergebnisse waren bei einem Schmerz am rechten lateralen Epicondylus in Extension gegen Widerstand positiv und sind nun negativ.
  - Palpation: Der Anfangsbefund zeigte einen Schmerz am rechten lateralen Epicondylus, jetzt schmerzfrei.
- Teilhabe an Betätigungen
  - PRTEE: Anfangsgesamt-Score 88/100, jetzt 10; Anfangsschmerz-Score 44, jetzt 5; Anfangsaktivitäts-Score 55, jetzt 7; Anfangs-Score für spezifische Aktivitäten 33, jetzt 3. Eine Absenkung um 78 Punkte indiziert eine signifikante Verbesserung sowohl des Schmerzniveaus als auch des Schwierigkeitsgrades bei seinen spezifischen Aktivitäten, die Handgelenksextension benötigen.
- Kraft
  - Jamar Dynamometer (Raste 3): Anfangsmessung mit der rechten Hand 55 Pfund (Schmerz), jetzt 85 Pfund (ohne Schmerz); linke Hand 83 Pfund (ohne Schmerz), jetzt 82 Pfund (ohne Schmerz). Verbesserungen der Griffkraft waren festzustellen.

Beachte: COPM = Canadian Occupational Performance Measure; HEP = Heimübungsprogramm; IADLs = instrumental activities of daily living; LLLT = low-level laser therapy; PRTEE = Klient-Rated Tennis Elbow Evaluation; OE = Obere Extremität; VAS = Visuelle Analog-Skala

4.4.2 Fallstudie 2. Knieendoprothese

Fallstudie 2: Sohila: Knieendoprothese

Evaluation
Betätigungsprofil

Grund, warum der Klient die Dienste und Unterstützung im Zusammenhang mit dem Engagement in den Betätigungen sucht	Sohila, 59 Jahre alt, wurde von ihrem orthopädischen Chirurgen in die Ergotherapie überwiesen, bevor ihr linkes, nicht dominantes Knie ersetzt wurde. In dieser Einrichtung besuchen Klienten, die einen Gelenkersatz an den UE benötigen die Physio- und Ergotherapie vor der Operation zur Zielsetzung und zur Schulung im Umgang mit Hilfsmitteln und Adaptionen zur Verbesserung der Unabhängigkeit in den ADLs postoperativ. Die Klienten haben dann noch in der stationären Phase eine postoperative Ergotherapieeinheit mit der Möglichkeit einer weiteren Nachsorge. Sohila ist besorgt über ihre Fähigkeiten, nach dem Gelenkersatz für sich selbst, ihr Zuhause und ihren Hund sorgen zu können. Sie wird nur für drei Tage nach der Entlassung aus dem Krankenhaus eine Hilfe zu Hause haben und sie wünscht keinen stationären Reha-Aufenthalt. Sie interessiert sich sehr für die Hilfsmittel, Schulung und den postoperativen Zeitrahmen zur Funktionswiederherstellung.
Betätigungen, in denen der Klient erfolgreich ist	Sohila ist in allen Selbstversorgungs- und Hygienetätigkeiten, die keine Knieflexion erfordern oder ein Stehen vor einer niedrigen Oberfläche benötigen, völlig unselbständig. Sie ist in der Lage, Treppen zu steigen, hat aber Schwierigkeiten, die Treppe hinunter zu gehen. Ihr Haus ist ein einstöckiger Plattenbau ohne Treppe. Sie kümmert sich erfolgreich um ihren kleinen Hund und macht abends nach der Arbeit gerne lange Spaziergänge.
Persönliche Interessen und Werte	Sohila ist geschieden und hat drei erwachsene Kinder, die außerhalb der Stadt leben. Sie ist seit kurzem Großmutter. Sohila ist politisch engagiert und hat sich kürzlich telefonisch für ihren Kandidaten eingesetzt. Sie zieht es vor, von Haus zu Haus zu gehen, konnte dies aber in der vergangenen Wahlperiode aufgrund ihrer Knieschmerzen nicht tun.
Betätigungshistorie	Sohila arbeitet in Vollzeit als Buchhalterin für eine lokale Versicherungsgesellschaft. In ihren 20er bis 40er Jahren war sie Amateur-Skiläuferin; Sie erhielt viele Medaillen bei den Amateurwettbewerben. Sohila führt ihre aktuellen Knieprobleme auf mehrere beim Skifahren entstandene Verletzungen zurück, die sie in ihrer aktiven Zeit erlitten hat. Sie behält ihr Interesse am Sport bei, ist aber zum jetzigen Zeitpunkt nur daran interessiert, mit ihrem Hund zu laufen.
Performanzmuster (Gewohnheiten, Routineabläufe, Rollen und Rituale)	Sohilas Tagesablauf umfasst das Aufstehen am frühen Morgen, Duschen, die Pflege ihres Hundes und das Frühstück. Sie fährt 20 Minuten zur Arbeit, um dort um 8 Uhr anzukommen. Sie verlässt ihren Arbeitsplatz um 16:30. Wenn sie zu Hause ankommt, nimmt sie ihren Hund zu einem langen Spaziergang durch die Nachbarschaft mit, bevor sie ihr Abendessen vorbereitet und ihn füttert. Abends liest sie gerne, hört Nachrichten und verfolgt politische Programme im Fernsehen. Sie sagt, dass sie körperlich aktiver sein möchte und plant, nach der Operation mit dem Schwimmen oder eventuell auch mit dem Bowling zu beginnen.
Aspekte der Umwelt und des Kontextes des Klienten, die er als Unterstützung oder als Hindernis für seine Engagement in seinen Betätigungen sieht	Sohila berichtet, dass die physische Umgebung ihres Hauses eine Unterstützung für sie ist und auch nach ihrer Operation bleiben wird. Sie hat ein einstöckiges Haus mit breiten Türen und einer begehbaren Dusche. Auch ihr Arbeitsumfeld ist unterstützend; sie benutzt einen Behindertenparkplatz und es gibt keine Treppe, die in das Gebäude führt. Sie kann mit dem Aufzug in den dritten Stock fahren, wo sie arbeitet. Obwohl ihre Familie nicht in der Nähe wohnt, hat sie einen engen Freundeskreis und ihre älteste Tochter wird an den Tagen, an denen sie nach der Operation nach Hause zurückkehrt, nach ihrem Hund sehen und sich um sie kümmern. Sie sieht ihr Alter als einen positiven Aspekt in ihrem persönlichen Kontext und hat zurzeit keine weiteren gesundheitlichen Bedenken.
Prioritäten des Klienten und erwünschte zielgerichtete Outcomes	Sohila möchte sich auf die Knieersatzoperation vorbereiten und danach so schnell wie möglich in ihren ADLs, IADLs und Freizeitaktivitäten wieder völlig unabhängig werden.

Analyse der Betätigungsperformanz
- Schmerz VAS für das Knie: 3/10 im Sitzen und 9/10 im Gehen.
- COPM: Sohila benennt das Ankleiden, Baden, die Pflege ihres Hundes und Freizeitaktivitäten als die Bereiche, die sie nach der Operation angehen möchte. Ihr Performanz-Score ist 8/10 und ihr Zufriedenheits-Score 2/10 aufgrund der Schmerzen.
- Klinische Beobachtung postoperativ: Am ersten postoperativen Tag hat sie Schmerzen, aber Sohila berichtet, dass es nicht so schlimm ist wie sie dachte. Sie ist in der Lage, den Transfer vom Bett zum Toilettensitz mit einem Gehbock in guter Technik entsprechend der Vorsichtsmaßnahmen zu zeigen. Sie demonstriert das An- und Ausziehen von Socken und Schuhen sowie das Bekleiden der UE mittels Strumpfanzieher und Anziehstock.

Intervention

Interventionsplan
- Dauer und Frequenz der Ergotherapie: Eine Einheit vor dem Eingriff und drei Einheiten post-OP über einen Zeitraum von vier Wochen.
- Interventionsziele:
  - Die Klientin kann sich alleine unter Nutzung von adaptiven Geräten zur Bekleidung der UE selbständig anziehen.
  - Die Klientin kann mit Nutzung von Hilfsmitteln ihren Körper sicher waschen und duschen.
  - Die Klientin kann sicher und selbständig den Transfer zu Toilette und Bett unter Einsatz geeigneter Hilfsmittel bewältigen, bis diese nicht mehr länger benötigt werden.
  - Die Klientin wird wieder mit ihrem Hund gehen und Bowling als Freizeitaktivität aufnehmen, wenn ihre Aktivitätseinschränkungen vier Wochen postoperativ aufgehoben wurden.

Implementation
Sohila nahm an allen vier geplanten Einheiten teil und berichtete über die Einhaltung der Anpassungsvorschläge, des Heimübungsprogramms sowie der ADLs und IADLs. Während der Termine wird die Ergotherapeutin:
- Hilfsmittel vorstellen, die ihr im päoperativen Termin zur Verfügung gestellt wurden, wie Sockenhilfe, Ankleidestock und Greifarm, sowie auch die Anwendung adaptiver Geräte vorstellen, um die Anwendung der Geräte unmittelbar nach der Operation zu erleichtern (Berge, Dolin, Williams, & Harman, 2004; Crowe & Henderson, 2003; Hørdam, Sabroe, Pedersen, Mejdahl, & Søballe, 2010; Larsen, Hansen, & Søballe, 2008; Larsen, Sørensen, Hansen, Thomsen, & Søballe, 2008; Nuñez et al., 2006).
- Multimodale Interventionen anbieten, einschließlich der Aufklärung bezüglich des sicheren Transfers vom Bett und zurück, in den Stuhl und auf die Toilette und der Einweisung in sichere Duschtechniken mit einer langstieligen Bürste für die Fuß- und Beinwäsche (Berge et al., 2004; Crowe & Henderson, 2003; Hørdam et al., 2010; Nuñez et al., 2006).
- Während des ersten postoperativen Besuchs im Krankenhaus wurde der Einsatz adaptiver Geräte und Transfertechniken überprüft (DeJong et al., 2009; Dohnke, Knäuper, & Müller-Fahrnow, 2005).
- Während des zweiten postoperativen Besuchs beim Klienten zu Hause wurden Duschtechniken besprochen, um die Sicherheit dabei zu gewährleisten und es wurden Anpassungen für das Kochen besprochen, die vorbereitende Arbeiten für die Mahlzeit im Sitzen für den Zeitraum bis zur vollständigen Wiederherstellung der Ausdauer beinhalteten (Gillen et al., 2007).
- Während des letzten Besuchs bei der Klientin zu Hause wurden neue Aktivitäten besprochen, die sie beginnen möchte, einschließlich Bowling, Schwimmen und Kajakfahren. Die Vorsichtsmaßnahmen wurden überprüft und anschließend Techniken für das Sitzen im Kajak und für die Positionierung beim Bowlen besprochen. Sohila berichtete, dass sie die Mitgliedschaft einem lokalen Fitnessstudio mit angegliedertem Schwimmbad erworben habe und nun, da die Wunde vollständig geschlossen war, 2–3 Mal wöchentlich schwimmen würde.

Review
- Fortschritte in den Assessments in Richtung Zielerreichung bei jedem Besuch; alle Ziele wurden innerhalb der vier Einheiten über vier Wochen erreicht.
- Während des letzten Besuchs wurden alle Bereiche im Vergleich zu ihrem Erst-Assessment neu bewertet; Verbesserungen wurden in allen Scores und Fähigkeiten festgestellt.
- Erörterung der Entlassungsempfehlungen hinsichtlich eines vermehrten Einsatzes der erlernten Strategien und Geräten.

Outcomes
- Alle Interventionsziele wurden erreicht.
  - Schmerz VAS für das Knie: Anfangs-Score 3/10 beim Sitzen im Stuhl und während der ADLs, IADLs und bei Freizeitaktivitäten, jetzt 0.

- COPM: Anfangs-Score 8/10, jetzt 10 für die Performanz; Anfangsscore 2/10, jetzt 10 für die Zufriedenheit.
- Beobachtung: Sohila ist in der Lage, in ihrer Umgebung sicher zu manövrieren, absolviert alle benötigten ADL und IADLs und beginnt, an neuen Freizeitaktivitäten teilzunehmen. Adaptive Geräte und Gehhilfe werden nicht mehr benötigt. Sie kann wieder Autofahren und wird in zwei Wochen wieder zur Arbeit gehen.
- Sohila ist in allen ADLs unabhängig und berichtet, dass sie die Hilfsmittel nur noch sporadisch zum Anziehen verwendet. Zum Duschen benötigt sie zu diesem Zeitpunkt keine langstielige Bürste mehr.
- Sohila ist heute aktiver als vor der Operation, da die Schmerzen deutlich reduziert und die Stabilität des linken Knies deutlich erhöht wurde.

Beachte. ADLs = activities of daily living; COPM = Canadian Occupational Performance Measure; HEP = Heimübungsprogramm; IADLs = instrumental activities of daily living; UE = untere Extremität; VAS = Visuelle Analog-Skala

4.4.3 Fallstudie 3: Kreuzschmerzen

Fallstudie 3: Samuel: Kreuzschmerzen

Evaluation
Betätigungsprofil

Grund, warum der Klient die Dienste und Unterstützung im Zusammenhang mit dem Engagement in den Betätigungen sucht	Samuel, 65 Jahre alt, wird von seinem Hausarzt zur Befundung und Behandlung der ADL-Probleme durch die Rückenschmerzen zur Ergotherapie überwiesen. Samuel berichtet, dass er Schwierigkeiten mit ADLs und IADLs hat, die von den erheblichen Schmerzen in seinem unteren Rücken herrühren. Er war seit mehreren Monaten nicht in der Lage, sich selbständig am Unterleib anzuziehen und zu waschen, den Transfer auf oder von der Toilette oder auch die Pflege seines Rasens zu erledigen. Er hat Hilfe von seiner Frau erhalten; sein Rasen wird zuwachsen, was ihm Sorgen bereitet.
Betätigungen, in denen der Klient erfolgreich ist	Samuel ist in allen Selbstversorgungs- und Hygienetätigkeiten, die kein Bücken oder Arbeiten an einer niedrigen Oberfläche erfordern, völlig selbständig. Er ist in der Lage, von seinen Lieblingsstühlen im Wohnzimmer und der Küche aufzustehen und sich hinzusetzen, weil sie Armlehnen haben, von denen er sich hochdrücken kann; sein Bett ist höhergestellt.
Persönliche Interessen und Werte	Samuel ist vor kurzem in Ruhestand gegangen. Er und seine Frau Jane haben geplant, sich ein Wohnmobil zu kaufen und das Land zu bereisen. Samuel betrachtet sich selbst als Geschichts-Fan und möchte alle nationalen Monumente der Vereinigten Staaten besuchen. Samuel genießt es, seinen Garten zu pflegen (sein Garten gewann einen Nachbarschaftspreis in der Vergangenheit) und zu lesen. Er diente in seinen 20er Jahren im Marine Corps und besucht gerne ein- bis zweimal im Jahr seine Freunde aus dem Militär. Seine Frau arbeitet nicht und kümmert sich um alle IADLs im Haushalt und betreut ihren Hund.
Betätigungshistorie	Samuel arbeitete 40 Jahre lang Vollzeit als regionaler LKW-Fahrer für ein nationales Handelsunternehmen. Er glaubt, dass seine Schmerzen im Kreuz und die Diagnose der Arthrose durch die vielen Stunden, die er in seinem LKW auf einem Standardsitz mit wenig Polsterung und Federung saß, verursacht wurden
Performanzmuster (Gewohnheiten, Routineabläufe, Rollen und Rituale)	Samuels Tagesablauf besteht darin, früh am Morgen aufzustehen, die Morgenzeitung zu lesen, eine Tasse Kaffee zu trinken, Eier und Toast zuzubereiten und dann ein Geschichtsbuch zu lesen. Er würde es vorziehen, draußen im Garten zu sein und den Rasen zu mähen oder seine Pflanzen zu pflegen, aber das kann er jetzt aufgrund seiner Schmerzen nicht tun. Bevor ihm seine Frau helfen kann duscht er nicht, kleidet sich an oder geht zur Toilette.

Aspekte der Umwelt und des Kontextes des Klienten, die er als Unterstützung oder als Hindernis für seine Engagement in seinen Betätigungen sieht	Samuel berichtet, dass seine Frau ihn sehr unterstützt und ihm gerne beim Anziehen, Baden sowie dem Toilettentransfer hilft. Er sieht Hindernisse für die Unabhängigkeit in seinem Badezimmer und im Garten, da er aufgrund seiner Schmerzen nicht in der Lage ist, die damit verbundenen Aktivitäten selbst durchzuführen. Samuels erwachsene Kinder sind eine emotionale Unterstützung, leben aber weit weg und können zu diesem Zeitpunkt keine physische Unterstützung sein. Er sagt, wenn er die Nachbarn um Hilfe bitten würde, würden seinen Rasen mähen. Allerdings ist er zu stolz, um sie zu fragen. Samuel erklärt, dass sein alternder Körper ihm Probleme bereitet und er sorgt sich darum, das Land mit seiner Frau bereisen zu können, wie sie es seit Jahren geplant haben. Er praktiziert derzeit kein bestimmtes Trainingsprogramm.
Prioritäten des Klienten und erwünschte zielgerichtete Outcomes	Samuel will sich wieder besser fühlen, damit er beim Anziehen, Baden, dem Toilettentransfer und im Garten wieder unabhängig sein kann. Er will wissen, dass er sich um seine Frau kümmern und schmerzfrei fahren kann und sie Roadtrips planen können.

Analyse der Betätigungsperformanz
- Schmerz VAS: 2/10 beim Sitzen auf einem Stuhl über einen kurzen Zeitraum; 7/10 wenn er länger als zwei Stunden sitzt, sich im Stehen dreht oder sich bückt.
- COPM: Gartenarbeit, den Unterkörper bekleiden, zur Toilette gehen, seiner Frau im Haus helfen können und Reisen sind Bereiche, auf die er sich konzentrieren möchte. Sein Performanz-Score ist 2,5/10 und sein Zufriedenheits-Score 1,5/10.
- Physical Performance Test: 31/36 (leicht gebrechlich). Zu den Problembereichen im Assessment gehören das Aufheben einer Münze vom Boden sowie das Treppesteigen.
- Oswestry Low Back Pain Disability Questionaire: 40%, der obere Bereich der mittleren Einschränkung.
- Manuelle Muskeltestung: Die Stärke aller Gelenke beider OE liegen innerhalb der funktionellen Grenzen.
- Berg Balance Scale: 50/56, was auf ein geringes Sturzrisiko hinweist.
- Interview: Neben den Schmerzen und den funktionellen Schwierigkeiten berichtet Samuel, dass er sich steif fühlt und unsicher dabei ist, eine Treppe hinaufzugehen. Daher verlässt er sich auf das Geländer, um Unterstützung und Hilfe zu erhalten.

Intervention

Interventionsplan
- Dauer und Frequenz der Ergotherapie: vier Einheiten über vier Wochen.
- Interventionsziele:
  - Der Klient führt alle gewünschten Arbeiten der Gartenpflege einschließlich der Rasen- und Pflanzenpflege ohne nennenswerte Schmerzen durch.
  - Der Klient kleidet sich selbständig mit Hilfe von adaptiven Geräten den Unterkörper an.
  - Der Klient geht selbständig zur Toilette und nutzt dabei falls notwendig Hilfsmittel.
  - Der Klient wäscht sich mit Hilfe adaptiver Geräte in der Dusche den Unterkörper selbständig.
  - Der Klient wird mit dem Verkäufer die Merkmale verschiedener Wohnmobile durchsprechen, um herauszufinden, welche Fahrzeuge für lange Fahrten geeignet sind.

Implementierung
Samuel nahm an allen vier geplanten Terminen teil und berichtete über die Einhaltung der Änderungsvorschläge, des Heimübungsprogramms, der ADL und IADL. Während der Termine wird die Ergotherapeutin:
- ihn über die Ursache von Rückenschmerzen aufklären, einschließlich der Betrachtung von Röntgenaufnahmen, die die Arthrose zeigen. Die Anatomie und die Struktur der Wirbelsäule beschreiben und wie dort Schmerzen entstehen (Ryan, Gray, Newton, & Granat, 2010; Sorenson et al., 2010).
- zu kognitiven-Verhaltensansätzen wie abgestufte Aktivitäten und partnergestütztem Training von Bewegungsfähigkeiten schulen (Glombiewski, Hartwich-Tersek, & Rief, 2010; Lamb et al., 2010).
- die Körpermechanik zur Reduzierung der Hebelkräfte an der Wirbelsäule besprechen, die bei der Gartenarbeit Schmerzen verursachen (Sorensen et al., 2010).
- die Verwendung von kontinuierlichen Wärmeanwendungen zur Verringerung der Schmerzen in Ruhe und während der funktionellen Aktivitäten besprechen. Anbieten, das Wärmegerät (CLLH-Gerät) zu bestellen und die Instruktionen für Pflege- und Gebrauchsanleitung durchzugehen (Mayer et al., 2006).
- das Potenzial für die Integration eines zusätzlichen Schwimm- und Gehprogramms im Alltag bespre-

chen, um die Kraft in Rücken und den UE in einer schmerzfreien Umgebung aufrechtzuerhalten (Machado, Azevedo, Capanema, Neto, & Cerceau, 2007; Shnayderman & Katz-Leurer, 2013).
- das Potenzial besprechen, einen Jugendlichen aus der Gegend einzustellen, der den Rasen einmal pro Woche mäht oder einen Aufsitzrasenmäher zu kaufen, bis das Klientenziel der schmerzfreien Rasenpflege erreicht ist.
- Optionen für die Gartenpflanzen besprechen: der Klient sollte den Kauf von langsam wachsenden Sorten in Betracht ziehen, die nicht häufig beschnitten oder gepflegt werden müssen, um die Arbeit langfristig zu vereinfachen.
- adaptive Geräte einschließlich Strumpfanzieher und Ankleidestock zur Unterstützung beim An- und Ausziehen der Kleidung für die UE zur Verfügung stellen. Gummischnürsenkel für Turnschuhe anbieten, um die Notwendigkeit des Vorbeugens beim An- und Ausziehen der Schuhe zu verringern. Der Klient legt sich Slipper als Anzugschuhe zu.
- den Klienten anweisen, eine langstielige Bürste für die Anwendung in der Dusche zu kaufen, um Beine und Füße waschen zu können, ohne sich bücken zu müssen.
- den Klienten darin einweisen, das Badetuch zum Abtrocknen der UE zu verwenden; das längere Handtuch ermöglicht noch Kontrolle beim Erreichen der Füße und Unterschenkel.
- eine gebrauchte Gehhilfe aus einem lokalen Fundus organisieren, die über die Toilette des Kunden gestellt werden kann, um Höhe und Armlehnen hinzuzufügen, so dass sich der Klient beim Aufstehen davon abdrücken kann.
- Samuel und seine Frau zu einem Treffen mit einem Autoverkäufer begleiten, um die Eigenschaften verschiedener Wohnmobile zu besprechen, einschließlich der Sitzfunktion, Federung, der Höhe der Packfächer unter dem Wohnmobil und im Inneren und der manuellen bzw. elektronischen Verlängerungen und Vordächer.

Review
- Fortschritte in den Assessments in Richtung Zielerreichung bei jedem Besuch; alle Ziele wurden innerhalb der vier Einheiten über vier Wochen erreicht.
- Begleitung des Erwerbs und der Verwendung des CLLH-Geräts. Samuel kaufte das Gerät am ersten Tag der Behandlung und benutzt es fast täglich. Er erklärt, dass es gelegentliche Schmerzen in Ruhe reduziert.
- Während des letzten Besuchs wurden alle Bereiche im Vergleich zu ihrem Erst-Assessment neu bewertet; Verbesserungen wurden in allen Scores und Fähigkeiten festgestellt.
- Erörterung der Entlassungsempfehlungen hinsichtlich eines vermehrten Einsatzes der erlernten Strategien und Geräten.

Outcomes
- Alle Interventionsziele wurden erreicht
  - Schmerz VAS: Anfangs-Score 2/10, jetzt 0 wenn er ruhig in seinem Stuhl sitzt und das CLLH-Gerät benutzt; 3/10 während des Stehens und Bückens, um die ADLs und IADLs durchzuführen, welche er als erträglich beschreibt.
  - COPM: Re-Evaluation der für den Klienten wichtigen Bereiche Gartenarbeit, Bekleiden des Unterkörpers, Toilettengang, der Frau im Haus helfen und Reisen. Anfänglicher Performanz-Score: 2,5/10, jetzt 6. Anfänglicher Zufriedenheits-Score 1,5, jetzt 9. Eine signifikante Verbesserung in den Gesamtfunktionen und der Zufriedenheit.
  - Berg Balance Scale: Anfänglich 50/56, jetzt 51, was auf ein geringes Sturzrisiko hinweist.
  - Das Abschlussgespräch zeigt, dass Samuel sich viel weniger um seine Zukunft und seine funktionellen Grenzen aufgrund seiner Rückenschmerzen sorgt. Er fühlt sich durch sein neues Wissen und seine neuen Strategien gestärkt. Er fühlt sich nicht mehr als Belastung für seine Frau und freut sich auf einen schönen Rasen und Reisen mit dem Wohnmobil. Samuel geht es viel besser und er hat einen Plan, um seine Aktivitäten anzugehen und die notwendigen Änderungen an Bewegungstechniken und Werkzeugen vorzunehmen. Er hat weniger Schmerzen bei den ADLs und benötigt keine Hilfe mehr. Er hat begonnen, den lokalen CVJM zum Schwimmen zu besuchen und ist bisher zweimal hingegangen. Er recherchiert, welches Wohnmobil seine beste Wahl für den Kauf sein wird und plant seine Reiseroute mit seiner Frau. Er hat einen kleinen Aufsitzrasenmäher gekauft und berichtet, dass er für seinen Garten eine alternative Bepflanzung suchen wird.

Beachte. ADLs = activities of daily living; AG = adaptive Geräte; CLLH = continuous low-level heat; COPM = Canadian Occupational Performance Measure; IADLs = instrumental activities of daily living; UE = untere Extremitäten; OE = obere Extremitäten; VAS = Visuelle Analog-Skala

5 Best Practice und Zusammenfassung der Evidenz

Diese Praxisleitlinie enthält einen Überblick über spezifische Interventionen für Menschen mit muskuloskelettalen Erkrankungen, kategorisiert nach dem betroffenen Körperteil und den Ergebnissen aus den systematischen Reviews dieser Interventionen, die Best Practice unterstützen.

5.1 Einführung

Zu den vorgestellten Forschungsstudien gehören systematische Reviews des Levels-I und randomisierte kontrollierte Studien (RCT); Level-II-Studien, bei denen die Zuordnung zu einer Behandlung oder einer Kontrollgruppe nicht randomisiert wurde (Kohortenstudie); und Level-III-Studien, welche keine Kontrollgruppe hatten. Level-IV-Studien (experimentelle Einzelfallstudien) und Level-V-Studien (deskriptive Fallstudien) wurden nicht in das systematische Review einbezogen. Die Methoden zur Durchführung des systematischen Reviews und eine Erklärung der Beweiskraft sind im **Anhang C** aufgeführt. Alle im Review aufgenommenen Studien, einschließlich derjenigen, die im Text dieser Richtlinie nicht ausdrücklich beschrieben sind, sind in den Evidenztabellen im **Anhang D** zusammengefasst.

Die Zusammenfassung der Evidenz hebt die Ergebnisse von drei Forschungsfragen hervor, die sich auf folgende Interventionen für Menschen mit MSE beziehen:
- Welche Evidenz gibt es für die Wirkung ergotherapeutischer Maßnahmen bei Erwachsenen mit MSE der oberen Extremitäten (Schulter, Ellenbogen, Unterarm, Handgelenk und Hand)?
- Welche Evidenz gibt es für die Wirkung ergotherapeutischer Maßnahmen bei Erwachsenen mit MSE der unteren Extremitäten (Becken, Hüfte, Bein, Knöchel und Fuß)?
- Welche Evidenzen sind über die Wirkung ergotherapeutischer Maßnahmen bei Erwachsenen mit MSE der Wirbelsäule (Hals-, Brust- und Lendenwirbelsäule) verfügbar?

Zusätzlich zu den Artikeln, die sich aus den drei fokussierten Fragen ergeben, wurden Artikel zur beruflichen Rehabilitation, chronischem Schmerz und Verbrennungen aufgenommen und separat betrachtet. Die Suchkriterien für den Review beschränkten sich nicht nur auf Ergotherapie spezifische Studien, sondern umfassten auch Studien zu Interventionen innerhalb des Rahmens der ergotherapeutischen Praxis. Daher beinhaltet der systematische Review Belege aus anderen Gesundheitsberufen. Die bereitgestellten Informationen dienen nur als Überblick. Die Leser werden gebeten, die vollständigen Studien bei Interesse an weiteren Informationen zu lesen.

Die Stärke der Evidenz wurde durch die Berücksichtigung der Anzahl und Qualität der Studien bestimmt. Für jeden Interventionsbereich wurden konsistente Ergebnisse in zwei oder mehr Level-I-RCTs oder einem Level-I-systematischen Review oder Meta-Analys als starke Evidenz angesehen. Konsistente Ergebnisse in einer Level-I-Studie zusätzlich zu einer oder mehreren Studien auf niedrigerer Ebene wurden als moderate Evidenz angesehen. Wenn nur eine Level-II-Studie oder konsistente Ergebnisse in mehreren Studien auf niedrigerer Ebene gefunden wurden, wurden diese Interventionsbereiche so interpretiert, dass sie nur über begrenzte Evidenz verfügen. Fehlende Belege für die Wirksamkeit einer Intervention und qualitativ schlechte oder widersprüchliche Ergebnisse gelten als unzureichende Evidenz (US Preventive Services Task Force, 2016). Systematische Reviews, die in der Januar/Februar-Ausgabe 2017 des American Journal of Occupational Therapy (Vol. 71, No. 1) veröffentlicht wurden, bieten den Lesern zusätzliche Informationen (Dorsey & Bradshaw, 2017; Marik & Roll, 2017; Roll & Hardison, 2017).

Vor- und Nachteile

Diese Praxisleitlinie basiert auf Evidenzen aus systematischen Reviews über Interventionen bei Menschen mit MSE, die für die AOTA erstellt wurden. Die Studien, die die Einschlusskriterien für die Aufnahme in den systematischen Review erfüllten, berichteten nicht explizit über mögliche unerwünschte Ergebnisse im Zusammenhang mit den in den Studien ausgewerteten Interventionen. Wenn Nachteile aufgeführt wurden, wurden sie explizit in der Zusammenfassung der wichtigsten Ergebnisse aufgeführt und wurden bei der Festlegung der Empfehlungen berücksichtigt. Bevor eine Ergotherapeutin neue Interventionen bei einem Klienten einführt, ist es immer ratsam, sich über potenzielle Vor- und Nachteile der Intervention im Klaren zu sein.

Ergotherapeuten sollten ein auf der fundierten Bewertung der Stärken und Beeinträchtigungen des Klienten basiertes Professional Reasoning praktizieren. Zudem sollten sie ein Verständnis der Interventionen besitzen, um den potenziellen Nutzen mit den Nachteilen für den individuellen Klienten abzuwägen. Letztlich dient das Professional Reasoning auch der „Übersetzung" des in der Studie genutzten Protokolls in klientenzentrierte, klinisch relevante Interventionen.

5.2 Interventionen für die Schulter

Die Schulter ist eine komplexe biomechanische Struktur, die aus vier separaten Gelenken und 15 ansetzenden Muskeln besteht. Ein präzises Timing und die Ansteuerung der Muskulatur ist nötig, um eine saubere Gelenkkinematik zu erreichen. Altern, Traumata und Überbelastung des Gelenks können, verbunden mit einer Dysbalance von Muskulatur und Gelenk, zu fehlerhaften Bewegungsmustern führen. Veränderung in der Biomechanik der Schulter sind mit Schulterbeschwerden, darunter das Impingementsyndrom, Rotatorenmanschetten-Tendopathien, Rotatorenmanschettenrupturen, glenohumeralen Instabilitäten und Kapselverklebungen assoziiert (Ludewig & Reynolds, 2009).

Das Bureau of Labor Statistics (2015) berichtete, dass arbeitsbedingte Schulterverletzungen und -erkrankungen dazu führten, dass Arbeitnehmer im Jahr 2015 durchschnittlich 26 Tage krankgeschrieben waren. Dies ist mehr als bei jedem anderen Körperteil. Die Prävalenz von Schulterschmerzen wird bei älteren Erwachsenen auf 21% geschätzt (Hermoso & Calvo, 2009). Brox (2003) schätzte, dass nahezu die Hälfte der Bevölkerung jährlich eine Episode mit Schulterschmerzen erfährt.

Schultererkrankungen führen zu akuten oder chronischen Schmerzen. Die Dysfunktion der oberen Extremität beeinflusst die täglichen körperlichen Funktionen (Walker-Bone, Palmer, Reading, Coggon & Cooper, 2004). Darüber hinaus sind Schulterschmerzen mit Einschränkungen in der Betätigungsdomäne des Schlafs und der ADLs sowie der Lebensqualität verbunden (QoL; Östör, Richards, Prevost, Speed & Hazleman, 2005).

Schulterinterventionen zur Förderung funktioneller Aktivität gelten als vorbereitende Methoden. Die Ergotherapeutin nutzt vorbereitende Methoden, um mit dem Ziel, Körperstrukturen zu beeinflussen, die Betätigungsperfomranz zu fördern. Der *Occupational Therapy Practice Framework: Domain and Process* beschreibt einen zyklischen Zusammenhang zwischen vorbereitenden Methoden, Aktivitäten und Betätigungen, um klientenbezogene Faktoren zu beeinflussen (AOTA, 2014). Vorbereitende Methoden können als ein Mittel zum Zweck angesehen werden: Das Mittel sind evidenzbasierte Interventionen und das Ziel ist die Teilhabe des Klienten an den täglichen Betätigungen.

Das Kapitel fasst die Evidenz für die Wirksamkeit ergotherapeutischer Maßnahmen bei Erwachsenen mit MSE der Schulter zusammen. 76 Veröffentlichungen wurden in Review aufgenommen. Davon werden nicht alle in diesem Kapitel behandelt, finden sich aber im **Anhang D** wieder. Die Studien wurden in sechs pathologische Kategorien eingeteilt: Frakturen, Kapselverklebungen, Nacken- und Schulterschmerzen, unspezifische Schulterschmerzen, Rotatorenmanschettenrupturen und subacromiales Impingement.

67 Level-I-Studien, sieben Level-II-Studien und zwei Level-III-Studien wurden in den Review einbezogen (Marik & Roll, 2017).

5.2.1 Frakturen

Drei Level-I systematische Reviews zu Interventionen zur Behandlung von Schulterfrakturen wurden in den Bericht aufgenommen. Humerusfrakturen sind die dritthäufigste Fraktur bei älteren Erwachsenen und die Prävalenz dazu ist ansteigend (Bell et al., 2011). Humerusfrakturen können zu schlechter motorischer Kontrolle der oberen Extremität (OE) führen, was die Klienten für zukünftige Stürze prädisponieren kann (Hodgson, 2006).

Armschlinge

Zwei systematische Reviews lieferten starke Belege für Bewegungsübungen ROM) mit dem Tragen einer immobilisierenden Armschlinge für nicht dislozierte Humerusfrakturen (Bruder, Taylor, Dodd & Shields, 2011; Handoll, Ollivere & Rollins, 2012). Die Untersuchungsergebnisse zur Art der zu verwendenden Armschlinge (Gilchrist vs. Dassault) waren uneindeutig (Handoll et al., 2012).

Körperliche Aktivität

Ein systematischer Review über den Nutzen von Heimübungsprogrammen im Vergleich zu überwachten therapeutischen Übungsprogrammen für Menschen mit Frakturen der OE ergab, dass die Evidenz nicht eindeutig war (Bruder et al., 2011).

5.2.2 Kapselverklebungen

Schätzungsweise sind 2–5 % der Bevölkerung von Kapselverklebungen betroffen (Cleland & Durall, 2002). Die Pathophysiologie der Kapselverklebungen beinhaltet eine erste entzündliche Reaktion in der Schulterkapsel, die zu einer faserigen Kontraktur des Rotatorenintervalls und des Lig. Coracohumerale führt (Hannafin & Chiaia, 2000). Menschen mit Kapselverklebungen klagen am häufigsten über Schmerzen, reduzierte Beweglichkeit und Funktionsbeeinträchtigungen (Hannafin & Chiaia, 2000). Acht Level-I-Studien und drei Level-II-Studien untersuchten Interventionen für Kapselverklebungen, bei denen die Ergebnisse zur Funktionsverbesserung oder zur Schmerzreduzierung bei Menschen mit Kapselverklebungen ausgewertet wurden.

Körperliche Aktivität

Drei Level-I-Studien lieferten starke Belege für die Durchführung von Beweglichkeitsübungen (ROM-Übungen) und Gelenkmobilisationsinterventionen kombiniert mit Steroid-Injektionen zur Schmerzreduzierung und zur Verbesserung des funktionellen Ergebnisses (Blanchard, Barr & Cerisola, 2010; Favejee, Huisstede & Koes, 2011; Maund et al., 2012).

Physikalische Anwendungen

Der Nachweis für Kryotherapie (Ma, Je, Jeong, Kim & Kim, 2013), Lasertherapie und Elektrotherapie (Favejee et al., 2011) war begrenzt. Es ist schwierig, eine Schlussfolgerung über die Wirksamkeit physikalischer Maßnahmen bei Teilnehmern mit Kapselverklebungen zu ziehen, da die Studien neben den physikalischen Maßnahmen auch eine Vielzahl von Therapiemaßnahmen, wie therapeutischer Übungen, verwendeten.

Vielversprechende Forschungen aus drei Level-III-Studien liefern vorläufige Unterstützung für Übungen jenseits der Schmerzgrenze, einschließlich des *Total-End-Range-Time-Maximizing-Protocol* und konventioneller Rehabilitationsstrategien wie therapeutische Übungen (Dempsey, Mills, Karsch & Branch, 2011; Gleyze Clavert et al., 2011; Gleyze, Georges et al., 2011).

5.2.3 Nacken- und Schulterschmerz

Szeto, Straker und O'Sullivan (2005) postulierten, dass der Nacken- und Schulterschmerz mit anhaltender und gesteigerter Aktivität im M. trapezius pars descendens während längerer statischer Haltung, die für verschiedene alltägliche Anforderungen benötigt wird, in Zusammenhang steht. Die Untersuchungen haben ergeben, dass Nacken- und Schulterschmerzen bei der täglichen Arbeit unter Büroangestellten (Umker et al., 2007) und Piloten (Äng, Monnier & Harms-Ringdahl, 2009) weit verbreitet sein können. Sieben Level-I-RCTs und eine nichtrandomisierte Level-II-Kohortenstudie untersuchten die Wirksamkeit von Interventionen zur Schmerzlinderungen und Funktionsverbesserung bei Erwachsenen mit generalisiertem Nacken- und Schulterschmerz.

Physikalische Anwendungen

Zwei RCTs lieferten moderate Evidenz zur Nutzung magnettherapeutischer Geräte (Kanai, Taniguchi & Okano, 2011) und dem Einsatz von Biofeedbackgeräten (Ma et al., 2013)

Entspannungsprogramme

Die Ergebnisse reichten nicht aus, um Entspannungsprogramme zur kurzfristigen Schmerzlinderung zu unterstützen (Skogland, Josephson, Wahlstedt, Lampa & Norbäck, 2011).

5.2.4 Unspezifischer Schulterschmerz

Fünf Level-I systematische Reviews, Fünf Level-I-RCTs und eine Level-II-Fall-Kontroll-Studie wurden zu den Ergebnissen der Schmerzlinderung und Funktionsverbesserung der Studienteilnehmer ausgewertet.

Physische Aktivität

Die Mehrheit der Level-I-Studien lieferte starke Evidenz für Übungen gegen Widerstand. Drei Level-I-Studien lieferten starke Belege dafür, die die Ergänzung der Widerstandübungen durch manuelle Techniken unterstützen (Brudvig, Kulkarni & Shah, 2011; Ho, Sole & Munn, 2009; Yiasemides, Halaki, Cathers & Ginn, 2011).

Die Belege zur Unterstüzung spezifischer Übungsprogramme waren nicht eindeutig und auch die Evidenz zur Nutzung hochdosierter Übungsprogramme waren eingeschränkt (Marinko, Chacko, Dalton & Chacko, 2011).

Physikalische Anwendungen
Die Evidenz zur Unterstützung des Ultraschalls zur Schmerzlinderung bei Teilnehmern mit schmerzbezogener Sehnenverkalkung war nicht eindeutig (Alexander, Gilman, Brown, Brown & Houghton, 2010).

5.2.5 Rotatorenmanschettenrupturen

Rotatorenmanschettenrupturen stehen in direktem Zusammenhang mit einer biomechanischen Insuffizienz der Schulter und Schmerzen, die eine funktionelle Einschränkung in der Nutzung der betroffenen OE verursachen kann. Schätzungsweise 21 % der Allgemeinbevölkerung haben Rotatorenmanschettenverletzungen (Yamamoto et al., 2010). Yamamoto et al. (2010) berichteten, dass die Prävalenz von Rotatorenmanschettenrupturen mit jeder Lebensdekade ansteigt. Moderate Symptomatiken bei massiven Rotatorenmanschettenrupturen lassen die Annahme zu, dass eine befriedigende Schulterfunktion bis zu vier Jahre möglich sein kann, aber degenerative Veränderungen im Verlauf der Zeit zunehmend eintreten (Zingg et al., 2007); zwei Level-I-Studien zur konservativen Behandlung und fünf Level-I-Studien sowie eine Level-II-Studie zur postoperativen Nachbehandlung wurden hinsichtlich der Ergebnisse ihrer Interventionen zur Behandlung der Rotatorenmanschettenruptur ausgewertet.

Konservative Behandlung
Moderate Evidenz für progressive Kräftigungsübungen, ROM-Übungen und Gelenkmobilisation wurde durch zwei systematische Reviews (Ainsworth & Lewis, 2007; Seida et al., 2010) und eine Level-III-Studie (Baydar et al., 2009) zur konservativen Behandlung von Rotatorenmanschettenrupturen geliefert.

Postoperative Nachbehandlung
Ein systematischer Review lieferte starke Hinweise für die Unterstützung von Rehabilitationsmaßnahmen bei postoperativen Rotatorenmanschettenrupturen, die eine progressive Sehnenkräftigung und Standardrehabilitationsprogramme beinhalten (Seida et al., 2010).

Die Ergebnisse aus zwei systematischen Reviews (Du Plessis et al., 2011; Seida et al., 2010) und einer Level-II-Studie (Brady, Redfern, MacDougal & Williams, 2008) waren nicht beweiskräftig und nicht signifikant für andere spezifische postoperative Rehabilitationsprogramme, die kontinuierliche passive Bewegung, überwachte versus unbeaufsichtigte Therapie, Land- versus Wassergymnastik und videobasierter versus therapeutengeführter Programme umfassten.

Zwei RCTs lieferten gemischte Ergebnisse über die Wirksamkeit von Langzeitergebnissen aus forcierten Therapieverläufen im Vergleich zu langsamen Fortschritten bei postoperativen Rotatorenmanschettenrupturen (Düzgün, Baltaci & Atay, 2011; Keener, Galatz, Stobbs-Cucchi, Patton & Yamaguchi, 2014).

5.2.6 Subacromiales Impingement

Schulterschmerzen, die von einem subacromialen Impingement Syndrom (SIS) herrühren, haben multifaktorielle Ursachen, die die Bursa, Sehnen und eine Gelenkpathologie der Schulter betreffen können (Harrison & Flatow, 2011). Ludewig und Reynolds (2009) beschreiben die Äthiologie des SIS als eine Kombination extrinsischer Kompression und intrinsischer Degeneration. Die klinischen Symptome der SIS sind Schmerzen und Funktionseinschränkungen (Nielsen, Wester & Lorentsen, 1994). Ein chronisches SIS ist mit einer signifikanten Behinderung und einer reduzierten Lebensqualität verbunden (Chipchase, O'Connor, Costi & Krishnan, 2000). Acht Level-I systematische Reviews, eine in welcher eine Metaanalyse von Ergebnissen enthalten ist (Hanratty et al., 2013) und 26 Level-I-RCT evaluierten den Effekt von Interventionen für das SIS.

Körperliche Aktivität
Die Mehrheit der Studien lieferte starke Evidenz für kurz- und langfristige Ergebnisse von Übungsaktivitäten für Menschen mit SIS (Hanratty et al., 2013; Kelly, Wrightson & Meads, 2010; Kromer, de Bie & Bastiaenen, 2013; Kuhn, 2009).

Studien, die die Evidenz für Bewegung und arthroskopische Chirurgie verglichen, lieferten eine gemischte Evidenz bezüglich der Auswirkungen auf langfristige funktionelle Ergebnisse (Dorrestijn, Stevens, Winters, van der Meer & Dierks, 2009; Hanratty et al., 2013; Littlewood, Ashton, Chance-Larsen, May & Sturrock, 2012).

Die therapeutische Bewegungstherapie nach arthroskopischen Eingriffen zur Schmerzreduzierung und Funktionsverbesserung wurde in vier systematischen Reviews (Dorrestijn et al., 2009; Kelly et al., 2010; Kromer, Tautenhahn, de Bie, Staal & Bastiaenen, 2009; Kuhn, 2009) und zwei RCTs (Holmgren, Öberg, Sjöberg & Johansson, 2012; Hultenheim Klintberg, Gunnarsson, Styf & Karlsson, 2008) stark unterstützt.

Viele Artikel untersuchten traditionelle therapeutische Übungen in Kombination mit einer oder mehreren zusätzlichen Interventionen, was es schwierig machte, festzustellen, ob die Ergebnisse mit einer bestimmten Maßnahme oder einer Kombination von Maßnahmen zusammenhängen. Die Evidenz für alle Kombinationen unterstützte jedoch Verbesserungen bei Schmerzen und funktionellen Ergebnissen.

Signifikante Ergebnisse wurden für Interventionen gezeigt, die Bewegung in Kombination mit (1) physikalischen Anwendungen wie Laser (Kromer et al., 2009) und Elektrotherapie (Nyberg, Jonsson, & Sundelin, 2010), (2) neuromuskulärer Schulung (Nakra, Quddus, Khan, Kumar & Meena, 2013); (3) Steroid-Injektionen (Crawshaw et al., 2010; Jowett et al., 2013) und (4) Gelenkmobilisation (Beaudreuil et al., 2011; Bennell et al., 2010; Bialoszewski & Zaborowski, 2011; Kromer et al., 2013; Trampas & Kitsios, 2006).

Physikalische Anwendungen

Für verschiedene andere therapeutische Interventionen gibt es gemischte Hinweise. Mehrere Studien unterstützten den Einsatz der Laserbehandlung zur kurzfristigen Schmerzreduktion (Abrisham et al., 2011; Eslamian, Shakouri, Ghojazadeh, Nobari & Eftekharsadat, 2012; Otadi, Hadian, Olyaei & Jalaie, 2012).

Aktiv-Tape

Drei RCTs fanden signifikante kurzfristige Schmerzlinderung durch elastisches Tapen (Djordjevic, Vukicevic, Katunac & Jovic, 2012; Şimşeck, Balki, Keklik, Öztürk & Elden, 2013; Thelen, Dauber & Stoneman, 2008).

5.3 Interventionen für den Ellenbogen

Der Ellenbogen ist das Verbindungsglied in der kinematischen Kette der OE, welches die Kräfte von der Schulter auf die Hand und von der Hand zur Schulter hin verteilt. Der Ellenbogen verbindet sich mit der Hand zur Positionierung bei feinmotorischen Aktivitäten. Er ist ein stabilisierendes Gelenk, wenn die Hand hingreift und Gegenstände ergreift, während die Schulter für Stabilität sorgt. Schmerzfreie Beweglichkeit und Stabilität des Ellenbogens sind notwendig, damit Menschen selbständig an den täglichen Aktivitäten teilhaben können. Zu den häufigsten schmerzhaften muskuloskelettalen Ellenbogenverletzungen gehören folgende, allein oder in Kombination miteinander: Tendopathien, Gelenkluxationen, Frakturen und Neuropathien.

Die laterale Epikondylitis ist die häufigste Ursache für Ellenbogenschmerzen in der erwachsenen Bevölkerung. Schmerzen durch eine laterale Epikondylitis wird mit Arbeitsunfähigkeit und Schwierigkeiten beim Greifen und Heben von Gegenständen assoziiert (Struijs, Kerkhoffs, Assendelft & Van Dijk, 2004).

Ellenbogenluxation ist die zweithäufigste Gelenkluxation (Stoneback et al., 2012). Ellenbogenluxationen und Frakturen sind in der Regel mit einem traumatischen Ereignis verbunden und können zu Steifigkeit und Kontrakturen beitragen, die Bewegung und Funktion einschränken. Darüber hinaus deutet eine wachsende Zahl von Belegen darauf hin, dass Ellenbogenfrakturen bei älteren Frauen mit sozioökonomischer Benachteiligung zunehmen (Aitken & McQueen, 2014).

Kompression des N. ulnaris am Ellenbogen, Kubitaltunnelsyndrom, ist die zweithäufigste Form einer Nervenkompression an der OE. Das Kubitaltunnelsyndrom verursacht Sensibilitätsverlust, Muskelatrophien und Schwäche, die den funktionellen Nutzen der betroffenen Hand einschränken können.

Dieses Kapitel kann Ergotherapeuten darin unterstützen, fundierte Entscheidungen über Interventionsansätze für Klienten mit muskuloskelettalen Ellenbogenerkrankungen zu treffen. Insgesamt 24 Artikel, darunter 20 Level-I-, drei Level-II- und eine Level-III-Studie, wurden systematisch auf Evidenz für die Wirkung ergotherapeutischer Interventionen bei Erwachsenen mit MSE des Ellenbogens ausgewertet (Marik, 2017). Die in diesen Artikeln verwendeten Outcome-Messungen umfassten Fragebögen zur Funktion der OE und zum Ergebnis einer Behinderung, Schmerzskalen, ROM, Greifkraft und Fingerkraft. Zusammenfassungen der Evidenz sind in die folgenden Kategorien unterteilt: Laterale Epikondylitis; Frakturen, Kontrakturen und Dislokationen; Subakute Ellenbogenverletzungen; Kubitaltunnelsyndrom.

5.3.1 Laterale Epikondylitis

Körperliche Aktivität
Starke Evidenz aus zwei systematischen Reviews (Cullinane, Boocock & Trevelyan, 2014; Raman, MacDermid & Grewal, 2012), einem RCT (Cherry, Agostinucci & McLinden, 2012) und einer Level-II nichtrandomisierten Studie (Geaney, Brenneman, Cote, Arciero & Mazzocca, 2010) unterstützen Widerstandsübungen für verbesserte kurz- und langfristige Ergebnisse von Funktion, Griffkraft und Schmerz bei Teilnehmern mit lateraler Epikondylitis.

Moderate Evidenz aus einem systematischen Review unterstützt exzentrische Übungen in einem multimodalen Therapieprogramm zur Behandlung der lateralen Epikondylitis (Cullinane et al., 2014).

Physikalische Maßnahmen
Starke Evidenz aus einer Meta-Analyse (Bjordal et al., 2008) und einem RCT (Emanet, Altan & Yurtkuran, 2010) unterstützt die Low-Level-Lasertherapie (LLLT) zur Verbesserung der Griffkraft und der Reduktion von Schmerzen bei lateraler Epikondylitis. Begrenzte Evidenz aus einem RCT unterstützt den Einsatz von Elektrostimulation auf noxischem Level für kurzfristige Verbesserungen bei Teilnehmern mit lateraler Epikondylitis (Nourbakhsh & Fearon, 2008).

Moderate Evidenz aus einem RCT unterstützt Ultraschall mit niedriger Intensität zur langfristigen Schmerzlinderung bei Teilnehmern mit einer lateralen Epikondylitis (D'Vaz et al., 2006).

Orthesen
Moderate Evidenz aus zwei RCTs unterstützt das Tragen einer Unterarmorthese zur kurzfristigen Schmerzlinderung und einer Steigerung der Griffkraft bei Teilnehmern mit einer lateralen Epikondylitis (Bisset, Collins & Offord, 2014; Forogh et al., 2012). Der Nachweis beschränkt sich auf die Unterstützung einer spezifischen Unterarmschiene mit zwei Riemen (Forogh et al., 2012).

Manuelle Techniken
Starke Evidenz aus einem systematischen Review (Herd & Meserve, 2008), fünf RCTs (Ajimsha, Chithra & Thulasyammal, 2012; Blanchette & Normand, 2011; Coff, Massy-Westropp & Caragianis, 2009; Kim, Choi, & Moon, 2012; Küçükşen, Yilmaz, Sallı & Uğurlu, 2013) und einer nicht randomisierten Level-II-Studie (Amro et al., 2010) unterstützen manuelle Techniken (z. B. körperliche Aktivität oder Bewegung, Mobilisation) zur Verbesserung der kurz- und langfristigen Funktion und Griffstärke sowie zur Schmerzlinderung bei Teilnehmern mit einer lateralen Epikondylitis.

Multimodale Interventionen
Moderate Evidenz aus einem systematischen Review unterstützt eine multimodale therapeutische Intervention über Kortison-Injektionen zur langfristigen Verbesserung von Funktion, Griffstärke und Schmerz bei Teilnehmern mit einer lateralen Epikondylitis (Barr, Cerisola & Blanchard, 2009).

Unzureichende Evidenz lieferte eine randomisierte Level-II-Studie mit einer Kombination aus Mobilisationstechniken mit traditioneller Behandlung bei der Behandlung einer lateralen Epikondylitis im Vergleich zur alleinigen traditionellen Behandlung (Amro et al., 2010).

5.3.2 Frakturen, Kontrakturen und Dislokationen

Körperliche Aktivität
Ein systematischer Review beschreibt signifikante Resultate für ROM-Übungen, die früh oder spät nach einer Gelenkimmobilisation bei Zustand nach Ellenbogenfraktur eines Erwachsenen durchgeführt wurden (Harding, Rasekaba, Smirneos & Holland, 2011). Moderate Evidenz aus einem RCT unterstützt einen kurzen Zeitraum (zwei Tage) der Immobilisation, gefolgt von frühen ROM-Übungen zur Verbesserung der Kraft und Funktion bei Teilnehmern mit einer nicht dislozierten Radiuskopffraktur (Paschos, Mitsionis, Vasiliadis & Georgoulis, 2013).

Moderate Evidenz aus einem systematischen Review unterstützt die funktionelle Behandlung (schmerzfreie aktive ROM-Übungen nach Reposition einer Ellenbogenluxation) mit unterschiedlichem Grad der Immobilisation zur Verbesserung von Beweglichkeit, Kraft und Funktion bei Teilnehmern mit einer Ellenbogenluxation (de Haan, Schep, Tuinebreijer, Patka & den Hartog, 2010).

Orthesen
Moderate Evidenz aus einem RCT unterstützt statisch-progressive und dynamische Orthesen zur Verbesserung der langfristigen funktionellen Ergebnisse bei Teilnehmern mit Ellenbogenkontraktur (Lindenhovius et al., 2012).

5.3.3 Subakute Ellenbogenverletzungen

Moderate Evidenz aus einem RCT unterstützt die Rumpfkräftigung, um kompensatorische Bewegungen bei Teilnehmern mit einer subakuten Ellenbogenverletzung zu vermindern (Ayhan, Unal & Yakut, 2014).

5.3.4 Kubitaltunnelsyndrom

Unzureichende Evidenz lieferte eine Level-II-Vorher-Nachher-Studie (Shah, Calfee, Gelberman & Goldfarb, 2013) zur Unterstützung starrer Nachtlagerungsorthesen und Aktivitätsmodifikationen, um Kraft und Funktion zu verbessern und Schmerzen bei Teilnehmern mit Kubitaltunnelsyndrom zu verringern.

5.4 Interventionen für Unterarm, Handgelenk und Hand

Der funktionelle Einsatz der Hand stellt einen großen Bestandteil der menschlichen Identität dar. Hände sind die menschliche Schnittstelle zur Welt (Kielhofner, 1995). MSE von Unterarm, Handgelenk und Hand stellen daher eine besonders schwierige Herausforderung für das Funktionieren im Alltag dar. Darüber hinaus ist eine schwere Handverletzung mit chronischen Schmerzen und Beschwerden mit einer niedrigen Lebensqualität, Angstzuständen und Depressionen verbunden (Calfee, Chu, Sorensen, Martens & Elfar, 2015; Kovacs et al., 2011).

Dieses Kapitel fasst die Evidenz zur Wirksamkeit ergotherapeutischer Interventionen bei Erwachsenen mit MSE des Unterarms, des Handgelenks und der Hand zusammen. Insgesamt 59 Artikel erfüllten alle Einschlusskriterien. Darunter 51 Level-I-Studien, fünf Level-II-Studien und drei Level-III-Studien (Roll & Hardison, 2017). Zur Erleichterung der Interpretation und Berichterstattung, wurden die einbezogenen Studien in drei Kategorien unterteilt:
- (1) Knochen, Gelenke und allgemeine Handbeeinträchtigungen, einschließlich Arthrosen an der Hand
- (2) periphere Nervenerkrankungen, einschließlich des Karpaltunnelsyndroms
- (3) Sehnenerkrankungen.

5.4.1 Knochen, Gelenke und allgemeine Beschwerden an der Hand

Distale Radius- und Boxerfraktur: Eine Level-I-Studie zu Orthesen, eine Level-I-Studie zur Ödembehandlung, drei Level-I-Studien über körperliche Aktivitäten, zwei Level-I-Studien zur Frühmobilisation, eine Level-I-Studie zur kontralateralen Kräftigung und eine Level-I-Studie über konservative Behandlungsansätze bei distalen Radius- und Boxerfrakturen wurden ausgewertet.

Orthesen: Moderate Evidenz aus einem qualitativ hochwertigen RCT, das die Standardversorgung und die dynamische Schienenversorgung für Teilnehmer mit distaler Radiusfraktur vergleicht, fand keine Unterstützung für die dynamische Schienenversorgung als Ansatz für die Verbesserung des passiven oder aktiven Bewegungsausmaßes im Handgelenk und der Betätigungsperformanz (Jongs, Harvey, Gwinn, & Lucas, 2012).

Ödem-Management: Ein RCT, welches das traditionelle Ödem-Management mit einer experimentellen manuellen Ödem-Management-Intervention für Teilnehmer mit einem Ödem im Anschluss an eine Fraktur des distalen Radius vergleicht (Knygsand-Roenhoej & Maribo, 2011), lieferte gemischte Belege. Die Studie fand keine signifikanten Unterschiede zwischen den Gruppen für Ödeme, ADL-Fähigkeiten, Schmerzen und dem aktiven Bewegungsausmaß in den Kontrollen nach 9 und 26 Wochen.

Körperliche Aktivität: Begrenzte Evidenz aus einem RCT moderater Qualität lieferte der Vergleich zwischen Physiotherapie und einem Heimtrainingsplan für Teilnehmer, deren distale Radiusfraktur mit einer palmaren Plattenosteosynthese versorgt wurde (Krischak et al., 2009). Beide Gruppen verbesserten sich in der subjektiven Handfunktion, Griffkraft und ROM über sechs Wochen nach der Behandlung. Ein signifikanter Unterschied zwischen beiden Gruppen zur Handfunktion wurde bei einem Posttest gefunden, der die Heimtrainingsgruppe begünstigte.

Ein mittel- bis hochqualitativer RCT verglich die persönlich durchgeführte Ergotherapie mit vom Chirurgen angeleiteten Heimübungsprogramm zur Rehabilitation nach interner Fixation distaler Radiusfrakturen (Souer, Buijze & Ring, 2011). Nach drei Monaten hatte die Heimübungsgruppe eine signifikant bessere Finger- und Greifkraft.

Ein hochqualitativer systematischer Review, durchgeführt von Handoll, Madhok and Howe (2006), evaluierte die Evidenz für die Rehabilitation nach distaler Radiusfraktur und fand keine signifikanten Unterschiede in den kurz- oder langfristigen funktionellen Ergebnissen zwischen einer Gruppe mit Ergotherapie und einer Kontrollgruppe ohne Ergotherapie.

Frühmobilisation: Moderate Evidenz lieferte ein kleiner RCT, welcher die Frühmobilisation mit einer Standardrehabilitation für Teilnehmer mit einer distalen Radiusfraktur, die mit einem Fixateur externe versorgt wurden, verglich (Kuo et al., 2013). Bei der abschließenden Beurteilung (12 Wochen nach der Verletzung) wurden keine signifikanten Unterschiede zwischen der Interventions- und der Kontrollgruppe. Eine Ausnahme bildete das maximale Bewegungsausmaß des Daumens (p = .04), die Erholungsrates des Arbeitsraums des Daumens (p = .04) und die Erholungsrate des Arbeitsraumes der Langfinger (p = .03) zugunsten der Interventionsgruppe.

Eine qualitativ minderwertige retrospektive Studie, die den Effekt der frühen ROM-Behandlung auf die Anzahl der Therapiebesuche und die Rate der funktionellen Bewegungswiederherstellung bei Teilnehmern mit distaler Radiusfraktur, die mit offener Reposition und interner Fixation versorgt wurden, untersuchte, lieferte keine ausreichende Evidenz (Valdes, 2009). Die frühe ROM-Gruppe benötigte deutlich weniger Therapeutenbesuche und erreichte die funktionelle ROM an Handgelenk und Unterarm deutlich schneller.

Kontralaterale Kräftigung: Moderate Evidenz lieferte ein RCT, welcher eine kontralaterale Kräftigung mit einer Standardrehabilitation für Frauen über 50 Jahre vergleicht, die sich von einer distalen Radiusfraktur erholen mussten (Magnus et al., 2013). Es wurden keine signifikanten Unterschiede zwischen beiden Gruppen für die Handfunktion gefunden, aber nach 12 Wochen hatte die Interventionsgruppe auf der betroffenen Seite eine signifikant bessere Griffkraft als die Kontrollgruppe.

Konservative Behandlung: Ein hochqualitativer systematischer Review wertete die Evidenz für eine konservative Behandlung der Metacarpale-V-Fraktur aus und belegte, dass die Interventionen wie Schienenversorgung und Buddy-Strapping positive Resultate zeigten und zur Behandlung der Boxerfrakturen indiziert sein können. Obwohl die langfristige Funktion der Hand in keiner Studie gemessen wurde, zeigten alle Interventionen positive Resultate und können zur Behandlung der Boxerfrakturen indiziert sein. Es wurde jedoch keine Evidenz gefunden, die eine Intervention vor einer anderen hervorhob. Weitere Forschungen sind nötig, um festzustellen, wie sich klinisch signifikante Unterschiede in den Ergebnissen zwischen diesen Interventionen unterscheiden können (Poolman et al., 2005).

Rheumatoide Arthritis

Eine Level-I-Studie zur konservativen Behandlung, zwei Level-I-Studien zu Orthesen und eine Level-I-Studie zu Kinesiotaping wurden für die rheumatoide Arthritis bewertet.

Konservative Behandlung: Ein RCT untersuchte die Wirksamkeit von drei konservativen Interventionen bei RA: (1) Edukation, Kräftigung und Mobilisation; (2) Edukation und Dehnung; (3) Edukation allein (O'Brien, Jones, Mullis, Mulherin & Dziedzic, 2006). Nach sechs Monaten hatte die erste Gruppe eine als besser selbsteingeschätzte Handfunktion als die anderen beiden Gruppen.

Orthesen: Eine RCT moderater Qualität verglich die Wirksamkeit einer funktionellen Daumenorthese mit einer Kontrollbedingung für die Handfunktion bei Menschen mit Schusterdaumen nach RA (Silva, Lombardi, Breitschwerdt, Poli Araújo & Natour, 2008). Die Teilnehmer in der Daumenorthesen-Gruppe berichteten über weniger Schmerzen als die Teilnehmer der Kontrollgruppe. Hinsichtlich Griffkraft, Gesamtfunktion und Geschicklichkeit ließen sich keine signifikanten Unterschiede zwischen den beiden Gruppen beobachten.

Eine randomisierte Crossover-Studie mittlerer Qualität verglich die Wirksamkeit und die Präferenz der Schienenversorgung bei Teilnehmern mit Schwanenhalsdeformität durch RA zwischen Silberring-Schienen und kommerziell vorgefertigten thermoplastischen Schienen (van der Giesen et al., 2009). Beide Interventionen führten zu einer Verbesserung der Geschicklichkeit über einen Zeitraum von vier Wochen, ohne signifikante Unterschiede zwischen den Interventionen.

Kinesiotaping: Eine qualitativ minderwertige Pilotstudie untersuchte die Wirksamkeit von Kinesiotaping auf die Handfunktion bei Menschen mit RA (Szczegielniak, Łuniewski, Bogacz & Sliwiński, 2012). Allerdings verhindern signifikante methodische Einschränkungen dieser Studie eine Interpretation der Ergebnisse.

Arthrose

Fünf Level-I-Studien über den Einsatz von Orthesen für Menschen mit einer Arthrose wurden ausgewertet.

Eine moderat- bis minderwertige Studie verglich die Wirksamkeit von maßgefertigten Leder-Handgelenksschiene mit handelsüblichen Fertigorthesen für Erwachsene mit chronischen Handgelenksschmerzen (Thiele, Nimmo, Rowell, Quinn, & Jones, 2009). Beide Schienen reduzierten signifikant die Schmerzen, verbesserten die Handfunktion und Beweglichkeit und steigerten die Griffkraft.

Ein hochqualitativer meta-systematischer Review bewertete und verglich die Evidenz aus vier systematischen Reviews zu nicht-pharmakologischen und nicht-operativen Interventionen für Arthrose der Hand (Moe, Kjeken, Uhlig & Hagen, 2009). Als Interventionen wurden LLLT, Yoga, Kompressionskleidung, Schienenversorgung, ROM-Übungen und Edukation betrachtet. Evidenz für die Verwendung von Schienen zur Schmerzkontrolle waren gemischt und es gab keine Evidenz für die Bevorzugung eines Schienendesigns vor dem anderen (z. B. Daumenhülse gegen Daumenschiene mit Handgelenkseinschluss gegen Fertig-Neopren-Handgelenksschiene und Daumenbandage).

Ein RCT verglich die Wirksamkeit einer vorgefertigten, weichen, handbasierten Daumenschiene für Rhizarthrose mit normaler Physiotherapie (Hermann et al., 2014). Es wurden keine signifikanten Unterschiede bei der Bewertung von Schmerzen, Griffkraft oder Fingerkraft im vorher-nachher-Vergleich innerhalb beider Gruppen oder in der durchschnittlichen Veränderung zwischen beiden Gruppen gefunden.

Ein qualitativ hochwertiger RCT bewertete die Wirksamkeit der Nervenmobilisation des N. radialis im Vergleich mit einer Placebo-Behandlung in Bezug auf Schmerzsensibilität und motorischen Fertigkeiten bei Teilnehmern mit einer Rhizarthrose (Villafañe, Silva, Bishop & Fernandez-Carnero, 2012). Die Gruppen hatten ähnliche Ergebnisse wie die zur Schmerzempfindlichkeit, mit zwei Ausnahmen: Die Interventionsteilnehmer hatten signifikante Verbesserungen der Schmerzsensibilität im CMC I und der Fingerkraft am Ende der Behandlung, was die Placebogruppe nicht hatte.

Ein niedrigqualitativer RCT verglich die Wirksamkeit einer vorgefertigten Daumenschiene mit einer maßgefertigten Daumenschiene für Teilnehmer mit einer Rhizarthrose. Es wurden keine signifikanten Unterschiede zwischen beiden Gruppen in den Alltagsfunktionen über den DASH (*Disabilities oft the Arm, Shoulder and Hand*) oder andere Outcome-Messungen festgestellt (Becker, Bot, Curley, Jupiter & Ring, 2013).

Kontrakturen

Vier Level-I-Studien und eine Level-III-Studie über Interventionen bei Kontrakturen wurden bewertet.

Orthesen: Eine Level-III-Kohortenstudie identifizierte Faktoren, die die Ergebnisse einer dynamischen Schienenversorgung prognostizierten (Glasgow, Fleming, Tooth & Peters, 2012). Die Intervention umfasste eine dynamische Schienenversorgung mit Therapie, die Übungen zur aktiven ROM, Ödem Behandlung und Kräftigung beinhaltete. Gelenksteifigkeit und Zeit seit der Verletzung machten etwa die Hälfte der Varianz bei der Verbesserung des aktiven ROM aus.

Ein qualitativ minderwertiger RCT verglich die Wirksamkeit des TERT-Protokolls *(total end range time)* unter Nutzung einer Quengelschiene für das proximale Interphalangealgelenk (PIP) und fand keine signifikanten Unterschiede zwischen den Gruppen in Bezug zur Outcome-Messung der ROM (Glasgow et al., 2012).

Ein moderat- bis hochqualitativer RCT fand keine Hinweise zur Unterstützung einer dynamischen Schienenversorgung bei Kontrakturen nach distaler Radiusfraktur, die der Standardversorgung bei der Verbesserung des passiven oder aktiven ROM im Handgelenk oder der Betätigungsperformanz überlegen ist (Jongs et al., 2012).

Gelenkmobilisation: Ein moderat qualitativer systematischer Review kam zu dem Schluss, dass moderate Evidenz die Verwendung von Gelenkmobilisationstechniken am Handgelenk bei Menschen mit einer eingeschränkten ROM nach distaler Radiusfraktur unterstützen (Heiser, O'Brien & Schwartz, 2013).

Spiegeltherapie: Ein moderat-qualitativer RCT ergab, dass Spiegeltherapie im Vergleich zur traditionellen Behandlung signifikant das Bewegungsausmaß und die selbsteingeschätzte Beeinträchtigung bei Teilnehmern mit eingeschränkter ROM nach einer orthopädischen Handverletzung verbesserte (Rostami, Arefi & Tabatabaei, 2013).

Allgemeine Funktionsbeeinträchtigungen der Hand

Eine Level-I-Studie zur Gelenkmobilisation, eine Level-II-Studie zur klientenzentrierten Rehabilitation, eine Level-I-Studie zur Rumpfkräftigung und eine Level-I-Studie über Orthesen wurden zu allgemeinen Funktionsstörungen der Hand bewertet.

Gelenkmobilisation: Ein systematischer Review ergab moderate Hinweise zur Unterstützung von Gelenkmobilisationstechniken am Handgelenk für die Rehabilitation nach distaler Radiusfraktur zur kurzfristigen Verbesserung der ROM und der Schmerzen. Es wurde begrenzte Evidenz dafür gefunden, dass die Gelenkmobilisation bei der Schmerzlinderung und der Funktionsverbesserung bei einem CTS wirksam ist. Die Evidenz zur Nutzung gelenkmobilisierender Techniken der Hand zur Verbesserung der ROM und der kurzfristigen Schmerzlinderung war begrenzt (Heiser et al., 2013).

Klientenzentrierte Rehabilitation: Eine Level-II-Studie von Harth, Germann und Jester (2008) bewertete die Wirksamkeit eines klientenorientierten Handrehabilitationsprogramms in einem multidisziplinären stationären Setting. Bei der sechsmonatigen Follow-Up-Untersuchung des DASH und der Schmerzen wurden signifikante Unterschiede zwischen der Standard- und der klientenzentrierten Gruppe festgestellt, aber andere Messergebnisse erreichten keine ausreichende Signifikanz. Die Teilnehmer in der klientenzentrierten Behandlung waren signifikant zufriedener mit ihren Ergebnissen in den Bereichen Funktion, ROM und Handkraft auf der Basis eines subjektiven Berichts.

Rumpfkräftigung: Ein qualitativ mäßiger RCT, welcher die Auswirkungen der Rumpfstabilisierung auf die kompensatorischen Bewegungen von Menschen mit Handgelenk- und Ellenbogenverletzungen untersuchte, ergab, dass das Hinzufügen von Rumpfkräftigungsmaßnahmen zur Rehabilitation im Vergleich zu einer Kontrollgruppe zu einer signifikant verbesserten Kopf-, Rumpf- und Gesamtkompensation sowie Rumpfstabilität führte (Ayhan et al., 2014).

Orthesen: Ein moderat-qualitativer RCT stellte fest, dass eine maßgefertigte Leder-Handgelenksschiene und kommerziell erhältliche Fertigorthesen mit einem palmaren Metall-Inlay gleichermaßen wirksam zur Schmerzreduzierung und Funktionsverbesserung bei Erwachsenen mit chronischen Handgelenksschmerzen beitragen; die Teilnehmer waren mit den maßgefertigten Schienen zufriedener (Thiele et al., 2009).

5.4.2 Periphere Nervenverletzungen

Physikalische Maßnahmen
Studien, die die Wirksamkeit physikalischer Maßnahmen bei CTS untersuchten, umfassten fünf systematische Reviews und fünf RCTs. Diese Studien wurde die Effektivität von LLLT, Iontophorese und Phonophorese mit Dexamethason, therapeutischer Ultraschall (TUS), Magnetfeldtherapie sowie oberflächen- und tiefenwirksame thermische Anwendungen untersucht.

Low-Level-Laser-Therapie: Drei systematische Reviews untersuchten die Evidenz für die LLLT. Huisstede et al. (2010) fanden keine Evidenz, dass LLLT und Schienenversorgung im Vergleich zu alleiniger Schienenversorgung bessere Kurzzeitergebnisse erbringt. Ebenso wenig ergaben sich Evidenzen, dass LLLT besser wirken würde als eine Placebo-Behandlung. Peters, Page, Coppieters, Ross and Johnston (2013) berichteten von keinen Evidenzen für eine bessere Wirksamkeit von LLLT als Scheinintervention nach einer Karpaltunnel-Op. Piazzini et al. (2007) berichteten über unzureichende Evidenz für Anwendungen wie der LLLT.

Eine qualitativ hochwertige randomisierte, Placebo kontrollierte Studie verglich LLLT mit einem Placebo und fand keine signifikanten Unterschiede zwischen den Gruppen (Tascioglu, Degirmenci, Ozkan & Mehmetoglu, 2012).

Zwei minderwertige RCTs und ein moderat-qualitativer RCT berichteten über unzureichende Evidenz zur Unterstützung der LLLT in der Behandlung eines CTS. Sawan, Sayed Mahmoud and Hussien (2013) verglichen eine Übungsinterventionsgruppe mit zwei experimentellen Gruppen mit zusätzlichem TUS und LLLT. Sie schlussfolgerten, dass im Vergleich zur reinen Übungsgruppe beide experimentellen Gruppen signifikant bessere Schmerz-, Fingerkraft und Nervenleitungswerte im Posttest hatten. Chang, Wu, Jiang, Yeh, and Tsai (2008) führten ein RCT durch, um die Wirksamkeit von LLLT bei der Behandlung des Handgelenks zu beurteilen und fanden keine signifikanten Unterschiede im Vorher-Nachher-Vergleich zwischen den Gruppen. In einem niedrigqualitativen RCT verglichen Dakowicz, Kuryliszyn-Moskal, Kosztyła-Hojna, Moskal und Latosiewicz (2011) den Einsatz gepulster Magnetfeldtherapie mit LLLT bei Menschen mit CTS; die Schmerzen waren in beiden Behandlungsgruppen weniger im Vorher-Nachher-Vergleich signifikant.

Iontophorese gegen Phonophorese mit Dexamethson: Ein RCT von Bakhtiary, Fatemi, Emami und Malek (2013) verglich die wöchentlichen Anwendungen von Dexamethason mit Phonophorese und Iontophorese für Teilnehmer mit einer milden oder moderaten Form eines CTS. Nach zehn Wochen Intervention zeigten die Teilnehmer in der Phonophoresegruppe im Vergleich zur Iontophoresegruppe eine verbesserte motorische Latenz am Handgelenk, bessere Fingerkraft- und Handkraftmessungen und einen geringeren Ruheschmerz.

Therapeutischer Ultraschall: Zwei systematische Reviews bewerteten die Evidenz für TUS und fanden keine hochqualitative Evidenz dafür, dass TUS als Zusatz zu anderen konservativen Behandlungen effektiver ist als die anderen konservativen Behandlungen allein (Huisstede et al., 2010; Page, O'Connor, Pitt & Massy-Westropp, 2013). Außerdem war die Evidenz zur Unterstützung einer festen Dosierung von TUS gegenüber einer anderen Dosierung bei der Behandlung von CTS unzureichend. Huisstede et al. (2010) überprüften alle nicht-chirurgischen Techniken zur Behandlung eines CTS und fanden limitierte Evidenz dafür, dass TUS kurzfristig und nach sieben Wochen eine Placebo-Kontrolle in der Verbesserung von Schmerzen und Parästhesien übertrifft.

Magnetfeldtherapie: Ein systematischer Review bot moderate Hinweise zur Unterstützung der Magnetfeldtherapie (Huisstede et al., 2010). Dakowicz et al. (2011) verwendeten die Magnetfeldtherapie als Vergleichsgruppe zum TUS und fanden eine Schmerzlinderung in beiden Behandlungsgruppen. Allerdings schränkt die niedrige Qualität der Studie die Interpretationsfähigkeit der Ergebnisse ein.

Thermische Anwendungen: Ein systematischer Review von Huisstede et al. (2010) schlussfolgerte, dass die Evidenz für Wärmepackungen, die zur kurzfristigen Behandlung eines CTS verwendet werden, begrenzt ist. Peters, Page, Coppieters, Ross und Johnston (2013) fanden heraus, dass Wechselbäder im Vergleich zu Übungen allein keinen zusätzlichen Effekt bei der kurzfristigen Reduzierung der Schwellung nach der chirurgischen Freilegung des Karpaltunnels bewirkten.

Andere Behandlungsansätze

Studien, die die Wirksamkeit verschiedener anderer Ansätze zur Behandlung eines CTS untersuchten, umfassten eine Level-I-Studie und eine Level-II-Studie über Sensibilitätstraining und Desensibilisation, fünf Level-I-Studien und eine Level-III-Studie über körperliche Aktivität und manuelle Therapie, sechs Level-I-Studien zur Schienenversorgung und zwei Level-I-Studien zu ergonomischen Interventionen.

Sensibilitätstraining und Desensibilisierung: Eine kleine Level-II-Kohortenstudie untersuchte die Wirkung eines sechswöchigen Desensibilisierungsprotokolls für Teilnehmer mit einer Hyperästhesie und fand heraus, dass sich die Teilnehmer bei mittleren Schmerzen, dem Sensibilitätsbereich und ihrer Betätigungsperformanz verbesserten (Göransson & Cederlund, 2011). Alle Outcome-Messungen zeigten signifikante Verbesserungen im Vorher-Nachher-Vergleich, einschließlich Berührungsschmerz, Bewegungsschmerz, Ruheschmerz, dem Bereich der sensiblen Haut und im Canadian Occupational Performance Measure Score (COPM).

Ein systematischer Review ergab, dass Teilnehmer in einer späten Phase des Sensibilitätstrainings (Phase 2), signifikante Unterschiede zu keiner Behandlung in einem Langzeit Follow-Up im Bereich der Zwei-Punkt-Diskrimination, Objekterkennung und dem Semmes-Weinstein-Monofilamenttest zeigten (Miller, Chester & Jerosch-Herold, 2012).

Körperliche Aktivität und manuelle Therapie: Drei systematische Reviews untersuchten verschiedene Übungs- und manualtherapeutische Interventionen bei CTS. Ein Cochrane Review fand moderate Evidenz für kurzfristige Auswirkungen der Interventionen auf Symptome und Funktion im Vergleich zu keiner Behandlung, minderwertige Evidenz für die karpale Mobilisation und therapeutische Übungen im Vergleich zu anderen konservativen Behandlungen und keine Evidenz für eine bestimmte Intervention (Page, O'Connor, Pitt & Massy-Westropp, 2012). Zwei weitere systematische Reviews fanden begrenzte Hinweise auf Nervengleitübungen als Alternative zu anderen Interventionen und empfahlen das Nervengleiten als Teil einer umfassenden Intervention für CTS aufgrund der geringen Kosten (Medina McKeon & Yancosek, 2008; Peters et al., 2013).

Zwei RCTs und eine Level-III-Kohortenstudie lieferten suggestive Evidenz für den positiven Nutzen manueller Therapien. Aus einem myofascialen Release auf Triggerpunkten in den Bereichen des Pronator teres, der Axilla und des Biceps resultierten signifikant größere Verbesserungen der Symptome und des funktionellen Status als vergleichsweise ein Lösen der Strukturen auf nichtrelevanten Triggerpunkten (Hains, Descarreaux, Lamy & Hains, 2010). Verglichen zur Schienenversorgung, führte die Durchführung einer täglichen Eigenmassage nach Anleitung, die zusätzlich zur Schienenbehandlung durchgeführt wurde, zu einer größeren, wenn auch unbedeutenden Zunahme von Kraft und Funktion, einer verbesserten Nervenleitgeschwindigkeit und verminderten Schmerzen (Madenci, Altindag, Koca, Yilmaz & Gur, 2012). Ebenso berichtete eine kleine Level-III-Kohortenstudie, dass integrierte Quermassage und progressive Gelenkmobilisation zu signifikant verbesserten Symptomen und Funktionen führten (Maddali Bongi et al., 2013).

Orthesen: Vier systematische Reviews und zwei RCT evaluierten die Auswirkungen des bei CTS. Obwohl keine signifikanten Belege zur Nutzung von Schienen nach einer Karpaltunnel-OP in einem Cochrane Review gefunden werden konnten (Peters et al., 2013), fand ein zweites Cochrane Review von 19 RCTs begrenzte Evidenz zur Nachtlagerung im Vergleich zu keiner Behandlung oder anderer konservativer Behandlungen (Page et al., 2012). Zwei weitere systematische Reviews (Huisstede et al., 2010; Piazzini et al., 2007) und ein RCT (Hall et al., 2013) fanden Hinweise zur Unterstützung einer Ganztags- und einer Nachtschienenversorgung.

Ein RCT von Baker et al. (2012) ergab, dass die Kombination einer allgemeinen Schienenversorgung (z. B. Cock-Up-Schiene) mit Dehnungsübungen der Lumbricales und eine maßgefertigte Schienung in Lumbricalesstellung mit allgemeinen Handgelenksdehnungsübungen signifikant effektiver bei der Verbesserung der Funktion und Symptomreduzierung waren als allgemeine Schienung und allgemeines Dehnen oder Lumbricalesschienung und Lumbricalesdehnungen in Kombination. Darüber hinaus war es wahrscheinlicher, dass die Kombination aus allgemeiner Schienung und lumbricaler Dehnung nach 24 Wochen im Vergleich zu den anderen Kombinationen klinisch wichtige Funktionsänderungen hervorruft.

Ergonomische Interventionen: Zwei systematische Reviews fanden gemischte Evidenzen für ergonomische Interventionen bei Menschen mit CTS. O'Connor, Page, Marshall und Massy-Westropp (2012) fanden wenige Evidenz, die die Verwendung ergonomischer Tastaturen zur Schmerzlinderung unterstützen, aber Huisstede et al. (2010) berichteten von einer signifikanten kurzfristigen Verbesserung der Handfunktion durch den Einsatz ergonomischer Tastaturen im Vergleich zu Standard-Tastaturen.

5.4.3 Sehnenerkrankungen

Die wichtigsten Ergebnisse bei Sehnenerkrankungen sind nach der Diagnose sortiert: Beugesehnenverletzungen, Strecksehnenverletzungen, M. Dupuytren, schnellender Finger, Mallet-Finger und Sehnentransfer. Studien, die die Wirksamkeit von Ansätzen für Sehnenverletzungen untersuchen, beinhalteten eine Level-I-Studie zu Beugesehnenverletzungen, zwei Level-I-Studien und eine Level-II-Studie zu Strecksehnenverletzungen, zwei Level-I-Studien zum M. Dupuytren, eine Level-I-Studie und eine Level-II-Studie zum schnellenden Finger, vier Level-I-Studien und eine Level-III-Studie zum Mallet-Finger und eine Level-I-Studie zu Sehnentransfers.

Beugesehnenverletzungen

Eine Metaanalyse über 15 Studien ergab, dass die Behandlung von kombiniertem Kleinert und Duran-Schema die niedrigste Rate an Rupturen im Vergleich zu Early Actvie Motion (EAM) Schemata aufweist, der Unterschied zwischen dem Schema nach Duran und Kleinert nach Beugesehnennaht der Zone II zeigten keine signifikanten Unterschiede (Chesney, Chauhan, Kattan, Farrokhyar & Thoma, 2011).

Strecksehnenverletzungen

Ein qualitativ minderwertiger RCT (kleine Fallzahl bei hoher Abbruchquote) ergab, dass Teilnehmer, die aktive Fingerbewegungen innerhalb von fünf Tagen nach der Naht in den Zonen V und VI und in den ersten drei Wochen nach der Operation durchführten, die geringste Extensionsbeeinträchtigung und die signifikant stärkste Funktionsverbesserung nach 12 Wochen erreichten, verglichen mit Teilnehmern, die eine Early-Passive-Motion erhielten oder deren Hand für die ersten drei Wochen vollständig immobilisiert war (Hall, Lee, Page, Rosenwax & Lee, 2010).

Eine Level-II retrospektive quasi-experimentelle Studie verglich Immobilisation mit einem modifizierten frühen Bewegungsprogramm nach Strecksehnennaht in den Zonen V und VI (Hirth et al., 2011). 12 Wochen nach der Operation gab es keinen Unterschied in der Gesamtbewertung der Teilnehmer (d.h. schlecht, in Ordnung, gut, sehr gut); die Gruppe der Frühmobilisation zeigte jedoch eine signifikant verbesserte aktive Gesamtbewertung im Vergleich zur Immobilisationsgruppe. Zudem kehrte die Frühmobilisationsgruppe deutlich früher zur Arbeit zurück (nach 3,3 Wochen) als die Immobilisationsgruppe (9,4 Wochen).

Ein moderat qualitativer systematischer Review über 17 Studien ergab, dass frühe aktive dynamische Schienenprotokolle signifikant effektiver waren als statische Schienenprotokolle für die Griffkraft und die Gesamtergebnisse in der Rehabilitation nach der Strecksehnennaht der Zonen V bis VIII (Sameem, Wood, Ignacy, Thoma & Strumas, 2011).

Morbus Dupuytren

Ein moderat bis hochqualitativer pragmatischer RCT der Rehabilitation nach einem chirurgischen Eingriff bei M. Dupuytren ergab keine Unterschiede im mittleren DASH-Wert, der vollständigen aktiven Extension, der vollständigen aktiven Flexion oder in der Zufriedenheit zwischen den Teilnehmern, die mit einer Nachtlagerungsschiene im Vergleich zu gar keiner Schiene behandelt wurden (Jerosch-Herold et al., 2011). Es wurden keine Evidenz dafür gefunden, dass eine Schienenbehandlung zu deutlich besseren lang- oder kurzfristigen Ergebnissen führt.

Ein moderat qualitativer RCT ergab, dass die Teilnehmer, die sich von einer M. Dupuytren-OP erholten, keine signifikanten Unterschiede zwischen einer Extensionsschienung plus Rehabilitationsgruppe und einer alleinigen Rehabilitationsgruppe in Bezug auf aktive Extension, Griffkraft oder DASH-Score zeigten (Collis, Collocott, Hing & Kelly, 2013).

Schnellender Finger

Eine minderwertige, nichtrandomisierte Level-II-Studie verglich Physiotherapie mit Kortikosteroid-Injektionen zur Behandlung des schnellenden Fingers und stellte fest, dass beide Gruppen im Laufe von drei Monaten ihre Greifkraft, ihren Schmerz und ihre Auslösungsereignisse verbesserten (Salim, Abdullah, Sapuan & Haflah, 2012). Die Gruppe, die Steroid-Injektionen erhielt, erlebte einen signifikant größeren Effekt für alle Ergebnisse, hatte aber eine höhere Rezidivrate der Auslösung nach sechs Monaten.

Ein kleiner, qualitativ minderwertiger RCT evaluierte zwei Schieneninterventionen für den schnellenden Finger, die spezifisch für das A1 Ringband sind (Tarbhai, Hannah & von Schroeder, 2012). Die Lagerungsschiene für das DIP (vgl. Stack'sche Schiene) löste 47 % der Fälle und die Extensionsschiene für das MCP löste 77 % der Fälle. Beide Gruppen zeigten signifikante Verbesserungen nach sechs Wochen, was bei einer Minderheit der Kohorte über ein Jahr erhalten blieb. Es wurden keine wesentlichen Unterschiede zwischen den beiden Gruppen zum Einfluss auf die Funktion gefunden.

Mallet-Finger

Ein hochqualitativer systematischer Review über die Wirksamkeit verschiedener Immobilisationsmethoden für Menschen mit Mallet-Finger umfasste vier Studien (Handoll & Vaghela, 2004). Die Autoren schlussfolgerten, dass es an Evidenz für die relative Wirksamkeit verschiedener Immobilisationstechniken bei der Behandlung von Mallet-Fingern mangelt.

Ein qualitativ minderwertiger RCT verglich die Wirksamkeit palmarer, dorsaler und maßgefertigter Schienen in der Behandlung im röntgenologischen Nachlauf sichtbarer Beeinträchtigungen bei Menschen mit einem akuten Mallet-Finger Doyle Typ I (Pike et al., 2010). Es wurde von keinen signifikanten Unterschieden für alle Outcome-Messungen berichtet, obwohl ein Trend auf die Überlegenheit thermoplastischer Schienen bei der Reduzierung der Streckbeeinträchtigung hindeutete.

Ein moderat bis hochqualitativer einfach verblindeter RCT ergab, dass Stack'sche Schienen, dorsale Aluminiumschienen und thermoplastische Schienen vergleichbar in der Verbesserung der Extensionsbeeinträchtigung bei einem Mallet-Finger sind (O'Brien & Bailey, 2011).

Ein hochqualitativer RCT der Vergleich zwischen einer Cast-Immobilisation und einer entfernbaren Orthesen-Immobilisation des betroffenen DIP ergab, dass die Teilnehmer, die das Cast trugen, nach 12 Wochen eine signifikant stärkere Ödemreduktion und eine größere aktive Extension des Gelenks aufweisen und dass die Träger der entfernbaren Orthesen-Immobilisation geringere Schmerzen hatten und eine höhere Bewertung der ästhetischen Qualität der Schiene abgaben (Tocco et al., 2013).

Eine Level-III-Beobachtungsstudie mit Teilnehmern mit Strecksehnenverletzungen der Zonen I und II ergab, dass diejenigen, die eine Operation und Rehabilitation hatten, ähnliche Ergebnisse erzielten wie diejenigen, die nur konservativ behandelt wurden (Wańzyk, Pieniazek & Pelczar-Pieniazek, 2008).

Sehnentransfer

Ein moderat qualitativer systematischer Review mit sechs Studien verglich die Evidenz für Frühmobilisationsschemata mit konventionellen Schemata für Menschen, die einen Sehnentransfer durchliefen (Sultana, MacDermid, Grewal & Rath, 2013). Teilnehmer in der EAM (Early Active Motion) Gruppe zeigten signifikant bessere Kraft und ROM in der Hand als Teilnehmer in der Immobilisationsgruppe. Obwohl im Langzeit-Follow-Up keine signifikanten Unterschiede festgestellt wurden, kehrten die Teilnehmer, die das EAM-Schema erhielten, schneller an ihren Arbeitsplatz zurück. Die Evidenz für EAM und Early Controlled Motion (ECM) waren größtenteils mehrdeutig für das Ergebnis der Klienten, unerwünschte Ereignisse und den Zeitpunkt der Rehabilitation.

5.5 Interventionen für die unteren Extremitäten

Die MSE der unteren Extremitäten (UE) gehören zu den häufigsten Erkrankungen, bei denen Menschen medizinische oder rehabilitative Dienste in Anspruch nehmen müssen. Die Prävalenz muskuloskelettaler Erkrankungen der UE variiert je nach Alter, Geschlecht, Rasse und dem Auftreten von Nebenerkrankungen wie Diabetes, Traumata und Krebs (Feinglass et al., 2012; Ziegler-Graham, MacKenzie, Ephraim, Travison & Brookmeyer, 2008). Zu den MSE der UE gehören Gelenkersatz (Ravi et al., 2012; Weinstein et al., 2013), Hüftfrakturen (Brown, Starr & Nunley, 2012), Arthrose (Arden & Nevitt, 2006) sowie Amputationen oder Verlust der Gliedmaßen (Ziegler-Graham et al., 2008). Menschen, die sich von einer solchen Erkrankung erholen oder damit leben, werden in der Regel an Ergotherapeuten verwiesen und bekommen diese verschrieben, da diese Erkrankungen die Teilnahme an sinnvollen Betätigungen behindern (AOTA, 2014).

Dieses Kapitel fasst die Evidenz für die Wirksamkeit ergotherapeutischer Interventionen für Erwachsene mit MSE der UE zusammen. Dieses Review bietet Ergotherapeuten eine Zusammenfassung der Erkenntnisse aus 43 Artikeln zu Interventionen für MSE der UE einschließlich Hüftfrakturen, Hüft- und Kniegelenkersatz, Amputationen an den UE oder Gliedmaßen Verlust und nicht-chirurgische MSE wie Hüft- und Kniearthrose. Der Review umfasst 32 Level-I-, acht Level-II- und drei Level-III-Studien (Dorsey & Bradshaw, 2017).

5.5.1 Hüftfrakturen

Mindestens 250.000 ältere Erwachsene werden jedes Jahr wegen einer Hüftfraktur in den USA ins Krankenhaus eingeliefert (Centers for Disease Control and Prevention [CDC], 2010). Hüftfrakturen können zu einer Verschlechterung der gesundheitsbezogenen Lebensqualität im Zusammenhang mit körperlichen und sozialen Funktionen beitragen (Hallberg et al., 2004). Studien, die die Wirksamkeit verschiedener Ansätze für Hüftfrakturen untersuchten, umfassten fünf Level-I-Studien und zwei Level-II-Studien zur allgemeinen Rehabilitation, eine Level-II-Studie zur Betätigungsanpassung und sechs Level-I-Studien zur häuslichen Rehabilitation. Die Gesamtergebnisse der untersuchten Studien waren hinreichend konsistent, um die Evidenzstärke stark zur Unterstützung ergotherapeutischer Behandlungsansätze bei Hüftfrakturen zu bezeichnen.

Allgemeine Rehabilitation

Ein RCT untersuchte ergotherapeutische Leistungen in Kombination mit einer Standardbehandlung in einer Rehabilitationsabteilung und stellte fest, dass die experimentelle Gruppe sechs Monate nach Behandlungsbeginn deutlich weniger emotionale Belastungen und Müdigkeit erfuhr als die Gruppe mit der Standardversorgung (Martín-Martín, Valenza-Demet, Jiménez-Moleón, et al., 2014).

Ein RCT untersuchte die Auswirkungen von ergotherapeutischem Training auf das Klientenhandling und die Ergonomie für Pflegekräfte von Klienten mit Hüftfrakturen und stellte fest, dass das Training für Pflegekräfte zu weniger Angst und Depressionen bei ein- und dreimonatiger Nachbeobachtung und zu weniger emotionaler Belastung, Angst und Depression bei sechs Monaten führte (Martín-Martín, Valenza-Demet, Ariza-Vega, et al., 2014).

Ein systematischer Review ergab, dass leichte bis mittelschwere Demenz die Rehabilitation von Menschen mit Hüftfrakturen nicht signifikant behindert (Allen et al., 2012). Allerdings stellte eine Level-II-Studie von Young, Xiong und Pruzek (2011) fest, dass Menschen mit kognitiven Einschränkungen mehr Hilfestellungen bei den ADLs und der Mobilität während der Behandlung, bei der Entlassung und bei der Nachsorge benötigten. In ähnlicher Weise ergab eine prospektive Level-II-Studie, dass mehr neuropsychiatrische Symptome in einem niedrigeren FIM-Score und einem längeren Krankenhausaufenthalt resultierten (Gialanella, Prometti, Monguzzi & Ferlucci, 2014).

Moderate Evidenz aus einem systematischen Review ergab, dass hochfrequente Ergo- und Physiotherapie einen positiven Einfluss auf die Funktion im akuten und stationären Bereich haben (Chudyk, Jutai, Petrella & Speechley, 2009). Ein weiterer systematischer Review ergab jedoch keine signifikanten Unterschiede in der physischen oder psychosozialen Funktion nach Interventionen, einschließlich intensiver Ergotherapieleistungen (Crotty et al., 2010).

Betätigungsanpassung

Eine Level-II-quasi-experimentelle Studie verglich zwei Gruppen von Teilnehmern, die eine Hüftoperation und ergotherapeutische Behandlung anhand eines biomechanischen Rehabilitationsmodells, mit einem Modell zur Betätigungsanpassung, durchliefen (Jackson & Schkade, 2001). Es wurden keine signifikanten Gruppenunterschiede im FIM-Score für den gesamten Aufenthalt festgestellt. Allerdings waren die durchschnittliche Veränderung des FIM Scores pro Tag des Krankenhausaufenthaltes und die Gesamtzufriedenheit in der Gruppe mit der Betätigungsanpassung signifikant höher.

Häusliche Rehabilitation

Zwei RCTs fanden heraus, dass häusliche Rehabilitationsprogramme der Ergotherapie zu einem höheren Selbstvertrauen im Bezug zu den ADLs, höheren FIM Scores und einer erhöhten körperlichen und sozialen Aktivität im Vergleich zu stationären ergotherapeutischen Leistungen führten (Zidén, Frändin & Kreuter, 2008; Zidén, Kreuter & Frändin, 2010).

Vier RCTs bewerteten die Ergebnisse einer umfassenden, interdisziplinären und multidisziplinären Versorgung von Klienten mit Hüftfrakturen. Für Frühmobilisation und tägliche Rehabilitation durch Physio- und Ergotherapie (Stenvall, Olofsson, Nyberg, Lundström & Gustafson, 2007), ein umfassendes Versorgungsprogramm (Shyu et al., 2013), interdisziplinäre Behandlung (Tseng, Shyu & Liang, 2012) und Wohnumfeldanpassungen (Frick, Kung, Parrish & Narrett, 2010) zeigten positive Auswirkungen auf Funktion, Kosteneffizienz und postoperative Stürze.

5.5.2 Hüft- und Knieersatz

Ergotherapie war Bestandteil von vier Artikeln über Hüft- und Knieersatz, die in erster Linie aus den Bereichen Physiotherapie, Pflege, Allgemeinmedizin und allgemeiner medizinischer Literatur stammten. Insgesamt waren die Ergebnisse in den betrachteten Studien ausreichend konsistent, um die Evidenzstärke als stark zur Unterstützung ergotherapeutischer Behandlungsansätze bei Hüft- und Knieersatz zu bezeichnen. Studien, die die Wirksamkeit verschiedener Ansätze für den Hüft- und Knieersatz untersuchen, umfassen eine Level-I-Studie und eine Level-III-Studie zur Edukation; fünf Level-I-Studien, eine Level-II-Studie und eine Level-III-Studie zu multidisziplinären Interventionen; eine Level-I-Studie und drei Level-II-Studien zu Praxis-Settings sowie eine Level-I-Studie über eine psychosoziale Intervention.

Edukation
Ein RCT von Crowe und Henderson (2003) ergab, dass eine individuell zugeschnittene präoperative Schulung mit den Schwerpunkten Selbstversorgung, Klientenschulung für adaptive Geräte und Wohnumfeldanpassung neben dem normalen präoperativen Klinikbesuch auch die Verweildauer für Klienten mit Hüft- oder Knieendoprothesen verkürzt.

Gillen et al. (2007) führten eine Level-III-Pretest-Posttest-Interventionsstudie durch, die eine signifikant höhere selbstberichtete Performanz, Zufriedenheit und Zuversicht bei der Erfüllung gemeinschaftsbezogener Aufgaben nach Abschluss eines Reintegrationsprogramms in das soziale Umfeld ergab, bei dem sich die Ergotherapeuten auf die Schulung neuer Aufgaben in der normalen Umgebung konzentrierten.

Multidisziplinäre Interventionen
Vier RCTs beschreiben die Einbeziehung der Ergotherapie als Teil des multidisziplinären Behandlungsteams für Hüft- und Kniegelenkersatz in verschiedenen Modellen zur Leistungserbringung. Die Ergotherapie erstellte und lieferte in jeder Studie Lehrmaterialien, was zu einer signifikanten Verringerung der Schmerzintensität, einer Erhöhung der allgemeinen, physischen und mentalen Gesundheits-Scores, Minderung der Behinderungen, eine Verbesserung des Selbstmanagements zum Gesundheitszustand und eine Verringerung der Anzahl der benötigten Besuche beim Ergotherapeuten führte (Berge, Dolin, Williams & Harman, 2004; Butler, Hurley, Buchanan & Smith-VanHorne, 1996; Hørdam, Sabroe, Pedersen, Mejdahl & Søballe, 2010; Nuñez et al., 2006). Es wurde gezeigt, dass Lehrmaterialien, die vor dem elektiven Hüft- und Kniegelenkersatz bereitgestellt wurden, die klinischen Ergebnisse verbessern (Berge et al., 2004; Butler et al., 2003; Hørdam et al., 2010; Nuñez et al., 2006).

Ein RCT und eine Level-III-quasi-experimentelle Studie demonstrierten, dass die beschleunigte Versorgung durch multidisziplinäre Organisation und multimodale Interventionen, die stationäre Aufenthaltsdauer verkürzte und die gesundheitsbezogene Lebensqualität der Teilnehmer erhöhte (Larsen, Hansen, & Søballe, 2008; Larsen, Sørenson, Hansen, Thomsen & Søballe, 2008).

Eine Level-II-Längsschnittuntersuchung ergab, dass die Teilnehmer weniger über Schmerzen und depressive Symptomen nach einer Hüft-TEP berichteten, wenn sie an einer Ergotherapie teilnahmen, die sich auf die ADL-Fähigkeiten, Kompensationsstrategien für funktionelle Einschränkungen, Gelenkschutzstrategien und einer Hilfsmittelberatung im Rahmen eines multidisziplinären Ansatzes konzentrierte (Dohnke, Knäuper & Müller-Fahrnow, 2005).

Praxis-Setting
Ein systematischer Review ergab, dass eine multidisziplinäre Rehabilitation in stationären und häuslichen Einrichtungen wirksam ist (Khan, Ng, Gonzalez, Hale & Turner-Stokes, 2008). Kurzfristige Zugewinne im funktionellen Status erfolgten schneller, wenn die multidisziplinäre Rehabilitation frühzeitig eingeleitet wurde.

Eine Level-II-prospektive Kohortenstudie kam zu dem Schluss, dass verschiedene postakute Versorgungssettings unterschiedliche Arten von Klienten mit Hüft- und Knieersatz zuließen (Mallinson et al., 2011). Klienten, die eine Nachsorge benötigen, profitieren von der stationären Rehabilitation oder der qualifizierten Vermittlung einer Pflegeeinrichtung, die gleichermaßen funktionale Ergebnisse erbrachten. Diejenigen, die jünger und unabhängiger waren und Unterstützungssysteme hatten, profitierten am meisten von den häuslichen Gesundheitsdiensten.

Eine Level-II-prospektive Kohortenstudie kam zu dem Schluss, dass etwa 90 % der Klienten mit Hüft-Endoprothesen, ob elektiv oder nicht, nach der Entlassung aus der Rehabilitationsphase eine häusliche oder ambulante Therapie erhielten und dass die Versorgungsmuster durch die anfängliche Versorgungssituation beeinflusst wurden (Tian, DeJong, Munin & Smout, 2010).

Eine Level-II-prospektive beobachtende Kohortenstudie ergab kürzere Verweildauern in stationären Rehabilitationseinrichtungen und krankenhausbasierten Fachpflegeeinrichtungen für Klienten mit Hüft- und Kniegelenkersatz, die eine Ergotherapie für Bewegung, funktionelle Mobilität und Anziehtraining für die untere Körperhälfte erhalten (DeJong et al., 2009).

Psychosoziale Interventionen

Ein RCT untersuchte Strategien für Klienten mit unterschiedlichen psychologischen Profilen, einschließlich solcher mit Angst, einer Ablehnung der Vorgehensweise und Informationswunsch (Daltroy, Morlino, Eaton, Poss & Liang, 1998). Die Auswirkungen von Entspannungstechniken auf die postoperativen Ergebnisse waren aufgrund der unzureichenden Umsetzung der Intervention vor der Operation begrenzt

Amputation und Verlust der Gliedmaßen

Mehr als eine Million Amerikaner leben mit dem Verlust einer UE, in erster Linie aufgrund von Traumata und vaskulären Erkrankungen (Ziegler-Graham et al., 2008). Die Prävalenz variiert je nach Alter, Geschlecht, Rasse und komorbiden Bedingungen einschließlich Diabetes, Trauma und Krebs (Feinglass et al., 2012; Ziegler-Graham et al., 2008). Zu den Studien, die die Wirksamkeit verschiedener Ansätze für Amputation und Verlust der Gliedmaßen untersuchen, gehören eine Level-I-Studie zur täglichen Prothesennutzung, zwei Level-II-Studien zur stationären Rehabilitation, eine Level-I-Studie zu körperlicher Aktivität und Sport und eine Level-I-Studie über ein Selbsthilfeprogramm.

Tägliche Prothesennutzung

Ein systematischer Review von Spiliotopoulou and Atwal (2012) untersuchte die Wirksamkeit ergotherapeutischer Interventionen bei älteren Erwachsenen mit Verlut der Gliedmaßen. Die tägliche Verwendung von Prothesen stand in direktem Zusammenhang zur Frequenz der Ergotherapie Einheiten, der Erholung im Rollstuhl, dem Schutz des Stumpfes und der Amputationsakzeptanz. Die Verwendung einer Stumpfablage am Rollstuhl wurde als vorteilhaft beschrieben.

Stationäre Rehabilitation

Zwei Level-II prospektive Kohortenstudien über Menschen mit Amputationen an den UE aufgrund peripherer vaskulärer Erkrankungen oder Diabetes fand heraus, dass eine stationäre Rehabilitation die beste Möglichkeit für Erfolge in der Mobilität und einer Verbesserung der sozialen und emotionalen Ergebnisse bietet (Czerniecki, Turner, Williams, Hakimi & Norvell, 2012; Pezzin, Padalik & Dillingham, 2013).

Körperliche Aktivität und Sport

Ein systematischer Review untersuchte die Teilnahme am Sport und bei körperlichen Aktivitäten bei Erwachsenen über 65 Jahren mit einer Amputation an den UE (Bragaru, Dekker, Geertzen & Dijkstra, 2011). Die Teilnahme an Sport oder körperlicher Aktivität verbesserte die allgemeine physische Kondition, kardiopulmonale Funktion und Lebensqualität.

Selbsthilfeprogramm

Ein RCT untersuchte die Wirksamkeit einer Selbsthilfe-Intervention zur Reduktion von Schmerzen und Depressionen, Verbesserung der Stimmungslage und der Selbstwirksamkeit und der Verbesserungen der Funktionen und der Lebensqualität nach dem Verlust der Extremität (Wegener, Mackenzie, Ephraim, Ehde & Williams, 2009). Moderate Evidenz wurden dafür erbracht, dass ein von Ehrenamtlichen geleitetes Selbsthilfeprogramm signifikant die Wahrscheinlichkeit einer Depression sofort nach der Intervention und nach sechs Monaten senkt, funktionelle Einschränkungen nach sechs Monaten reduziert und die Selbstwirksamkeit direkt nach der Intervention steigert.

5.5.3 Hüft- und Kniearthrose

Arthrose und allgemeine Schmerzen sowie Schwäche der UE haben eine hohe Prävalenz in den Vereinigten Staaten und negative Auswirkungen auf die gesundheitsbezogene Lebensqualität. Bei den nicht institutionalisierten Erwachsenen stellt die Kniegelenksarthrose eine der fünf häufigsten Gründe für eine Behinderung dar (Guccione et al., 1994). Etwa 80 % der Menschen mit Arthrosen haben gewisse Bewegungseinschränkungen, wobei 25 % damit unfähig werden ADLs durchzuführen (CDC, 2015). Zu den Studien, die die Wirksamkeit verschiedener Behandlungsansätze für Hüft- und Kniearthrose untersuchten, gehörten drei Level-I-Studien über Aktivitätssteuerung und sieben Level-I-Studien zur Edukation.

Aktivitätssteuerung

Drei Level-I-RCTs umfassten als primäre Intervention ergotherapeutische Dienstleistungen und untersuchten die Auswirkungen der Aktivitätssteuerung bei Klienten mit nicht-chirurgischen MSE der UE.

Murphy, Lyden, Smith, Dong und Koliba (2010) untersuchten die Auswirkungen einer individuell zugeschnittenen Intervention zur Reduzierung von Schmerzen und Erschöpfung im Vergleich zur allgemeinen Aktivitätssteuerung. Verglichen mit der allgemeinen Intervention hatte die spezifisch zugeschnittene Gruppe signifikant weniger erschöpfungsbedingte Beeinträchtigungen. Ein Unterschied zwischen den Gruppen in Bezug zur Schmerzlinderung wurde nicht festgestellt.

Schepens, Braun und Murphy (2012) fanden heraus, dass eine maßgeschneiderte Gruppe zur Aktivitätssteuerung für Menschen mit Hüft- und Kniearthrose signifikante Verbesserungen in der selbst wahrgenommenen Steifigkeit nach vier und zehn Wochen nach der Intervention ergab. Die Einschätzung der Steifigkeit in der Kontrollgruppe kehrte nach zehn Wochen wieder auf den Ausgangswert zurück. Murphy, Smith und Lyden (2012) fanden heraus, dass die maßgeschneiderte Gruppe zur Aktivitätssteuerung zu einem signifikanten Rückgang der Aktivität führte, aber keinen Unterschied im durchschnittlichen Aktivitätslevel erreichte.

Edukation
Sieben Level-I-Artikel untersuchten die Auswirkungen von Selbsthilfe und Edukation. Insgesamt weisen diese Artikel auf eine potenziell positive Rolle der Ergotherapie bei Klienten mit nicht chirurgisch versorgten MSE der UE.

Ein systematischer Review ergab, dass zusätzliche Übungen zu einem Selbsthilfeprogramm die Ergebnisse nicht verbesserten (Brand, Nyland, Henzman & McGinnis, 2013).

Zwei RCTs fanden heraus, dass ein Selbsthilfeprogramm zu signifikanten Verbesserungen in Bezug auf Schmerzen und Funktionen (Heuts et al., 2005) und auf die gesundheitsbezogene Lebensqualität, aber nicht auf den selbsteingeschätzten Behinderungsgrad führte (Kao, Wu, Tsai, Chang & Wu, 2012), wohingegen ein anderer RCT keine Unterschiede in der gesundheitsbezogenen Lebensqualität fand (Ackerman, Buchbinder & Osborne, 2012).

Ein RCT fand heraus, dass zugeschnittene Heimübungsprogramme zusätzlich zur Edukation einen positiven Einfluss auf Schmerzen, Hüftfunktion und Mobilität hat, aber nicht auf die Lebensqualität oder die beobachtete Behinderung (Tak, Staats, Van Hespen & Hopman-Rock, 2005).

Ein RCT fand heraus, dass eine individualisierte Schulungsintervention niedrigere Behinderungs-Scores und Ruheschmerz initial nach der Schulung erreicht, aber nicht in einem Ein-Jahr Follow-Up (Mazzuca et al., 1997).

Ein RCT fand positive Ergebnisse zur Sturzpräventionsschulung kombiniert mit einem Wassergymnastikprogramm zur Balance und der Angst vor Stürzen (Arnold, Faulkner & Gyurcsik, 2011).

5.6 Interventionen für die Wirbelsäule

Wirbelsäulenerkrankungen führen oft zu Funktionsverlust, Behinderung und Arbeitsunfähigkeit. Es wird geschätzt, dass mehr als 80 % der Bevölkerung zu irgendeinem Zeitpunkt ihres Lebens Rückenschmerzen haben (Freburger et al., 2009). Rückenschmerzen sind der häufigste Grund, aus dem Menschen einen Arzt aufsuchen (Andersson & Watkins-Castillo, 2015; Johannes, Le, Zhou, Johnston & Dworkin, 2010). Jedes Jahr besuchen 12–14 % der Erwachsenen US-Amerikaner ihren Arzt wegen Rückenschmerzen (U.S. Bone and Joint Initiative, 2014). Die veranschlagten jährlichen direkten medizinischen Kosten für alle rückenbezogenen Erkrankungen beliefen sich im Jahr 2012 auf 253 Milliarden US-Dollar (U.S. Bone and Joint Initiative, 2014).

Lumbale und cervicale Schmerzen sind gängige Erkrankungen, die eine medizinische und rehabilitative Versorgung erfordern und die Produktivität am Arbeitsplatz sowie bei den ADLs beeinträchtigen. Dieses Kapitel fasst die Evidenz für die Wirkung ergotherapeutischer Interventionen bei Erwachsenen mit MSE der Wirbelsäule zusammen. Es wurden 89 Studien in diesen Review einbezogen, wovon alle Level-I-Evidenz lieferten. Die Evidenz im Zusammenhang mit Interventionen an der Wirbelsäule wurde thematisch in folgende Bereiche gegliedert: psychosoziale und kognitive Interventionen, einschließlich der kognitiven Verhaltenstherapie (CBT; Snodgrass, 2017c), Klientenschulung (Snodgrass, 2017b), Ergonomie und Arbeitstechniken oder Modifikationen (Snodgrass, 2017a), funktionelle Wiederherstellung (Snodgrass, 2017d), multidisziplinäre Ansätze (Snodgrass, 2017a), physikalische Anwendungen (Snodgrass, 2017e) und körperliche Aktivität (Snodgrass, 2017f).

5.6.1 Psychosoziale und kognitive Interventionen

Insgesamt 18 Artikel, die in diesen Review aufgenommen wurden, konzentrierten sich auf psychosoziale und kognitive Interventionen, die sich mit der Wirbelsäule befassen. Der Review zu diesen Artikeln dieser

Kategorie umfasste nur Level-I-RCTs und zeigte große Unterschiede in Bezug auf die Konsistenz der Ergebnisse, Fehler im Studiendesign, Bias-Reporting und widersprüchliche Ergebnisse. Dennoch waren die Studienergebnisse insgesamt ausreichend konsistent, um die Beweiskraft als stark zur Unterstützung dieser Ansätze zu bezeichnen.

Kognitive Verhaltenstherapie in einem Paket aus reagierenden, operanten und kognitiven Interventionen war wirksam bei der Linderung schmerzbezogener Symptome von Menschen mit chronischen Rückenschmerzen, die in einem ambulanten Setting behandelt wurden, aber zusätzlich gegebenes Biofeedback erbrachte keine signifikanten Verbesserungen der Ergebnisse (Glombiewski, Hartwich-Tersek & Rief, 2010).

Ältere Erwachsene mit chronischen Rückenschmerzen, die ein achtwöchiges, achtsamkeitsbezogenes Meditationstraining erhielten, zeigten signifikante Verbesserungen in ihrer Akzeptanz des chronischen Schmerzes und des Engagements bei Aktivitäten im Vergleich zu einer Kontrollgruppe (Morone, Greco & Weiner, 2008).

Eine anwendungsbezogene Entspannungsgruppe erreichte eine bessere Schmerzkontrolle beim 20-Wochen-Follow-Up im Vergleich zu einer Kontrollgruppe, die traditionelle Physiotherapie erhielt (Gustavsson & von Koch, 2006). Die angewandte Entspannungsmaßnahme bestand aus anwendungsbezogenem Entspannungstraining, Körperwahrnehmungsübungen und Informationen zu Schmerz- und Stressmanagement.

Lamb et al. (2010) untersuchten die Wirkung eines Rücken-Fähigkeitstrainings (Back Skills Training), das sich an gezielte Verhaltensweisen und Überzeugungen über körperliche Aktivität und die Vermeidung von Aktivität und Teilnahme richtet. Über ein Jahr lang hatte das Programm einen signifikanten, nachhaltigen Effekt auf lästige subakute und chronische Rückenschmerzen und Behinderungen, zu niedrigen Behandlungskosten, verglichen mit keiner Behandlung.

Abbott, Tyni-Lenné und Hedlund (2010) verglichen eine Bewegungstherapiegruppe mit einer psychomotorischen Therapiegruppe 12 Monate nach der Lendenfusion bei Menschen mit symptomatischer Spinalkanalstenose, Spondylose, degenerativer oder isthmischer Spondylolisthese oder degenerativer Bandscheibenerkrankungen. Die Psychomotoriktherapie verbesserte die funktionelle Behinderung, die Selbstwirksamkeit, die Ergebniserwartung und die Angst vor Bewegung, Verletzung oder erneuten Verletzungen signifikant stärker als die Bewegungstherapie.

Eine kurze kognitive Verhaltenstherapie mit Ziel-Verfolgungs-Strategie zur Steigerung der körperlichen Leistungsfähigkeit bei Menschen mit chronischen Rückenschmerzen führte zu einer signifikanten Steigerung der körperlichen Leistungsfähigkeit im Vergleich zu einer Zustandskontrolle bei drei Wochen nach der Entlassung und drei Monaten nach der Rückkehr nach Hause, gemessen sowohl an Verhaltensmaßstäben als auch an subjektiven Bewertungen (Christiansen, Oettingen, Dahme & Klinger, 2010).

Ein psychotherapeutisches Element (Psychotherapie und Entspannung) in der Behandlung von Kreuzschmerzen beeinflusste in einem frühen Stadium der Chronifizierung Schmerzen, funktionellen Status und die Arbeitsfähigkeiten positiv und half den Teilnehmern, ein besseres Ergebnis im Vergleich zur konventionellen biomedizinischen Therapie zu erzielen (z. B. Physiotherapie, Rückenschule, Dehnung, Kräftigung) (Schiltenwolf et al., 2006).

Göhner und Schlicht (2006) untersuchten CBT-Techniken, darunter positives Feedback und Verstärkung für Menschen mit chronischen Kreuzschmerzen. Es ergaben sich keine Gruppenunterschiede in Bezug auf die Schmerzintensität.

George et al. (2009) fanden heraus, dass psychosoziale Schulungsprogramme für Soldaten mit Schmerzen im Bereich des unteren Rückens zu einer Verbesserung der Überzeugungen der Teilnehmer in Bezug auf die unausweichlichen Folgen und die Fähigkeit, mit den Rückenschmerzen umzugehen, im Vergleich zu einer Kontrollgruppe führte (keine Edukation). Eine andere Studie zu Rückenschmerzen von Abbasi et al. (2012) fand heraus, dass eine Intervention, die eine Kombination aus partnergestütztem Bewältigungskompetenztraining und einem multidisziplinären Schmerzmanagementprogramm die Angst vor Bewegung und Nachdenken über den Rückenschmerz verminderte.

Siemonsma et al. (2013) fanden heraus, dass die kognitive Behandlung von Krankheitswahrnehmungen die klientenrelevanten Aktivitäten in einer chronischen Rückenschmerzgruppe im Vergleich zu einer Kontrollgruppe signifikant verbesserte.

Smeets, Vlaeyen, Hidding et al. (2006) fanden heraus, dass kognitive Verhaltenstherapie (bestehend aus operantem verhaltensabgestuftem Aktivitätstraining und Problemlösung), aktiver körperlicher Behandlung und einer Kombination aus beidem bei der Behandlung von Rückenschmerzen im Vergleich zu keiner Behandlung wirksam waren, ohne klinisch relevante Unterschiede zwischen der kombinierten und der Ein-Komponentenbehandlung. Eine ähnliche Studie ergab, dass dieselbe Behandlung die Schmerzkatastrophierung signifikant reduzierte, aber unerwartet keine interne Kontrolle des Schmerzes im Vergleich zu einem Wartelisten-Kontrollzustand erbrachte (Smeets, Vlaeyen, Kester & Knottnerus, 2006).

Vonk et al. (2009) fanden keine signifikanten Unterschiede in der Wirksamkeit zwischen verhaltensgestützter Aktivität und konventioneller Bewegung zur Behandlung chronischer Nackenschmerzen.

Mangels, Schwarz, Worringen, Holme und Rief (2009) fanden signifikante Vorteile zugunsten verhaltens-medizinischer Interventionen bei Schmerzbewältigungsstrategien und Depressionen im Vergleich zur traditionellen orthopädischen Rehabilitation für Menschen mit chronischen Rückenschmerzen.

Eine Studie, die die Wirkung üblicher Nackenübungen plus CBT mit alleinigen Nackenübungen für Menschen mit Nackenschmerzen verglich, fand am Ende der Behandlung in beiden Gruppen Verbesserungen in den Punkten Behinderung, Schmerz und Lebensqualität, ohne signifikante Unterschiede zwischen den Gruppen (Monticone et al., 2012).

Eine Studie, die die Wirkung der multidisziplinären CBT im Vergleich zur traditionellen Primärversorgung bei Rückenschmerzen untersuchte, ergab keine signifikanten Unterschiede in den Ergebnissen über 18 Monate (Lindell, Johansson & Strender, 2008). Es gab jedoch Hinweise darauf, dass die kognitive Verhaltensrehabilitation längerfristig der Grundversorgung überlegen sein könnte.

Die Ergänzung der Standardtherapie (stationäre Rehabilitation) um eine kognitive Verhaltenskomponente (Coping und Entspannung) führte nicht zu einer signifikanten Veränderung der Rückenschmerzen oder emotionalen Beschwerden bei Menschen mit chronischen Kreuzschmerzen (Schweikert et al., 2006).

Edukation
30 Artikel, die in dem Review enthalten waren, konzentrierten sich auf Klientenschulung, einschließlich der Rückenschule. Die Artikel in dieser Kategorie beinhalten nur Level-I-RCTs und offenbarten große Unterschiede in Bezug auf die Konsistenz der Ergebnisse, Fehler im Studiendesign, Bias-Reporting und widersprüchliche Ergebnisse. Dennoch waren die Ergebnisse der Studien hinreichend konsistent, um die Ergebnisse als starke Evidenz für Ansätze zur Klientenedukation zu bezeichnen.

Rückenschule
Elf RCTs lieferten starke Evidenz zur Unterstützung von Rückenschulansätzen in der Behandlung und Prävention von Rückenverletzungen, Schmerzen und Behinderungen.

Die Ergänzung der Rückenschule war signifikant effektiver als Bewegung und physische Behandlungsmethoden allein in der Behandlung von Menschen mit chronischen Kreuzschmerzen (Sahin, Albayrak, Durmus & Ugurlu, 2011).

Die auf einem biopsychosozialen Ansatz basierende Rückenschule im Vergleich zur üblichen Versorgung führte zu signifikanten Verbesserungen des Krankheitswissens und des Selbsthilfeverhaltens bis zu einem Jahr lang (Meng et al., 2011).

Die Teilnehmer an der Rückenschule haben sich bei allen Ergebnissen zur Lebensqualität deutlich verbessert. In der klinischen Kontrollgruppe wurden Verbesserungen bei allen Ergebnismessungen festgestellt, diese waren aber im Vergleich zur Rückenschulgruppe signifikant niedriger (Tavafian, Jamshidi, Mohammad & Montazeri, 2007; Tavafian, Jamshidi & Montazeri, 2008).

Arbeiter, die an einer Rückenschule mit niedriger Intensität teilnahmen, kehrten signifikant früher an ihren Arbeitsplatz zurück als diejenigen, die eine übliche Versorgung oder eine Rückenschule mit hoher Intensität erhielten (Heymans et al., 2006). Nach drei Monaten wurden positive Auswirkungen auf den Funktionsstatus und der Angst vor Bewegungsschmerzen zugunsten der niedrigintensiven Rückenschule festgestellt. Zwischen den Gruppen wurden keine wesentlichen Unterschiede in Bezug auf Schmerzen und wahrgenommenen Erholung festgestellt.

Die McKenzie-Methode (eine ressourcenintensive Intervention) war signifikant effektiver als die Rückenschulmethode, um Behinderungen, aber nicht die Schmerzintensität unmittelbar nach der Behandlung bei Teilnehmern mit chronischen Rückenschmerzen zu reduzieren (Garcia et al., 2013).

Positive Effekte eines Rückenschulprogramms wurden bei Menschen mit chronischen Rückenschmerzen festgestellt. Zusätzlich zu körperlichen Trainingseinheiten führte es zu niedrigerer Schmerzintensität und einer stärkeren Verbesserung der Muskelleistung und der Lebensqualität als Rückenschuleinheiten allein (Demoulin et al., 2010).

Die Verwendung des *Back Book* (Roland, Waddell, Klaber Moffett Burton, & Main, 2002) ergab für Menschen mit Rückenschmerzen im Vergleich zu einer Vergleichskontrolle (Sparkes, Chidwick & Coales,

2012) keinen signifikanten Unterschied in den Ergebnissen (Angstvermeidung, wahrgenommene Behinderung, Schmerzen).

Nach einem Wirbelsäulenübungsprogramm (Rückenschule) für Pflegekräfte mit chronischen Kreuzschmerzen (Jaromi, Nemeth, Kranicz, Laczko & Betlehem, 2012) wurde eine signifikante Verringerung der Schmerzintensität und Verbesserungen der Körperhaltung nachgewiesen.

Die Teilnehmer einer multidisziplinären Rückenschule erlebten signifikante Verbesserungen der Lebensqualität, der Behinderungs-Scores und der Schmerzen im Vergleich zu einer Kontrollgruppe (nur Medikamentenbehandlung) (Morone et al., 2011).

Ein Rückenschulprogramm war effektiver als jegliche andere Schulungsintervention zur Verbesserung des allgemeinen Gesundheitszustandes und der Verringerung der Einnahme von Acetaminophen und nicht-steroidalen entzündungshemmenden Medikamenten (Ribeiro, Jennings, Jones, Furtado & Natour, 2008).

Andere edukative Ansätze
14 Level-I-RCTs erbrachten starke Evidenz zur Unterstützung einer Vielzahl von Schulungsansätzen in der Behandlung und Prävention von Rückenverletzungen, Schmerzen und Behinderungen.

Eine webbasierte Rückenschmerzintervention (einschließlich Sitzhaltung, täglicher Erinnerungen und Übungen) lieferte bessere Ergebnisse als ein Kontrollvergleich hinsichtlich der Lebensqualität und der Ergebnisse einschließlich der Behinderung durch Schmerzen (del Pozo-Cruz et al., 2012, 2013).

Ein edukativer Ansatz für chronische Rückenschmerzen führte trotz weniger Behandlungen zu ähnlichen Ergebnissen wie bei einer symptombasierten physischen Trainingsmethode (Sorensen et al., 2010).

Die Bereitstellung von Aufklärungsbroschüren verbesserte nicht die Ergebnisse bei Menschen mit Nackenschmerzen, die eine Arbeitsunfallentschädigung erhielten (Derebery, Giang, Gatchel, Erickson & Fogarty, 2009).

Die Teilnehmer, die neben einer Invaliditätsbewertung auch Informationen und Ratschläge zu Rückkehrstrategien an den Arbeitsplatz erhielten, zeigten eine deutlich höhere Quote derer, die an ihren Arbeitsplatz zurückkehrten, als diejenigen, die nur eine Einschätzung erhielten (Du Bois & Donceel, 2012).

Eine Arbeitsstil-Intervention war effektiv in der Verbesserung der Verhaltensänderung mit Blick auf die Körperhaltung, Arbeitsplatzeinstellungen und den Nutzen ausreichender Pausen während der Arbeit am PC-Arbeitsplatz (Bernaards, Ariëns, Simons, Knol & Hildebrandt, 2008).

Eine alleinige Schulung zur Schmerzphysiologie war kurzfristig effektiver zur Verbesserung von Schmerz und Schmerz-Selbstwirksamkeit als eine Kombination aus einer Schulung zur Schmerzphysiologie und Gruppenübungen (Ryan, Gray, Newton & Granat, 2010).

Job-Coaching in der manuellen Materialhandhabung in einem arbeitsmedizinischen Edukationsprogramm war eine effektivere Präventionsstrategie für berufsbezogene muskuloskelettale Rückenverletzungen als ein allgemeines Job-Coaching (Cheng & Chan, 2009).

Eine Aufklärungsbroschüre („The Back Book") (Roland et al., 2002), die von einem 20-minütigen Gruppengespräch eines Arztes unterstützt wird, verbesserte die berichteten Beeinträchtigungen im Rücken in der Pflege älterer Heimbewohner, insbesondere bei Menschen mit Rückenschmerzen (Kovacs et al., 2007).

Ein webbasiertes Stressmanagementprogramm beeinflusste nicht den Schulter-Nacken-Schmerz oder die stressbezogenen Schmerzen in Stress intensiven Betätigungen (Angestellte in den neuen Medien) (Schell, Theorell, Hasson, Arnetz & Saraste, 2008).

Ein strukturiertes Schulungs- und Heimübungsprogramm für Menschen mit Morbus Bechterew war in der täglichen Praxis praktikabel und half dabei, Wissen und Trainingsniveau zu steigern (Rodríguez-Lozano et al., 2013).

Eine Kombinationsbehandlung aus TNF-alpha-Blockern (Entzündungshemmer) und Ergotherapie (Selbsthilfetechniken einschließlich effizienter Energienutzung und Gelenkschutztechniken) waren für Menschen mit Morbus Bechterew von Nutzen und hatten synergistische Effekte auf Schmerz, Funktion und Behinderung (Spadaro et al., 2008).

Der Zusatz eines kurzen Schulungsprogramms über aktives Management zur üblichen Versorgung in der Erstbehandlung führte zu kleinen, aber stetigen Verbesserungen bei Behinderung, Schmerz und Lebensqualität (Albaladejo, Kovacs, Royuela, del Pino & Zamora, 2010).

Eine dreiwöchige zielsetzende Intervention für Menschen mit Rückenschmerzen zeigte keine signifikanten Unterschiede in den Behandlungsergebnissen der Selbstwirksamkeit oder Stärke verglichen mit einer von der Therapeutin geleiteten oder nicht von der Therapeutin geleiteten Bewegungstherapiegruppe (Coppack, Kristensen & Karageorghis, 2012).

5.6.2 Ergonomie und Arbeitstechnik oder Modifikationen

Starke Evidenz aus vier Level-I-RCTs und einer Level-II-Studie unterstützen ergonomische Interventionen und arbeitstechnische oder modifizierende Interventionen.

Die partizipative Ergonomie reduzierte die Exposition gegenüber psychosozialen und physischen Risikofaktoren für Rücken- und Nackenschmerzen bei Arbeitnehmern nicht, obwohl die partizipative Ergonomiegruppe im Vergleich zur Kontrollgruppe deutlich mehr Entscheidungsspielraum und Autorität zeigte (Driessen et al., 2011).

Für ergonomische und psychosoziale Interventionen (Transfertraining und Stressmanagement) als präventive Maßnahme vor Kreuzschmerzen und Verletzungen wurde im Vergleich zu einer Kontrollgruppe kein Effekt gefunden (Jensen et al., 2006).

Ein multidimensionales Programm zur Prävention von Rückenschmerzen, das auf biopsychosozialen Prinzipien basiert, ergab keine signifikanten Unterschiede in den Ergebnissen (Auftreten von Schmerzen, Krankheitstage, Schmerzen und funktionellen Beeinträchtigungen) verglichen mit einer Kontrollgruppe (IJzelenberg, Meerding & Burdorf, 2007).

Eine Level-II-Crossover-Studie ergab, dass ergonomische Anpassungen an einen Computerarbeitsplatz die arbeitsbedingte Körperhaltung verbessern und die Prävalenz von Rückenschmerzen bei am Bildschirmarbeitsplatz Tätigen reduzierten (Pillastrini et al., 2010).

Zusätzlich zum Einsatz von Lendenunterstützungen durch den Klienten für Arbeiternehmer mit vorhergehenden Rückenschmerzen zu einem kurzen Kurs zu gesundheitsfördernden Arbeitsmethoden, reduzierte die Anzahl der Tage, an denen Schmerzen berichtet wurden, aber es wurde kein signifikanter Unterschied für den allgemeinen Arbeitsausfall festgestellt (Roelofs et al., 2007).

5.6.3 Funktionelle Wiederherstellung

Acht Level-I-RCTs, die in diesen Review einbezogen wurden, konzentrieren sich auf die funktionelle Wiederherstellung. Die Artikel in dieser Kategorie zeigten große Unterschiede in Bezug auf die Konsistenz der Ergebnisse, Fehler im Studiendesign, Bias-Berichterstattung und widersprüchliche Ergebnisse. Dennoch waren die Studienergebnisse ausreichend konsistent, um die Evidenz als stark, aber gemischt für funktionelle Wiederherstellungsansätze zu bezeichnen.

Eine Arbeitsplatzinterventionsgruppe kehrte 30 Tage früher an die Arbeit zurück als eine klinische Interventionsgruppe. Es gab keine signifikanten Unterschiede zwischen den beiden Gruppen, was die Sekundärergebnisse wie Schmerzintensität, funktioneller Status, Lebensqualität und den allgemeinen Gesundheitszustand betraf (Steenstra, Anema, van Tulder, et al., 2006).

Die Ergänzung eines Frühinterventionsprogramms für Menschen mit hohem Risiko für die Entwicklung eines einschränkenden chronischen Rückenschmerzes um eine Komponente zum Übergang von der Arbeit (von einem Ergotherapeuten angeleitet und auf die Änderungen von Zeitplänen, Aufgaben und Ergonomie ausgerichtet) trug nicht wesentlich zu verbesserten Arbeitsergebnissen bei (Whitfill et al., 2010). Allerdings führte eine frühzeitige Intervention, mit oder ohne Komponente der Übergangsmodelle, zu signifikant besseren Ergebnissen (z. B. Depressionen, Beschäftigungsstatus, wahrgenommene Einschränkungen bei der Arbeit, Schmerzen, Behinderung, Bewältigung) im Vergleich zu einer Standardversorgungsgruppe.

Ein multimodales Work-Hardening-Programm, bestehend aus Bewegung (inklusive Wassergymnastik), funktionellem Kapazitätstraining und kognitiver Verhaltenstherapie (inklusive Coping und Entspannung), führte zu deutlich höheren Raten bei der Rückkehr an den Arbeitsplatz als die herkömmliche Rehabilitation einschließlich Bewegung, Klientenedukation und psychologischer und sozialer Beratung (Bethge, Herbold, Trowitzsch & Jacobi, 2011).

Die Ergebnisse zur Unterstützung der abgestuften Aktivität waren gemischt. In einer Studie kehrte die Interventionsgruppe mit der graduierten Aktivität deutlich früher an den Arbeitsplatz zurück als in der Kontrollgruppe, wobei der Kostenaufwand nicht signifikant unterschiedlich war (Hlobil et al., 2007). Eine andere Studie ergab keine signifikanten Unterschiede zwischen einer Gruppe, die an abgestuften Aktivitäten teilnimmt und sich auf die Wiederherstellung beruflicher Funktionen konzentriert, um die Rückkehr an den Arbeitsplatz zu erleichtern, im Vergleich zu einer Gruppe der üblichen Versorgung (Steenstra, Anema, Bongers et al., 2006).

Funktionszentrierte Behandlung führte im Folgejahr zu deutlich mehr Arbeitstagen im Vergleich zur schmerzzentrierten Behandlung (Kool et al., 2007).

Sowohl die aktiven Einzeltherapien als auch ein funktionelles Wiederherstellungsprogramm für Menschen mit chronischen Kreuzschmerzen führten zu einer Verbesserung aller gemessenen Ergebnisse

(Flexibilität, Ausdauer der Rückenmuskulatur, Ausdauer der Rückenstrecker, Schmerzintensität, tägliche Aktivitäten, soziale Interessen sowie Arbeits- und Freizeitaktivitäten) ausgenommen der Ausdauer bei der aktiven individuellen Therapiegruppe (Roche et al., 2007).

Eine Studie über eine Echtzeit internetbasierte Betätigungsintervention (z.B. Haltung und Übungsinterventionen in einem Arbeitskontext) zur Verhinderung des Fortschreitens der Chronizität subakuter unspezifischer Rückenschmerzen unter Büroangestellten lieferte einen moderaten Nutzennachweis (Slater et al., 2009).

5.6.4 Multidisziplinäre Ansätze

Die in den Review einbezogenen 12 Level-I-RCTs konzentrieren sich auf multidisziplinäre Behandlungsansätze. Die Artikel in dieser Kategorie zeigen große Unterschiede in Bezug auf die Konsistenz der Ergebnisse, Fehler im Studiendesign, Bias-Berichterstattung und widersprüchliche Ergebnisse. Dennoch waren die Studienergebnisse ausreichend konsistent, um die Evidenz für Klientenedukationsansätze als stark zu bezeichnen.

Arbeitsplatzinterventionen als Komponente eines multidisziplinären Programms wurde von zwei RCTs unterstützt. Anema et al. (2007) fanden heraus, dass Arbeitsplatzinterventionen bei der Behandlung subakuter Rückenschmerzen wirksam sind. Allerdings waren abgestufte Aktivitäten und kombinierte Interventionen nicht effektiv. Eine weitere Studie (in zwei Phasen) ergab, dass ein integriertes Versorgungsprogramm die Einschränkungen durch chronische Rückenschmerzen im Privat- und Berufsleben im Vergleich zur üblichen Versorgung deutlich reduziert (Lambeek, Bosmans et al., 2010; Lambeek, van Mechelen, Knol, Loisel & Anema, 2010).

Ein multidisziplinäres Programm, bestehend aus kognitiver Verhaltenstherapie und Bewegungstraining, war alleinigem Bewegungstraining darin überlegen, Behinderungen, Angstvermeidungsüberzeugungen und Schmerzen zu reduzieren und die Lebensqualität von Menschen mit chronischen Rückenschmerzen zu verbessern (Monticone et al., 2013).

Ein Gruppen-basiertes 12-wöchiges Programm und ein individuelles, von der Therapeutin unterstütztes 12-wöchiges Programm für Menschen mit chronischen Kreuzschmerzen führte zu einer langfristigen Verbesserung der Schmerz- und Behinderungswerte, mit nur geringen signifikanten Unterschieden zwischen den beiden Gruppen (Dufour, Thamsborg, Oefeldt, Lundsgaard & Stender, 2010).

Ein dreiwöchiges multidisziplinäres stationäres Rehabilitationsprogramm zeigte Vorteile für Menschen mit Morbus Bechterew verglichen mit einer gewöhnlichen Versorgung, gemessen an den Werten der *Bath Ankylosing Spondylitis Disease Activity Scale* und sekundären Ergebnissen inklusive des Wohlbefindens und Lebensqualität, gemessen mit *der 36-Item Short Form Survey* (SF-36; Kjeken et al., 2013).

Ein multidisziplinärer Ansatz, bei dem Physiotherapeuten, ein Psychologe und ein Arzt ein Rekonditionierungsprogramm (abgestuftes, zielorientiertes Rekonditionierungsprogramm zuzüglich CBT) anboten, führte zu klinisch signifikanten Verbesserungen in der Wahrnehmung der Behinderung und der Schmerzen verglichen mit einem Zustand nach üblicher Versorgung (Campello et al., 2012).

Ein Programm zur kombinierten Bewegungs-, Aufklärungs- und Schmerzbehandlung, das eine Ultraschallbehandlung über zehn Minuten im kontinuierlichen Modus, 30 Minuten lang konventionelle TENS-Behandlung, Aerobic-, Widerstands-, Beweglichkeits- sowie Haltungsübungen, Massage, Edukation und Ergotherapie umfasste, brachte signifikante Verbesserungen in allen Ergebnismessungen inklusive Behinderung und Schmerz verglichen mit einer Kontrollgruppe (Nazzal et al., 2013).

Eine Studie verglich ein funktionelles Programm zur Wiederherstellung, bestehend aus einer Gruppenbehandlung (jeweils 6–8 Teilnehmer) inklusive Muskelkräftigung, Ausdauertraining und Arbeitssimulationsworkshops, mit einer aktiven individuellen Therapiegruppe inklusive Beweglichkeitstraining und Schmerzmanagement. Für beide Gruppen wurden Verbesserungen gefunden. Allerdings benötigten die Teilnehmer der Wiederherstellungsgruppe signifikant weniger Krankheitstage (Roche-Leboucher et al., 2011).

Eine multidisziplinäre ambulante Rehabilitation verbesserte die Ergebnisse bezogen auf Behinderung, Rückkehr an den Arbeitsplatz und Schmerzen (Henchoz, de Goumoëns, So & Paillex, 2010; Kääpä, Frantsi, Sarna & Malmivaara, 2006).

Jensen, Jensen, Christiansen und Nielsen (2011) fanden heraus, dass klinikbasierte multidisziplinäre Interventionen nicht besser waren als kurze Interventionen, um die Rückkehr an den Arbeitsplatz zu erhöhen und die Gesundheit als krank aufgeführten Beschäftigten mit Rückenschmerzen zu verbessern.

5.6.5 Physikalische Anwendungen

13 Level-I-RCTs, die in diesen Review einflossen, konzentrierten sich auf die Anwendung Physikalischer Maßnahmen. Die Artikel in dieser Kategorie zeigten große Unterschiede in Bezug auf die Konsistenz der Ergebnisse, Fehler im Studiendesign, Bias-Berichterstattung und widersprüchliche Ergebnisse, in dem Ausmaß, dass die Evidenz als unzureichend bis moderat bezeichnet wird.

Gruppen, die kontinuierlichen Ultraschall oder Phonophorese für chronischen Rückenschmerz erhielten, erlebten größere Verbesserungen der Schmerzen, der Stärke der Rückenstrecker und der Gehfähigkeit verglichen mit einer Kontrollgruppe, die nur Bewegungsübungen erhielt (Durmus et al., 2013).

Eine kontinuierliche Anwendung von niedrigschwellig eingesetzten Wärmepackungen war in der Prävention und Frühphase der Behandlung von verzögert auftretendem Muskelkater im unteren Rücken wirksam (Mayer et al., 2006).

Therapeutische Übungen allein (inklusive Radfahren mit niedriger Intensität, Kräftigung der UE sowie der Bauchmuskulatur und Flexionsübungen) verbesserten Schmerzen und Behinderung bei Teilnehmern mit lumbaler Spinalkanalstenose. Die zusätzliche Gabe von Ultraschall zur Übungsbehandlung senkte signifikant die Einnahme von Analgetika (Goren, Yildiz, Topuz, Findikoglu & Ardic, 2010).

Die Elektrostimulation lieferte signifikante Verbesserung der Lebensqualität, der funktionellen Leistungsfähigkeit und der isometrischen Stärke von Menschen mit chronischen Rückenschmerzen (Durmus et al., 2009).

Eine Kombination aus kontinuierlichem Ultraschall und Elektrotherapie war wirksam bei der Verbesserung der Gehfähigkeit, der Rumpfkraft, der Lebensqualität und der Schmerzen bei Menschen mit chronischem Kreuzschmerz (Durmus, Durmaz & Canturk, 2010).

Die Elektrotherapie mit Interferenzstrom (mit Massage) für Menschen mit chronischen unspezifischen Kreuzschmerzen führte zu einer signifikant stärkeren Verbesserung in Bezug auf Behinderung, Schmerz und Lebensqualität als der Vergleich zur oberflächlichen Massage allein (Lara-Palomo et al., 2013).

Die hoch-intensive Laser-Therapie (LLLT) führte bei Menschen mit Rückenschmerzen, im Vergleich zur Ultraschalltherapie, zu einem deutlich stärkeren Rückgang der Schmerzen und Behinderungen (Fiore et al., 2011).

Gemischte Evidenz aus zwei RCTs weist darauf hin, dass die LLLT vorteilhafter sein kann als eine Placebo-Laser-Therapie. Eine Studie ergab keinen signifikanten Unterschied in der Schmerzstärke und der funktionellen Kapazität von Menschen mit akuten und chronischen Kreuzschmerzen, die durch einen Bandscheibenvorfall verursacht wurden (Ay, Doğan & Evcik, 2010). Dennoch fand die andere Studie heraus, dass LLLT kombiniert mit Bewegungsübungen (z.B. Kräftigung und Dehnung) vorteilhafter ist als Bewegung allein, um Schmerzen zu verringern, die lumbale Flexion zu verbessern und die Behinderung zu reduzieren (Djavid et al., 2007).

Drei Studien lieferten gemischte Belege dafür, dass TENS-Behandlungen funktionelle Vorteile und Schmerzlinderung für Menschen mit Rückenschmerzen bietet (Buchmuller et al., 2012; Kofotolis, Vlachopoulos & Kellis, 2008; Pop et al., 2010).

Eine Studie, die Elektrotherapie mit therapeutischen Übungen verglich, ergab, dass keine der beiden Behandlungen therapeutische Vorteile für die Aktivierung und Stabilisierung der spinalen Muskulatur bietet (Bilgin et al., 2013).

5.6.6 Körperliche Aktivität

Neun Level-I-RCTs, die in diesen Review aufgenommen wurden, konzentrieren sich auf therapeutische Übungen im Zusammenhang mit funktionellen und betätigungsorientierten Ergebnissen. Der Review schloss Studien aus, die sich ausschließlich oder hauptsächlich auf komplementäre Gesundheitskonzepte und integrative Gesundheitsinterventionen wie Yoga oder Tai-Chi fokussierten. Die Artikel in dieser Kategorie zeigten große Unterschiede in Bezug auf die Konsistenz der Ergebnisse, Fehler im Studiendesign, Bias-Berichterstattung und widersprüchliche Ergebnisse, sodass die Evidenz als unzureichend bis moderat für therapeutische Übungen bezeichnet wird.

Walking, Edukation und Beratung waren effektiver als Edukation und Beratung allein (McDonough et al., 2013).

Ein sechswöchiges Walking-Programm war so effektiv wie ein sechswöchiges spezifisches Kräftigungsprogramm für den unteren Rücken (Shnayderman & Katz-Leurer, 2013).

Dehnübungen für die großen Muskelgruppen des Rumpfes und der UE waren effektiver als Yoga oder eine Schulung mittels Selbsthilfebroschüre (Sherman et al., 2011).

Die Verwendung von Nintendo Wii-Übungen und lumbale Stabilisationsübungen verringerten Rückenschmerzen im Vergleich zu einer Kontrollgruppe. Die Wii-Übungsgruppe zeigte keine Verbesserungen der Balance, was aber die Kontrollgruppe und die Gruppe der lumbalen Stabilisation taten (Park, Lee & Ko, 2013).

Eine Trainingsgruppe (Walking, Dehnung und Rumpfkräftigung) erfuhr signifikante Verbesserungen der Behinderungs-Scores, verglichen mit einer Psychotherapiegruppe nach neun Wochen, allerdings blieb der Unterschied nach sechs Monaten nicht erhalten (Machado, Azevedo, Capanema, Neto & Cerceau, 2007).

Funktionelle Bewegungen, Rückenschmerzschulung und Ruhe brachten keinen signifikanten Unterschied in den Ergebnissen als bei konventionellen therapeutischen Übungen (Jensen, Leboeuf-Yde, Wedderkopp, Sorensen, & Manniche 2012; Schenkman et al., 2009).

Eine Studie, die den Gebrauch eines Laufbands mit Körpergewichtsunterstützung im Vergleich zum Radfahren in der konservativen Behandlung von Menschen mit lumbaler Spinalkanalstenose untersuchte, ergab unbedeutende Ergebnisse. Die in beiden Gruppen beobachtete Verbesserung war wahrscheinlich eine Kombination aus dem Eingriff und dem natürlichen Heilungsverlauf nach einer lumbalen Spinalkanalstenose (Pua, Cai & Lim, 2007).

Betreutes Nordic-Walking, unbeaufsichtigtes Nordic-Walking und Beratung, aktiv zu bleiben, und alleinige Beratung für Menschen mit chronischen Kreuzschmerzen ergaben nach acht Wochen keine signifikanten Gruppenunterschiede (Hartvigsen, Morsø, Bendix & Manniche, 2010).

5.7 Interventionen für die berufliche Rehabilitation

Schmerzen unter Arbeiternehmern gehen mit einem hohen Verbrauch an medizinischen Interventionen und reduzierter Bereiche wie Komfort, Produktivität und Sicherheit einher. Neben der Belastung des Arbeitgebers durch die Kosten ist die Lebensqualität der Arbeitnehmer durch das Vorhandensein und Anhalten von Schmerzen beeinträchtigt. Die 13 Level-I-Studien in diesem systematischen Review liefern Ergotherapeuten Belege für den Einsatz therapeutischer Maßnahmen zur Verbesserung der Betätigungsperformanz von Arbeitnehmern mit Schmerzen im Zusammenhang mit einer muskuloskelettalen Verletzung, die entweder bei Schmerzen arbeiten oder vorübergehend krankgeschrieben sind (Paquette, 2017a).

5.7.1 Interventionen für den Arbeitsplatz

Starke Evidenz aus drei RCTs (Bültmann et al., 2009; Li-Tsang, Li, Lam, Hui, & Chan, 2008; Vermeulen et al., 2011) und einem systematischen Review (van Oostrom et al., 2009) zeigt, dass individuell zugeschnittene Programme der beruflichen Rehabilitation und Interventionen vor Ort die Rückkehr an den Arbeitsplatz im Vergleich zur üblichen Versorgung begünstigen. Zu den Ergebnissen gehörten die Reduzierung der Fehlzeiten, die Steigerung der Produktivität und die Senkung der Kosten für ambulante Behandlungsprogramme. Zu den Maßnahmen vor Ort gehören koordinierte, konsensorientierte und maßgeschneiderte Programme zur beruflichen Rehabilitation unter Einbeziehung des Arbeitnehmers, des Vorgesetzten und der Gesundheits- und Sicherheitsbeauftragten vor Ort.

Ein klinikbasiertes interdisziplinäres Programm mit acht Wochen arbeitsspezifischer Übungen und Schulung war nicht effektiver als die übliche Behandlung, um die Vollzeitarbeitsfähigkeit der Teilnehmer zu erhöhen (Meyer, Fransen, Huwiler, Uebelhart, & Klipstein, 2005).

Ein systematischer Review ergab moderate Evidenz dafür, dass Interventionen, die innerhalb von 12 Wochen nach Abwesenheit beginnen und nicht länger als 12 Stunden dauern, effektiver sind, um die Rückkehr an den Arbeitsplatz zu fördern, gesundheitsbedingten Arbeitsplatzverlust zu verhindern und die durchschnittlichen Krankheitstage zu reduzieren, im Vergleich zu Interventionen, die mehr als 12 Stunden dauern, dafür aber längere Intervention effektiver sind, um den Verlust des Arbeitsplatzes zu verhindern (Palmer et al., 2012). Frühzeitige Maßnahmen von begrenzter Dauer waren bei der Reduzierung des Risikos des Arbeitsplatzverlusts und der Krankheitszeiten effektiver als späte Maßnahmen von längerer Dauer.

Starke Belege aus vier systematischen Reviews (Leyshon et al., 2010; Palmer et al., 2012; Tullar et al., 2010; van Oostrom et al., 2009) und einem RCT (Yu et al., 2013) unterstützen Änderungen der Arbeitsplatzgestaltung durch Beratung oder partizipative Ergonomie, um die Rückkehr und den Verbleib am Arbeitsplatz einschließlich Komfort, verlorener Tage, Schmerzintensität, Schmerzprävalenz und Verletzungsrate zu verbessern. Zur Steigerung der Produktivität durch Arbeitsplatzanpassungen konnte keine Evidenz gefunden werden.

Ein systematischer Review lieferte moderate Evidenz dafür, dass das Training im Handling von Klienten allein die Verletzungs- und Schmerzraten der Mitarbeiter im Gesundheitswesen nicht reduziert (Tullar et al., 2010).

5.7.2 Psychologische und verhaltenstherapeutische Interventionen

Zwei systematische Reviews fanden moderate Hinweise darauf, dass kognitive Verhaltenstherapie allein nicht die Prävalenz des Arbeitsplatzverlusts, die Verletzungsrate, den Schmerz oder den Krankenstand reduziert (Palmer et al., 2012; Tullar et al., 2010).

Aktives Case-Management mit beruflicher Beratung war effektiver, um Ängste und Stress abzubauen und den berichteten Gesundheitszustand und die Arbeitsbereitschaft zu verbessern als die gewöhnliche Behandlung (Überweisung an Sozialarbeiter und Berater), verbesserte aber nicht die durchschnittliche Anzahl der Arbeitsstunden (Li-Tsang et al., 2008).

5.7.3 Interventionen zu Alltagsaktivität

Zwei RCTs (Andersen et al., 2010; Speklé et al., 2010) und ein systematischer Review (Lysaght et al., 2010) lieferten den eindeutigen Beweis, dass spezifisches Widerstandtraining, körperliche Bewegung und klinikbasierte Therapie, insbesondere in Kombination mit der Wiedereingliederung in die täglichen Aktivitäten, effektiver sind als die übliche Versorgung, um die Schmerzen zu reduzieren und eine erfolgreiche Rückkehr an den Arbeitsplatz zu fördern. Der systematische Review ergab keinen Effekt einer passiven Therapie und lediglich minimale Hinweise darauf, dass psychologische Interventionen Schmerzen reduzieren und die Rückkehr an den Arbeitsplatz begünstigen (Lysaght, Donnelly, & Luong, 2010).

5.8 Interventionen bei chronischen Schmerzen

Chronische muskuloskelettale Schmerzen sind ein großes Gesundheitsproblem und führen zu Beeinträchtigungen des psychologischen und psychosozialen Wohlbefindens, eingeschränkter Funktionalität und verminderter Lebensqualität (Angst, Verra, Lehmann, Brioschi, & Aeschlimann, 2009). Chronische muskuloskelettale Schmerzen werden definiert als „Schmerzen, die über den erwarteten Zeitrahmen für die Heilung hinaus anhalten oder bei Krankheitsprozessen auftreten, bei denen Heilung nie eintreten kann" (übersetzt nach Jordan, Holden, Mason, & Foster, 2010, S. 2). Laut des National Health Interview Survey von 2015 erleiden schätzungsweise 25,3 Millionen Erwachsene (11,2 %) tägliche Schmerzen und annähernd 40 Millionen Erwachsene (17,6 %) starke Schmerzen (National Center for Complementary and Integrative Health, 2015).

Die in diesem Review enthaltenen Studien betrafen Teilnehmer mit Schmerzzuständen wie derm *Complex Regional Pain Syndrome* (CRPS), myofaszialen Schmerzen, Fibromyalgie, Arthritis, Rücken- und Nackenschmerzen, Schulterschmerzen und Phantom oder Stumpfschmerzen nach einer Amputation. Die Schmerzmanagementstrategien in den untersuchten Studien umfassten Klientenedukation, Trainingsprogramme, Selbsthilfestrategien, *Graded Exposure*, physikalische Anwendungen und multidisziplinäre Behandlungen. Die Evidenz reicht nicht aus, um festzustellen, ob ein Behandlungsansatz oder eine Behandlung effektiver als eine andere ist.

Die 22 Level-I-Studien und eine Level-II-Studie, die in diesen Review aufgenommen wurden, lieferten niedrige bis moderate Evidenz zur Unterstützung spezifischer Schmerzbehandlungsstrategien für Menschen mit chronischen muskuloskelettalen Schmerzen (Paquette, 2017b, 2017c; Schwartz, 2017c). Studien, die die Wirksamkeit verschiedener Ansätze zu chronischem Schmerz untersuchten, beinhalteten eine Level-I-Studie zur Selbsthilfe, zehn Level-I-Studien zu körperlicher Aktivität, zwei Level-I-Studien zu Kinesio-Taping, zwei Level-I-Studien zur Edukation, zwei Level-I-Studien und eine Level-II-Studie zu multidisziplinären Interventionen, drei Level-I-Studien zu physikalischen Anwendungen, fünf Level-I-Studien zu psychosozialen Interventionen und zwei Level-I-Studien zu kurzen Lebensstilinterventionen.

5.8.1 Selbstmanagement

Ein systematischer Review und eine Meta-Analyse lieferten moderate Hinweise darauf, dass Selbstmanagementprogramme einen kleinen bis mittleren positiven Einfluss auf Schmerzen und Behinderungen bei Menschen mit Arthritis hatten (Jordan et al., 2010). Die Forschungsergebnisse für Menschen mit chronischem Rückenschmerz waren nicht ausreichend, um die Wirksamkeit eines Selbstmanagementprogramms zu belegen.

5.8.2 Körperliche Aktivität

Mehrkomponenten-Interventionen

Ein systematischer Review (Jordan et al., 2010) lieferte moderate Belege für die folgenden Strategien zur Verbesserung der Klientenbindung an Trainingsprogramme: überwachte Trainingseinheiten, individuelle Trainingseinheiten, Heimübungsprogramme, ergänzt durch Gruppenaktivitäten, besondere Aufmerksamkeit auf die Einhaltung, Selbstmanagementprogramme und abgestufte Aktivitätsprogramme. Die Evidenz war widersprüchlich, ob Interventionen, die die Einhaltung verbessern, auch die klinischen Messergebnisse signifikant verbessern.

Das Hinzufügen einer kognitiven Verhaltenskomponente zum gesamten körperlichen Training, einschließlich kardiovaskuläres Training, Kräftigungs-, Entspannungs- und Haltungsübungen, war bei einer Gruppe von Selbstständigen mit MSE nicht signifikant effektiver in der Verringerung der Schmerzschwere und des Funktionsstatus als durch körperliches Training allein (Heinrich, Anema, de Vroome, & Blatter, 2009).

Yoga

Zwei systematische Reviews fanden starke Hinweise darauf, dass Yoga wirksam ist, um die Schmerzintensität und -häufigkeit, schmerzbedingte Behinderungen und Depressionen zu reduzieren und die Lebensqualität bei Menschen mit muskuloskeletalen Schmerzen zu verbessern (Büssing, Ostermann, Lüdtke, & Michalsen, 2012; Ward, Stebbings, Cherkin, & Baxter, 2013).

Widerstandstraining

Ein systematischer Review ergab moderate Hinweise darauf, dass Widerstandstraining bei Menschen mit chronischen oder akuten MSE wirksam ist, um Muskelkraft, Funktionsfähigkeit und Lebensqualität zu erhöhen (Kristensen & Franklyn-Miller, 2012). Zu den untersuchten Erkrankungen gehörten chronische Rückenschmerzen, Tendinopathie und Schmerzen nach Hüftgelenkersatz. Das intensive Training (mehr als 60 % der Maximalkraft), inklusive des progressiven intensiven Trainings für Teilnehmer mit muskuloskeletalen Verletzungen, war effektiver und erhöhte die Wahrscheinlichkeit von Verletzungen nicht, im Vergleich zum Training mit geringerer Intensität. Das Widerstandstraining nach Hüftgelenkersatz verkürzte die Verweildauer im Krankenhaus. Außerdem steigerte das Widerstandstraining die Maximalkraft, die Schnellkraft und die funktionelle Leistungsfähigkeit auch bei älteren Erwachsenen.

Ein systematischer Review ergab moderate Hinweise darauf, dass strukturierte Widerstandstrainingsprogramme signifikant die Muskelkraft steigern, Schmerzen reduzieren und funktionelle Fähigkeiten bei Menschen mit muskuloskeletalen Erkrankungen verbessern, inklusive chronischer Kreuzschmerzen, chronischer Tendinopathien, Gonarthrose, Rekonstruktionen des vorderen Kreuzbands und Hüftersatz (Kristensen & Franklyn-Miller, 2012).

Ein systematischer Review ergab moderate Hinweise darauf, dass exzentrisches Krafttraining die Muskelkraft signifikant effektiver steigert als konzentrisch-exzentrisches Training bei Menschen mit chronischen Achillessehnen oder Patellartendinopathien (Kristensen & Franklyn-Miller, 2012).

Kettlebell-Training

Kettlebell-Training reduzierte Nacken-, Schulter- und Rückenschmerzen und steigerte die Stärke der Rückstrecker bei Arbeitnehmern mit einer hohen Prävalenz für MSE (Jay et al., 2011). Das Kettlebell-Training hatte keinen Einfluss auf die Rumpfflexoren, die Stärke der Schulterelevatoren oder die aerobe Fitness.

Kinesiotaping

Eine Meta-Analyse fand moderate Hinweise, dass Kinesiotaping einen kleinen positiven Einfluss auf Kraft, Kraftregulation und das aktive Bewegungsausmaß bei Menschen mit Schulterschmerzen hatte (Williams, Whatman, Hume, & Sheerin, 2012). Die Meta-Analyse ergab auch, dass Kinesiotaping minimal Schmerzen, Gelenkpropriozeption und Muskelaktivität bei Menschen mit und ohne Verletzungen verbesserte.

5.8.3 Edukation

Ein systematischer Review ergab moderate Hinweise auf die Einbeziehung der neurowissenschaftlichen Edukation, die sich speziell mit der Neurophysiologie des Schmerzes als Intervention zur Verringerung der Schmerzbewertungen, zur Verbesserung der Funktion und zur Unterstützung der Menschen bei der Entwicklung von Strategien zur Bewältigung von Schmerzen befasst (Louw, Diener, Butler, & Puentedura, 2011).

Ein systematischer Review zeigte moderate Evidenz dafür, dass mehrkomponentige edukative Maßnahmen, die auf das Selbstmanagement eines Gesundheitsversorgers in einem medizinischen oder kommunalen Umfeld abzielen, Schmerzen und depressive Symptome reduzieren und die allgemeine

Gesundheit, körperliche Funktion und Selbstwirksamkeit im Vergleich zu solchen Maßnahmen erhöhen, die von jemand anderem (z. B. Laien) oder in einem anderen Umfeld durchgeführt werden (Carnes et al., 2012).

5.8.4 Multidisziplinäre Interventionen

Ein systematischer Review (Scascighini, Toma, Dober-Spielmann, & Sprott, 2008) und eine Level-II-nicht randomisierte Kohortenstudie (Angst et al., 2009) lieferten moderate Unterstützung für multidisziplinäre Schmerzmanagementprogramme, fanden aber keine Evidenz dafür, dass ein spezifischer multidisziplinärer Ansatz vorzuziehen wäre.

Ein RCT, der *Graded Exposure* gegenüber einer in vivo multidisziplinären Schmerzbehandlung für Menschen mit chronischen Schmerzen hinzufügte, fand keine Unterschiede in den Ergebnissen zwischen den Gruppen (Bliokas, Cartmill, & Nagy, 2007).

5.8.5 Physikalische Anwendungen

Die kurzfristige Elektrostimulation in Verbindung mit Botox-Injektionen in myofasziale Triggerpunkte war der Elektrostimulation bei der Schmerzlinderung bei Menschen mit chronischen myofaszialen Schmerzsyndromen im Nacken- und Schulterbereich überlegen (Seo, Bang, Chung, Jung, & Lee, 2013).

Ein systematischer Review untersuchte den Einsatz von TENS zur Reduzierung von Phantom- und Stumpfschmerzen bei Teilnehmern nach Amputationen und ergab unzureichende Evidenz, um die Verwendung von TENS zu diesem Zweck zu unterstützen oder zu widerlegen (Mulvey, Bagnall, Johnson, & Marchant, 2010).

Ein systematischer Review ergab, dass es keine ausreichende Evidenz zur Unterstützung der Verwendung therapeutischer Massage zur Schmerzlinderung bei Menschen mit muskuloskelettalen Schmerzen gibt (Lewis & Johnson, 2006).

5.8.6 Psychosoziale Interventionen

Achtsamkeit und Spiegeltherapie

Ein systematischer Review ergab moderate Hinweise darauf, dass achtsamkeitsbasierte Interventionen effektiver sind als keine Interventionen, aber nicht effektiver als andere Interventionen wie Unterstützungs- und Aufklärungsgruppen in der Reduzierung von Schmerzen und depressiven Symptomen (Chiesa & Serretti, 2011).

Ein systematischer Review lieferte moderate Hinweise dafür, dass psychologische Interventionen oder Psychotherapie Schmerzen und Depressionen reduziert und die Gesundheit und Funktion bei Menschen mit chronischen Schmerzen erhöht haben (Carnes et al., 2012).

Zwei systematische Reviews fanden starke Hinweise darauf, dass alleinige Spiegeltherapie Schmerzen reduziert (Bowering et al., 2013; Ezendam, Bongers, & Jannink, 2009).

Kognitive Verhaltenstherapie

Ein RCT (Dear et al., 2013) und ein systematischer Review sowie eine Meta-Analyse (Macea, Gajos, Daglia Calil, & Fregni, 2010) lieferten den eindeutigen Beweis, dass eine internetgestützte CBT-Intervention Schmerzen reduziert. Dear et al. (2013) fanden heraus, dass die internetgestützte CBT-Intervention die Schwere von Depressionen, generalisierter Angst, Behinderung und katastrophisierten Schmerzwahrnehmungen verringerte und die Fähigkeit verbesserte, mit dem Schmerz umzugehen.

Motivationsgespräche

Ein systematischer Review ergab moderate Hinweise darauf, dass Motivationsgespräche die Schmerzintensität verringern und körperliche Funktionen, Übungs- und Workshop Teilnahme sowie die selbsteingeschätzte allgemeine Gesundheit verbessern können (Chilton, Pires-Yfantouda, & Wylie, 2012).

Graded Motor Imagery Training (GMIT)

Ein systematischer Review ergab moderate Evidenz dafür, dass ein vollständiges GMIT bessere Ergebnisse erreicht als die übliche Versorgung, einschließlich der Physiotherapie, und bessere Ergebnisse als ein nicht geordnetes oder unvollständiges GMIT (z. B. nur Spiegeltherapie oder motorische Therapie ohne die anderen Komponenten) und Schmerzen reduziert sowie die Funktionsfähigkeit in teilnehmergewählten Aufgaben verbesserte (Bowering et al., 2013).

Ein weiterer systematischer Review fand unzureichende Evidenz dafür, dass ein alleiniges GMIT Schmerzen unmittelbar nach der Behandlung reduziert (Bowering et al., 2013).

Kurze Lebensstilinterventionen

Ein systematischer Review ergab moderate Hinweise darauf, dass Lifestyleinterventionen die allgemeine Gesundheit und die körperlichen Funktionen steigern, aber keinen Einfluss auf Depressionen haben (Carnes et al., 2012). Interventionen, die weniger als acht Wochen dauerten, waren effektiver bei der Verringerung von Schmerzen und depressiven Symptomen und der Steigerung der allgemeinen Gesundheit und der körperlichen Funktionen als solche, die länger als acht Wochen dauerten.

5.8.7 Complex Regional Pain Syndrome (CRPS)

Ein systematischer Review der Interventionen für Menschen mit CRPS fand keine qualitativ hochwertige oder mäßige Evidenz für eine bestimmte Intervention (O'Connell, Wand, McAuley, Marston, & Moseley, 2013). Eingeschränkte Evidenz unterstützt, dass physiotherapeutische oder ergotherapeutische Interventionen im Vergleich zu einer Sozialarbeitskontrollgruppe hinsichtlich der passiven Aufmerksamkeit und Beratung besser waren; die Interventionen zeigten kleine positive Effekte in der Schmerzreduzierung im Follow-Up nach einem Jahr, die zu unwahrscheinlich waren, um klinisch relevant zu sein. Begrenzte Evidenz unterstützte GMIT zuzüglich medizinischer Behandlung zur Schmerzreduzierung und Funktionsverbesserung gegenüber konventioneller Therapie zuzüglich medizinischer Behandlung. Eingeschränkte Evidenz unterstützen Spiegeltherapie zur Schmerzreduzierung und Funktionsverbesserung an den OE bei einem CRPS nach Schlaganfall im Vergleich zu einer Kontrollgruppe mit abgedecktem Spiegel.

5.9 Interventionen bei Verbrennungen

Nach Angaben der American Burn Association (2016) waren im Jahr 2011 in den USA 486.000 Verbrennungen medizinisch zu versorgen. Obwohl die meisten relativ mild waren, mussten 40.000 Menschen ins Krankenhaus eingeliefert werden und 3275 endeten tödlich. Im Jahr 2011 ereigneten sich 8 % der Verbrennungen am Arbeitsplatz, so das Bureau of Labor Statistics (American Burn Association, 2016).

Verbrennungen ereignen sich, wenn Chemikalien, Flammen, Flüssigkeiten, Dämpfe oder Elektrizität die Haut und das darunter liegende Gewebe schädigen. Schwere Verbrennungen betreffen mehr als nur die Haut: Verbrennungen können die vitalen Systeme schwächen oder aussetzen lassen und den Menschen dabei anfällig für weitere Komplikationen machen. Abhängig von der Größe der verbrannten Fläche, kann nahezu jedes System im Körper betroffen sein.

Zu den schwerwiegenden Verbrennungskomplikationen gehören Entstellungen, Narbenbildungen, Infektionen, psychologische Probleme, chronische Schmerzen, Muskelschwäche, eingeschränkte Beweglichkeit, geminderte Griff- und Fingerkraft sowie Schwierigkeiten bei der Wiederaufnahme von Lebensrollen und der Teilhabe an den ADLs. Ergotherapeuten spielen eine Schlüsselrolle in der Rehabilitation von Menschen mit Verbrennungen und helfen ihnen, Muskelkraft, Gelenkbeweglichkeit, Feinmotorik und die Fähigkeit, die ADLs durchzuführen, wiederherzustellen, zusammen mit der Bereitstellung wichtiger adaptiver Geräte und Hilfsmittel, die ein unabhängiges Leben ermöglichen.

14 Level-I-, drei Level-II- und eine Level-III-Studie wurden in diesen Review der Interventionen für Menschen mit Verbrennungen einbezogen. Die Interventionen umfassten individuelle und überwachte Gesundheitsfitnessrehabilitation, Klienten- und Familienaufklärung, häufige und intensive stationäre Rehabilitation, Hauttransplantationen für Handverletzungen sowie Training mit und ohne Orthesen-Versorgung für axillare Verbrennungen (Schwartz, 2017a, 2017b). Zu den Studien, die die Wirksamkeit von Ansätzen für Verbrennungen untersuchten, gehörten vier Level-I-Studien über körperliche Aktivität, eine Level-I-Studie und eine Level-III-Studie über Hochfrequenzrehabilitation, eine Level-I-Studie über frühzeitige Exzision und Hauttransplantation, eine Level-III-Studie über Interventionen zur Lebensqualität, vier Level-I-Studien über Schmerzmanagement und fünf Level-I-Studien sowie eine Level-II-Studie zur Narbenbehandlung.

5.9.1 Körperliche Aktivität

Ein RCT ergab, dass Bewegung allein und in Kombination mit Orthesen bei der Behandlung von Achselverbrennungen wirksam war, ohne signifikante Unterschiede zwischen den Gruppen (Kolmus, Holland, Byrne, & Cleland, 2012). Die Einhaltung der Tragevorschriften der Orthese war gering.

Drei RCTs lieferten starke Evidenz dafür, dass die aerobe Konditionierung in Kombination mit der standardtherapeutischen Intervention für Menschen mit schweren Verbrennungen einer alleinigen standardtherapeutischen Intervention zur Verbesserung der aeroben Kapazität und Muskelkraft überlegen war (de Lateur et al., 2007; Ebid, Omar, & Abd El Baky, 2012; Okhovatian & Zoubine, 2007).

5.9.2 Hochfrequente Rehabilitation

Ein RCT ergab, dass eine intensive stationäre Rehabilitation für Menschen mit Verbrennungen zwei- bis dreimal täglich über 30–45 Minuten angeboten wurde und dass die neuromuskuläre Elektrostimulation zur Muskelkräftigung der routinemäßigen Physiotherapie überlegen war, die einmal täglich für 15–20 Minuten angeboten wurde (Okhovatian & Zoubine, 2007). Die intensive stationäre Rehabilitation führte auch zu weniger Komplikationen und signifikant weniger Kontrakturen durch die Verbrennungsnarben. Die Klienten- und Familienaufklärung wurde täglich in den individualisierten Behandlungsansatz einbezogen.

Eine Level-III prospektive Längsschnittstudie ergab, dass die stationäre Therapie Menschen mit schweren Verbrennungen drei Stunden pro Tag, dreimal die Woche, eine signifikante Verbesserung aller Outcome-Messungen (ROM an Schulter, Ellenbogen, Knie und Hüfte; Balance; Handfunktion) brachte, die bei der Aufnahme und der Entlassung erfasst wurden (Schneider et al., 2012). Darüber hinaus wurde das Kontrakturmanagement ohne chirurgische Intervention durchgeführt.

5.9.3 Frühzeitige Exzision und Hautdeckung

Ein RCT zeigte, dass frühzeitige Eschartomie und Hautdeckung, die durchschnittlich sechs Tage nach Handverbrennungen durchgeführt wurden, der Hautdeckung, die durchschnittlich 16 Tage nach Handverbrennungen durchgeführt wurden, überlegen war (Omar & Hassan, 2011). Die Therapie wurde eine Woche nach der Hauttransplantation in beiden Gruppen eingeleitet. Die Gruppe mit der frühzeitigen Exzision verzeichnete einen signifikanten Anstieg der endgradigen aktiven Fingerbeweglichkeit, der funktionellen Fähigkeiten und der Griffstärke sowie einem kürzeren Verbleib im Krankenhaus, verglichen mit der Gruppe der späteren Hautdeckung.

5.9.4 Interventionen zur Lebensqualität

Eine Level-III-Querschnittstudie untersuchte Langzeitaspekte zur Lebensqualität bei 20 Menschen mit schweren Verbrennungen (z. B. 70 % der kompletten Körperoberfläche) über 12 Jahre (Xie, Xiao, Zhu, & Xia, 2012). Die Teilnehmer zeigten niedrigere Gesamtergebnisse in den körperlichen Funktionen als die Allgemeinbevölkerung und erlebten Rolleneinschränkungen aufgrund der physischen und emotionalen Probleme und Beeinträchtigungen in ihren sozialen Funktionen. Langwierige Krankenhausaufenthalte und Verzögerungen bei der Rückkehr an den Arbeitsplatz wirkten sich auf die Lebensqualität aus. Einige Teilnehmer konnten die Rehabilitation nach der Entlassung aus dem Krankenhaus nicht fortsetzen. Diejenigen, die wieder an die Arbeit gehen konnten, zeigten eine verbesserte Gesamtfunktion der Hand.

5.9.5 Schmerzmanagement

Vier RCTs lieferten starke Evidenz dafür, dass Virtual-Reality-Techniken zum Schmerzmanagement bei Menschen mit Verbrennungen die subjektiven Bewertungen auf Schmerzskalen und zum Angstniveau für die meisten Menschen verringerten (Carrougher et al., 2009; Konstantatos, Angliss, Costello, Cleland, & Stafrace, 2009; Morris, Louw, & Crous, 2010; Morris, Louw, & Grimmer-Somers, 2009).

5.9.6 Narbenbehandlung

Zwei RCTs lieferten starke Evidenz dafür, dass Silikongel-Creme oder Silikongel-Auflagen effektiver waren als eine Placebo Creme oder eine Placebo Auflage zur Narbenbehandlung (Momeni, Hafezi, Rahbar, & Karimi, 2009; van der Wal, van Zuijlen, van de Ven, & Middelkoop, 2010).

Eine Level-I-Studie (Li-Tsang, Zheng, & Lau, 2010) und eine Level-II-Studie (Steinstraesser et al., 2011) lieferten moderate Hinweise darauf, dass Kombinationsbehandlungen mit Kompressionskleidung, Silikongel-Auflagen oder -Sprays und einer Lanolincreme-Massage bei der Narbenbehandlung wirksam waren.

Starke Evidenz aus zwei RCTs (Harte, Gordon, Shaw, Stinson, & Porter-Armstrong 2009; Li-Tsang et al., 2010) und einer Level-II-Studie (Steinstraesser et al., 2011) zeigte eine verbesserte Beschaffenheit der Narben bei Klienten, die Kompressionsware in Kombination mit Silikongel-Auflagen trugen oder Lanolin Massagen erhielten oder die Kompressionsware ohne zusätzliche Behandlung trugen.

Eine Meta-Analyse ergab, dass die Evidenz zur Unterstützung der Verwendung von Kompressionskleidung allein bei Klienten mit Verbrennungen aufgrund möglicher einseitiger Veröffentlichungen und anderer Einschränkungen in der Qualität der Studien unzureichend war (Anzarut, Olson, Singh, Rowe, & Tredget, 2009).

6 Schlussfolgerungen für Praxis, Ausbildung und Forschung

Der systematische Review über wirksame Interventionen bei Erwachsenen mit muskuloskelettalen Erkrankungen liefert aktuelle Erkenntnisse zur Information der stationär und ambulant arbeitenden Ergotherapeuten. Die Synthese der besten verfügbaren Forschung, integriert in die Praxiserfahrung und unter der Berücksichtigung der Werte und Präferenzen des einzelnen Klienten, ist die Grundlage der evidenzbasierten Praxis (EBP). EBP leitet den Professional Reasoning Prozess, rechtfertigt die Notwendigkeit und den Nutzen von Angeboten und fördert das bestmögliche Ergebnis für den Klienten. Die wichtigsten Ergebnisse sind in der **Tabelle 6-1** zusammengefasst.

Tabelle 6-1: Ergebnisse

Kategorie	Intervention
Schulter	
Frakturen	Eine frühzeitige Therapie mit kontrollierten Bewegungsübungen und dem Tragen einer Armschlinge für die Entlastung führten zur Verbesserung des TNFα-funktionellen Ergebnisses und zur Schmerzreduktion bei nicht dislozierten Frakturen (A)
	Heimübungsprogramme und Armschlinge über ein therapeutisch begleitetes Übungsprogramm für nicht dislozierte Frakturen (I)
Kapselverklebungen	Übungen und Mobilisationstechniken kombiniert mit Steroid-Injektionen zur Funktionsverbesserung (A)
	Kryotherapie, Lasertherapie und Elektrotherapie zur Schmerzreduzierung und Funktionsverbesserung (C) Übungen jenseits der Schmerzgrenze (C)
Nacken- und Schulterschmerz	Übungen gegen Widerstand zur Funktionsverbesserung und Schmerzreduktion (B)
	Magnetfeld- und Biofeedback-Behandlungen zur Schmerzreduzierung (C)
	Entspannungsprogramme zur kurzfristigen Schmerzreduktion (I)
Unspezifischer Schulterschmerz	Vorbereitende Aktivitäten kombiniert mit Widerstandsübungen zur Schmerzreduzierung und Funktionsverbesserung (A)
	Ultraschall zur Reduzierung von Schulterschmerzen durch eine Sehnenverkalkung (C)
Rotatorenmanschettenverletzungen	Rehabilitation inklusive progressiver Sehnenstärkung zur Schmerzreduktion und Funktionsverbesserung nach chirurgischer Versorgung (A) Progressive Kräftigungsübungen, Bewegungsübungen und Gelenkmobilisation zur Verbesserung der Stärke, der ROM in der konservativen Behandlung (B)
	Postoperative Rehabilitationsprogramme, die kontinuierliche passive Mobilisation, überwachte oder nicht überwachte Therapie, Land- oder Wasser-basierte Therapie und sowie Video-basierte und durch Therapeuten angeleitete Programme zur Schmerzreduzierung und Funktionsverbesserung beinhalten (I) Forcierter Therapieverlauf im Vergleich zu verlangsamtem Verlauf zur Verbesserung des Langzeitergebnisses nach chirurgischer Versorgung (I)

Kategorie	Intervention
Subacromiales Impingement	Übungen nach arthroskopischem Eingriff zur Verbesserung des Lang- und Kurzzeitergebnisses der Schmerzreduktion und der Funktionsverbesserung (A)
	Übungen kombiniert mit physikalischen Anwendungen, neuromuskulärer Umschulung Steroid-Injektionen und/oder Mobilisation zur konservativen Behandlung und chirurgisches Management zur Schmerzreduzierung und zur Verbesserung des funktionellen Ergebnisses (B)
	Therapeutisches und elastisches Tapen zur kurzfristigen Schmerzlinderung (B)
Ellenbogen	
Laterale Epikondylitis (Tennisellenbogen)	Übungen gegen Widerstand zur Verbesserung des Kurz- und Langzeitergebnisses der Funktionen, Griffstärke und des Schmerzes (A)
	Manuelle Techniken zur Verbesserung des Kurz- und Langzeitergebnisses der Funktionen, Griffstärke und des Schmerzes (A)
	Multimodale Therapieinterventionen gegenüber Cortison-Injektionen zur Verbesserung des Langzeitergebnisses der Funktionen, Griffstärke und des Schmerzes (A)
	LLLT zur Verbesserung der Griffstärke und zur Schmerzlinderung (A)
	Exzentrische Übungen in einem multimodalen Therapieprogramm zur Schmerzreduzierung und zur Funktionsverbesserung (B)
	Niedrig-intensiver Ultraschall zur langfristigen Verbesserung der Schmerzen (B)
	Tragen einer Unterarmorthese über einen kurzen Zeitraum, um Schmerzen zu reduzieren und die Griffkraft zu steigern (B)
	Elektrostimulation auf einem schädlichen Level zur Verbesserung des Kurzzeitergebnisses (C)
	Mobilisationstechniken und elastisches Tapen zusätzlich zur Standard-Rehabilitation zu Verbesserung der Ergebnisse (I)
Frakturen, Kontrakturen und Luxationen	Bewegungsübungen, die früh oder spät nach einer Gelenkmobilisation zur Verbesserung der ROM nach einer Ellenbogenfraktur durchgeführt werden (A)
	Funktionelle Behandlung (schmerzfreie aktive Bewegungsübungen nach einer Repositionierung nach Ellenbogenluxation) mit variierendem Level der Immobilisation zur Verbesserung der Beweglichkeit, Stärke und der Funktion nach einer Ellenbogenluxation (A)
	Eine zweitägige Immobilisation gefolgt von frühen Bewegungsübungen zur Verbesserung der Stärke und Funktion von Menschen mit nichtdislozierten Radiuskopffrakturen (B)
	Redressierende Lagerungsschienen und Quengelschienen zur Verbesserung des funktionellen Langzeitergebnisses bei Menschen mit Ellenbogenkontrakturen (B)
Subakute Ellenbogenverletzungen	Rumpfkräftigung zur Minderung kompensatorischer Bewegungen (B)
Kubital-Tunnel-Syndrom	Starre Nachtlagerungsschiene und Aktivitätsanpassungen zur Verbesserung der Stärke und Funktion sowie zur Schmerzreduzierung (I)
Muskuloskelettale Erkrankungen des Unterarms, des Handgelenks und der Hand	
Knochen, Gelenk und allgemeine Erkrankungen der Hand	*Distale Radius- und Boxerfrakturen*
	Übungen zur Schmerzreduzierung und der Verbesserung der Aktivität der OE bei Menschen mit Frakturen der OE (aber nicht zur Verbesserung der Handgelenkextension oder Kraft) (A)
	Persönlich durchgeführte Ergotherapie gegenüber eines vom Chirurgen angeleiteten Heimübungsprogramms zur Verbesserung der Greif- und Fingerkraft nach Osteosynthese von distalen Radiusfrakturen (B)
	Schienenversorgung und Buddy-Schlinge zur Verbesserung der funktionellen Ergebnisse nach Boxerfraktur (B)
	Standardversorgung und dynamische Schienenversorgung zur Unterstützung der aktiven und passiven ROM und Betätigungsperformanz nach distaler Radiusfraktur (B)
	Frühmobilisation zur Verbesserung des Bewegungsspielraums des Daumens (aber nicht zur Verbesserung der ADLs und der Kraft) nach 12 Wochen nach der mit einem Fixateur Externe versorgten distalen Radiusfraktur (B)
	Kontralaterale Kräftigung zur Verbesserung der Greifkraft (aber nicht der Handfunktion) bei Frauen über 50 Jahren mit distaler Radiusfraktur (B)

Kategorie	Intervention
	Heimübungsprogramme zur Verbesserung der Handfunktion nach distaler Radiusfraktur, die durch eine palmare Plattenostheosynthese versorgt wurde (I)
	Manuelle Lymphdrainage zur Verbesserung von Ödemen, der ADL-Fähigkeiten, der Schmerzen und der aktiven ROM nach distaler Radiusfraktur (I)
	Frühe ROM-Behandlung zur Reduzierung der benötigten Anzahl von Therapeutenbesuchen und zum Ausmaß der funktionellen Bewegungswiederherstellung nach distaler Radiusfraktur, die mit einer Plattenostheosynthese fixiert wurde (I)
	Rheumatoide Arthritis
	Daumenorthesen zur Schmerzreduzierung (aber nicht des funktionellen Ergebnisses) bei Menschen mit Schusterdaumen nach RA (B)
	Silberringschiene und vorgefertigte niederthermoplastische Schiene zur Verbesserung der Geschicklichkeit bei Menschen mit Schwanenhalsdeformität nach RA (B)
	Stärkung und Dehnung gegenüber Schulung zur Verbesserung der Handfunktion bei Menschen mit RA (B)
	Arthrose
	Mobilisation des Nervus radialis zur Verbesserung der Fingergriffe (aber nicht der Schmerzsensibilität) bei Menschen mit einer Rhizarthrose (B)
	Schienenversorgung zur Schmerzkontrolle (I)
	Welche Art des Schienendesigns zur größten Verbesserung von Schmerzen und Handfunktion (I)
	Kontrakturen
	Gelenkmobilisationstechniken des Handgelenks zur Verbesserung der ROM nach distaler Radiusfraktur (B)
	Spiegeltherapie zur Verbesserung der aktiven ROM und selbst eingeschätzten Behinderung nach einer orthopädischen Handverletzung (B)
	Dynamische Schienenversorgung bei Kontrakturen zur Verbesserung der ROM im Handgelenk und der Betätigungsperformanz nach distaler Radiusfraktur (I)
	Dynamische Quengelschienen zur Verbesserung der ROM (I)
	Allgemeine Funktionsbeeinträchtigungen der Hand
	Gelenkmobilisationstechniken am Handgelenk zur Schmerzreduzierung und Verbesserung der ROM nach distaler Radiusfraktur (B)
	Rumpfstabilisierende Aktivitäten zur Verbesserung der Rumpf, Kopf und allgemeinen Kompensation nach Handgelenks- oder Ellenbogenverletzungen (B)
	Maßgefertigte Leder-Handgelenksschienen und kommerziell verfügbare Fertigorthesen mit palmarem Metall-Inlay zur Reduzierung von Schmerzen und zur Verbesserung der Funktionen bei Menschen mit chronischen Handgelenksschmerzen (Die Zufriedenheit war bei den maßgefertigten Schienen größer) (B)
	Klientenzentrierte Hand-Rehabilitationsprogramm in einem multidisziplinären Setting, um Schmerzen und Handfunktionen zu verbessern (C)
Periphere Nervenverletzungen	Eine Kombination aus Dehnung und Schienenversorgung gegenüber allgemeinem Dehnen oder alleiniger Schienenversorgung bei Menschen mit CTS (B)
	Ischämische Kompression auf aktive gegenüber latenten Triggerpunkten zur Schmerzreduzierung und Funktionsverbesserung bei Menschen mit CTS (B)
	Mobilisation und Übungsintervention zur Verbesserung der Symptome und der Funktion bei Menschen mit CTS (B)
	Wärmepackungen zur Schmerzreduzierung und Funktionsverbesserung bei Menschen mit CTS (C)
	Magnetfeldtherapie zur Schmerzreduzierung bei Menschen mit CTS (C)
	Phonophorese (gegenüber Iontophorese) zur Verbesserung der motorischen Latenzzeit, der Kräftigung der Griff und Fingerkraft und einem geminderten Ruheschmerz bei Menschen mit mildem bis moderatem CTS (C)
	Therapeutischer Ultraschall zur Reduzierung von Schmerzen und Parästhesien (C)
	Ergonomische Tastaturen zur Schmerzreduzierung bei Menschen mit CTS (C)
	Sensorische Umschulung für eine Kurzzeitreduzierung der Schmerzen und einer Verbesserung der Funktionen nach Verletzung des Nervus ulnaris (C)
	Manuelle Therapie und Massage zur Reduzierung von Schmerzen und Parästhesien bei Menschen mit CTS (C)
	Gelenkmobilisation zur Schmerzreduzierung und Funktionsverbesserung bei Menschen mit CTS (C)
	Ergonomische Tastaturen zur Reduzierung der Symptome und Verbesserung der Handfunktion bei Menschen mit CTS (I)

Kategorie	Intervention
	Nachtlagerungsschienen zur Gesamtverbesserung und Reduktion der Symptome bei Menschen mit CTS (I)
	Mobilisation zur Symptom- und Funktionsverbesserung bei Menschen mit CTS (I)
	Nervengleiten zur Minderung von Schmerzen und Symptomen sowie zur Funktionsverbesserung bei Menschen mit CTS (I)
	Spezifisch dosierter therapeutischer Ultraschall zur Schmerzreduktion und Funktionsverbesserung bei Menschen mit CTS (I)
	LLLT zur Reduzierung von Schmerzen bei Menschen mit CTS (I)
Sehnen-erkrankungen	Frühe aktive und dynamische Schienenbehandlung zur Verbesserung der Griffkraft und Gesamtresultate nach Strecksehnennaht (B)
	EAM über einen kurzen Zeitraum zur Steigerung der Stärke und ROM sowie zur Unterstützung der früheren Rückkehr an den Arbeitsplatz nach Sehnentransfer (B)
	Cast-Immobilisation zur Ödemreduktion und Steigerung der aktiven Extension der DIPs bei Menschen mit Mallet-Finger (C)
	Entfernbare Schienenimmobilisation zur Schmerzreduzierung bei Menschen mit Mallet-Finger (C)
	Eine Kombination der Schemata nach Kleinert und Duran gegenüber dem Einsatz von Kleinert oder Duran Schema individuell angewandt zur Verbesserung der aktiven Beweglichkeit nach Beugesehnenverletzungen (I)
	Schienenversorgung zusätzlich zu einer Rehabilitation zur Verbesserung der Ergebnisse bei Menschen mit M. Dupuytren (I)
	Therapie kombiniert mit Corticosteroid-Injektionen zur Funktionsverbesserung und Schmerzreduzierung bei Menschen mit schnellendem Finger (I)
	Techniken der Schienenversorgung (palmar, dorsal oder maßgefertigt) zum Erreichen besserer Ergebnisse bei Menschen mit Mallet-Finger (I)
Untere Extremität	
Hüftfrakturen	Ein umfassendes Versorgungsmodell, das Frühmobilisation und tägliche Rehabilitation durch Ergo- und Physiotherapeuten, interdisziplinäre Versorgung und Wohnfeldanpassung beinhaltet, zur Funktionsverbesserung, Steigerung der Kosteneffizienz und Reduzierungen der postoperativen Stürze (B)
	Ergotherapie kombiniert mit Physiotherapie zur Reduzierung von Schmerz und Erschöpfung (B)
	Training im Umgang mit Klienten und der Ergonomie für Pflegeberufe zur Reduzierung von emotionalem Stress, Ängstlichkeit und Depressionen bei Tätigen in den Pflegeberufen (B)
	Hoch-intensive ergotherapeutische Angebote in akuten und staionären Settings zur Funktionsverbesserung (I)
Hüft- und Knieersatz	Durch Ergotherapeuten erstellte und ausgehändigte Schulungsmaterialien zur Minderung von Schmerzen und Behinderung, Steigerung des Selbstmanagements und Minderung der Anzahl der benötigten Einheiten beim Ergotherapeuten (A)
	Individuell zugeschnittene präoperative Schulung zur Selbstversorgung, Klientenschulung zu Hilfsmitteln und Wohnfeldanpassung zur Verkürzung der stationären Aufenthaltsdauer (B)
	Multidisziplinäre und multimodale Interventionen zur Verkürzung des stationären Aufenthaltes und zur Verbesserung der Lebensqualität (B)
	Ergotherapeutische Fokussierung auf ADL-Fähigkeiten, Kompensationsstrategien für funktionelle Einschränkungen, Gelenkschutztechniken und Einsatz von Hilfsmitteln zur Reduzierung von Schmerzen und Depressionen (C)
Amputation und Extremitätenverlust	Teilnahme an Sport oder physischen Aktivitäten zur Verbesserung der allgemeinen physischen Kondition, kardiopulmonale Funktion und Lebensqualität (B)
	Durch Freiwillige geführtes Selbsthilfeprogramm zur Reduzierung des Depressionsrisikos, der funktionellen Einschränkungen und zur Steigerung der Selbstwirksamkeit (B)
	Stationäre Rehabilitation zur Verbesserung der Mobilität und des emotionalen Ergebnisses (C)
Hüft- und Kniearthrose	Regulation des Aktivitätslevels zur Reduzierung von Steifigkeit und des Ermüdungseffekts bei Aktivitäten (B)
	Sturzpräventionsschulung kombiniert mit einem Wassergymnastikprogramm zur Verbesserung der Balance und der Angst vor Stürzen (B)
	Individuell zugeschnittene Heimübungsprogramme zuzüglich einer Schulung zur Schmerzreduzierung, der Verbesserung der Hüftfunktion und Mobilität (B)

Kategorie	Intervention
	Individuell zugeschnittene Heimübungsprogramme zuzüglich Übungen zur Verbesserung der Lebensqualität und der Verminderung von Behinderung (I) Selbsthilfeprogramm zur Schmerzreduzierung und Funktionsverbesserung (I)
Wirbelsäule	
Psychosoziale und kognitive Interventionen	Kognitive Verhaltenstherapie zur Steigerung der körperlichen Kapazitäten (Ergometrie, Heben und subjektive Bewertungen) (B) Kognitive Behandlung der Krankheitswahrnehmung zur Verbesserung der klientenrelevanten Aktivitäten (B) Verhaltensmedizinische Interventionen zur Unterstützung von Schmerz-Coping-Strategien und zur Reduzierung von Depressionen (B) Kognitive Verhaltenstherapie zur Schmerzreduzierung und Funktionsverbesserung bei Menschen mit chronischem Rückenschmerz (C)
Edukation	Rückenschule zur Behandlung und Prävention von Rückenverletzungen sowie zur Reduzierung von Schmerzen und Behinderung (A bis B) Schulungsansätze inklusive webbasierten täglichen Erinnerungen, Informationen und Beratung zu Rückkehrstrategien an den Arbeitsplatz, Job-Coaching, effizienter Energienutzung und Gelenkschutz zur Behandlung und Prävention von Rückenverletzungen, Schmerzen und Behinderung (A bis B) LWS-Unterstützung zur Reduzierung der Inzidenz und Prävalenz von Rückenschmerzen (C) Zusätzlicher Einsatz von LWS-Unterstützung zu einem kurzen Kurs über gesundheitsfördernde Arbeitsmethoden zur Reduzierung der Häufigkeit des Auftretens von Rückenschmerzen (aber nicht der Krankheitstage) für Arbeitnehmer mit vormaligen Rückenschmerzen (C) Ergonomie-Interventionen zur Prävention von Rückenschmerzen und Verletzungen sowie zur Reduzierung von funktionellen Beeinträchtigungen (I)
Ergonomie und Arbeitstechniken oder Modifikationen sowie funktionelle Wiederherstellung	Arbeitsplatzinterventionsansätze, funktionszentrierte Behandlung und multimodales Work-Hardening zur Verbesserung der Rückkehr an den Arbeitsplatz (B) Echtzeit betätigungsorientierte internetbasierte Interventionen (z.B. Haltungs- und Übungsinterventionen in einem Arbeitskontext) zur Prävention der Progression hin zu chronischen Rückenschmerzen bei subakuten nichtspezifischen Rückenschmerzen bei Büroangestellten (C) Ergonomische Anpassung von Computer-Arbeitsplätzen zur Verbesserung der Arbeitshaltung und zur Reduktion der Prävalenz von Rückenschmerzen (C) Abgestufte Aktivitäten oder zusätzliche zu einer Wiedereingliederungskomponente zur Verbesserung der Rückkehr an den Arbeitsplatz (I)
Multidisziplinäre Ansätze	Integrierte Versorgungsprogramme zur Reduzierung von Behinderung bei Menschen mit chronischen Rückenschmerzen (B) Multidisziplinäre Programme bestehend aus kognitiver Verhaltenstherapie und Übungstraining zur Reduzierung von Behinderungen, Vermeidungsverhalten und Schmerzen sowie der Verbesserung der Lebensqualität von Menschen mit chronischen Rückenschmerzen (B) Multidisziplinäre Rehabilitationsprogramme (3 Wochen, stationär) für Menschen mit Morbus Bechterew (B) Kombination von Übungen, Edukation und Schmerzmanagement (inklusive TENS) zur Reduzierung von Behinderung und Schmerzen bei Menschen mit chronischem Rückenschmerz (C)
Physikalische Anwendungen	Kontinuierlicher Ultraschall und Phonophorese zur Unterstützung größerer Verbesserungen in Bezug zu Schmerzen, Stärke der Rückenstrecker und Gehfähigkeit als alleinige Übungen für Menschen mit chronischem Rückenschmerz (B) Kontinuierliche niedrigstufige Anwendung von Wärmewickeln zur Prävention und Behandlung der frühen Phase der verspätet auftretenden Muskelschmerzen im unteren Rücken (B) Alleinige therapeutische Übungen (inklusive niedrig-intensives Radfahren, Kräftigung der UE und Bauchmuskelkräftigung sowie Beugeübungen) zur Reduzierung von Schmerzen und Behinderungen bei Menschen mit lumbaler Spinalkanalstenose mit der zusätzlichen Anwendung von Ultraschall zur Absenkung der Einnahme von Schmerzmitteln (B) Elektrostimulation zur Verbesserung der Lebensqualität, der funktionellen Fähigkeiten und der isometrischen Stärke bei Menschen mit chronischen Rückenschmerzen (B)

Kategorie	Intervention
	Elektrotherapie mit Interferenzstrom-Stimulation und hoch-intensiver Laser-Therapie bei Menschen mit chronischem Rückenschmerz (C) LLLT zur Reduzierung von Schmerzen und Behinderung bei Menschen mit Rückenschmerzen (I) TENS zur Schmerzreduzierung und Funktionsverbesserung bei Menschen mit Rückenschmerzen (I)
Physische Aktivität	Aerobe Übungen (insbesondere Walking) zur Kräftigung bei Menschen mit Rückenschmerzen (B)
	Dehnübungen für die UE und den Rumpf zur Reduzierung von Behinderungen bei Menschen mit chronischen Rückenschmerzen (C)
	Wii-Konsolen-Aktivitäten zur Reduzierung von Schmerzen und Behinderungen bei Menschen mit Rückenschmerzen (I) Nutzung eines Laufbands mit Körpergewichtsunterstützung oder Radfahren als konservative Behandlung einer lumbalen Spinalkanalstenose (I) Überwachtes oder nicht überwachtes Nordic-Walking zur Steigerung des Aktivitätslevels von Menschen mit chronischen Rückenschmerzen (I)
Berufliche Rehabilitation	
Arbeitsplatz-interventionen	Individuell zugeschnittene berufliche Rehabilitationsprogramme und Interventionen vor Ort zur Reduzierung der Krankheitstage, Steigerung der Produktivität und Senkung der Kosten im Gesundheitssystem eines ambulanten Behandlungsprogramms für Menschen mit einer kurzzeitigen Abwesenheit vom Arbeitsplatz (A) Arbeitsplatzanpassungen zur Unterstützung der Rückkehr an den Arbeitsplatz, der Steigerung des Komforts, Reduzierung der Krankheitstage und der Schmerzintensität, sowie der Senkung der Schmerzprävalenz und Verletzungsrate bei Menschen, die am Arbeitsplatz verbleiben (A) Alleiniges Training im Handling von Klienten für Pflegekräfte zur Reduzierung von Verletzungen und Schmerzen (B)
	Berufliche Rehabilitation, die innerhalb von 12 Wochen nach Beginn der Krankheitszeit startet und nicht länger als 12 Stunden andauert, zur Unterstützung der Rückkehr an den Arbeitsplatz, der Prävention eines gesundheitsbezogenen Verlusts des Arbeitsplatzes und zur Senkung der durchschnittlichen Krankheitstage; Interventionen über 12 Stunden können effektiver in der Prävention des Arbeitsplatzverlusts bei Menschen mit kurzzeitigen Abwesenheiten am Arbeitsplatz sein (B)
Psychologische und Verhaltens-Interventionen	Klinik-basierte interdisziplinäre Programme (inklusive psychologischer Interventionen und Besuche am Arbeitsplatz) zur Verbesserung der Fähigkeit Vollzeit zu arbeiten bei Menschen mit kurzzeitigen Abwesenheiten vom Arbeitsplatz (B) Aktives Case-Management mit beruflicher Beratung zur Reduzierung von Angst und Stress und zur Verbesserung des berichteten Gesundheitszustands und der Bereitschaft zu arbeiten bei Menschen mit langen Abwesenheitszeiten vom Arbeitsplatz (B) Alleinige kognitive Verhaltenstherapie zur Reduzierung der Prävalenz eines Arbeitsplatzverlusts, der Verletzungsrate, Schmerzen und des Krankenstands bei Menschen, die am Arbeitsplatz verbleiben (B)
Interventionen zu täglichen Aktivitäten	Spezifisches Widerstandstraining, physische Übungen und Klinik-basierte Therapie verbunden mit der Wiederaufnahme on täglichen Aktivitäten zur Reduzierung von Schmerzen und zur Unterstützung der Rückkehr an den Arbeitsplatz bei Menschen mit kurzzeitigen Abwesenheiten am Arbeitsplatz (A)
Chronische Schmerzen	
Selbsthilfe	Selbsthilfeprogramme zur Reduzierung von Schmerzen und Behinderungen bei Menschen mit chronischen muskuloskelettalen Erkrankungen, insbesondere bei Menschen mit Arthritis (B) Selbsthilfeprogramme zur Reduzierung von Schmerzen und Behinderung bei Menschen mit Rückenschmerzen (I)
Physische Aktivität	Widerstandstraining zur Steigerung der Muskelkraft, der funktionellen Fähigkeiten und der Lebensqualität bei Menschen mit chronischen oder akuten muskuloskelettalen Erkrankungen (A) Kettlebell-Training zur Reduzierung von Nacken-, Schulter- und Rückenschmerzen und zur Kräftigung der Rückenstrecker für beschäftigte mit einer hohen Prävalenz für muskuloskelettale Erkrankungen (B) Kettlebell-Training zur Verbesserung der Rumpfbeugung, Kräftigung der Schulterelevation und der aeroben Fitness bei Menschen, die bei Betätigungen von einem hohen Level von muskuloskelettalen Schmerzen berichten (C)

Kategorie	Intervention
	Widerstandsübungen, um die Muskelkraft zu verbessern nach einer Operation der vorderen Kreuzbandrekonstruktion (C)
	Exzentrisches Krafttraining zur Steigrung der Muskelkraft bei Menschen mit chronischen Achilles- oder Patellasehnen Tendinopathien (I)
Kinesiotaping	Kinesiotaping zur Steigerung der Kraft, Kraftregulation und des aktiven Bewegungsausmaßes für Menschen mit Schulterschmerz (I)
Edukation	Schulung zur Schmerzphysiologie zur Reduzierung der Schmerzhäufigkeit, Funktionsverbesserung und zur Unterstützung bei der Entwicklung von Coping-Strategien im Umgang mit Schmerz (B)
	Mehrkomponentenaufklärungsprogramme mit der Zielsetzung des Selbstmanagements, die durch Anbieter im Gesundheitsbereich in einem medizinischen oder gemeinnützigen Setting erbracht werden, zur Reduzierung von Schmerzen und depressiven Symptomen und zur Steigerung der allgemeinen Gesundheit, der körperlichen Funktionen und der Selbstwirksamkeit (B)
Multidisziplinäre Interventionen	Multidisziplinäre Schmerzmanagementprogramme zur Schmerzreduzierung und Funktionsverbesserung (B)
Physikalische Anwendungen	Kurzzeitige Elektrostimulation in Verbindung mit Botox-Injektionen in myofasziale Triggerpunkte zur Schmerzreduzierung bei Menschen mit chronischen myofaszialen Schmerzsyndromen der Schulter-Nacken-Region (C)
	Einsatz von TENS zur Reduzierung von Phantomschmerzen nach Amputationen (I)
	Therapeutische Massage zur Reduzierung von muskuloskelettalen Schmerzen (I)
Psychosoziale Interventionen	Über das Internet angebotene kognitive Verhaltenstherapie zur Schmerzreduktion (A)
	Vollständiges GMIT zur Schmerzreduktion und Funktionsverbesserung in Klienten-gewählten Aufgaben (A)
	Spiegeltherapie zur Reduzierung von chronischen Schmerzen (A)
	Über das Internet angebotene kognitive Verhaltenstherapie zur Abschwächung der Schwere von Depressionen, generalisierten Ängsten und Behinderung und zur Steigerung der Fähigkeit zum Umgang mit Schmerzen (B)
	Mind-Body-Therapie zur Reduzierung von Schmerzen und Depressionen und zur Verbesserung der Gesundheit und Funktion (B)
	Achtsamkeitsbasierte Interventionen zur Linderung von Schmerzen und depressiven Symptomen (B)
	Kognitive Verhaltenskomponenten zusätzlich zu physischem Training für Selbständige mit muskuloskelettalen Erkrankungen (B)
	Motivierungsgespräche zur Minderung der Schmerzintensität und zur Verbesserung der körperlichen Funktionen (C)
	GMIT zusätzlich zur Medikamentengabe zur Schmerzreduzierung und Funktionsverbesserung bei Menschen mit CRPS (C)
	Spiegeltherapie zur Schmerzreduzierung und Funktionsverbesserung er oberen Extremitäten bei Menschen mit einem CRPS nach Schlaganfall (C)
	Alleiniges GMIT kann Schmerzen nach der Behandlung bei Menschen mit CRPS verstärken (I)
Kurze Lebensstil-Interventionen	Lebensstilinterventionen zur Steigerung der allgemeinen Gesundheit und der körperlichen Funktionen (aber nicht zur Senkung von Depressionen) (B)
CRPS	Ergo- oder physiotherapeutische Interventionen vor passiver Aufmerksamkeit und Beratung (I)
Verbrennungen	
Orthesen und physische Aktivitäten	Aerobe Konditionierung in Kombination mit der Standard-Therapie zur Verbesserung der aeroben Kapazität und der Muskelkraft bei Menschen mit schweren Verbrennungen (A)
	Alleinige Übungen anstatt einer Schienenversorgung und Übungen zur Verbesserung der ROM und der Lebensqualität für Menschen mit axillären Verbrennungen (B)
Stationäre Rehabilitation	Intensive Rehabilitation zur Steigerung der Kraft und zur Minderung von Komplikationen und Kontrakturen (B)
Frühzeitige Exzision und Hautdeckung	Frühzeitige Exzision und Hautdeckung entgegen späterer Hautdeckung zur Verbesserung der ROM, der Stärke und Funktionen, sowie zur Verkürzung des Krankenhausaufenthalts (B)

Kategorie	Intervention
Lebensqualität, Schmerz und Narben-Management Interventionen	Zeitgerechte Entlassung aus dem Krankenhaus und Rückkehr an den Arbeitsplatz zur Verbesserung der Lebensqualität bei Menschen mit schweren Verbrennungen (I) Virtual-Reality-Techniken zur Senkung subjektiver Scores zu Schmerz und Angst (A) Silikon-Gel oder Silikon-Auflagen zum Narben-Management (B) Kombination aus Kompressionskleidung, Silikongel-Auflagen oder Spray und Lanolin-Creme-Massage zur Behandlung von Narben (B) Alleiniger Einsatz von Kompressionskleidung zur Behandlung von Narben (I)

Erläuterungen zur Tabelle 6-1

A – Starke Empfehlung, die Intervention routinemäßig in der Ergotherapie für geeignete Klienten anzuwenden. Der Literaturreview stellte eine gute Evidenzlage fest, dass die Intervention wichtige Ergebnisse verbessert und kam zu dem Schluss, dass die Vorteile im Vergleich zu den Nachteilen überwiegen.

B – Empfehlung, die Intervention routinemäßig in der Ergotherapie für geeignete Klienten anzuwenden. Der Literaturreview stellte mindestens eine gute Evidenz fest, dass die Intervention wichtige Ergebnisse verbessert und kam zu dem Schluss, dass die Vorteile im Vergleich zu den Nachteilen überwiegen.

C - Keine Empfehlung für oder gegen Anwendung dieser Intervention in der Ergotherapie. Der Literaturreview stellte mindestens einen ordentlichen Beweis fest, dass durch die Intervention gewünschte Ergebnisse verbessert wurden und kam zu dem Schluss, dass ähnlich viele Vorteile und Nachteile existieren, sodass keine Empfehlung ausgesprochen werden kann.

D – Die Anwendung dieser Intervention von Ergotherapeuten an ihre Klienten ist nicht empfohlen. Der Literaturreview stellte mindestens einen anständigen Beweis fest, dass die Intervention uneffektiv ist oder die Nachteile den Vorteilen überwiegen.

I - Ungenügende Beweislage, um eine Empfehlung für oder gegen den Einsatz dieser Intervention in der Ergotherapie auszusprechen. Evidenz für die Wirksamkeit dieser Intervention fehlen, haben eine schlechte Qualität oder sind widersprüchlich. Es kann das Verhältnis zwischen den Vor- und Nachteilen nicht ermittelt werden.

Anmerkung: Die Empfehlungskriterien basieren auf den *Standard Recommendation Language by the Agency of Healthcare Research and Quality* (o.d.). Empfehlungen in dieser Tabelle basieren auf den Ergebnissen des evidenzbasierten Reviews, kombiniert mit Expertenmeinungen.

6.1 Schlussfolgerung für die Praxis

6.1.1 Obere Extremität

Für die obere Extremität betreffende Interventionen, unterstützt die wissenschaftliche Beweislage die folgenden Auswirkungen für die Praxis:

- Multimodale Interventionen, die vorbereitende Techniken (Bewegung, Gelenkmobilisation), physikalische Anwendungen (thermische und elektrotherapeutische Mittel) und handlungsorientierte Aufgaben umfassen, können dazu beitragen, Schmerzen zu lindern und die Funktion von Menschen mit Beeinträchtigungen der OE wie Kapselverklebungen und dem Impingement-Syndrom der Schulter zu verbessern.
- Für Klienten mit CTS sprechen die stärksten Beweise für die Verwendung von Nacht- oder ganztägigen Lagerungsschienenversorgung in Kombination mit Dehnungs-, Sehnen- oder Nervengleit-Übungen.
- Vorbereitende Methoden innerhalb eines ergotherapeutischen Behandlungsplans können helfen, Klienten mit MSE auf funktionelle Aufgaben und die Betätigungsperformanz vorzubereiten.
  - Vorbereitende Aktivitäten können bei Menschen mit unspezifischen Schulterschmerzen die Schmerzen reduzieren und Funktionen verbessern.
  - Bewegung, Mobilisationen und Weichteiltechniken können die funktionelle Performanz steigern.
  - Allmähliche Beanspruchung der Sehnenstrukturen kann bei Klienten mit postoperativen Rotatorenmanschettenverletzungen Schmerzen lindern und Funktionen verbessern.
- Es ist wichtig, den Klienten dabei zu helfen, körperliche Aktivitäten in ihren Alltag zu integrieren. Übungsprogramme mit Widerständen können bei Menschen mit Schulter- und Nackenschmerzen sowie bei einer Epikondylitis lateralis die Schmerzen lindern und Funktionen verbessern. Mobilisa-

tion des Ellenbogengelenks wird bei der Epikondylitis lateralis unterstützt. Frühzeitige Bewegung wird den Klienten nach Fixation einer distalen Radiusfraktur, nach Beuge- oder strecksehnennähten und chirurgischem Sehnentransfer angeraten.
- Interventionen wie LLLT und der Einsatz von Orthesen können zur Schmerzreduktion bei Klienten mit muskuloskelettalen Erkrankungen der OE von Vorteil sein. Die Orthesenherstellung ist zur Verbesserung funktioneller Aktivitäten bei Klienten mit Schwanenhalsdeformitäten und Mallet-Finger empfohlen. Dagegen gibt es keine Hinweise auf die Verwendung von Schienen bei Knopflochdeformität oder M. Dupuytren.

6.1.2 Untere Extremität

Für die untere Extremität betreffende Interventionen unterstützt die Beweislage die folgenden Auswirkungen für die Praxis:
- Ergotherapeutische Angebote können den täglichen Protheseneinsatz bei älteren Erwachsenen mit Amputationen an den UE verbessern und emotionale Belastung, Müdigkeit, Funktion und Unabhängigkeit bei Menschen mit Hüftfrakturen in einer Rehabilitationseinheit verbessern. Ergotherapeutische Interventionen, die durch die Evidenz unterstützt werden, umfassen abgestufte Aktivitäten, Selbsthilfeprogramme, ergotherapeutische Materialien (vor und nach der Operation), Wohnfeldanpassungen, adaptive Ausrüstung und Integration in die Gemeinschaft inklusive Aufgabentraining in natürlichen Umgebungen.
- Ergotherapeutische Angebote, die durch die Evidenz im Rahmen multidisziplinärer Ansätze sowohl im stationären als auch ambulanten Bereich unterstützt werden, konzentrieren sich auf ADL-Leistungen, kompensatorische Strategien für funktionelle Einschränkungen, gemeinsame Schutzstrategien und Hilfsmitteltraining.
- Die Schulung von Pflegekräften für Menschen mit Hüftfrakturen in Ergonomie und Klientenhandling kann die Angst, Depression und emotionale Belastung des Pflegepersonals verbessern.
- Interventionen zur Unterstützung des Klienten bei der Anpassung und Planung der Teilhabe an Sport, körperlicher Aktivität und Selbstmanagement können sowohl die körperlichen als auch die psychosozialen Ergebnisse verbessern.
- Intensive Therapie, die von stationären Rehabilitationsabteilungen angeboten wird, kann die physische und psychosoziale Funktionsfähigkeit von Menschen mit Amputationen an der UE oder mit Gliedmaßenverlust verbessern.

6.1.3 Wirbelsäule

Für die Wirbelsäule betreffende Interventionen unterstützt die Evidenz die folgenden Auswirkungen für die Praxis:
- Einsatz von integrierten, multidisziplinären Ansätzen inklusive körperlicher, kognitiver und berufsbezogener Assessments und Interventionen.
- Starke Beweise sprechen für eine Vielzahl von Ansätzen in der Rückenschule und der Edukation, darunter einige internetbasierte edukative Maßnahmen, tägliche Erinnerungen an Übungen und Körperhaltung, Informationen und Ratschläge für Strategien zur Rückkehr an den Arbeitsplatz, Arbeitstechniken, Schmerzphysiologie, Jobcoaching, Energieeinsparung und Gelenkschutztechniken.
- Starke Beweise unterstützen die kognitiven verhaltenstherapeutischen Interventionen, die sich mit Zielsetzung, Coping-Strategien, Entspannungstechniken, Atemübungen, zielgerichtetem Verhalten und Überzeugungen über Rückenschmerzen und Behinderungen, Krankheitswahrnehmungen, verhaltensgestufter Aktivität, partnerunterstützten Coping-Strategien sowie positivem Feedback und Verstärkung befassen.
- Übergangs- und Interventionsprogramme, die Assessments am Arbeitsplatz, Modifikationen von Zeitplänen und Aufgaben, Ergonomie und Casemanagement beinhalten, können von Vorteil sein.
- Physikalische Maßnahmen können Klienten mit akuten und chronischen Kreuzschmerzen zugutekommen und werden am besten in Verbindung mit einer funktionellen Aktivität oder einem Ergebnis eingesetzt. Die Evidenz unterstützt Ultraschall, Phonophorese, Elektrostimulation und LLLT.
- Die Integration körperlicher Aktivitäten wie Dehnung, Kräftigung und Gehen in den Alltag kann die funktionellen Ergebnisse und die Schmerzbehandlung bei Menschen mit Wirbelsäulenerkrankungen erheblich verbessern.

6.1.4 Rückkehr an den Arbeitsplatz

Für Interventionen, die sich mit der Rückkehr an den Arbeitsplatz befassen, unterstützen die folgenden Evidenzen die Auswirkungen für die Praxis:
- Maßgeschneiderte Programme zur beruflichen Rehabilitation und Interventionen vor Ort, einschließlich koordinierter, konsensbasierter und maßgeschneiderter Programme zur beruflichen

Rehabilitation unter Einbeziehung des Arbeitnehmers, des Vorgesetzten und der Fachleute für Gesundheit und Arbeitssicherheit vor Ort, begünstigen die Rückkehr an den Arbeitsplatz (z. B. Reduzierung der Fehlzeiten, Steigerung der Produktivität, Gesundheitsversorgung und Kosten reduzieren).
- Modifikationen in der Arbeitsplatzgestaltung können die Ergebnisse im Bezug zur Rückkehr an den Arbeitsplatz und dem Verbleib am Arbeitsplatz verbessern.
- Aktives Case-Management mit beruflicher Beratung kann helfen, Ängste und Stress abzubauen und den berichteten Gesundheitszustand sowie die Arbeitsbereitschaft zu verbessern.
- Spezifisches Krafttraining, körperliche Bewegung und klinikbasierte Therapie, insbesondere in Kombination mit der Wiedereingliederung in die täglichen Aktivitäten, können helfen, Schmerzen zu lindern und eine erfolgreiche Rückkehr ins Berufsleben zu fördern.

6.1.5 Chronische Schmerzen

Für Interventionen, die sich mit chronischen Schmerzen befassen, unterstützt die Evidenz die folgenden Auswirkungen für die Praxis:
- Effektive Schmerzmanagement-Strategien umfassen Klientenedukation, Übungsprogramme, Selbsthilfestrategien, abgestufte Schmerzbelastung, Behandlungsmodalitäten und multidisziplinäre Behandlungen.
- Strategien, die die Einhaltung von Programmen zur körperlichen Aktivität durch den Klienten verbessern, umfassen überwachte Übungseinheiten, individuelle Trainingseinheiten, Heimübungsprogramme, die durch Gruppenaktivitäten ergänzt werden, besondere Aufmerksamkeit auf die Einhaltung, Selbsthilfeprogramme und abgestufte Aktivitätsprogramme.
- Neurowissenschaftliche Schulung oder Schulungen, die sich speziell mit der Neurophysiologie des Schmerzes befassen, können Schmerzbewertungen reduzieren, Funktionen verbessern und dem Klienten helfen, Coping-Strategien im Umgang mit seinen Schmerzen zu entwickeln.
- Multidisziplinäre Schmerzmanagementprogramme können effektiv sein, wobei keine Evidenz anzeigt, dass ein spezifischer Typus von multidisziplinären Behandlungen besser als andere wäre.
- GMIT zuzüglich medikamentöser Behandlung können effektiv zur Schmerzlinderung und Funktionsverbesserung beitragen.
- Kurzfristige Elektrostimulation in Verbindung mit Botox-Injektionen in myofasziale Triggerpunkte kann bei Klienten mit chronischen myofaszialen Schmerzsyndromen im Nacken- und Schulterbereich die Schmerzen reduzieren. Es wurde festgestellt, dass die sensorische Elektrostimulation der motorischen Elektrostimulation überlegen ist.
- Widerstandstraining ist effektiv zur Steigerung der Muskelkraft, der funktionellen Fähigkeiten und der Lebensqualität bei Menschen mit chronischen oder akuten MSE
- Die Psychotherapie kann Schmerzen und Depressionen reduzieren und die Gesundheit sowie die Funktionen bei Menschen mit chronischem Schmerzen erhöhen.

6.1.6 Verbrennungen

Für sich auf Verbrennungen beziehende Interventionen unterstützt die Evidenz die folgenden Auswirkungen für die Praxis:
- Aerobe Konditionierung in Kombination mit Standardtherapiemaßnahmen einschließlich Dehnung und Übungen des Bewegungsumfangs können Menschen zugutekommen, die sich von schweren Verbrennungen erholen müssen. Die Ergebnisse waren besser als bei alleiniger Standardtherapie.
- Eine intensive stationäre Rehabilitation, die 2–3-mal täglich für 30–45 Minuten angeboten wird, mit zusätzlicher Elektrostimulation zur Kräftigung der Muskulatur, kann die Regeneration nach schweren Verbrennungen unterstützen, Komplikationen verringern und helfen, Verbrennungsnarbenkontrakturen zu vermeiden. Eine Schulung von Klienten und Angehörigen sollte auf täglicher Basis integriert werden.
- Virtual-Reality-Techniken zum Schmerzmanagement bei Klienten, die sich von Verbrennungen erholen, können Schmerzen und Ängste mindern.
- Silikongel-Creme oder Silikongel-Auflagen allein oder in Kombination mit Kompressionskleidung und Lanolin-Creme-Massage kann bei der Narbenbehandlung wirksam sein.

6.2 Schlussfolgerung für die Ausbildung

Der systematische Review in dieser Praxisleitlinie unterstützt Implikationen für die ergotherapeutische Ausbildung, um die Therapeuten für die Arbeit an Erwachsenen mit MSE vorzubereiten. Historisch gesehen bilden ergotherapeutische Ausbildungsprogramme

angehende Ergotherapeuten und Ergotherapie-Assistenten zu allgemein Praktizierenden mit ausreichendem Verständnis und ausreichenden Fähigkeiten aus, um Erwachsene mit MSE befunden zu können und entsprechende Interventionen anbieten zu können. Nachfolgend werden Empfehlungen für die Förderung der Ausbildung von Ergotherapeuten und Ergotherapie-Assistenten gegeben:
- Fähigkeiten der Studenten entwickeln, evidenzbasierte Ressourcen (z.B. Praxisleitlinien) zur Verbesserung der Information für die praktische Arbeit zu nutzen, auch bei der Auswahl geeigneter Befundinstrumente und Interventionen im Rahmen eines umfassenden Professional Reasoning Prozesses.
- Forschungsinteressierte Studierende ermutigen, ein zusätzliches Training oder Schulung zu besuchen (z.B. Doktor oder darüber hinaus) oder Zertifikate (z.B. kontinuierliche Weiterbildung, Zertifikat in Handtherapie) in Betracht zu ziehen.
- Studierenden, die ein Interesse an der Arbeit mit Erwachsenen mit MSE haben, die Möglichkeiten bieten, Kenntnisse und Fähigkeiten zu entwickeln, um ihre Arbeit mit dieser Zielgruppe zu unterstützen
- Studierende mit der Vielfalt, der in dieser Zielgruppe häufig verwendeten Outcome-Messungen vertraut machen.
- Vermittlung grundlegender Inhalte im Zusammenhang mit der muskuloskelettalen Anatomie und Kinesiologie, um die Studierenden auf die Arbeit mit dieser Klientengruppe vorzubereiten.
- Studierenden helfen, häufig verwendete Begriffe für die verschiedenen Interventionen in der klinischen Praxis zu verstehen.
- Studierenden vermitteln, die Komplexität des Bewegungsapparates und der Möglichkeiten, Veränderungen in psychologischen, emotionalen, verhaltensbedingten und kognitiven Zuständen als Folge von Verletzungen und Krankheiten, die die Betätigungsperformanz des Klienten einschränken, anzugehen.
- Notwendigkeit betonen, bei der Entwicklung des Betätigungsprofils umfassende Informationen über den Klienten zu sammeln und zu berücksichtigen, dass Beeinträchtigungen in einem Bereich durch Beeinträchtigungen in anderen Bereichen beeinflusst werden können.
- Studierenden die funktionellen Auswirkungen von Beeinträchtigungen und die langfristigen Folgen einer eingeschränkten Teilhabe vermitteln.
- Sicherstellen, dass die Studierenden die Rolle der verschiedenen Praktizierenden (z.B. Ärzte, Physiotherapeuten, Psychologen, Case-Manager, Pflegekräfte und Chiropraktiker) verstehen, welche Begutachtung und Behandlung bei Erwachsenen mit muskuloskelettalen Erkrankungen anbieten.
- Studierende darin unterrichten, klientenzentriert, zielorientiert und evidenzbasiert Interventionen zu integrieren.
- Studierende in den verschiedenen Interventionsansätzen zur Verbesserung der Outcomes im Bereich der Partizipation (z.B. Settings, Delivery-Modelle, Interventionstypen) ausbilden.

6.3 Schlussfolgerung für die Forschung

Die Literatur, die für diesen systematischen Review zu wirksamen ergotherapeutischen Interventionen für Erwachsene mit muskuloskelettalen Erkrankungen untersucht wurde, war umfassend und unterstützte die Rolle der Ergotherapie. Allerdings wurden erhebliche Lücken in der Literatur aufgedeckt. Es besteht weiterhin Forschungsbedarf speziell für die Ergotherapie im Bereich der Interventionen für MSE, die Möglichkeiten für Weiterentwicklung und Förderung der der Evidenz für den Beruf bieten. Auf der Grundlage der Erkenntnisse aus dem systematischen Review zur Evidenz werden die folgenden Implikationen für die Forschung aufgezeigt:
- Zusätzlich sind qualitativ hochwertige Level-I und Level-II-Studien durchzuführen, die die Auswirkungen der Ergotherapie durch betätigungsbasierte Interventionen untersuchen.
- Ergotherapeuten und Forscher sollten weiterhin Interventionen entwickeln und bewerten, die die Performanz in sinnvollen Aktivitäten als Intervention und Ergebnis nutzen.
- Für die Untersuchung der Ergebnisse aus der Kombination vorbereitender und betätigungsbasierter Tätigkeiten ist eine zukünftige qualitativ hochwertige (Level-I und -II) Forschung erforderlich.
- Es bedarf einer Forschung, die den Einfluss der Umgebung untersucht, in der Klienten Betätigungen ausüben, wie z.B. zu Hause, am Arbeitsplatz, in der Gemeinde, in Institutionen (z.B. akut, subakut, fachkundige Pflege) und in Bildungseinrichtungen.
- Es bedarf der Forschung, die darauf ausgerichtet ist, ganzheitliche Interventionen zu evaluieren, in Betracht zu ziehen und bereitzustellen, um den Klienten bei der Rückkehr in seine täglichen Betätigungen, einschließlich der Arbeit, zu unterstützen.
- Es wird Forschung benötigt, die dabei hilft, die biomechanischen Aspekte der muskuloskelettalen Er-

krankungen mit den Funktions- und Partizipationsergebnissen zu verbinden, die Menschen mit muskuloskelettalen Erkrankungen benötigen und wünschen.
- Es sind weitere Forschungsarbeiten darüber erforderlich, wie spezifische Interventionen Gesundheit, Lebensqualität und Partizipationsergebnisse verbessern. Beispiele zu Interventionen, die weitere Unterstützung benötigen, sind die folgenden:
  - Klienten-Edukation
  - Kognitiv-verhaltenstherapeutische Ansätze
  - Geführte Visualisierung
  - Achtsamkeit
  - Coaching
  - Multi- und interdisziplinäre Ansätze
- Randomisierte kontrollierte Studien sollten die Wirksamkeit vorbereitender Ansätze wie therapeutische Übungen, physikalische Anwendungen und Orthesen untersuchen, um die Wiedereingliederung in sinnvolle Betätigungen zu erleichtern.
- Geeignete Interventionen, die Menschen mit muskuloskelettalen Erkrankungen helfen, effektive und geeignete körperliche Aktivitäten in ihren Alltag zu integrieren, müssen entwickelt und getestet werden.

Anhang

A Vorbereitung und Qualifikation von Ergotherapeuten und Ergotherapie-Assistenten

Wer sind Ergotherapeuten?
Um als Ergotherapeutin zu praktizieren, hat die Person in den Vereinigten Staaten:
- das vom Accreditation Council for Occupational Therapy Education (ACOTE®) bzw. seinen Vorgängerorganisationen zertifizierte ergotherapeutische Programm absolviert;
- erfolgreich eine Zeit lang Praxiserfahrung unter Begleitung eines erfahrenden Ergotherapeuten gesammelt in einer dafür anerkannten Bildungseinrichtung, die den akademischen Anforderungen an ein Bildungsprogramm für Ergotherapeuten, das durch die ACOTE bzw. Vorgängerorganisationen zertifiziert worden ist, anerkannt wurde;
- hat einen national anerkannten Aufnahmetest für Ergotherapeuten bestanden; und
- erfüllt die staatlichen Anforderungen für die Zulassung, Zertifizierung bzw. Registrierung.

Bildungsprogramme für Ergotherapeuten
Diese beinhalten Folgendes:
- Biologie, Physische-, Sozial- und Verhaltenswissenschaften
- Grundprinzipien der Ergotherapie
- Theoretische Perspektiven der Ergotherapie
- Screening-Erfassung
- Formulierung und Implementierung eines Interventionsplanes
- Kontext von Berufsausübung
- Management der ergotherapeutischen Dienste (Master-Abschluss)
- Mitarbeiterführung und Management (Doktorabschluss)
- Berufsethik, Werte und Verantwortlichkeiten

Die praktische Arbeit als Bestandteil des Programmes wurde dafür entworfen, kompetente und generalistische Berufseinsteiger in der ergotherapeutischen Ausbildung zu entwickeln, indem eine Vielzahl an Erfahrung über Klienten aller Altersgruppen in einer Vielzahl von Behandlungssettings vermittelt wird. Die praktische Arbeit ist ein integraler Bestandteil des Curriculums des Kurses, beinhaltet vertiefte Erfahrung in der Anwendung von ergotherapeutischer Behandlung gegenüber Klienten und fokussiert die Anwendung von zielgerichteter und aussagekräftiger Betätigung beziehungsweise Forschung, Administration und Management von ergotherapeutischen Dienstleistungen. Die Erfahrungen aus der praktischen Arbeit dienen der Förderung des Clinical Reasoning und der reflektierenden Praxis, um die Werte und Vorstellungen, die die ethische Praxis ermöglichen, zu leiten und Professionalismus sowie Kompetenzen in Karrierezuständigkeiten zu entwickeln. Von Doktoranden wird verlangt, eine empirische Untersuchung durchzuführen, die sie in die Lage versetzt, erweiterte Kompetenzen, über das generalistische Niveau hinaus, zu entwickeln.

Wer sind Ergotherapie-Assistenten?
Um als Ergotherapie-Assistent zu arbeiten, hat die Person in den Vereinigten Staaten:
- das vom ACOTE bzw. seinen Vorgängerorganisationen zertifizierte Programm für Ergotherapie-Assistenten absolviert
- erfolgreich eine Zeitlang Praxiserfahrung unter Begleitung eines erfahrenden Ergotherapeuten gesammelt in einer dafür anerkannten Bildungseinrichtung, die den akademischen Anforderungen an ein Bildungsprogramm für Ergotherapeuten, das durch die ACOTE bzw. Vorgängerorganisationen zertifiziert worden ist, anerkannt wurde;
- einen national anerkannten Aufnahmetest für Ergotherapeuten bestanden und

- erfüllt die staatlichen Anforderungen für die Zulassung, Zertifizierung bzw. Registrierung.

Bildungsprogramme für den Ergotherapie-Assistenten

Diese beinhalten Folgendes:
- Biologie, Physische-, Sozial- und Verhaltenswissenschaften
- Grundprinzipien der Ergotherapie
- Theoretische Perspektiven der Ergotherapie
- Screening-Erfassung
- Formulierung und Implementierung eines Interventionsplanes
- Kontext von Berufsausübung
- Assistenz im Organisieren von Ergotherapie

Die praktische Arbeit als Bestandteil des Programmes wurde dafür entworfen, kompetente und generalistische Berufseinsteiger in der ergotherapeutischen Ausbildung zu entwickeln, indem eine Vielzahl an Erfahrung über Klienten aller Altersgruppen in einer Vielzahl von Behandlungssettings vermittelt wird. Die praktische Arbeit ist ein integraler Bestandteil des Curriculums des Kurses und beinhaltet vertiefte Erfahrung in der Anwendung von ergotherapeutischer Behandlung gegenüber Klienten und fokussiert die Anwendung von zielgerichteter und aussagekräftiger Betätigung. Die Erfahrungen aus der praktischen Arbeit dienen der Förderung des Clinical Reasoning und der reflektierenden Praxis, um die Werte und Vorstellungen, die die ethische Praxis ermöglichen, zu leiten und Professionalismus sowie Kompetenzen in Karrierezuständigkeiten zu entwickeln.

Regulierung der ergotherapeutischen Praxis

Alle Ergotherapeuten und Ergotherapie-Assistenten müssen nach föderalem und staatlichem Gesetz agieren. Derzeit haben 50 Staaten, der District of Columbia, Puerto Rico und Guam Gesetze zur Regulierung der ergotherapeutischen Praxis beschlossen.

B Selected *CPT*™ Coding for Occupational Therapy Evaluations and Interventions

The following chart can guide occupational therapy practitioners in making clinically appropriate decisions when selecting the most relevant *Current Procedural Terminology* (*CPT*®) codes to describe occupational therapy evaluation and intervention for adults with musculoskeletal conditions. Occupational therapy practitioners should use the most appropriate code from the current *CPT* manual on the basis of specific services provided, individual patient goals, payer coding and billing policy, and common usage.

Examples of Occupational Therapy Evaluation and Intervention	Suggested *CPT*® Code
Low-Complexity Evaluation	
Example A	
Occupational profile and history: The client, a retired college professor, sustained a left wrist fracture 8 weeks ago and was referred by her physician for assessment of IADL abilities because of safety concerns. The client lives at home with a large dog and is independent in all ADLs but requires moderate assistance for IADLs. She has had no prior OT treatment. **Patient assessment:** Two performance deficits to be addressed: (1) IADL of caring for dog and (2) IADL of cleaning house. **Clinical decision making:** Low-level, problem-focused assessment using the Disabilities of the Arm, Shoulder and Hand (Kennedy, Beaton, Solway, McConnell, & Bombardier, 2011), ROM testing, manual muscle testing of left upper extremity, grip strength testing using Jamar dynamometer of left hand with focus on functional abilities in home and pet care. Limited treatment options considered, with focus on adaptive equipment and strategies and home-based strengthening program for left upper extremity. No comorbidities. No modification of evaluation tasks needed.	97165—Occupational therapy evaluation, low complexity, requiring these components: • An occupational profile and medical and therapy history, which includes a brief history including review of medical and/or therapy records relating to the presenting problem; • An assessment(s) that identifies 1–3 performance deficits (i.e., relating to physical, cognitive, or psychosocial skills) that result in activity limitations and/or participation restrictions; and • Clinical decision making of low complexity, which includes an analysis of the occupational profile, analysis of data from problem-focused assessment(s), and consideration of a limited number of treatment options. Patient presents with no comorbidities that affect occupational performance. Modification of tasks or assistance (e.g., physical or verbal) with assessment(s) is not necessary to enable completion of evaluation component. Typically, 30 minutes are spent face-to-face with the patient and/or family.
Example B	
Occupational profile and history: The client has long-standing pain in left knee and low back because of osteoarthritis with spinal involvement and is referred to OT because of worsening of pain and difficulty with accessing second story of home. The client lives with his wife in a two-story home. He is otherwise independent in ADLs and relevant IADLs. He requests suggestions for modifications to the home because he is not interested in joint replacement or back surgery at this time. He has not received OT services previously. **Patient assessment:** One performance deficit to be addressed: (1) functional mobility.	97165—Occupational therapy evaluation, low complexity, requiring these components: • An occupational profile and medical and therapy history, which includes a brief history including review of medical and/or therapy records relating to the presenting problem; • An assessment(s) that identifies 1–3 performance deficits (i.e., relating to physical, cognitive, or psychosocial skills) that result in activity limitations and/or participation restrictions; and • Clinical decision making of low complexity, which includes an analysis of the occupational profile, analysis of data from problem-focused

(Continued)

Examples of Occupational Therapy Evaluation and Intervention	Suggested *CPT*® Code
Low-Complexity Evaluation *(cont.)*	
Clinical decision making: Low-level, problem-focused assessment of home environment and client's ability to maneuver to second floor to reach his bedroom and bathroom. Interview, observation, and Home Assessment Profile used as assessments (Chandler, Duncan, Weiner, & Studenski, 2001). Limited treatment options considered with focus on adaptations to home to allow access to second floor. No relevant comorbidities. Minimal to moderate modification of or assistance with evaluation tasks needed.	assessment(s), and consideration of a limited number of treatment options. Patient presents with no comorbidities that affect occupational performance. Modification of tasks or assistance (e.g., physical or verbal) with assessment(s) is not necessary to enable completion of evaluation component. Typically, 30 minutes are spent face-to-face with the patient and/or family.
Moderate-Complexity Evaluation	
Occupational profile and history: The client is a retired registered nurse who underwent a below-knee amputation of her dominant right leg 2 weeks ago because of complications from Type 2 diabetes. She has been referred to OT because of difficulty with self-care and home care tasks attributable to her current state of impaired mobility. She is currently receiving rehabilitation services in a postacute setting but plans to return home to her one-story home, where she lives with her husband. **Patient assessment:** Four performance deficits to be addressed: (1) dressing, (2) personal hygiene and grooming, (3) functional mobility in the home, and (4) meal preparation. **Clinical decision making:** Moderate-level, detailed assessment of musculoskeletal functions including ROM, strength and coordination of upper extremities, and sitting balance assessment; assessment of self-care and ADL performance using the Dressing and Toilet Mobility and Management tasks of the Performance Assessment of Self-Care Skills (Holm & Rogers, 2008) and the Functioning Everyday with a Wheelchair assessment (Holm, Mills, Schmeler, & Trefler, 2003). Several treatment options considered to address multiple areas of ADL and mobility deficits, history of Type 2 diabetes, hypertension, and healing wound. Minimal to moderate modification of or assistance with evaluation tasks needed.	97166—Occupational therapy evaluation, moderate complexity, requiring these components: • An occupational profile and medical and therapy history, which includes an expanded review of medical and/or therapy records and additional review of physical, cognitive, or psychosocial history related to current functional performance; • An assessment(s) that identifies 3–5 performance deficits (i.e., relating to physical, cognitive, or psychosocial skills) that result in activity limitations and/or participation restrictions; and • Clinical decision making of moderate analytic complexity, which includes an analysis of the occupational profile, analysis of data from detailed assessment(s), and consideration of several treatment options. Patient may present with comorbidities that affect occupational performance. Minimal to moderate modification of tasks or assistance (e.g., physical or verbal) with assessment(s) is necessary to enable patient to complete evaluation component. Typically, 45 minutes are spent face-to-face with the patient and/or family.
High-Complexity Evaluation	
Occupational profile and history: The client was involved in motor vehicle accident 6 weeks ago resulting in midshaft fracture of the left nondominant humerus with shoulder dislocation and radial nerve injury and lacerations to the dorsal forearm of the right dominant arm resulting in muscle loss. The client lives with his wife and three young children. He works as a mechanical engineer and hopes to return to work within the next several weeks. He is also an avid golfer and typically plays golf with friends each weekend. **Patient assessment:** Five performance deficits to be addressed: (1) ADLs including dressing, bathing, and grooming; (2) IADLs including child care and care of the home; (3) work activities; (4) social participation; and (5) leisure activities (golf). **Clinical decision making:** High-level, comprehensive assessment of musculoskeletal functions including ROM, sensation, strength, coordination, pain, and wound status. Canadian Occupational Performance Measure used as outcome measure (Law et al., 2014) and Jebsen–Taylor Hand Function Test (Jebsen, Taylor, Trieschmann, Trotter, & Howard, 1969), Jamar dynamometer, goniometer, and Semmes Weinstein monofilament test used to assess status of bilateral upper extremities. Multiple treatment options considered to address multiple areas of ADLs, IADLs, ability to return to work, social participation, and leisure. Pain and sensory changes contributing to deficit areas. Modifications required to assessments because of immobility and pain. History of depression. Significant assistance with tasks needed throughout evaluation.	97167—Occupational therapy evaluation, high complexity, requiring these components: • An occupational profile and medical and therapy history, which includes review of medical and/or therapy records and extensive additional review of physical, cognitive, or psychosocial history related to current functional performance; • An assessment(s) that identifies 5 or more performance deficits (i.e., relating to physical, cognitive, or psychosocial skills) that result in activity limitations and/or participation restrictions; and • Clinical decision making of high analytic complexity, which includes an analysis of the patient profile, analysis of data from comprehensive assessment(s), and consideration of multiple treatment options. Patient presents with comorbidities that affect occupational performance. Significant modification of tasks or assistance (e.g., physical or verbal) with assessment(s) is necessary to enable patient to complete evaluation component. Typically, 60 minutes are spent face-to-face with the patient and/or family.

(Continued)

Examples of Occupational Therapy Evaluation and Intervention	Suggested *CPT*® Code
Reevaluation	
Reevaluation of client after below-knee amputation of right leg with an established OT plan of care for ADLs and mobility retraining. Client would like to become independent in the community using her manual wheelchair, requiring revision of and additions to the OT plan of care.	97168—Reevaluation of occupational therapy established plan of care, requiring these components: • An assessment of changes in patient functional or medical status with revised plan of care; • An update to the initial occupational profile to reflect changes in condition or environment that affect future interventions and/or goals; and • A revised plan of care. A formal reevaluation is performed when there is a documented change in functional status or a significant change to the plan of care is required. Typically, 30 minutes are spent face-to-face with the patient and/or family.
Other Evaluation and Intervention Activities	
Administration of the Cognitive Performance Test (Burns, 2013) with older adult client after hip replacement who is exhibiting behaviors of confusion associated with opioid use. Evaluating working memory and executive function underlying occupational performance of common daily activities; test consists of 7 subtasks (medicine box, shop, wash, toast, phone, dress, travel). Objective scores and interpretation are documented in the clinical record to explain findings and how they relate to client's functioning and plan of care.	96125—Standardized cognitive performance testing per hour of a qualified health professional time, both face-to-face time administering test to the patient and time interpreting these test results and preparing the report.
Administration of the Functional Reach Test (Duncan, Weiner, Chandler, & Studenski, 1990) with client to measure anterior and posterior stability and risk of falls during functional activity. Objective scores and interpretation are documented in clinical record to explain findings and how they relate to client's functioning and plan of care	97750—Physical performance test or measurement (e.g., musculoskeletal, functional capacity), with written report, each 15 minutes.
Provide skilled OT services to client for individualized upper-extremity home exercise program to improve endurance, strength, and ROM; provide instruction and demonstration and ensure understanding.	97110—Therapeutic procedure, one or more areas, each 15 minutes; therapeutic exercises to develop strength and endurance, range of motion, and flexibility. Direct one-on-one patient contact.
Provide skilled OT services to client for graded balance activity in wheelchair and in bathroom with focus on reaching outside base of support using dynamic sitting and standing balance techniques and specific verbal cuing to promote maximum performance and safety with grooming tasks while sitting in wheelchair and standing without lower-extremity prosthetic at sink.	97112—Therapeutic procedure, one or more areas, each 15 minutes; neuromuscular reeducation of movement, balance, coordination, kinesthetic sense, posture, and/or proprioception for sitting and/or standing activities.
Provide skilled OT services by having client participate in high-level cooking therapeutic group with 2 additional clients with emphasis on use of compensatory strategies and adaptive equipment because of decreased ROM, strength, and endurance of the upper body to ensure safety in food preparation, transport of heavy kitchen items, use of oven and stove, and cleanup.	97150—Therapeutic procedure(s), group (2 or more individuals). Group therapy procedures involve constant attendance of the physician or therapist, but by definition do not require one-on-one patient contact by the physician or therapist.
Provide skilled OT services to client and caregiver including instruction in functional transfer for non–weight bearing status as needed for self-care tasks. Provide visual and verbal cuing for proper positioning of hands and feet, proper weight shifting, and safe use of rolling walker during transfer training.	97530—Therapeutic activities, direct (one-to-one) patient contact by the provider (use of dynamic activities to improve functional performance), each 15 minutes.
Provide skilled OT services to elderly client with dementia who sustained a fracture to his left distal radius. Instructed caregiver in use of written instructions to ensure splint use and provided exercise instructions using photographs as compensatory strategy to enhance ability to complete home program to improve ROM. Instructed caregiver to encourage use of affected hand during self-care activities to enhance ease of completing bimanual tasks.	97127**—Therapeutic interventions that focus on cognitive function (e.g., attention, memory, reasoning, executive function, problem solving, pragmatic functioning) and compensatory strategies to manage the performance of an activity (e.g., managing time or schedules; initiating, organizing and sequencing tasks), direct (one-on-one) patient contact. **97127 is an untimed code and may be reported only once per day regardless of the length of the session. 97127 is invalid under Medicare. Practitioners should use G-code G0515 in its place. G0515 mirrors former CPT code 97532 and should be reported in 15-minute units.

(Continued)

Examples of Occupational Therapy Evaluation and Intervention	Suggested *CPT*® Code
Other Evaluation and Intervention Activities *(cont.)*	
Provide skilled OT services to client and caregiver for instruction in use of specific compensatory strategies such as seated meal preparation and kitchen reorganization to improve independent access to kitchen utensils, pots, and serving dishes. Instructed client in various techniques to improve independence with laundry tasks and floor cleaning while seated in wheelchair.	97535—Self-care/home management training (e.g., ADL and compensatory training, meal preparation, safety procedures, instructions in use of assistive technology devices and adaptive equipment), direct one-on-one contact by provider, each 15 minutes.
Provide skilled OT services to client returning to work after crush injury to dominant forearm. Modified workstation with adapted solder gun and instruction to client in adaptive technique to complete job in computer motherboard circuit assembly.	97537—Community/work reintegration training (e.g., shopping, transportation, money management, avocation activities, work environment modification analysis, work task analysis, use of assistive technology devices and adaptive equipment), direct one-on-one contact by provider, each 15 minutes.
Provide skilled OT services to client and caregiver for instruction and demonstration in management of wheelchair brakes and leg rests using simple one-step directions, with client and caregiver doing return demonstration, to promote maximum performance in functional mobility and ADLs and maximize ability to participate in preferred activities such as a community outing.	97542—Wheelchair management (e.g., assessment, fitting, training), each 15 minutes.
Provide skilled OT services to client experiencing carpal tunnel syndrome for assessment, design, and fabrication of most appropriate orthotic device for wrist, with caregiver instruction and demonstration in proper donning and doffing of device, to decrease pain, decrease paresthesias, and maximize function.	97760—Orthotic(s) management and training (including assessment and fitting when not otherwise reported), upper extremity(ies), lower extremity(ies), and/or trunk, initial orthotic(s) encounter, each 15 minutes
Provide skilled OT services to client and caregiver for assessment of an established orthotic device and adjustments to improve fit of device, address complaints of pain, and protect skin integrity, with caregiver instruction and demonstration in proper donning and doffing of modified orthotic device.	97763—Orthotic(s)/prosthetic(s) management and/or training, upper extremity(ies), lower extremity(ies), and/or trunk, subsequent orthotic(s)/prosthetic(s) encounter, each 15 minutes
During medical team conference with client and family, provide client education about return to home as a wheelchair user and review of safety precautions for client and family.	99366—Medical team conference, patient and/or family present. Conference with interdisciplinary health care team to report evaluation findings (within 60 days of evaluation) and provide recommendations contributing to the formulation or review of a comprehensive care plan.
During medical team conference without client or family present, review recent shoulder pain levels and update plan of care for skilled OT services.	99368—Medical team conference, patient and/or family not present. Conference with interdisciplinary health care team to report evaluation findings (within 60 days of evaluation) and provide recommendations contributing to the formulation or review of a comprehensive care plan.

Note. ADLs = activities of daily living; IADLs = instrumental activities of daily living; OT = occupational therapy; ROM = range of motion.

Medicare will pay for certain types of caregiver education when it is provided as part of a patient's medically necessary face-to-face visit. Caregiver education is not separately payable in Medicare Part B; however, it can be billed as part of the counseling and coordination of care services provided during a patient visit as long as it directly involves the patient and is medically necessary. Medicaid and private insurance coverage policies for these services vary by state, so providers should check with their Medicaid state agency or department of insurance for guidance.

Not all payers reimburse for all codes. For example, medical team conferences are not billable to Medicare. Codes shown refer to *CPT*® 2018 (American Medical Association, 2017, *CPT 2018 standard.* Chicago: American Medical Association Press) and do not represent all of the possible codes that may be used in occupational therapy evaluation and intervention. After 2018, refer to the current year's *CPT* code book for available codes. *CPT* codes are updated annually and become effective January 1. *CPT* is a trademark of the American Medical Association. CPT five-digit codes, two-digit codes, modifiers, and descriptions are copyright © 2017 by the American Medical Association. All rights reserved.

C Evidenzbasierte Praxis

Seit 1998 hat die American Occupational Therapy Association (AOTA) eine Reihe von Evidence-Based-Practice (EBP) Projekten ins Leben gerufen, um die Mitglieder bei der Bewältigung der Herausforderung zu unterstützen, die Literatur zu finden und zu überprüfen, die Beweise für die ergotherapeutische Vorgehensweise liefert und diese wiederum in die Praxis umzusetzen (Lieberman & Scheer, 2002). In Anlehnung an die evidenzbasierte Philosophie von Sackett, Rosenberg, Gray, Haynes und Richardson (1996) basieren die Projekte der AOTA auf dem Prinzip der auf der Integration von Information aus drei Quellen beruhenden EBP der Ergotherapie: (1) klinische Erfahrung und Reasoning, (2) Vorlieben der Klienten und ihrer Familien und (3) den Ergebnissen der besten verfügbaren Forschungen.

Ein Schwerpunkt des EBP-Projekts der AOTA ist ein fortlaufendes Programm zur systematischen Überprüfung der multidisziplinären wissenschaftlichen Literatur, bei dem zielgerichtete Fragen und standardisierte Verfahren verwendet werden, um für die Ergotherapie relevante Belege zu finden und deren Auswirkungen auf Praxis, Bildung und Forschung zu diskutieren. Eine evidenzbasierte Perspektive basiert auf der Annahme, dass wissenschaftliche Belege für die Effektivität ergotherapeutischer Maßnahmen als mehr oder weniger stark valide, entsprechend einer Hierarchie von Forschungsdesigns, einer Bewertung der Qualität der Forschung oder einer Kombination von Beidem, eingeschätzt werden können.

Die AOTA verwendet Evidenzstandards, die sich an denen der evidenzbasierten Medizin orientieren. Dieses Modell vereinheitlicht und klassifiziert den Wert wissenschaftlicher Erkenntnisse für die biomedizinische Praxis. In diesem System enthält die höchste Evidenzstufe (Stufe I) systematische Reviews der Literatur, Metaanalysen und randomisierte kontrollierte Studien (RCTs). In den RCTs werden die Teilnehmer zufällig entweder der Interventionsgruppe oder einer Kontrollgruppe zugeordnet und die Ergebnisse beider Gruppen miteinander verglichen. Weitere Evidenzebenen sind Level-II-Studien, in denen die Zuordnung zu einer Behandlungs- oder einer Kontrollgruppe nicht randomisiert erfolgte (Kohortenstudie); Level-III-Studien, die keine Kontrollgruppe haben; Level-IV-Studien in denen Einzelfälle in einem experimentellen Design verwendet werden, welche manchmal über mehrere Teilnehmer berichten; Level-V-Studien, bei denen es sich um Fallberichte und Gutachten handelt, die narrative Literaturüberprüfungen und Konsenserklärungen beinhalten.

Die in dieser Praxisleitlinie zusammengefassten systematischen Reviews zu muskuloskelettalen Erkrankungen wurden von der AOTA im Rahmen des EBP-Projekts unterstützt. Die AOTA verpflichtet sich, die Rolle der Ergotherapie in diesem wichtigen Praxisbereich zu unterstützen. Diese Richtlinie wurde von der AOTA in Auftrag gegeben, bearbeitet und gebilligt, ohne dass externe Mittel erhalten oder angefordert wurden. Der Bericht wurde von der AOTA vollständig finanziell unterstützt und ohne Beteiligung der Industrie entwickelt.

Frühere Reviews für die oberen Extremitäten (OE) und den unteren Rücken wurden zwischen Januar 1986 und Dezember 2005 abgeschlossen und in von Januar 2006 bis Juni 2014 aktualisiert. Darüber hinaus wurde die vollständige Suche nach Ergebnissen zu den Bereichen der Halswirbelsäule und der unteren Extremitäten (UE) zwischen Januar 1995 und Juni 2014 abgeschlossen. Diese Reviews sind von entscheidender Bedeutung, da Ergotherapeuten Zugang zu den Ergebnissen der aktuellen und besten verfügbaren Literatur benötigen, um ihre Maßnahmen im Rahmen der Ergotherapie für Menschen mit muskuloskelettalen Erkrankungen zu unterstützen.

Die folgenden drei zielgerichteten Fragen aus dem Review über ergotherapeutische Maßnahmen für Menschen mit muskuloskelettalen Erkrankungen bildeten den Rahmen für den Review:
- Welche Evidenz gibt es für die Wirkung ergotherapeutischer Maßnahmen bei Erwachsenen mit muskuloskelettalen Beeinträchtigungen der oberen Extremitäten (Schulter, Ellenbogen, Unterarm, Handgelenk und Hand)?
- Welche Evidenz gibt es für die Wirkung ergotherapeutischer Maßnahmen bei Erwachsenen mit muskuloskelettalen Erkrankungen der unteren Extremitäten (Becken, Hüfte, Bein, Knöchel und Fuß)?
- Welche Evidenz ist über die Wirkung ergotherapeutischer Maßnahmen bei Erwachsenen mit muskuloskelettalen Erkrankungen der Wirbelsäule (Hals-, Brust- und Lendenwirbelsäule) verfügbar?

Diese Fragen wurden von den Autoren des Reviews, einer beratenden Gruppe von Experten auf diesem Fachgebiet, den AOTA-Mitarbeitern und dem Berater für Methodik des AOTA-EBP-Projekts geprüft.

Methoden

Die Suchbegriffe für die Reviews wurden vom Forschungsmethodiker des AOTA EBP-Projekts und den AOTA-Mitarbeitern in Absprache mit den Autoren des Reviews zu den einzelnen Themengebieten und der Beratungsgruppe entwickelt. Sie wurden nicht nur entwickelt, um einzelne relevante Artikel zu erfassen, sondern auch, um sicherzustellen, dass die für den Thesaurus jeder Datenbank relevanten Begriffe berücksichtigt wurden. Die in der ursprünglichen Suchstrategie für die OE und den unteren Rücken verwendeten Fragestellung wurden für das aktualisierte Review verwendet. Zusätzliche Suchbegriffe wurden hinzugefügt, um eine optimale Abdeckung dieser Themenbereiche zu gewährleisten. Eine eigene Suchstrategie wurde für die vollständigen Reviews für die Themengebiete der Wirbelsäule und der UE erstellt.

Die **Tabelle C-1** listet die verwendeten Suchbegriffe in Bezug auf die Population (Menschen mit muskuloskelettalen Erkrankungen) und die Art der Interventionen auf, die in jedem systematischen Review enthalten sind. Ein medizinischer Forschungsbibliothekar

Tabelle C-1: Suchbegriffe

Kategorie	Suchbegriffe (englisch)	Suchbegriffe (deutsch)
Diagnosen, Verletzungen und klinische Veränderungen an Schulter, Ellenbogen, Unterarm, Handgelenk und Hand	adhesive capsulitis, amputation—above elbow, amputations (below elbow, transradial, thumb, finger, with wrist disarticulation), arthritis, arthrogryposis, athletic injuries, axilla, biceps tendon rupture, bicipital tendonitis, brachial plexus injury, burn, calcific shoulder, camptodactly, carpal instability, carpal tunnel syndrome, collateral ligament strain, Colles' fracture (closed and open), complex regional pain syndrome, crushing injury—upper arm crushing injury (wrist, hand, and finger), cubital tunnel syndrome, cumulative trauma, degenerative joint disease, de Quervain's tenosynovitis, dislocated finger, dislocation, dislocation—glenohumeral, digital injuries, digits, Dupuytren's contracture, elbow, elbow joint, extensor tendon rupture, finger, finger injuries, flexor tendon rupture, forearmHum, fracture greater tuberosity humerus—open, fracture humerus shaft—closed, glenohumeral joint, hand, hand injuries, Kienbock's disease, lacerating tendon, lateral epicondylitis, mallet finger, medial epicondylitis, multiple fractures hand (closed and open), open wound (finger and hand), pronator teres syndrome, radial and ulnar fractures, radial head fracture, radial tunnel syndrome, reflex sympathetic dystrophy, repetitive strain injury, rotator cuff syndrome shoulder, rotator cuff tear, scapulothoracic articulation, shoulder impingement, shoulder joint, shoulder pain, shoulder strain, shoulder tendonitis, sprain elbow, sprain radiohumeral joint, sprains and strains—rotator cuff, subacromial bursitis, tennis elbow, tenosynovitis elbow, tenosynovitis—hand and wrist, thumb, thumb injuries, triangular fibrocartilage complex (TFCC), trigger finger, ulnar, ulnar nerve syndrome, wounds and injuries—elbow, shoulder, wrist, wrist injuries	Kapselverklebung, Amputation oberhalb des Ellenbogens, Amputationen (unterhalb des Ellenbogens, transradial, Daumen, Finger, mit Handgelenksexartikulation), Arthritis, Arthrogryposis, Sportverletzungen, Axilla, Bicepssehnenruptur, Reizung der langen Bicepssehne, Verletzungen des Plexus brachialis, Verbrennungen, Kalkschulter, Kamptodactyly, Carpale Instabilität, Karpaltunnelsyndrom, Seitenbandverletzung, distale Radiusfraktur (geschlossen und offen), CRPS, Quetschverletzungen – Oberarm Quetschung (Handgelenk, Hand und Finger), Kubitaltunnelsyndrom, kumulative Traumata, degenerative Gelenkerkrankungen, Morbus de Quervain, dislozierte Finger, Luxationen, Schulterluxation, Fingerverletzungen, Finger, Morbus Dupuytren, Ellenbogen, Ellenbogengelenk, Strecksehnenruptur, Fingerverletzungen, Beugesehnenruptur, Unterarm, Humerusfraktur am Collum anatomicum humeri, Fraktur auf Höhe des Tuberculum majus humeri – offen, Humerusschaftfraktur – geschlossen, Schultergelenk, Hand, Handverletzungen, Morbus Kienböck, Sehnenzerreißung, lateraler Ellenbogenschmerz, Mallet Finger, medialer Ellenbogenschmerz, mutliple Frakturen der Hand (offen und geschlossen), offene Wunden (Finger und Hand), Pronator-teres-Syndrom, Radius- und Ulnafrakturen, Radiusköpfchenfraktur, Supinator-Logen-Syndrom, sympathische Reflexdystrophie, Überlastungssyndrom, Rotatorenmanschettensyndrom, Rotatorenmanschettenverletzung, scapulothorakale Gleitebene, Impingement-Syndrom der Schulter, Schultergelenk, Schulterschmerz, Schulterzerrung, Supraspinatussehnenverletzung, Ellenbogenverrenkung, Verrenkung des radiohumeralen Gelenks, Verrenkung und Zerrung – Rotoremanschette, Bursitis subacromialis, Tennisellenbogen, Tendopathie am Ellenbogen, Sehnenscheidenentzündung – Hand und Handgelenk, Daumen, Daumenverletzungen, triangulärer fibrocartilaginärer complex (TFCC), schnellender Finger, Ulna, Nervus ulnaris Syndrom, Wunden und Verletzungen – Ellenbogen, Schulter, Handgelenk, Handgelenkverletzungen

Kategorie	Suchbegriffe (englisch)	Suchbegriffe (deutsch)
Diagnosen, Verletzungen und klinische Veränderungen der Wirbelsäule (HWS, BWS und LWS)	ankylosing spondylitis, back pain: unspecified, brachial plexus injury, cervical facet injury, cervical herniated nucleus pulposus, chronic back pain, chronic sciatica, degenerative joint disease, disc herniation, herniated disc, herniated nucleus pulposus, L5 radiculopathy, laminectomy, low back dysfunction, low back injury, low back musculoskeletal injuries, low back pain, lumbar dysfunction, lumbar herniated nucleus pulposus without myelopathy, lumbar injury, lumbar intravertebral disc/myelopathy, lumbar musculoskeletal injuries, lumbar nerve root dysfunction, lumbar nerve root injury, lumbar pain, lumbar radiculopathy, lumbar spasm, lumbar spine dysfunction, lumbar spine injury, lumbar spine pain, lumbosacral muscle strain, lumbosacral strain/sprain, muscle spasms, neck–shoulder tension syndrome, osteoporosis of the spine, sciatica, spinal nerve root dysfunction, spinal nerve root injury, spinal stenosis, spondylolisthesis, spondylosis, vertebral fusion	Morbus Bechterew, Rückenschmerzen: unspezifisch, Verletzung des Plexus brachialis, cervikale Verletzung der Facettengelenke, Bandscheibenvorfall der HWS, chronische Rückenschmerzen, chronische Ischialgie, degenerative Gelenkerkrankungen, Bandscheibenvorfall, Bandscheibenvorwölbung, Bandscheibenprolaps, L5 Radiculopathie, Laminektomie, Dysfunktion des unteren Rückens, Verletzung des unteren Rückens, muskuloskelettale Verletzungen des unteren Rückens, Kreuzschmerzen, lumbale Dysfunktion, lumbaler Bandscheibenvorfall ohne Myelopathie, lumbale Verletzung, lumbale intravertebrale Discus/Myelopathie, lumbale muskuloskelettale Verletzungen, lumbale Radikulopathie, Lumbarspasmus, LWS Dysfunktion, LWS-Verletzung, LWS-Schmerzen, lumbosacrale Muskelzerrung, lumbosacrale Zerrung/Quetschung, Muskelspasmus, Schulter-Nacken-Syndrom, Osteoporose der Wirbelsäule, Ischialgie, spinale Nervenwurzeldysfunktion, Spinalkanalstenose, Spondylolisthesis, Spondylosis, vertebrale fusion
Diagnosen, Verletzungen und klinische Veränderungen der unteren Extremitäten	above knee amputation, ACL tear, ankle sprain, arthrogryposis, below knee amputation, crush injury, foot amputation, foot fracture, hip dislocation, hip fracture, hip replacement, knee replacement, labral injury/tear, meniscal tear, partial hip replacement, pelvic floor dysfunction, stress fracture	Amputation oberhalb des Knies, Kreuzbandverletzung, Knöchelverstauchung, Arthrogryposis, Amputation unterhalb des Knies, Quetschungen, Fußamputation, Fußfraktur, Hüftluxation, Hüftfraktur, Hüftgelenkersatz, Kniegelenkersatz, Hüftlabralriss/Abriss, Meniscusriss, patieller Hüftsatz, Beckenbodenschwäche, Stressfraktur
Interventionen	AAROM, activities of daily living, adaptation, adaptive equipment, AROM, arthrokinematics, assistive technology, athletic training, back school, biofeedback, body awareness, body mechanics, cognitive behavior therapy, compensation, create, driving adaptations, durable medical equipment, edema control, Edukation, energy conservation, ergonomics, establish, exercise, functional training, hand therapy, home modification, industrial rehabilitation, interventions, job coaching, job modification, job retraining, joint protection, limb reshaping, modify, occupational medicine, occupational therapy, orthotics, physical agent modalities, physical therapy, postural training, preprosthetic and prosthetic training, prevention, problem solving, PROM, promotion, rehabilitation, relaxation techniques, restore, scapulohumeral rhythm, splint, sports medicine, stretching, therapeutic management, therapy, training, treatment, work hardening, work/occupational rehabilitation, work reconditioning/conditioning	Aktiv-assistives Bewegungsausmaß, Aktivitäten des täglichen Lebens, Adaptation, Hilfsmittel, aktives Bewegungsausmaß, Arthrokinematik, unterstützende Technologie, sportliches Training, Rückenschule, Biofeedback, Körperbewusstsein, Biomechanik, kognitive Verhaltenstherapie, Kompensation, kreieren, Fahranpassungen, langlebige medizinische Ausstattung, Ödemkontrolle, Edukation, Energieeinsparung, Ergonomie, etw. einführen, Übungen, funktionales Training, Handtherapie, Wohnraumanpassung, berufliche Rehabilitation, Interventionen, Job-Coaching, Arbeitsplatzanpassung, Umschulung, Gelenkschutz, Neuformung der Extremität, modifizieren, betätigungsorientierte Medizin, Ergotherapie, Orthesen, physikalische Maßnahmen, Physiotherapie, posturales Training, vorprothetisches- und prothetisches Training, Prävention, Problemlösung, passives Bewegungsausmaß, Förderung, Rehabilitation, Entspannungstechniken, Wiederherstellung, scapulohumeraler Rhythmus, Schienen, Sportmedizin, Stretching, therapeutisches Management, Therapie, Training, Behandlung, Work Hardening, Arbeits/Betätigungsrehabilitation, Arbeitswiederherstellung/Aufbereitung

Kategorie	Suchbegriffe (englisch)	Suchbegriffe (deutsch)
Outcomes	absenteeism, anxiety, circumferential measurement for edema, coordination, coping patterns, depression, disability, dynamometry, dysfunction/function, EMG, endurance, fatigue, fear, fine motor coordination, functional/work capacity evaluation, grip strength, hand function, level of independence (ADLs, IADLs), manual muscle testing (MMT), mobility, nerve conduction velocity, occupational engagement (rest, sleep, Edukation, social participation, leisure), occupational performance, occupational stress, pain, physical mobility, pinch strength, productivity, prosthetic use, psychological distress, quality of life, range of motion (ROM), return to work, sensation, sickness, strength, symptom magnification, tolerance to activity, volumetric measurement for edema, weakness, work/employment status	Abwesenheit, Ängstlichkeit, Umfangmessung von Ödemen, Koordination, Coping Strategien, Depression, Behinderung, Dynamometermessung, Dysfunktion/Funktion, EMG, Ausdauer, Müdigkeit, Angst, feinmotorische Koordination, funktionelle Arbeitsfähigkeitenanalyse, Griffkraft, Handfunktion, Grad der Unabhängigkeit (ADLs, IADLs), Muskelfunktionsprüfung (MFP), Mobilität, Nervenleitgeschwindigkeit, Betätigungsengagement (Ruhe, Schlaf, Bildung, soziale Partizipation, Freizeit), Betätigungsperformanz, berufliche Belastung, Schmerz, physische Mobilität, Fingerkraft, Produktivität, Prothesennutzung, psychischer Stress, Lebensqualität, Bewegungsausmaß (ROM), Rückkehr an den Arbeitsplatz, Sensibilität, Krankheit, Stärke, Symptomabbildungsmaßstab, Toleranz für Aktivitäten, Ödem-Volumen-Messung, Schwäche, Arbeits-/Beschäftigungsstatus
Studien- und Versuchsdesigns	appraisal, best practices, case control, case report, case series, clinical guidelines, clinical trial, cohort, comparative study, consensus development conference, controlled clinical trial, critique, cross over, cross-sectional, double blind, epidemiology, evaluation study, evidence-based, evidence synthesis, feasibility study, follow-up, health technology assessment, intervention, longitudinal, main outcome measure, meta-analysis, multicenter study, observational study, outcome and process assessment, pilot, practice guidelines, prospective, random allocation, randomized controlled trial, retrospective, sampling, scientific integrity review, single subject design, standard of care, systematic literature review, systematic review, treatment outcome, validation study	Bewertung, Best Practice, Fallkontrolle, Fallbericht, Fallserie, klinische Richtlinie, klinische Studie, Kohorte, Vergleichsstudie, Konsens Entwicklungskonferenz, kontrollierte klinische Studie, kritische Besprechung, Cross-over, Querschnitt, Doppelblind, Epidemiologie, Evaluationsstudie, evidenzbasiert, Evidenzsynthese, Machbarkeitsstudie, Follow-Up, Gesundheitstechnologiebewertung, Intervention, longitudinal, Hauptergebnismessung, Meta-Analyse, multizentrierte Studie, Beobachtungsstudie, Ergebnis- und Verlaufs-Assessment, Pilotstudie, Praxisleitlinie, prospektiv, randomisierte Zuordnung, randomisierte kontrollierte Studie, retrospektiv, Stichprobe, wissenschaftliche Integritätsbeurteilung, Einzelthemendesign, Behandlungsstandard, systematisches Literaturreview, systematisches Review, Behandlungsergebnis, Validationsstudie

mit Erfahrung in der Durchführung systematischer Übersichtsrecherchen führte alle Recherchen durch und bestätigte und verfeinerte die Suchstrategien. Zu den durchsuchten Datenbanken und Webseiten gehörten MEDLINE, PsycINFO, CINAHL, Ergonomics Abstracts und OTseeker. Darüber hinaus wurden konsolidierte Informationsquellen, wie die Cochrane Database of Systematic Reviews in die Suche mit einbezogen. Diese Datenbanken beinhalten peer-reviewte Zusammenfassungen von Zeitschriftenartikeln und bieten damit klinischen und wissenschaftlichen Mitarbeitern die Möglichkeit, systematische Reviews zu spezifischen klinischen Fragen und Themen durchzuführen. Darüber hinaus wurden Referenzlisten von Artikeln, die in den systematischen Reviews enthalten waren, auf mögliche Artikel untersucht und ausgewählte Zeitschriften manuell durchsucht, um sicherzustellen, dass alle geeigneten Artikeln in den Review aufgenommen wurden.

Ein- und Ausschlusskriterien sind für den Prozess des systematischen Reviews entscheidend, da sie die Struktur für Qualität, Art und Jahre der veröffentlichten Literatur liefern, die in den Review einbezogen werden. Die Reviews zu allen drei Leitfragen beschränkten sich auf die wissenschaftliche Literatur, die in englischer Sprache veröffentlicht wurde. Die untersuchten Interventionsansätze lagen im Rahmen der Praxis der Ergotherapie. In den Rezensionen enthaltene Literatur wurde zwischen Januar 2006 und Juni 2014 veröffentlicht und umfasste Studienteilnehmer mit muskuloskelettalen Erkrankungen. Wie bereits beschrieben, wurden die vollständigen Recherchen zu den Bereichen Wirbelsäule und UE von Januar 1995 bis Juni 2014 abgeschlossen. Die Rezensionen schlossen

Daten aus Präsentationen, Konferenzberichten, nicht referierter Forschungsliteratur, Dissertationen und Thesen aus. Die in den Reviews enthaltenen Studien liefern Evidenz der Stufen I, II und III.

Insgesamt wurden 21.623 Zitate und Abstracts in die Reviews aufgenommen. Für den Themenbereich der OE gab es 5.139 Referenzen, für den der UE 10533 Referenzen und für die Wirbelsäule 5.952 Referenzen. Der Forschungsmethodiker beendete den ersten Schritt des Ausschlusses von Quellen auf der Grundlage von Zitaten und Abstracts. Die systematischen Reviews wurden entweder von einzelnen am Review arbeitenden Autoren oder als akademische Partnerschaft durchgeführt, in denen die akademische Fakultät als Fachschaft oder mit Doktoranden mitarbeitete. Die Review-Teams beendeten den nächsten Schritt zum Ausschluss von Referenzen auf der Grundlage von Zitaten und Abstracts. Die Volltextversionen potenzieller Artikel wurden abgerufen, womit die Review-Teams die endgültige Aufnahme in den Review auf Grundlage vorgegebener Ein- und Ausschlusskriterien bestimmten.

Insgesamt wurden 346 Artikel in die Endprüfung aufgenommen: 259 Level-I, 24 Level-II und neun Level-III-Studien. Zusätzlich zu den drei zielgerichteten Fragen ergab die Suche 54 Artikel über die Rückkehr an den Arbeitsplatz, chronische Schmerzen und Verbrennungen. Diese Artikel wurden separat ausgewertet.

Tabelle C-2 enthält die Anzahl der Evidenzstufen der in jedem Review enthaltenen Artikel. Die Teams, die an der jeweiligen zielgerichteten Fragestellung gearbeitet haben, überprüften die Artikel entsprechend ihrer Qualität (wissenschaftliche Stringenz und Unvoreingenommenheit) und ihres Evidenzniveaus. Jeder Artikel, der in den Review aufgenommen wurde, wurde dann unter Verwendung der Evidenztabelle abstrahiert, die eine Zusammenfassung der Methoden und der Ergebnisse der Artikel lieferte. Die AOTA-Mitarbeiter und der Forschungsmethodiker überprüften die Evidenztabellen, um eine Qualitätskontrolle zu gewährleisten. Alle Studien sind in den Evidenztabellen in Anhang F vollständig zusammengefasst. Das Risiko von Verzerrung der einzelnen Studien wurde mit den Methoden bewertet, die von Higgins, Altman und Sterne (2011) beschrieben wurden. Die Methode zur Beurteilung des Verzerrungsrisikos bei systematischen Reviews basierte auf dem von Shea et al. (2007) entwickelten Messinstrument. Diese Praxisleitlinie wurde von einer Gruppe von Fachexperten für Menschen mit muskuloskelettalen Erkrankungen erarbeitet, zu der praktisch Tätige, Forscher, Dozenten, Verbrauchervertreter und andere Gesundheitsdienstleister sowie politische Experten gehörten. Gutachter, die der Nennung zugestimmt haben, sind in den „Acknowledgements" dieser Publikation aufgeführt. Die AOTA ist bestrebt, die Themen alle fünf Jahre zu aktualisieren, um die Empfehlungen zu jedem Thema nach den Kriterien der National Guideline Clearinghouse aktuell zu halten.

Tabelle C-2: Artikel pro Themenbereich

Gegenstand	Evidenzlevel					
	I	II	III	IV	V	Gesamt
Schulter	67	7	2	0	0	76
Ellenbogen	20	3	1	0	0	24
Unterarm, Handgelenk, Hand	51	5	3	0	0	59
Untere Extremitäten	32	8	3	0	0	43
Wirbelsäule	89	1	0	0	0	90
Rückkehr an den Arbeitsplatz	13	0	0	0	0	13
Chronische Schmerzen	22	1	0	0	0	23
Verbrennungen	14	3	1	0	0	18
Gesamt	308	28	10	0	0	346

D Übersicht zur Evidenz

Table D-1: Evidence for the Effectiveness of Interventions for People With MSCs of the Shoulder

Author/Year	Level of Evidence/Study Design/ Participants/Inclusion Criteria	Intervention and Control Groups	Outcome Measures	Results
		Fracture		
Bruder, Taylor, Dodd, & Shields (2011)[a]	Level I Systematic review N = 5 RCTs on proximal humeral fractures. N = 172 participants (n range = 18–86; ages 50–89 yr). Inclusion criteria: RCT or quasi-RCT; participants with skeletal maturity; fractured scapula, clavicle, or humerus; any mode of exercise; any outcome measure classified by WHO.	Intervention Exercise program and exercise program plus other therapy. Control Placebo or no exercise program; other modes of therapy; alternative therapy programs differing in duration, frequency, intensity, or method of administration.	Pain • VAS • Pain intensity Function • CMS • OSS • Subjective ADLs • SF-36 • CDQ • Shoulder lifting power • Functional tests	Pain 2 studies reported ST decrease in pain with early exercises vs. exercise ≥3 wk post-nondisplaced fracture. 1 study reported LT benefits for pain in late exercise vs. early exercise initiation groups. 1 study found no benefits of early exercises after surgical fixation. Function 1 study supported a home program without a supervised exercise program for improved function. 1 study reported improved function with both supervised exercise programs and supervised exercise programs that included a home program, with no SS difference between groups.
Handol, Ollivere, & Rollins (2012)	Level I Cochrane review N = 16 RCTs of proximal humerus fracture treatment (conservative management, n = 10; conservative vs. surgical management, n = 4; comparison of surgery methods, n = 2). N = 805 participants (n range = 20–86; adults age <65 yr). Inclusion criteria: RCTs or quasi-randomized studies comparing ≥2 interventions for surgical or conservative management, functional outcomes (ADLs, health-related QOL scores), clinical outcomes (strength, ROM, pain patient satisfaction, complications), anatomical reduction.	Intervention Conservative interventions: Immediate vs. delayed therapy after 3-wk immobilization in a collar and cuff sling; sling and body bandage for 1 wk vs. 3 wk; Gilchrist bandage vs. Desault bandage; rehabilitation started at 3 days after initial sling immobilization or home program vs. therapy delayed until 3 wk postinjury; swimming combined with self-training vs. self-training only; pulsed electro-magnetic vs. sham device. Surgical vs. conservative treatment: Reduction with external fixation vs. closed manipulation and sling; internal fixation vs. sling; hemiarthroplasty vs. closed manipulation and sling. Management after surgery: Immobilization in sling for 1 wk vs. 3 wk after percutaneous fixation; early assisted mobilization after 2 wk vs. late mobilization after 6 wk.	Pain • Pain with functional movements • Neer classification • Pain scores at rest and after movement • Pain questionnaire Function • ADLs • Functional movements • CMS • SF-36 • CDQ • Neer function score • Functional assessment • Functional scale • Subjective functional assessment • DASH QOL • SF-36	Pain 2 studies supported LT decreases in pain in early therapy groups with nondisplaced or stable fractures. 1 study reported LT improvements with supervised therapy and independent therapy, with no SS difference between groups. 1 study reported pain reduction with therapy interventions postsurgery. The Neer replacement group demonstrated SS less pain with therapy. Both groups had decreased pain with electromagnetic therapy vs. sham, with no SS difference between groups. Function 5 studies reported LT functional improvement in therapy groups, with no SS difference compared with other interventions. 2 studies reported improved outcomes with immediate therapy.

Table D-1: Evidence for the Effectiveness of Interventions for People With MSCs of the Shoulder (cont.)

Author/Year	Level of Evidence/Study Design/ Participants/Inclusion Criteria	Intervention and Control Groups	Outcome Measures	Results
Handol, Ollivere, & Rollins (2012) (cont.)				1 study reported no difference between types of bandage (Gilchrist vs. Desault); both groups improved with immobilization.
				1 study reported improved ST function in a surgical group (hemiarthroplasty) compared with conservative management (closed manipulation and sling).
				QOL
				1 study supported immediate therapy vs. immobilization with therapy at 3 wk for LT QOL.
				1 study reported no difference between conservative management and plate fixation.
	Adhesive Capsulitis			
Blanchard, Barr, & Cerisola (2010)	Level I Systematic review N = 6 RCTs. N = 407 participants (n range = 20–109). *Inclusion criteria*: Adults age >18 yr, diagnosis of adhesive capsulitis, restricted AROM and PROM on 2 planes.	*Intervention* SI combined with therapy. *Control* Therapy only; therapy described as AROM mobilization, PROM mobilization, or both with or without electrotherapy.	*Pain* • VAS • Night pain • Pain with motion *Function* • SDQ • SPADI	*Pain* Pain in both SI and therapy groups improved ST and LT. A small ST effect (.18,[b] 95% CI [.50, .85]) at 12–16 wk favored SI. A small LT effect (.36; 95% CI [.02, .70]) at 52 wk favored SI. *Function* SI and therapy groups improved in ST and LT function. A small ST effect (.32; 95% CI [.02, .62]) at 12–16 wk favored SI, but a medium ST effect (.46; 95% CI [.01, .91]) at 12–16 wk favored therapy over no intervention. A small LT effect (.13,[b] 95% CI [.21, .47]) at 52 wk favored SI. CI crossed 0.[b]

(Continued)

Table D-1: Evidence for the Effectiveness of Interventions for People With MSCs of the Shoulder (cont.)

Author/Year	Level of Evidence/Study Design/Participants/Inclusion Criteria	Intervention and Control Groups	Outcome Measures	Results
Celik (2010)	Level I RCT $N = 29$ (ages 38–65 yr, 22 women). Intervention group, $n = 14$. Control group, $n = 15$. *Inclusion criteria*: ROM in external rotation, abduction, and flexion <50% in comparison with other shoulder; normal radiography (anteroposterior, lateral); secondary frozen shoulder diagnosis with MRI showing small RTC tear; secondary frozen shoulder with Type I SIS on physical examination and MRI.	*Intervention* Glenohumeral ROM exercises and scapulothoracic exercise. *Control* Glenohumeral ROM exercises.	*Pain* • VAS *Function* • CSS	*Pain* Both groups demonstrated SS ST decreases in VAS scores. *Function* Both groups demonstrated SS ST increases in CSS, with no SS difference between groups.
Dempsey, Mills, Karsch, & Branch (2011)	Level II Cohort $N = 36$ (19 women). Intervention group, $n = 24$. Control group, $n = 12$. *Inclusion criteria*: Chart review of patients initially treated with a customized therapy program specific to their injury or surgery; patients who failed 6 wk of supervised therapy who began a total end-range program.	*Intervention* Patients classified as high or medium irritability received outpatient therapy, NSAIDs, and home use of a high-intensity stretch mechanical therapy device with instructions to wear the device for 6 daily 10-min end-range stretching sessions. *Control* Patients classified as low irritability received the same therapy program as the intervention group.	*Pain* • ASES pain score *Function* • ASES score	*Pain* Both groups demonstrated LT improvements in pain, but the high- to medium-irritability group reported SS reduction in pain compared with the low-irritability group. *Function* Both groups demonstrated LT improvements in ASES scores, but the high- to medium-irritability group reported SS improvement compared with the low-irritability group.
Dogru, Basaran, & Sarpel (2008)	Level I RCT $N = 49$ (ages 41–72 yr, 28 women). Intervention group, $n = 25$. Control group, $n = 24$. *Inclusion criteria*: Shoulder pain ≥3 mo with no major trauma; 25% loss of shoulder motion in all planes; pain with motion with a minimum VAS score of 40 mm; normal findings on radiographs of the glenohumeral joint; absence of arthritis, malignancy, and medical conditions such as cardiac disease, infection, and coagulation disorders.	*Intervention* Exercise, superficial heat, and US. *Control* Exercise (Codman's exercises, wall climbing, and joint stretching to tolerance), superficial heat, and sham US.	*Pain* • VAS *Function* • SPADI • SF-36	*Pain* Both groups demonstrated SS ST decreases in pain, with no SS difference between groups. *Function* Both groups' SPADI scores improved, with no SS difference between groups. No change in SF-36 scores was found in either group.

(Continued)

Table D-1: Evidence for the Effectiveness of Interventions for People With MSCs of the Shoulder (cont.)

Author/Year	Level of Evidence/Study Design/ Participants/Inclusion Criteria	Intervention and Control Groups	Outcome Measures	Results
Favejee, Huisstede, & Koes (2011)	Level I Systematic review N = 18 RCTs. N = 903 participants. *Inclusion criteria:* RCTs; participants with frozen shoulder not caused by acute trauma; interventions for frozen shoulder; outcomes of pain, function, and recovery; articles in German, English, French, or Dutch.	*Intervention* Oral steroids, physical modalities (laser, interferential electrotherapy), acupuncture therapy, arthrographic distension, suprascapular nerve block, mobilizations, exercises (not specified), acupuncture combined with exercises (not specified), arthrographic distension and therapy, MUA, and exercise.	*Pain* Outcome measures not specified	*Pain*[c] 7 studies favored SI for ST pain reduction over therapy. 3 studies found ST pain relief with varying therapy interventions favoring laser and exercises combined with joint mobilizations. 1 study reported ST pain relief with electroacupuncture and interferential acupuncture. 1 study supported acupuncture and exercise for pain relief.
Gleyze, Clavert, et al. (2011)	Level II Cohort (6 groups nonrandomized) N = 235 (M age range = 49.5–69.0 yr, 50%–70% women). Group 1, n = 58. Group 2, n = 59. Group 3, n = 31. Group 4, n = 11. Group 5, n = 31. Group 6, n = 45. *Inclusion criteria:* Patients with shoulder stiffness, described as PROM flexion <150, PROM ER <40, and reduction in IR compared with uninvolved side.	*Intervention* *Group 1:* Conventional rehabilitation (not specified) under pain threshold. *Group 2:* Self-rehabilitation (not specified) over pain threshold. *Group 3:* Self-rehabilitation over pain threshold + supervision. *Group 4:* Conventional rehabilitation under pain threshold + capsular distension. *Group 5:* Conventional rehabilitation under pain threshold + local regional anesthesia. *Group 6:* Conventional rehabilitation under pain threshold + local regional anesthesia + capsulotomy.	*Pain* • Pain-free nights *Function* • CSS	*Pain* Rehabilitation over the pain threshold resulted in ST benefits for pain-free nights. *Function* Self-rehabilitation over the pain threshold resulted in ST improvements in function.
Gleyze, Georges, et al. (2011)	Level II Cohort (3 groups, nonrandomized) N = 148. Group 1, n = 58. Group 2, n = 59. Group 3, n = 31. *Inclusion criteria:* Significant reduction in PROM compared with uninvolved side.	*Intervention* *Group 1:* Classic rehabilitation below pain threshold (massage, joint mobilizations, joint centering, balneotherapy, and electrotherapy) 3–5×/wk for 5–6 mo. *Group 2:* Nonsupervised home program (joint mobilization and exercises) with provocation above pain threshold for 6–12 wk. *Group 3:* Supervised home program with provocation of pain and recommendations for progressions, 1–3 therapy sessions weekly.	*Function* • CSS	*Function* ST improvement in CSS occurred for all groups, but participants in the supervised home program demonstrated the best overall improvement.

(Continued)

Table D-1: Evidence for the Effectiveness of Interventions for People With MSCs of the Shoulder (cont.)

Author/Year	Level of Evidence/Study Design/ Participants/Inclusion Criteria	Intervention and Control Groups	Outcome Measures	Results
Ibrahim et al. (2012)	Level I RCT $N = 60$. Intervention group, $n = 30$ (M age = 52 yr, 15 women). Control group, $n = 30$ (M age = 51 yr, 16 women). *Inclusion criteria*: Age >19 yr, diagnosis of adhesive capsulitis, loss of ≥50% of ROM, globally limited glenohumeral translation.	*Intervention* Therapy 3×/wk for 4 wk; ROM home exercise, joint mobilizations, and static progressive shoulder orthosis ≤3×/day for 30 min. *Control* Same intervention with no static progressive orthosis.	*Pain* • VAS *Function* • DASH	*Pain* Both groups' ST VAS scores decreased. *Function* Both groups demonstrated improved ST DASH scores, with no SS difference between groups.
Ma, Je, Jeong, Kim, & Kim (2013)	Level I RCT $N = 30$. Intervention group, $n = 15$ (M age = 56.1 ± 6.3 yr, 87% women). Control group, $n = 15$ (M age = 54.9 ± 6.7 yr, 73% women). *Inclusion criteria*: Diagnosis of adhesive capsulitis, ages 47–56 yr.	*Intervention* Modalities, joint mobilizations, and whole-body cryotherapy, 3×/wk for 4 wk. *Control* Modalities and joint mobilizations only, 3×/wk for 4 wk.	*Pain* • VAS *Function* • ASES	*Pain* Both groups demonstrated SS ST decreases in VAS scores. The intervention group had SS ST improvements in VAS scores compared with the control group. *Function* Both groups demonstrated SS ST improvement in ASES scores, but the intervention group demonstrated SS greater improvement than the control group.
Maund et al. (2012)	Level I Systematic review and meta-analysis $N = 32$ studies (clinical effectiveness, $n = 31$ [$n = 12$ included therapy interventions]; cost utility, $n = 1$). $N = 935$ participants.	*Intervention* Therapy interventions (joint mobilizations); gentle rhythmic exercises, function-based exercises to restore motion, or both; physical modalities (electrotherapies and US); arthrographic distension; steroid injection; sodium hyaluronate injection; MUA; capsular release; watchful waiting.	*Pain* • VAS • Rest • Motion *Function* • SPADI • CMS • SRQ • ASES • FLEX–SF • SDQ • DASH • CDQ • HAQ	*Pain*[c] 2 pooled studies supported ST pain reduction after SI combined with therapy interventions. 3 studies reported ST pain reduction with therapy, but 1 study reported that LT pain reduction was SS only in therapy groups. *Function* 4 studies reported improved function in groups combining SI with therapy. 1 study reported no change in CMS in groups combining therapy and sodium hyaluronate.

(Continued)

Table D-1: Evidence for the Effectiveness of Interventions for People With MSCs of the Shoulder (cont.)

Author/Year	Level of Evidence/Study Design/ Participants/Inclusion Criteria	Intervention and Control Groups	Outcome Measures	Results
Maund et al. (2012) (cont.)	*Inclusion criteria*: Participants with idiopathic frozen shoulder with or without diabetes; control groups; RCTs; case series of ≥50 participants (capsular release or MUA studies only); outcomes of pain, function, ROM, QOL, time to recovery, adverse events.		*QOL* • SF–36	9 studies reported ST functional improvements in therapy groups. 1 study reported LT functional improvement in therapy groups. *QOL* 1 study reported improvements in SI combined with therapy groups. 2 studies reported QOL improvements in therapy groups, but results did not favor specific interventions.
Yang, Jan, Chang, & Lin (2012)	Level I RCT *N* = 32 (*M* age 54.3–56.8 ± 9.2–12.8 yr, 22 women). Intervention group, *n* = 10 (less shoulder kinematics in 1 predetermined criterion; *M* age = 56.8 ± 7.2 yr, 7 women). Criteria control group, *n* = 12 (less shoulder kinematics in 1 predetermined criterion; *M* age = 54.9 ± 10.3 yr, 10 women). Control group, *n* = 10 (larger shoulder kinematics in all 3 predetermined criteria; *M* age = 54.3 ± 7.6 yr, 5 women). *Inclusion criteria*: Participants with ≥50% loss of passive shoulder motion compared with uninvolved shoulder for ≥3 mo.	*Intervention* *Intervention group*: SEs (midrange joint mobilizations, stretching, physical modalities, active exercises) and scapular and glenohumeral mobilizations. *Control* *Criteria control group*: SEs as described for the intervention group. *Control group*: SEs as described for intervention group.	*Function* • FLEX–SF	*Function* Both groups demonstrated ST improvements in FLEX–SF scores, but ST improvements in the intervention group were SS greater compared with the control group.

Neck and Shoulder Pain

Andersen et al. (2008)	Level I RCT *N* = 549 (219 men, *M* age = 45.7 yr, 397 women, *M* age = 44.6 yr). Group 1, *n* = 180. Group 2, *n* = 187. Control group, *n* = 182. *Inclusion criteria*: Office workers with neck and shoulder pain and without hypertension, disc prolapse, history of severe trauma, or pregnancy.	*Intervention* Group 1: SRT. Group 2: APE. *Control* General health information.	*Pain* • Computer-based pain questionnaire scored 0–9	*Pain* Results indicated SS ST decreases in pain in the SRT and APE groups but no LT changes. No change was found for the control group.

(Continued)

Table D-1: Evidence for the Effectiveness of Interventions for People With MSCs of the Shoulder (cont.)

Author/Year	Level of Evidence/Study Design/ Participants/Inclusion Criteria	Intervention and Control Groups	Outcome Measures	Results
Andersen et al. (2012)	Level I RCT N = 449 (M age = 46 ± 10 yr, 279 women). Group 1, n = 116 (M age = 47 ± 10 yr, 72 women). Group 2, n = 126 (M age = 46 ± 10 yr, 87 women). Group 3, n = 106 (M age = 45 ± 10 yr, 61 women). Control group, n = 101 (M age = 46 ± 10 yr, 59 women). *Inclusion criteria:* Office workers with pain in neck and shoulder, no history of herniated disc or cervical disorders, no history of severe trauma, not pregnant, no past shoulder or neck surgery, no hypertension or serious disease.	*Intervention* Group 1: 1 hr strength training 1×/wk. Group 2: 20 min strength training 3×/wk. Group 3: 7 min strength training 9×/wk. *Control* No training.	*Pain* • Pain scale scored 0–9 *Function* • DASH	*Pain* All intervention groups demonstrated SS ST decreases in shoulder pain compared with the control group. *Function* SS ST improvement in DASH scores occurred in all groups. Group 2 demonstrated the largest ST effect size.
Ang, Monnier, & Harms-Ringdahl (2009)	Level I RCT N = 68. Intervention group, n = 34. Control group, n = 34. *Inclusion criteria:* Eligible pilots who logged flying hours.	*Intervention* Participants with no pain were assigned to exercise 2×/day for 10–15 min; participants with pain were assigned to exercise 1×/day for 10–15 min. Exercises progressed from nonpostural to postural and from low-forward muscle exercises to endurance strength exercises. *Control* Participants were encouraged to continue their regular exercise regimen.	*Pain* • Pain questions from SNQ	*Pain* ST and LT decreases in pain occurred in the prescribed exercise group. No changes were found in the control group.
Damian & Zalpour (2011)	Level I RCT N = 26 (M age = 26 yr, 16 women). Intervention group, n = 13 (M age = 26 yr, 7 women). Control group, n = 13 (M age = 26 yr, 9 women). *Inclusion criteria:* Professional musicians with unspecified shoulder and neck pain for previous 6 mo.	*Intervention* Radial shock-wave treatment to trigger points, neck and shoulder massage, and stretching. *Control* Stretching exercises for shoulder and neck muscles.	*Pain* • VAS *Function* • SPADI • Neck Pain Disability Index Questionnaire	*Pain* ST benefits were found for both the intervention and control groups. *Function* ST improvements in function were found only in the intervention group.

(Continued)

Table D-1: Evidence for the Effectiveness of Interventions for People With MSCs of the Shoulder (cont.)

Author/Year	Level of Evidence/Study Design/ Participants/Inclusion Criteria	Intervention and Control Groups	Outcome Measures	Results
Kanai, Taniguchi, & Okano (2011)	Level I RCT $N = 62$ (M age = 34 yr, 33 women). Inclusion criteria: Chronic neck and shoulder stiffness or pain (myofascial or cervical spondylosis without other comorbidities).	Intervention Magnetotherapeutic device worn for 7 days except during sleep and bathing. Control Sham magnetotherapeutic device worn for 7 days except during sleep and bathing.	Pain • VAS	Pain ST decreases were found in both groups, but the intervention group experienced a SS greater decrease.
Lange, Toft, Myburgh, & Sjøgaard (2013)	Level I RCT $N = 55$ (M age not reported, 1 woman). Intervention group, $n = 27$. Control group, $n = 28$. Inclusion criteria: F-16 pilots (no other data provided).	Intervention 20 min of exercises (coordination training of deep neck muscles, strengthening exercises, body blade exercises) 3×/wk for 24 wk. Control Participants were encouraged to continue their regular exercise schedule.	Pain • Muscle point tenderness, self-reported neck pain Self-Reported General Health • SNQ	Pain The intervention group experienced a SS decrease in pain. Self-Reported General Health No significant change was found for either group.
Ma et al. (2013)	Level I RCT $N = 60$ (M age = 30.0–35.3 ± 8.6–10.3 yr, 40 women). Group 1, $n = 15$ (M age = 31.3 ± 8.6 yr, 10 women). Group 2, $n = 15$ (M age = 34.2 ± 10.3 yr, 11 women). Group 3, $n = 15$ (M age = 35.2 ± 9.4 yr, 10 women). Control group, $n = 15$ (M age = 30.0 ± 10.3 yr, 9 women). Inclusion criteria: Daily computer user, past and present history of computer-related neck and shoulder discomfort, worked on a computer for ≥5 yr, out of work ≤3 mo except for vacations during previous 5 yr, neck or shoulder pain ≥30 days during previous 1 yr, worked ≥20 hr/wk, <3 additional body regions with complaints on >30 days in previous 1 yr, neck or shoulder pain in previous 7 days.	Intervention Group 1: Biofeedback on upper trapezius 2 days/wk for 2 hr when on computer. Group 2: Active exercise group performing pain-free Theraband exercises targeting shoulder and neck muscles (≤4×/day for 20 min). Group 3: Interferential treatment with heat packs 2×/wk for 15 min. Control Standard education booklet (provided to all groups) only.	Pain • VAS Function • NDI • Surface EMG	Pain SS ST decreases in VAS scores were found in all intervention groups. SS ST decreases in pain were found in the biofeedback group compared with other groups. Function NDI scores improved in all groups, but ST improvements in biofeedback groups were SS. SS decreases in ST EMG activity were found in the biofeedback group for cervical erector spinae and upper trapezius muscles.

(Continued)

Table D-1: Evidence for the Effectiveness of Interventions for People With MSCs of the Shoulder (cont.)

Author/Year	Level of Evidence/Study Design/ Participants/Inclusion Criteria	Intervention and Control Groups	Outcome Measures	Results
Skoglund, Josephson, Wahlstedt, Lampa, & Norbäck (2011)	Level II Nonrandomized cohort study (crossover design) N = 37 (8 men ages 39–52 yr, 29 women ages 42–53 yr). *Inclusion criteria:* Participants involved in administration, selling, and teaching duties with daily computer use.	*Intervention* 17 min of Qigong program. *Control* Regular daily work.	*Pain* • Von Korff's questionnaire *Function* • Von Korff's questionnaire	*Pain* Decreased ST neck pain occurred in the intervention participants. *Function* Improved ST scores were found for neck disability.
Nonspecified Shoulder Pain				
Abdelshafi et al. (2011)	Level I RCT N = 63 shoulders (50 participants). Group 1, n = 23 shoulders. Group 2, n = 20 shoulders. Group 3, n = 20 shoulders. *Inclusion criteria:* Patients with chronic shoulder pain that did not respond to conventional treatment.	*Intervention* Exercise rehabilitation program consisting of warm-ups, pendulums, joint stretching, AAROM and AROM, and progression from isometric to isotonic strengthening. *Group 1:* Exercise rehabilitation program plus suprascapular nerve block. *Group 2:* Exercise rehabilitation program plus intra-articular injection. *Group 3:* Exercise rehabilitation program only.	*Function* • SPADI	*Function* All groups demonstrated ST improvement in SPADI scores, but Group 1 had SS improvements.
Alexander, Gilman, Brown, Brown, & Houghton (2010)	Level I Systematic review N = 8 RCTs. N = 543 participants. *Inclusion criteria:* Participants age >18 yr; RCT design; acute or chronic soft-tissue shoulder injury; sufficient US intervention protocols reported to enable authors to calculate US power and energy delivered; ≥1 of the following outcome measures: pain scale, muscle strength testing, ROM, function, impairment, or disability questionnaire.	*Intervention* US treatments; concurrent interventions included joint mobilizations, exercise (stretching, strengthening, and ROM), analgesics, NSAIDs, heat, IFC, massage, and patient education. *Control* Placebo US; similar concurrent treatments reported in 1 study.	*Pain* • Yes–no responses reported for pain relief (outcome measure not specified) *Function* • Yes–no responses reported for functional improvement (outcome measure not specified) *Disability* • Yes–no responses reported for reduction in disability (outcome measure not specified)	*Pain* 2 studies reported ST pain relief (LT not tested) in participants with calcific tendinitis. *Function and Disability* 1 study reported improvements in participants with calcific tendinitis. LT follow-up was not reported.[b]

(Continued)

Table D-1: Evidence for the Effectiveness of Interventions for People With MSCs of the Shoulder (cont.)

Author/Year	Level of Evidence/Study Design/ Participants/Inclusion Criteria	Intervention and Control Groups	Outcome Measures	Results
Brudvig, Kulkarni, & Shah (2011)	Level 1 Systematic review and meta-analysis $N = 7$ RCTs. $N = 290$ participants (intervention groups, M age = 43.4 ± 14.7 yr; control groups, M age = 47.3 ± 20.1 yr). *Inclusion criteria*: RCTs studying effect of exercise and joint mobilizations on participants with shoulder dysfunction resulting in pain, decreased ROM, or decreased function.	*Intervention* Exercises and joint mobilizations. Studies varied in reported frequency and duration of exercise and types of exercise (ROM; isotonic or isometric strengthening exercises or both), neuromuscular control exercises. *Control* Exercise only.	*Pain* • Pain with impingement test • VAS • Shoulder pain scale • Pain with subacromial compression • Pain questionnaire *Function* • SPADI • Neer questionnaire • Functional testing • Functional reaching	*Pain* *Systematic review*: 6 studies reported ST benefits of decreased pain, and 2 studies supported exercise combined with mobilizations over exercise only. *Meta-analysis*: No effect for pain was found between exercise-only groups and exercise and mobilization groups on the basis of WSMD of .08 (95% CI [–1.99, 2.05]). *Function* *Systematic review*: 5 studies reported ST benefits for function; 1 study reported improvements in function and disability favoring the exercise and mobilization group; and 6 groups had a combined WSMD of .09 (95% CI [–.46, .64]), indicating that exercise with mobilization was not superior to exercise only. *Meta-analysis*: Fisher exact test indicated no SS difference between groups.
Camarinos & Marinko (2009)	Level I Systematic review $N = 7$ studies. $N = 257$ participants. *Inclusion criteria*: RCTs, participants age ≥18 yr, participants referred to therapy for conservative treatment of shoulder pain.	*Intervention* MWM, deep-friction massage, and Cyriax manipulation combined with exercises (stretching, pendulums, and strengthening), Maitland mobilizations, Grades I–IV mobilization combined with exercises (stretching, pendulums, and strengthening), AM and PM, Kaltenborn Grade III mobilization, MRM, ERM, HG and LG mobilizations. *Control* No mobilizations; interventions included exercise and modalities, home exercises, and patient education.	*Pain* • Pain pressure • VAS • SPADI • Pain scale (with movement, at night, with active motion) *Function* • SPADI • SRQ • Function questions • FLEX-SF • QOL • SDQ	*Pain* 7 studies reported ST reduction in pain with treatment in all groups, and 2 supported mobilization over standard treatment for ST pain reduction. *Function* 5 studies measured function, 4 reported ST benefits of improved function in all groups, and 1 reported LT benefits of improved function for all groups. Studies favored end-range mobilization, MWM, and HG mobilizations.

(Continued)

Table D-1: Evidence for the Effectiveness of Interventions for People With MSCs of the Shoulder (cont.)

Author/Year	Level of Evidence/Study Design/ Participants/Inclusion Criteria	Intervention and Control Groups	Outcome Measures	Results
Hains, Descarreaux, & Hains (2010)	Level I RCT N = 59. Intervention group, n = 41 (M age = 46.5 ± 8.8 yr, 20 women). Control group, n = 18 (M age = 45.6 ± 7.4 yr, 13 women). *Inclusion criteria:* Ages 30–60 yr, daily shoulder pain for ≥3 mo, pain aggravated with movement, inability to lift arm vertically, VAS pain score ≥5.	*Intervention* 5 treatments 3×/wk (15 treatments total) of trigger point release at supraspinatus, deltoid, infraspinatus, and biceps. *Control* 5 treatments 3×/wk (15 treatments total) of sham trigger point therapy.	*Function* • SPADI	*Function* SS ST and LT improvements in SPADI scores were found in the intervention group.
Ho, Sole, & Munn (2009)	Level I Systematic review N = 14. N = 755 participants (intervention groups, n = 380; control groups, n = 375). *Inclusion criteria:* RCTs, English or German, participants with shoulder disorders (fracture, dislocation, degenerative arthritis or osteoarthritis, orthopedic surgery).	*Intervention* Mobilizations (mobilizations with movement, Maitland techniques, soft tissue mobilizations, oscillatory techniques), exercise (pendulums and stretching exercises), modalities (ice therapy and hot packs). *Control* Steroid injections, exercises (pendulums and stretching exercises), and physical modalities.	*Pain* • VAS • Night pain • Pain with motion • Pain questionnaire *Function* • SRFA • SRFL • UCLA Shoulder Rating • SDQ *Disability* • FDM (used pictures)	*Pain* *Adhesive capsulitis:* 1 study found benefits for mobilization but no difference between types of mobilization. *Shoulder impingement:* 2 studies supported manual techniques, exercise, and conventional therapy, but manual therapy groups demonstrated SS improvements compared with other groups; 1 study found no benefits in treatment interventions. *Nonspecific shoulder pain:* 1 study supported ST benefits of massage over no treatment, and 2 studies supported ST benefits of mobilization techniques. *Function* *Adhesive capsulitis:* 2 studies reported benefits of massage and mobilizations for improved shoulder function and benefits of HG mobilizations for LT function. *Shoulder impingement:* 2 studies supported exercise and mobilizations with SS between-groups differences favoring mobilizations, and 1 study supported exercise and mobilizations, with no SS difference between groups.

(Continued)

Table D-1: Evidence for the Effectiveness of Interventions for People With MSCs of the Shoulder (cont.)

Author/Year	Level of Evidence/Study Design/ Participants/Inclusion Criteria	Intervention and Control Groups	Outcome Measures	Results
Ho, Sole, & Munn (2009) (cont.)				*Nonspecific shoulder pain:* 2 studies supported manipulations for improving patient perceptions of recovery, 1 study supported LT functional improvement as a result of mobilizations and "other interventions" but found no between-groups differences between the interventions, and 1 study supported massage for LT functional benefits.
Kassolik et al. (2013)	Level II Case control $N = 30$ (11 men, M age = 43.6 ± 12.3 yr; 19 women, M age 53.8 ± .16 yr). Intervention group, $n = 15$. Control group, $n = 15$. *Inclusion criteria:* Adults with chronic shoulder pain for >3 mo, pain with active shoulder motion.	*Intervention* 10 sessions Tensegrity massage therapy to shoulder 5×/wk for 2 wk. *Control* Classic massage to shoulder 5×/wk for 2 wk.	*Function* • McGill Pain Questionnaire	*Function* Both groups improved in McGill Pain Questionnaire scores, but the Tensegrity group had SS ST improvement.
Marinko, Chacko, Dalton, & Chacko (2011)	Level I Systematic review $N = 17$. N of participants not reported. *Inclusion criteria:* RCTs comparing exercise with another intervention or no intervention, PEDro score of ≥6, English language, participants ages 18–65 yr with primary complaint of shoulder pain.	*Intervention* Exercise. *Control* Exercise combined with another intervention (not specified) or no intervention.	*Pain* • Outcome measures not specified	*Pain* 4 of 5 studies supported exercise for pain reduction. 1 study supported a favorable effect (−1.65) of high-dosage exercise. *Function* 4 studies pooled with a small effect (.15) supporting exercise over no intervention or an alternative intervention. 2 studies pooled with a small effect (.29) supporting exercise combined with manual techniques.
Surenkok, Aytar, & Baltaci (2009)	Level I RCT $N = 39$ (M age = 54.3 ± 14.16 yr, 22 women). Scapular mobilization group, $n = 13$ (M age = 55.07 ± 13.36 yr, 10 women).	*Intervention* Scapular mobilization group: Scapular distraction and mobilization, 10 sets with 30-s rest between sets (no. of repetitions of sets not reported). Sham group: Sham scapular mobilization with hand positioning change.	*Pain* • VAS *Function* • CSS	*Pain* No SS ST improvement was found in any group. *Function* SS ST improvement in CSS was found only in the scapular mobilization group.

(Continued)

Table D-1: Evidence for the Effectiveness of Interventions for People With MSCs of the Shoulder (cont.)

Author/Year	Level of Evidence/Study Design/ Participants/Inclusion Criteria	Intervention and Control Groups	Outcome Measures	Results
Surenkok, Aytar, & Baltaci (2009) (cont.)	Sham group, n = 13 (M age = 54.30 ± 12.70 yr, 2 women). Control group, n = 13 (M age = 55.53 ± 17.15 yr, 10 women). *Inclusion criteria*: Painful shoulder movement >4 wk, unable to actively perform scapular plane elevation >100° because of anterior pain.	*Control* No manual contact.		
Yang, Chen, Hsieh, & Lin (2012)	Level I RCT N = 52 (M age = 54 yr [range = 43–73 yr], 43 women). Intervention group, n = 29 (M age = 54.8 ± 8.5 yr, 21 women). Control group, n = 23 (M age = 54.6 ± 7.9 yr, 17 women). *Inclusion criteria*: Limitation of ≥10% of internal rotation ROM compared with other side and tightness in posterior shoulder region.	*Intervention* Massage of posterior deltoid, infraspinatus, and teres minor using petrissage and rolling techniques 2×/wk for 4 wk. *Control* Superficial massage to posterior deltoid, infraspinatus, and teres minor 18 min 2×/wk for 4 wk.	*Function* • FLEX-SF	*Function* ST improvements were noted in both groups but were SS in the treatment group compared with the control group.
Yiasemides, Halaki, Cathers, & Ginn (2011)	Level I RCT N = 98. *Inclusion criteria*: Painful active flexion and abduction >1 mo; pain, tenderness, or restrictions during passive glenohumeral, acromioclavicular joint, or PROM scapular motions.	*Intervention* Patient education, neuromuscular reeducation, strengthening and stretching exercises, low-velocity mobilizations at shoulder joints (M = 9 sessions). *Control* Same as for intervention group, excluding mobilizations (M = 9 sessions).	*Function* • SPADI	*Function* Both groups had SS ST and LT improvements in SPADI scores, with no SS differences between groups.
		Rotator Cuff Tear		
Ainsworth & Lewis (2007)	Level I Systematic review N = 10 studies (8 observational case series, 2 single case studies). N = 292 participants.	*Interventions* Exercise or exercise combined with slings, NSAIDs, analgesics, SI, therapeutic US, or education. 4 studies included exercise-only groups, and 6 studies included groups with exercise combined with slings, analgesics, NSAIDs, corticosteroid injections, or therapeutic modalities (US or education).	*Pain* • Night pain • 0–4 scale • VAS • Patient's perception *Function* • Impairment • Disability • OSS • CMS • SPADI	*Pain* 1 study reported ST improvements in pain with exercise therapy. 3 studies reported LT reduction in pain with exercise therapy. In 1 study with exercise therapy, 57% of participants reported decreased LT pain. 1 study reported reduced LT pain in the exercise group, but better results were found in the surgical group.

(Continued)

Table D-1: Evidence for the Effectiveness of Interventions for People With MSCs of the Shoulder (cont.)

Author/Year	Level of Evidence/Study Design/ Participants/Inclusion Criteria	Intervention and Control Groups	Outcome Measures	Results
Ainsworth & Lewis (2007) (cont.)	*Inclusion criteria:* RCTs or observational studies with adult participants with diagnosis of full thickness, massive, or inoperable RTC tears; ≥1 treatment group that included exercise or combined exercise with other interventions; outcome measures of shoulder impairment, shoulder disability, pain, patient-perceived effect or benefit, impact on QOL.	*Control* RCTs did not meet inclusion criteria, so review included only observational studies. Exercises were described as strengthening, proprioception training, stretching, and supervised and home programs.	• ASES • SST • UCLA Shoulder Rating • JOAS • MWC • SF-36	*Function* 1 case series and 1 case report reported ST improvements in function in exercise groups. Also supporting use of exercise groups were 1 study reporting LT improvements in ADLs, 1 study reporting that 59% of participants improved LT function, 1 study reporting 57% improvement in LT function, 2 studies reporting LT improvements in function, 1 case study reporting LT improvement in swimming length, and 1 study reporting improved function in surgical and conservative groups but more improvement in surgical groups. *Disability* 1 study reported ST decreases in disability in the exercise group.
Baydar et al. (2009)	Level III One group nonrandomized *N* = 20 (13 women). *Inclusion criteria:* Full-thickness RTC tears confirmed with MRI.	*Intervention* 3 wk of therapy including US, infrared radiation, TENS, and exercises including a home program and instructions on activity modification.	*Function* • ASES • SF-36	*Function* Participants demonstrated SS LT improvements in all functional outcomes.
Brady, Redfern, MacDougal, & Williams (2008)	Level II Two groups, nonrandomized *N* = 18. Intervention group, *n* = 12 (*M* age = 56.3 ± 9.06 yr, 4 women). Control group, *n* = 6 (*M* age = 53.5 ± 16.02 yr, 3 women). *Inclusion criteria:* Age >18 yr, RCT tear identified through diagnostic testing, symptoms >3 mo and <12 mo.	*Intervention* A 12-wk group-administered aquatic (buoyancy-assisted ROM, buoyancy-supported ROM, and resistive phases) and land-based rehabilitation program (PROM, AAROM, and resistive phases). *Control* 12-wk individually administered land-based program (PROM, AAROM, and resistive phases).	*Function* • WORC	*Function* Both groups demonstrated SS ST improvements in WORC scores, with no SS difference between groups.

(Continued)

Table D-1: Evidence for the Effectiveness of Interventions for People With MSCs of the Shoulder (cont.)

Author/Year	Level of Evidence/Study Design/ Participants/Inclusion Criteria	Intervention and Control Groups	Outcome Measures	Results
Du Plessis et al. (2011)	Level I Systematic review N = 3 studies. N of participants not reported. *Inclusion criteria:* English language, RCTs measuring effects of CPM in addition to standard rehabilitation interventions after RTC repair, comparisons with varying types of therapies, adult participants.	*Intervention* Standard postoperative therapy (passive and active exercises, joint mobilizations, shoulder strengthening, and cryotherapy). *Control* CPM.	*Pain* • VAS • CMS	*Pain* 2 studies reported no ST difference between the CPM combined-therapy group and the therapy-only group. 1 study reported SS ST pain reduction in the CPM group 1 wk postoperation, but no differences were found between groups on future pain and functional measures.
Düzgün, Baltaci, & Atay (2011)	Level I RCT N = 29. Intervention group, n = 13 (M age = 55.85 ± 7.8 yr). Control group, n = 16 (M age = 56.63 ± 10.99 yr, 17 women). *Inclusion criteria:* Diagnosis of RTC tear by an orthopedic surgeon, ages 39–75 yr.	*Intervention* Preoperative therapy (manual techniques and exercise) and accelerated post-RCR rehabilitation (early active motion at Wk 3 with therapy completed at Wk 8). *Control* Preoperative therapy (manual techniques and exercises) and slow-protocol post-RCR rehabilitation (active motion at Wk 6 with therapy completed at Wk 22).	*Pain* • VAS *Function* • DASH	*Pain* Both groups experienced ST and LT improvements. The accelerated rehabilitation group had significant LT decreases in pain compared with the slow rehabilitation group. *Function* Both groups experienced improved ST and LT function, but function was SS improved in accelerated program participants.
Keener, Galatz, Stobbs-Cucchi, Patton, & Yamaguchi (2014)	Level I RCT N = 124. Intervention group, n = 59 (tear size 13.1 mm ×14.5 mm). Control group, n = 65 (tear size 13.6 mm ×14.3 mm). *Inclusion criteria:* Painful RTC tear, age ≥65 yr, consent to postoperative rehabilitation randomization, committed to 2-yr clinical trial.	*Intervention* Sling wear for 6 wk postoperation and therapy initiated 6 wk postoperation (slow protocol). *Control* Sling wear for 6 wk postoperation and therapy initiated 1st day postoperation.	*Pain* • VAS *Function* • SST • ASES • CMS	*Pain* Both groups had improved ST and LT decreases in pain, with no difference between groups. *Function* Both groups improved in ST and LT function, with no difference between groups.

(Continued)

Table D-1: Evidence for the Effectiveness of Interventions for People With MSCs of the Shoulder (cont.)

Author/Year	Level of Evidence/Study Design/ Participants/Inclusion Criteria	Intervention and Control Groups	Outcome Measures	Results
Krischak et al. (2013)	Level I RCT $N = 38$. Intervention group, $n = 16$ (M age = 53.7 ± 12.9 yr, 8 women). Control group, $n = 22$ (M age = 56.4 ± 10.8 yr, 6 women). Inclusion criteria: Ages 18–75 yr, ≥1 positive clinical sign of impingement, shoulder pain >3 mo during ADL activity, pain at rest, weakness with abduction.	Intervention Formal occupational therapy program of therapist-selected interventions (no standard program) 3×/wk for 8 wk. Control Exercise booklet and link to detailed online instruction and demonstration.	Pain • VAS Function • CMS QOL • EQ–5D	Pain Two-thirds of each group had ST improvements in pain, with no difference between groups. Function Both groups had ST improvements in function, with no difference between groups. QOL Both groups had ST improvements in QOL, with no difference between groups.
Seida et al. (2010)	Level 1 Systematic review $N = 25$ studies (of 137 total) relevant to occupational therapy (10 postoperative rehabilitation studies, 10 nonoperative intervention studies, 5 studies comparing operative and nonoperative interventions). N of participants not reported; range of individual study Ns = 12–224 (M age = 41.2–80.0 yr). Inclusion criteria: English language for operative studies and English, German, or French language for nonoperative or postoperative studies; trials and cohort and prospective uncontrolled studies evaluating nonoperative or operative treatment or postoperative treatment for adults with RTC tears.	Intervention Postoperative interventions: PROM and AROM, mobilization, shoulder strengthening, cryotherapy, CPM, inpatient vs. outpatient rehabilitation, home exercise. Nonoperative interventions: Sodium hyaluronate with dexamethasone injections, exercises to protect the rotator cuff, steroid injections with and without therapy. Operative interventions: Open or mini-open RTC repair, arthroscopic repair, debridement, acromioplasty, surgical augmentation.	Pain • VAS • CMS Function • Return to work • Outcome measures not specified	Pain[b] Postoperative interventions: 2 studies reported no ST difference between the CPM combined-therapy group and the therapy-only group. 1 study reported SS ST benefits of CPM 1 wk postoperation vs. no CPM for pain reduction, but no LT differences were found between groups. 1 study reported pain reduction with progressive resistive loading vs. traditional resistive loading. 1 study supported outpatient therapy vs. inpatient therapy. Operative vs. nonoperative interventions: All groups reported SS improvements. Function Postoperative interventions: 1 study supported CPM combined therapy for early return to work vs. standard treatment. 1 study reported SS improvement in function with therapy vs. nonstandardized care. 1 study reported improvements in QOL and function in a therapy group (no comparison between groups).

(Continued)

Table D-1: Evidence for the Effectiveness of Interventions for People With MSCs of the Shoulder (cont.)

Author/Year	Level of Evidence/Study Design/ Participants/Inclusion Criteria	Intervention and Control Groups	Outcome Measures	Results
Seida et al. (2010) (cont.)				*Nonoperative interventions:*[b] 1 study reported improved function in the exercise group vs. no rehabilitation. 1 study reported improvements in function with steroid injections combined with therapy vs. therapy only. Evidence for all other studies was of low strength. *Operative vs. nonoperative interventions:*[c] All groups reported SS improvements.
Subacromial Impingement				
Abrisham et al. (2011)	Level I RCT N = 80. Intervention group, n = 40 (M age = 52.2 ± 5.7 yr, 24 women). Control group, n = 40 (M age = 51.2 ± 6.7 yr, 26 women). *Inclusion criteria:* Age ≥18 yr; positive Neer, Hawkins–Kennedy, Jobe, or Speed test.	*Intervention* Clinic and home shoulder exercise program and infrared laser radiation. *Control* Clinic and home shoulder exercise program (strengthening, stretching, and mobilizations) and placebo laser.	*Pain* • VAS	*Pain* Both groups demonstrated SS ST decreases in pain, but laser and exercise therapy groups demonstrated SS decreases in VAS pain scores compared with placebo laser and exercise groups.
Akyol et al. (2012)	Level I RCT N = 40. Intervention group, n = 20 (M age = 55.35 ± 14.50 yr, 15 women). Control group, n = 20 (M age = 51.20 ± 6.82 yr, 15 women). *Inclusion criteria:* Shoulder pain with overhead activities, loss of shoulder motion or painful arc, no therapy during past 6 mo, MRI as reference standard.	*Intervention* Therapeutic MD, hot packs, and exercise. *Control* Sham MD, hot packs, and exercises (AROM, scapular and glenohumeral muscle strengthening).	*Pain* • VAS *Function* • SPADI • SDQ *QOL* • SF–36 • BDI	*Pain* Both groups had SS ST improvements in pain, with no difference between groups. *Function* Both groups reported SS ST improvements on the SPADI and SDQ, with no difference between groups. *QOL* No ST changes in SF–36 and BDI scores were found in either group, with no difference between groups.

(Continued)

Table D-1: Evidence for the Effectiveness of Interventions for People With MSCs of the Shoulder (cont.)

Author/Year	Level of Evidence/Study Design/ Participants/Inclusion Criteria	Intervention and Control Groups	Outcome Measures	Results
Bae, Lee, Shin, Kim, & Lee (2011)	Level I RCT N = 35. Intervention group, n = 17 (M age = 49.9 ± 7.7 yr, 11 women). Control group, n = 18 (M age = 48.3 ± 4.3 yr, 12 women). *Inclusion criteria:* Positive results with 1 clinical impingement test.	*Intervention* Conservative therapy (resistive strengthening exercises) adding 30 min of motor control activities 3×/wk for 4 wk. *Control* Conservative therapy (resistive strengthening exercises) 3×/wk for 4 wk.	*Pain* • SPADI pain scale *Function* • SPADI	*Pain* Both groups demonstrated ST decreases in pain, but the motor control group showed SS improvements compared with the control group. *Function* Both groups demonstrated ST improvements in functional scores, but the motor control group showed SS improvement compared with the control group.
Başkurt, Başkurt, Gelecek, & Özkan (2011)	Level I RCT N = 40 (M age = 24–71 yr, 27 women). Intervention group, n = 20 (M age = 51.25 ± 11.55 yr). Control group, n = 20 (M age = 51.50 ± 8.40 yr). *Inclusion criteria:* Positive Hawkins-Kennedy, Jobe, or Neer test; ultrasonography and radiography to confirm diagnosis; ability to elevate arm to ≥140°.	*Intervention* Standard therapy exercises (flexibility, Codman's, and strengthening exercises) with added scapular stabilization exercises. *Control* Standard therapy exercises (same as for intervention group).	*Pain* • VAS *Function* • WORC	*Pain* Both groups demonstrated ST decreases in pain, but the intervention group showed SS improvement compared with the control group. *Function* Both groups improved in ST function, with no SS difference between groups.
Beaudreuil et al. (2011)	Level I RCT N = 69. Intervention group, n = 34 (M age = 57.9 ± 10.7 yr, 21 women). Control group, n = 35 (M age = 59.4 ± 10.0 yr, 19 women). *Inclusion criteria:* Age >30 yr, shoulder pain >1 mo, 2 positive clinical impingement tests, CMS score <80.	*Intervention* 10-min massage, training to lower humeral head in passive abduction and then to lower the humeral head with cocontraction of pectoralis major and latissimus dorsi, and home program for working on the cocontraction. *Control* 10-min massage, passive pain-free mobilization of the shoulder, home program (pendulums, anterior elevation), and mobilization of the shoulder with light resistance.	*Pain* • CMS for pain *Function* • CMS	*Pain* Both groups demonstrated ST decreases in pain, but the decrease was SS only in the intervention group. A non-SS trend for LT decreases in pain was found in the intervention group. *Function* Both groups showed ST and LT improvements in function, with no SS difference between groups.

(Continued)

Table D-1: Evidence for the Effectiveness of Interventions for People With MSCs of the Shoulder (cont.)

Author/Year	Level of Evidence/Study Design/ Participants/Inclusion Criteria	Intervention and Control Groups	Outcome Measures	Results
Bennell et al. (2010)	Level I RCT $N = 120$. Intervention group, $n = 59$ (M age = 59.3 ± 10.1 yr, 25 women). Control group, $n = 61$ (M age = 60.8 ± 12.4 yr, 31 women). *Inclusion criteria:* Chronic RTC disease confirmed by a physician, pain with AROM abduction and external rotation, positive impingement test.	*Intervention* Scapula and RTC muscle strengthening, posture exercises, soft tissue massage, mobilizations, taping, and home program 1–2×/wk for 10 wk followed by instructions to continue daily exercises for 12 wk. *Control* Sham US therapy sessions 1–2×/wk for 10 wk, then instructions to continue daily exercises for 12 wk.	*Pain* • VAS *Function* • SPADI • Perceived global rating of change • Overall SPADI *QOL* • SF-36 • Assessment of QOL	*Pain* Both groups demonstrated ST improvements in pain reduction, but results were not SS for pain with movement. *Function* Both groups demonstrated improvement in perceived overall success, with no SS difference between groups. Both groups improved in shoulder disability pain and SPADI scores, but only the intervention group had SS improvements. *QOL* Both groups improved ST, but only the treatment group had SS improvements.
Białoszewski & Zaborowski (2011)	Level I RCT $N = 30$. Intervention group, $n = 15$ (M age = 50 yr, 7 women). Control group, $n = 15$ (M age = 50 yr, 7 women). *Inclusion criteria:* Confirmed chronic RTC disease supplemented by radiographic and sonographic assessment.	*Intervention* Glenohumeral and soft tissue mobilization, TENS, US to supraspinatus insertion, ROM, and strengthening exercises (frequency and duration not reported). *Control* TENS and US to supraspinatus insertion, ROM, and strengthening exercises.	*Pain* • VAS	*Pain* Both groups improved on pain, but only the intervention group had SS improvements.
Cacchio et al. (2006)	Level I RCT $N = 90$. Intervention group, $n = 45$ (M age = 56.12 ± 1.98 yr, 18 women). Control group, $n = 45$ (M age = 56.42 ± 2.09 yr, 17 women).	*Intervention* 4 sessions of RSWT at 1-wk intervals (50 impulses with a pressure of 1.5 bar and a frequency of 4.5 Hz and 2,000 impulses with a pressure of 2.5 bar and a frequency of 10 Hz). *Control* 4 sessions of RSWT at 1-wk intervals (5 impulses with a pressure of 1.5 bar and frequency of 4.5 Hz and 20 impulses with a pressure of 2.5 bar and a frequency of 10 Hz).	*Pain* • VAS *Function* • UCLA Shoulder Rating score	*Pain* Both groups demonstrated decreased pain scores ST and LT, with no SS difference between groups. *Function* No ST differences were found in function between groups, but SS LT improvements were found in the treatment group.

(Continued)

Table D-1: Evidence for the Effectiveness of Interventions for People With MSCs of the Shoulder (cont.)

Author/Year	Level of Evidence/Study Design/ Participants/Inclusion Criteria	Intervention and Control Groups	Outcome Measures	Results
Cacchio et al. (2006) (cont.)	*Inclusion criteria*: Calcific tendinitis of the shoulder, detected on standardized radiographs, with Type I (homogeneous in structure and with well-defined borders) or Type II (heterogeneous in structure with sharp outline or homogeneous in structure with no defined border) calcifications according to the Gartner and Simons radiographic classification; VAS pain score of >4 cm at the moment of the evaluation; symptoms ≥6 mo; failure of previous conservative treatments (anti-inflammatory drugs, US and exercises, laser therapy and exercises, electrical stimulation and exercises, acupuncture, SI).			
Crawshaw et al. (2010)	Level I RCT $N = 232$. Intervention group, $n = 115$ (M age = 57.02 ± 10.3 yr, 60 women). Control group, $n = 117$ (M age = 54.9 ± 10.0 yr, 67 women). *Inclusion criteria*: Age ≥40 yr, unilateral shoulder pain with no capsular pattern, positive Neer or Hawkins–Kennedy test.	*Intervention* Injection, exercise, and manual techniques. *Control* Exercise (described as "commonly used") and manual techniques.	*Pain* • SPADI pain scale *Function* • SPADI • Global assessment of change	*Pain* ST and LT improvements were found in SPADI pain scores, with no SS difference between groups. *Function* ST and LT improvements were found in SPADI functional scores, with no SS difference between groups. ST and LT improvements were found in both groups for global change, with SS ST improvements in the intervention group but no LT differences.
Djordjevic, Vukicevic, Katunac, & Jovic (2012)	Level I RCT $N = 20$. Intervention group, $n = 10$ (M age = 51.8 ± 5.3 yr, 6 women). Control group, $n = 10$ (M age = 54.10 ± 6.8 yr, 7 women). *Inclusion criteria*: Physician diagnosis of impingement or RTC lesion, shoulder pain restricting ADLs, ages 34–79 yr.	*Intervention* Movement with mobilization and elastic taping. *Control* Exercise.	*Pain* • Pain-free ROM	*Pain* ST improvements in pain-free ROM were found in both groups, with SS improvements in the intervention group compared with the control group.

(Continued)

Table D-1: Evidence for the Effectiveness of Interventions for People With MSCs of the Shoulder (cont.)

Author/Year	Level of Evidence/Study Design/ Participants/Inclusion Criteria	Intervention and Control Groups	Outcome Measures	Results
Dorrestijn, Stevens, Winters, van der Meer, & Diercks (2009)	Level I Systematic review $N = 4$ RCTs. $N = 303$ participants (M age = 42–59 yr, 136 women). *Inclusion criteria:* RCT, age >18 yr, shoulder abduction pain, positive impingement test (Neer and Hawkins–Kennedy), studies comparing arthroscopic decompression with conservative management, outcome measures of pain or function.	*Intervention* Conservative management (scapular and glenohumeral stabilization and strengthening, heat and cold packs, soft tissue manual techniques, education, NSAIDs, cortisone injection) vs. surgery (e.g., arthroscopic debridement).	*Function* • CMS • Subjective shoulder rating scale	*Function* 1 study showed improved CMS scores in the conservative management group. At 12-mo follow-up, mean change = 23.0 (16.9–29.1), SMD = .003 (−.010–.004). At 4- to 8-yr follow-up, M change = 11.4 (8.7–14.11), SMD = 2.4 (−2.0–6.8). 1 study showed improved subjective shoulder rating scale scores in the conservative management group.
Eslamian, Shakouri, Ghojazadeh, Nobari, & Eftekharsadat (2012)	Level I RCT $N = 49$. Intervention group, $n = 25$ (M age = 50.16 ± 12.10 yr, 10 women). Control group, $n = 24$ (M age = 50.28 ± 11.74 yr, 15 women). *Inclusion criteria:* 2 of 5 signs or symptoms of shoulder pain or RTC disorders.	*Intervention* Laser and therapy (superficial and deep heat, TENS), exercises (not specified), and low-level laser 3×/wk for 10 sessions. *Control* Usual PT and sham laser 3×/wk for 10 sessions.	*Pain* • VAS *Function* • SDQ	*Pain* Both groups demonstrated ST decreases in VAS pain, but a SS difference favored the intervention group over the control group. *Function* Both groups demonstrated ST improvements in SDQ functional scores, but a SS difference favored the intervention group over the control group.
Galasso, Amelio, Riccelli, & Gasparini (2012)	Level I RCT $N = 20$. Intervention group, $n = 11$ (M age = 50.7 ± 8.44 yr, 4 women). Control group, $n = 9$ (M age = 51.11 ± 13.26 yr, 5 women). *Inclusion criteria:* Patients with noncalcifying supraspinatus tendinopathy that did not respond to conservative management for ≥4 mo, ≥6 mo shoulder pain and pain on Jobe or full can test, age >18 yr, ≥90° of active abduction.	*Intervention* 2 sessions of extracorporeal shock-wave therapy with a 7-day interval between sessions. *Control* 2 sessions of sham extracorporeal shock-wave therapy with a 7-day interval between sessions.	*Function* • CMS	*Function* The intervention group demonstrated SS ST improvements in CMS compared with the control group.

(Continued)

Table D-1: Evidence for the Effectiveness of Interventions for People With MSCs of the Shoulder (cont.)

Author/Year	Level of Evidence/Study Design/ Participants/Inclusion Criteria	Intervention and Control Groups	Outcome Measures	Results
Hanratty et al. (2012)	Level I Systematic review and meta-analysis N = 16 RCTs. N = 1,162 participants (602 women [1 study did not report gender]). Inclusion criteria: RCTs, English language, investigating any mode of exercise for Stages I or II of SIS or RTC disease or tendinopathy.	*Intervention* Stretching and flexibility, elastic band strengthening, closed chain scapular stability exercises, isometric and isotonic strengthening without weights, push-ups, wall presses, deloaded pulley exercises, dumbbell weights to strengthen the RTC, AROM, AAROM, PROM, sling suspension, cane-assisted ROM. *Control* REST, placebo electrotherapy, usual care, manual therapy combined with exercise, placebo inactive US, patient education, arthroscopic surgery followed by therapy.	• Cochrane Risk of Bias tool for pain • PRF • QOL • van Tulder Scale (scores >6)	*Pain* *Systematic review:* 6 articles with low risk of bias reported ST reduction in pain between groups favoring the intervention groups. 1 article reported LT pain reduction in the intervention group. *Meta-analysis:* Data from 4 studies indicated no significant effect on ST pain reduction. *Function* *Systematic review:* 4 articles with low risk of bias reported SS ST improvements in function in the intervention groups. 2 articles reported SS LT improvements in the exercise and control groups. *Meta-analysis:* Data from 5 studies indicated no significant effect on ST improvements in PRF; a small effect was found for LT improvements in PRF. *QOL* *Systematic review:* 1 article with low risk of bias reported significant between-groups ST improvements in QOL. *Meta-analysis:* No significant effect on QOL was found.
Holmgren, Öberg, Sjöberg, & Johansson (2012)	Level I RCT N = 33. Intervention group, n = 15 (M age = 51 ± 10.2 yr, 8 women). Control group, n = 18 (M age = 55 ± 7.2 yr, 8 women). Inclusion criteria: Underwent arthroscopic acromioplasty, ages 30–60 yr, positive impingement test, symptoms ≥6 mo, unsatisfactory results after 3 mo of therapy, pain in C5 dermatome.	*Intervention* Subacromial decompression, HEP 1st wk postoperation, and therapy consisting of graded posture and strengthening exercises 2×/wk for 12 wk. *Control* Subacromial decompression and HEP 1st wk postoperation for 12 wk with emphasis on mobility.	*Pain* • VAS *Function* • CMS • DASH *QOL* • EQ–5D	*Pain* Both groups improved, with no SS difference between groups. *Function* Both groups demonstrated ST improvements in DASH and CMS scores, with SS differences between groups favoring therapy. *QOL* Both groups demonstrated LT improvements, with no SS difference between groups.

(Continued)

Table D-1: Evidence for the Effectiveness of Interventions for People With MSCs of the Shoulder (cont.)

Author/Year	Level of Evidence/Study Design/ Participants/Inclusion Criteria	Intervention and Control Groups	Outcome Measures	Results
Hultenheim Klintberg, Gunnarsson, Styf, & Karlsson (2008)	Level I RCT $N = 34$ (34 shoulders; M age = 46 ± 0.7 yr, 13 women). Intervention group, $n = 20$. Control group, $n = 14$. *Inclusion criteria:* Primary impingement based on Neer's classification II, underwent arthroscopic acromioplasty.	*Intervention* Traditional therapy including regaining ROM, correct posture, and improved RTC and scapular muscle strength. *Control* Progressive therapy group starting therapy earlier with increased emphasis on RTC control with special attention to proper shoulder kinematics and manual techniques to stretch posterior capsule.	*Pain* • VAS *Function* • CMS • FIS	*Pain* Both groups demonstrated ST and LT decreases in pain. *Function* Both groups demonstrated ST and LT increases in CMS.
Jowett et al. (2013)	Level I RCT $N = 232$. Intervention group, $n = 115$. Control group, $n = 117$. *Inclusion criteria:* Patients recruited from primary care.	*Intervention* Corticosteroid injection combined with therapy exercises (not specified). *Control* Exercise only (not specified).	*Function* • QALY • SPADI	*Function* The intervention group showed SS ST improvements in QALY and SPADI scores, but no LT differences were found between groups.
Kaya, Zinnuroglu, & Tugcu (2011)	Level II Cohort, 2 groups, nonrandomized $N = 55$. Intervention group, $n = 30$ (M age = 56.2 ± 7.2 yr). Control group, $n = 25$ (M age = 59.5 ± 7.9 yr). *Inclusion criteria:* Pain with active shoulder ROM before 150°, positive empty can test, positive Hawkins–Kennedy test, reports of difficulty with ADLs, ages 18–70 yr.	*Intervention* Elastic tape and home program consisting of stretching and strengthening exercises. *Control* Daily therapy (US, TENS, exercise, hot packs) 2×/wk for 2 wk and home program (same as intervention group).	*Pain* • VAS *Function* • DASH	*Pain* Both groups demonstrated ST benefits of pain reduction. The intervention group demonstrated SS reduction in pain compared with the control group, but no differences were found at 2 wk. *Function* Both groups demonstrated ST improvements in function.
Kelly, Wrightson, & Meads (2010)	Level I Systematic review $N = 8$. $N = 407$ participants (age range = 18–66 yr). *Inclusion criteria:* Ages 16–66 yr, nonacute Neer Stages I and II, RCT, exercise or exercise with other conservative management.	*Intervention* Exercise or exercise combined with other conservative management. *Control* Nonexercise intervention or combinations of exercise with different surgical or conservative treatments.	*Pain* • Patient-rated pain • VAS *Function* • Neer shoulder scale • DASH • UCLA Shoulder Rating criteria • Graded overhead function tasks *QOL* • SF-36	*Pain* 6 studies reported SS ST improvements with exercise. 2 of 6 studies showed SS ST improvements with exercise combined with manual techniques. 2 studies reported LT improvements. 1 of the 2 studies reported SS LT improvements. *Function* 8 studies reported ST improvements in function.

(Continued)

Table D-1: Evidence for the Effectiveness of Interventions for People With MSCs of the Shoulder (cont.)

Author/Year	Level of Evidence/Study Design/ Participants/Inclusion Criteria	Intervention and Control Groups	Outcome Measures	Results
Kelly, Wrightson, & Meads (2010) (cont.)				5 of 8 studies reported SS ST improvements. 1 study reported SS ST improvements with exercise combined with manual techniques. 1 study reported LT improvements with exercise. 1 study reported LT improvements after surgery. *QOL* 1 study reported ST improvements.
Kromer, de Bie, & Bastiaenen (2013)	Level I RCT $N = 90$. Intervention group, $n = 46$ (M age = 50.1 ± 12.2 yr, 22 women). Control group, $n = 44$ (M age = 53.7 ± 9.9 yr, 24 women). *Inclusion criteria:* Ages 18–75 yr, symptoms ≥4 wk, main complaint in joint region or proximal arm, presence of 1 of the following: Neer impingement sign, positive Hawkins–Kennedy test, painful arc of active motion, pain with resistive testing.	*Intervention* Individualized exercise and manual techniques (10 sessions within 5 wk). *Control* Individualized exercise (10 sessions within 5 wk).	*Function* • SPADI • PGIC • GPSS	*Function* Both groups demonstrated ST improvements in SPADI and GPSS scores, with no SS difference between groups. Neither group demonstrated change in PGIC.
Kromer, Tautenhahn, de Bie, Staal, & Bastiaenen (2009)	Level I Systematic review $N = 16$. $N = 929$ participants (median $n = 56$).	*Intervention* Therapist-led exercise programs, manual techniques, exercise combined with manual techniques, home-based exercises, centering training, US, LLLT, electromagnetic field.	*Pain* • VAS • Work-related pain • Pain scale scored 1–9 • CSS • Pain index *Function* • CMS • SRQ • SRFL	*Pain* 7 studies reported ST benefits. 5 of 7 reported significant effects for exercise; 1 reported effects for pulsed electromagnetic field therapy, and 1 reported positive effects for laser therapy. 1 study reported LT improvement with surgery combined with therapy exercises and supervised exercise therapy only.

(Continued)

Table D-1: Evidence for the Effectiveness of Interventions for People With MSCs of the Shoulder (cont.)

Author/Year	Level of Evidence/Study Design/ Participants/Inclusion Criteria	Intervention and Control Groups	Outcome Measures	Results
Kromer, Tautenhahn, de Bie, Staal, & Bastiaenen (2009) (cont.)	Inclusion criteria: English, German, or Dutch language; SIS diagnosis, typical signs of SIS, or both; age >16 yr; all forms of active or passive therapy interventions, including exercises, proprioceptive training, manual therapy, massage therapy, education, and electrophysical procedures.	Control No intervention, home program compared with supervised therapy, manual combined exercises compared with exercise only, surgery, sham US, acupuncture, sham laser, sham electromagnetic field, healthy controls. Exercises described as pendulums, AROM, PROM, centering training, rhythmic training, and isometric and isotonic strengthening.	• Overhead function • Neer scores • ADL index • ADL limitations Disability • SDQ • Work-related disability • Refused surgery	Function 4 studies reported ST benefits as follows: 1 study for exercise, 2 for exercise combined with mobilization, and 1 for surgery combined with exercise and exercise only. 1 study supported LT benefits for surgery combined with exercise and exercise only. Disability 1 study reported ST improvements in work-related disability for the exercise intervention.
Kuhn (2009)	Level I Systematic review N = 11. N = 556 participants (M age = 42–58 yr, 237 women). Inclusion criteria: Level I or II studies; compared therapy with other treatments or placebo; used outcome measures of pain, function, or disability with validated assessments; diagnosis of impingement.	Intervention SE, HEP, exercise combined with manual therapy, exercise after subacromial decompression, instruction in exercise. Control SE (ROM, stretching of flexibility, and strengthening) combined with manual techniques vs. SE alone, placebo laser, supervised exercises, no intervention, surgery, SE vs. HEP, HEP vs. supervised therapy vs. functional brace.	Pain • VAS • 1–9 scale • Pain with activity • Pain score Function • Perception of function • FAQ • Neer scores • Hopkins Scale • CSS • Functional skills • SPADI • SRQ • Modified CSS	Pain 7 studies reported ST pain benefits, 2 studies for exercise and home exercise programs and 5 for exercise combined with manual techniques. 5 studies reported SS ST improvement in pain between groups as follows: 2 for exercise combined with manual techniques, 1 for exercise combined with surgery, 1 for home exercise combined with manual techniques, and 1 for exercise. 2 studies reported clinically significant ST differences between groups in pain reduction supporting exercise and exercise combined with surgery or manual techniques. 5 studies reported LT pain reduction within groups: 2 studies showed SS benefits for exercise, and 3 studies showed nonsignificant results for exercises combined with surgery (2 studies) and placebo laser (1 study). 1 study reported LT SS and clinically significant benefits of exercise for pain reduction.

(Continued)

Table D-1: Evidence for the Effectiveness of Interventions for People With MSCs of the Shoulder (cont.)

Author/Year	Level of Evidence/Study Design/ Participants/Inclusion Criteria	Intervention and Control Groups	Outcome Measures	Results
Kuhn (2009) (cont.)				*Function* 2 studies reported ST improvements in function as follows: 1 study showed SS benefits for exercise and exercise combined with manual techniques but no SS or clinically significant between-group differences, and 1 study showed benefits for exercise and exercise combined with surgery. 2 studies reported LT improvements in function as follows: 1 reported within-group benefits for exercise, and both supported exercise combined with surgery. *Function outcomes not validated or included in final appraisal:* 3 studies reported ST improvements in function as follows: All 3 demonstrated SS improvement for exercise, and 2 demonstrated SS within-group improvement for exercise combined with manual techniques. 1 study reported between-group differences for exercise combined with manual techniques. No LT studies were included.
Littlewood, Ashton, Chance-Larsen, May, & Sturrock (2012)	Level I Systematic review $N = 4$. $N = 337$ participants (M age range = 47.6–55.6 yr). *Inclusion criteria:* Adults presenting with symptoms of RTC tendinopathy, symptoms >3 mo, minimal resting pain, largely preserved ROM, pain exacerbated with resistive testing, no cervical involvement.	*Intervention* Exercise, exercise combined with electrotherapy, manual therapy. *Control* No intervention, placebo, surgery, functional brace, multimodal therapy interventions, loaded exercises.	*Pain* • VAS *Function* • Neer scores • DASH • SRQ • CMS *Disability* • DASH	*Pain* 1 study reported SS ST and LT improvements for exercise. 3 studies reported ST improvements in pain for supervised exercise, self-trained exercise, and functional brace. *Function* One study reported SS improvement in ST function for exercise and SS LT improvement favoring exercise over surgery, but this outcome was not validated. 2 studies reported ST improvement in function for exercise. *Disability* 1 study reported ST improvement for exercise.

(Continued)

Table D-1: Evidence for the Effectiveness of Interventions for People With MSCs of the Shoulder (cont.)

Author/Year	Level of Evidence/Study Design/ Participants/Inclusion Criteria	Intervention and Control Groups	Outcome Measures	Results
Maenhout, Mahieu, De Wilde, & Cools (2013)	Level I RCT N = 61. Intervention group, n = 31 (M age = 40.2 ± 12.9 yr, 16 women). Control group, n = 30 (M age = 39.4 ± 13.1 yr, 20 women). Inclusion criteria: Age >18 yr, pain ≥3 mo, painful arc, 2 of 3 impingement tests (Hawkins–Kennedy, Jobe, or Neer test) and 2 of 4 resistive tests positive.	*Intervention* Traditional RTC strengthening with heavy-load eccentric training. *Control* Traditional RTC strengthening.	*Function* • SPADI	*Function* Both groups demonstrated SS ST improvements in SPADI scores, with no difference between groups.
Martins & Marziale (2012)	Level I RCT N = 16. Intervention group, n = 8 (7 women). Control group, n = 8 (7 women). Inclusion criteria: Employment in a medical setting, diagnosis of impingement.	*Intervention* Stretching, strengthening, proprioception drills, and cold packs. *Control* Stretching and strengthening followed by cold packs.	*Pain* • VNRS *Function* • WORC *QOL* • OSI	*Pain* Both groups demonstrated a SS ST decrease in pain, with no difference between groups. *Function* Both groups demonstrated ST improvements, and the intervention group showed SS ST improvements. *QOL* Both groups demonstrated ST improvements, and the intervention group showed SS ST improvements.
Montes-Molina, Martínez-Rodríguez, Rodríguez, Martínez-Ruiz, & Prieto-Baquero (2012)	Level I RCT N = 30. Intervention group, n = 15 (M age = 59.2 ± 11.0 yr, 12 women). Control group, n = 15 (M age = 59.0 ± 8.9 yr, 10 women). Inclusion criteria: Age >18 yr; acute pain from tendinopathy; diagnosis evaluated with ultrasonography, X-ray, or MRI.	*Intervention* Interferential light therapy. *Control* Conventional light therapy.	*Pain* • VAS *Function* • UCLA Shoulder Rating score	*Pain* Both groups showed ST decreases in pain, with SS between-groups differences favoring the intervention group. *Function* Both groups improved in function, with no difference between groups.

(Continued)

Table D-1: Evidence for the Effectiveness of Interventions for People With MSCs of the Shoulder (cont.)

Author/Year	Level of Evidence/Study Design/ Participants/Inclusion Criteria	Intervention and Control Groups	Outcome Measures	Results
Nakra, Quddus, Khan, Kumar, & Meena (2013)	Level III Pre–post N = 30. Intervention group, n = 15 (M age = 45.9 ± 8.4 yr, 7 women). Control group, n = 15 (M age = 47.8 ± 8.4 yr, 8 women). *Inclusion criteria*: Ages 30–55 yr, diagnosis of secondary impingement, positive Neer's sign, positive Hawkins–Kennedy test.	*Intervention* 9 sessions of conventional therapy (cold packs, stretching, and isometric exercises progressed to isotonics) plus proprioceptive neuromuscular facilitation exercises. *Control* Conventional therapy only (same as intervention group).	*Function* • SPADI	*Function* Both groups demonstrated improved ST SPADI scores, with SS between-groups differences favoring the intervention group.
Nyberg, Jonsson, & Sundelin (2010)	Level I Systematic review N = 20. N = 1,947 participants. *Inclusion criteria*: RCTs reporting on conservative treatments other than surgery, pharmacological treatment, and SIs.	*Intervention* Acupuncture, modalities (electrotherapy, cryotherapy, high-intensity laser, radial extracorporeal shockwave), exercises, mixed modalities, change in posture, functional bracing. *Control* Acupuncture vs. placebo; TENS–physiotherapy or continuous US–exercise; electrotherapy (PEMF, HILT, or LLLT) vs. sham, home exercise, US, supervised exercise, exercise and manual therapy, or arthroscopic decompression; individualized rehabilitation vs. control group; shoulder brace vs. supervised exercises; thoracic taping vs. placebo taping.	*Pain* • VAS • NRS • Likert scale *Function* • CMS • DASH • UCLA Shoulder Rating score • ALS • SST • SPADI • SRQ • PRIM • FAQ • Neer score • SFMPQ • Posture change	*Pain* 2 studies reported SS ST benefits for acupuncture. 1 study reported ST evidence favoring HILT vs. US. 2 studies reported no SS difference for LLLT vs. exercise. 2 studies reported ST benefits for exercise vs. control. 2 studies reported ST benefits for exercise combined with manual techniques vs. exercise only. 1 study reported ST benefits for exercise vs. REST. 1 study found no ST difference between specific exercise groups. 1 study supported ST high-dose vs. low-dose exercise. 1 study reported ST benefits of taping for posture. 1 study reported no ST benefits of functional bracing vs. exercise. 2 studies reported no SS ST and LT differences for supervised exercise vs. surgery. 1 study reported LT benefits for mixed modalities vs. normal activities. 1 study reported SS LT benefits for acupuncture.

(Continued)

Table D-1: Evidence for the Effectiveness of Interventions for People With MSCs of the Shoulder (cont.)

Author/Year	Level of Evidence/Study Design/ Participants/Inclusion Criteria	Intervention and Control Groups	Outcome Measures	Results
Nyberg, Jonsson, & Sundelin (2010) (cont.)				*Function* 2 studies reported SS ST benefits for acupuncture. 2 studies reported ST benefits for exercise vs. control. 2 studies reported ST benefits for exercise combined with manual techniques vs. exercise only. 1 study supported ST benefits of exercise vs. REST. 1 study found no ST differences between specific exercise groups. 1 study reported ST benefits of high-dose vs. low-dose exercise. 1 study reported no ST benefits of functional bracing vs. exercise. 2 studies reported no SS ST and LT differences between supervised exercise and surgery. 1 study reported SS LT benefits for acupuncture. 1 study reported LT benefits for mixed modalities vs. normal activities.
Østerås, Torstensen, & Østerås (2010)	Level I RCT $N = 61$. Intervention group, $n = 31$ (M age $= 46.1 \pm 11.2$ yr, 22.1% women). Control group, $n = 30$ (M age $= 41.8 \pm 14.5$ yr, 18.8% women). *Inclusion criteria:* Ages 18–60 yr; positive impingement test; IR in scapular plane at 90°; shoulder pain ≤3 mo; no history of dislocation, subluxation, fracture, or related thoracic or cervical involvement; no neurological signs; no symptoms from the elbow, wrist, or hand; no neurological disturbances; no vestibular disturbances; no conservative therapy including cortisone injections within past 6 mo.	*Intervention* High-dose exercise (progressive weight strengthening), 3 sets of 30 repetitions 3×/wk for 12 wk. *Control* Low-dose exercise (progressive weight strengthening), 2 sets of 10 repetitions 3×/wk for 12 wk.	*Pain* • VAS *Function* • SRQ	*Pain* Both groups had ST and LT improvements, but improvements were SS only in the intervention group. *Function* Both groups had ST and LT improvements, but improvements were SS only in the intervention group.

(Continued)

Table D-1: Evidence for the Effectiveness of Interventions for People With MSCs of the Shoulder (cont.)

Author/Year	Level of Evidence/Study Design/ Participants/Inclusion Criteria	Intervention and Control Groups	Outcome Measures	Results
Otadi, Hadian, Olyaei, & Jalaie (2012)	Level I RCT N = 42. Intervention group, n = 21 (M age = 49.48 ± 8.5 yr, 21 women). Control group, n = 21 (M age = 48.05 ± 7.9 yr, 21 women). Inclusion criteria: Women with pain at supraspinatus, LHB, or both; painful arc in abduction; pain with isometric resistance to supraspinatus and biceps; positive Speeds test.	Intervention US and laser at supraspinatus 3×/wk for 10 sessions and exercise. Control US 3×/wk for 10 sessions and exercise.	Pain • VAS • Langemark and Olesen tenderness scoring Function • CMS	Pain Both groups demonstrated ST decreases in pain, but no SS differences were found between groups in VAS scores and tenderness scores. Function Both groups demonstrated improvement, but the intervention group demonstrated SS improvement compared with the control group.
Şimşek, Balki, Keklik, Öztürk, & Elden (2013)	Level I RCT N = 38. Intervention group, n = 19. Control group, n = 19. Inclusion criteria: Ages 18–70 yr, pain interfering with daily routines, pain >1 mo, positive Neer and Hawkins–Kennedy tests.	Intervention Elastic taping (3-day intervals for 12 days) and shoulder stabilization exercises. Control Sham elastic taping (3-day intervals for 12 days) and shoulder stabilization exercises.	Function • DASH • CSS	Pain Both groups had a decrease in pain; the intervention group had a SS decrease. Function SS ST improvements in DASH scores were found in the intervention group.
Struyf et al. (2013)	Level I RCT N = 22. Intervention group, n = 12 (M age = 46.2 ± 13.5 yr, 7 women). Control group, n = 10 (M age = 45.4 ± 15.1 yr, 5 women). Inclusion criteria: Age ≥18 yr, ability to complete questionnaires, shoulder impingement symptoms lasting >30 days.	Intervention Joint mobilizations, stretching, strengthening external rotators, and motor control training focused on scapular orientation, 9 30-min sessions. Control Exercise (eccentric training, band exercises, home exercises), US, and manual therapy (passive mobilizations and friction massage), 9 30-min sessions.	Pain • VNRS • VAS Function • SDQ	Pain Both groups demonstrated ST decreases in VNRS and VAS pain scores, but the motor control group had SS improvement compared with the control group. Function Both groups demonstrated ST improvement in SDQ scores, but the motor control training group reported a SS improvement compared with the control group.

(Continued)

Table D-1: Evidence for the Effectiveness of Interventions for People With MSCs of the Shoulder (cont.)

Author/Year	Level of Evidence/Study Design/ Participants/Inclusion Criteria	Intervention and Control Groups	Outcome Measures	Results
Taskaynatan, Ozgul, Ozdemir, Tan, & Kalyon (2007)	Level I RCT $N = 47$. Intervention group, $n = 26$ (M age = 58.46 ± 8.77 yr, 16 women). Control group, $n = 21$ (M age = 53.43 ± 10.84 yr, 12 women). Inclusion criteria: Nonspecific shoulder pain >4 wk; soft tissue shoulder US examination.	Intervention US, hot packs, and SE program plus hydrocortisone acetate with negative electrode. Control US, hot packs, and SE program plus electrotherapy interferential current.	Pain • PSS pain Function • PSS • CSS	Pain Both groups demonstrated pain reduction, with no SS ST difference between groups. Function Both groups demonstrated SS ST improvement in function, with no SS ST difference between groups.
Thelen, Dauber, & Stoneman (2008)	Level I RCT $N = 42$. Intervention group, $n = 21$ (M age = 19.8 ± 1.5 yr, 4 women). Control group, $n = 21$ (M age = 21.3 ± 1.7 yr, 2 women). Inclusion criteria: Pain onset before 150° of AROM elevation, positive empty can test, positive Hawkins–Kennedy test, complaints of difficulty with ADLs, ages 18–50 yr.	Intervention Elastic taping (Kasi technique) worn 48–72 hr. Control Sham elastic taping worn 48–72 hr.	Pain • VAS Function • SPADI	Pain ST decreases in pain were found in the intervention group. Function Both groups improved in ST function, with no difference between groups.
Trampas & Kitsios (2006)	Level I Systematic reviews $N = 5$. $N = 371$ participants. Inclusion criteria: RCT, published 2003 and later, participants diagnosed with SIS, exercise prescribed by a therapist.	Intervention Therapeutic exercises; functional bracing; manual therapy; main treatment identified as exercise (muscle strengthening and flexibility training); manual therapy combined with thermotherapy; cryotherapy or electrotherapy; massage (transverse vs. friction); arthroscopic subacromial decompression.	Pain • VAS Function • CMS • UCLA Shoulder Rating score • ALS	Pain 1 study reported ST and LT improvement in pain for exercise. 1 study reported SS ST improvement in pain for exercise. 2 moderate-quality studies reported improvement for exercise, combined interventions with exercise, and functional bracing. 1 study reported LT improvement for exercise. 1 study reported SS ST improvements for exercise and manual treatment. Function 1 study reported SS ST improvement in function.

(Continued)

Table D-1: Evidence for the Effectiveness of Interventions for People With MSCs of the Shoulder (cont.)

Author/Year	Level of Evidence/Study Design/ Participants/Inclusion Criteria	Intervention and Control Groups	Outcome Measures	Results
Trampas & Kitsios (2006) (cont.)				1 study reported LT improvements for exercise combined with modalities.
				2 studies reported ST (1 SS) improvement for exercise with functional bracing.
				1 study reported LT benefits for exercise.
				1 study reported SS ST improvements for exercise and manual treatment.
Yildirim, Ones, & Celik (2013)	Level I RCT N = 100. Intervention group, n = 50 (M age = 55.4 ± 7.3 yr, 34 women). Control group, n = 50 (M age = 54.7 ± 8.67 yr, 27 women). *Inclusion criteria*: Age >40 yr, clinical and radiographic finding of impingement, symptoms >6 mo, <30% PROM compared with uninvolved side.	*Intervention* US (superficial heat) 15× for 4 min, TENS, exercises (pendulums, stretching, and strengthening) including HEP, and infrared therapy. *Control* Same as above except US for 8 min.	*Pain* • VAS *Function* • UCLA Shoulder Rating score • CMS	*Pain* SS ST decreases in VAS scores were found in both groups; the decrease in the 8-min US group was SS compared with that in the 4-min US group. *Function* SS ST improvements were found in function scores. The 8-min US group showed SS improvement in all function scores except daily living.

Note. AAROM = active assist range of motion; ADLs = activities of daily living; ALS = Adolfsson–Lysholm shoulder score; AM = anterior mobilization; APE = all-around physical exercise; AROM = active range of motion; ASES = American Shoulder and Elbow Surgeons; BDI = Beck Depression Inventory; CDQ = Croft Disability Questionnaire; CI = confidence interval; CMS = Constant Murley Score; CPM = continuous passive motion; CSS = Constant Shoulder Score; DASH = Disabilities of Arm, Shoulder and Hand; EMG = electromyography; EQ-5D = European Quality of Life Survey–5D; ER = external rotation; ERM = end-range mobilizations; FAQ = functional assessment questionnaire; FDM = functional disability measure; FIS = Functional Index of the Shoulder; FLEX-SF = Flexilevel Scale of Shoulder Function; GPSS = generic patient-specific scale; HAQ = Health Assessment Questionnaire; HEP = home exercise program; HG = high grade; HILT = high-intensity laser therapy; IFC = interferential current; IR = internal rotation; JOAS = Japanese Orthopedic Association Scale; LG = low grade; LHB = long head of biceps; LLLT = low-level laser therapy; LT = long term (>6 mo); M = mean; MD = microwave diathermy; MRM = mid-range mobilizations; MSCs = musculoskeletal conditions; MUA = manipulation under anesthesia; MWC = Modified Wolfgang's Criteria; MWM = mobilizations with movement; NDI = Neck Disability Index; NRS = 11-point numerical rating scale; NSAIDs = nonsteroidal anti-inflammatory drugs; OSI = occupational stress indicator; OSS = Oxford Shoulder Score; PEDro = Physiotherapy Evidence Database; PEMF = pulsed electromagnetic field; PGIC = patient global impression of change; PM = posterior mobilization; PRF = patient-rated function; PRIM = Project on Research and Intervention in Monotonous Work; PROM = passive range of motion; PSS = Penn Shoulder Scale; PT = physiotherapy; QALY = quality-adjusted life years; QOL = quality of life; RCR = rotator cuff repair; RCT = randomized controlled trial; REST = radial extracorporeal shock-wave treatment; ROM = range of motion; RSWT = radial shock-wave therapy; RTC = rotator cuff; SDQ = Shoulder Disability Questionnaire; SE = standard exercise; SFMPQ = Short-Form McGill Pain Questionnaire; SF-36 = 36-item Short Form Health Survey; SI = steroid injection; SIS = subacromial impingement syndrome; SMD = standardized mean difference; SNQ = Standardized Nordic Questionnaire; SPADI = Shoulder Pain and Disability Index; SRFA = self-reported functional assessment questionnaire; SRFL = self-reported functional limitation; SRQ = Shoulder Rating Questionnaire; SRT = specific resistance training; SS = statistically significant; SST = Simple Shoulder Test; ST = short term (≤6 mo); TENS = transcutaneous electrical nerve stimulation; UCLA = University of California, Los Angeles; US = ultrasound; VAS = visual analog scale; VNRS = visual numeric rating scale; WHO = World Health Organization; WORC = Western Ontario Rotator Cuff; WSMD = weighted standard mean difference (scale ≥6–10).

This table is a product of AOTA's Evidence-Based Practice Project and AOTA Press and is copyright © 2017 by the American Occupational Therapy Association. It may be freely reproduced for personal use in clinical or educational settings as long as the source is cited. All other uses require written permission from the American Occupational Therapy Association. To apply, visit http://www.copyright.com.

[a]Extracted data relevant to shoulder only. [b]No follow-up time reported. "Synthesized studies included therapy interventions or controls only.

This table was originally published in "Effectiveness of occupational therapy interventions for musculoskeletal shoulder conditions: A systematic review (Suppl. Table 1)," by T. L. Mark and S. C. Roll, 2017, *American Journal of Occupational Therapy, 71*, 7101180020. https://doi.org/10.5014/ajot.2017.023127. Copyright © 2017 by the American Occupational Therapy Association. Used with permission.

Suggested citation: Marik, T. L., & Roll, S. C. (2017). Evidence for the effectiveness of interventions for people with MSCs of the shoulder. In J. Snodgrass & D. Amini, *Occupational therapy practice guidelines for adults with musculoskeletal conditions* (Table F.1). Bethesda, MD: AOTA Press.

Table D-2: Risk-of-Bias Analysis for Intervention Studies Included in the Review of Interventions for People With MSCs of the Shoulder

Citation	Random Sequence Generation (Selection Bias)	Allocation Concealment (Selection Bias)	Blinding of Participants and Personnel (Performance Bias)	Blinding of Outcome Assessment (Detection Bias; Patient-Reported Outcomes)	Blinding of Outcome Assessment (Detection Bias; All Cause Mortality)	Incomplete Outcome Data (Attrition Bias; Short-Term [2–6 Weeks])	Incomplete Outcome Data (Attrition Bias; Long-Term [>6 Weeks])	Selective Reporting (Reporting Bias)
Adhesive Capsulitis								
Celik (2010)	+	?	?	?	NA	+	NA	+
Dogru, Basaran, & Sarpel (2008)	–	?	?	+	NA	+	NA	+
Ibrahim et al. (2012)	+	+	+	+	NA	+	NA	+
Ma, Je, Jeong, Kim, & Kim (2013)	+	+	–	+	NA	–	NA	–
Yang, Jan, Chang, & Lin (2012)	+	+	–	+	NA	+	NA	+
Neck and Shoulder Pain								
Andersen et al. (2008)	+	?	+	+	NA	+	+	+
Andersen et al. (2012)	+	?	–	?	NA	+	NA	+
Ang, Monnier, & Harms-Ringdahl (2009)	+	?	?	+	NA	+	+	+
Damian & Zalpour (2011)	?	?	?	+	NA	–	NA	+
Kanai, Taniguchi, & Okano (2011)	?	+	+	+	NA	+	NA	+
Lange, Toft, Myburgh, & Sjøgaard (2013)	+	+	–	+	NA	NA	+	+
Ma et al. (2013)	+	?	–	?	NA	+	–	+
Nonspecified Shoulder Pain								
Abdelshafi et al. (2011)	?	+	–	?	NA	+	NA	+
Hains, Descarreaux, Lamy, & Hains (2010)	+	+	–	–	NA	+	–	–
Surenkok, Aytar, & Baltaci (2009)	+	+	–	?	NA	+	NA	+
Yang, Chen, Hsieh, & Lin (2012)	+	+	–	+	NA	+	NA	+
Yiasemides, Halaki, Cathers, & Ginn (2011)	+	+	–	–	NA	+	+	+

(Continued)

Table D-2: Risk-of-Bias for Intervention Studies Included in the Review of Interventions for People With MSCs of the Shoulder (cont.)

Citation	Random Sequence Generation (Selection Bias)	Allocation Concealment (Selection Bias)	Blinding of Participants and Personnel (Performance Bias)	Blinding of Outcome Assessment (Detection Bias; Patient-Reported Outcomes)	Blinding of Outcome Assessment (Detection Bias; All Cause Mortality)	Incomplete Outcome Data (Attrition Bias; Short-Term [2–6 Weeks])	Incomplete Outcome Data (Attrition Bias; Long-Term [>6 Weeks])	Selective Reporting (Reporting Bias)
Rotator Cuff Tear								
Düzgün, Baltacı, & Atay (2011)	?	?	–	?	NA	+	NA	+
Keener, Galatz, Stobbs-Cucchi, Patton, & Yamaguchi (2014)	+	+	–	+	NA	+	+	+
Krischak et al. (2013)	+	+	?	–	NA	+	NA	+
Subacromial Impingement								
Abrisham et al. (2011)	+	+	?	+	NA	–	NA	+
Akyol et al. (2012)	–	–	+	+	NA	+	NA	+
Bae, Lee, Shin, Kim, & Lee (2011)	?	?	?	?	NA	+	NA	+
Başkurt, Başkurt, Gelecek, & Özkan (2011)	?	?	?	?	NA	+	NA	+
Beaudreuil et al. (2011)	+	+	+	+	NA	+	+	+
Bennell et al. (2010)	+	+	–	+	NA	+	NA	+
Białoszewski & Zaborowski (2011)	?	?	?	?	NA	?	?	+
Cacchio et al. (2006)	+	+	?	+	NA	NA	+	+
Crawshaw et al. (2010)	+	+	?	?	NA	+	+	+
Djordjevic, Vukicevic, Katunac, & Jovic (2012)	+	+	+	+	NA	+	NA	+
Eslamian, Shakouri, Ghojazadeh, Nobari, & Eftekharsadat (2012)	?	+	–	?	NA	+	NA	+
Galasso, Amelio, Riccelli, & Gasparini (2012)	+	+	+	+	NA	+	NA	+
Holmgren, Öberg, Sjöberg, & Johansson (2012)	–	+	–	+	NA	–	NA	+
Hultenheim Klintberg, Gunnarsson, Styf, & Karlsson (2008)	–	?	?	?	NA	+	NA	+

(Continued)

Table D-2: Risk-of-Bias Analysis for Intervention Studies Included in the Review of Interventions for People With MSCs of the Shoulder (cont.)

Citation	Random Sequence Generation (Selection Bias)	Allocation Concealment (Selection Bias)	Blinding of Participants and Personnel (Performance Bias)	Blinding of Outcome Assessment (Detection Bias; Patient-Reported Outcomes)	Blinding of Outcome Assessment (Detection Bias; All Cause Mortality)	Incomplete Outcome Data (Attrition Bias; Short-Term [2–6 Weeks])	Incomplete Outcome Data (Attrition Bias; Long-Term [>6 Weeks])	Selective Reporting (Reporting Bias)
Jowett et al. (2013)	?	?	−	−	NA	?	?	+
Kromer, de Bie, & Bastiaenen (2013)	+	+	?	?	NA	+	NA	+
Maenhout, Mahieu, De Mynck, De Wilde, & Cools (2013)	−	?	?	?	NA	+	NA	+
Martins & Marziale (2012)	−	?	?	+	NA	+	NA	+
Montes-Molina, Martinez-Rodriguez, Rodriguez, Martinez-Ruiz, & Prieto-Baquero (2012)	+	+	+	+	NA	+	NA	+
Østerås, Torstensen, & Østerås (2010)	+	+	−	−	NA	+	+	+
Otadi, Hadian, Olyaei, & Jalaie (2012)	−	+	?	+	NA	+	NA	+
Şimşek, Balki, Keklik, Öztürk, & Elden (2013)	?	?	?	+	NA	+	NA	+
Struyf et al. (2013)	?	+	?	+	NA	+	NA	+
Taskaynatan, Ozgul, Ozdemir, Tan, & Kalyon (2007)	?	+	?	+	NA	+	NA	+
Thelen, Dauber, & Stoneman (2008)	?	+	−	+	NA	+	NA	+
Yildirim, Ones, & Celik (2013)	+	?	?	?	NA	+	NA	+

Note. Categories for risk of bias: + = low risk of bias; ? = unclear risk of bias; − = high risk of bias. MSCs = musculoskeletal conditions; NA = not applicable. Risk-of-bias table format adapted from "Assessing Risk of Bias in Included Studies," by J. P. T. Higgins, D. G. Altman, and J. A. C. Sterne, in *Cochrane Handbook for Systematic Reviews of Interventions* (Version 5.1.0), by J. P. T. Higgins and S. Green (Eds.), March 2011, London: Cochrane Collection.

This table is a product of AOTA's Evidence-Based Practice Project and AOTA Press and is copyright © 2017 by the American Occupational Therapy Association. It may be freely reproduced for personal use in clinical or educational settings as long as the source is cited. All other uses require written permission from the American Occupational Therapy Association. To apply, visit http://www.copyright.com.

This table was originally published in "Effectiveness of occupational therapy interventions for musculoskeletal shoulder conditions: A systematic review (Suppl. Table 3)," by T. L. Mark and S. C. Roll, 2017, *American Journal of Occupational Therapy*, 71, 7101180020. https://doi.org/10.5014/ajot.2017.023127. Copyright © 2017 by the American Occupational Therapy Association. Used with permission.

Suggested citation: Marik, T. L., & Roll, S. C. (2017). Risk-of-bias analysis for intervention studies included in the review of interventions for people with MSCs of the shoulder. In J. Snodgrass & D. Amini, *Occupational therapy practice guidelines for adults with musculoskeletal conditions* (Table F.2). Bethesda, MD: AOTA Press.

Table D-3: Risk-of-Bias Analysis for Systematic Reviews Included in the Review of Interventions for People With MSCs of the Shoulder

Citation	A Priori Design Included?	Duplicate Study Selection/ Data Extraction?	Comprehensive Literature Search Performed?	Status of Publication as Inclusion Criteria?	List of Included/ Excluded Studies Provided?	Characteristics of Included Studies Provided?	Quality of Studies Assessed and Documented?	Quality Assessment Used Appropriately?	Methods Used to Combine Results Appropriate?	Likelihood of Publication Bias Assessed?	Conflict of Interest Stated?
Fracture											
Bruder, Taylor, Dodd, & Shields (2011)	+	+	+	?	–	+	+	+	+	+	–
Handoll, Ollivere & Rollins (2012)	+	+	+	+	+	+	+	+	+	+	+
Adhesive Capsulitis											
Blanchard, Barr, & Cerisola (2010)	+	+	+	–	+	+	+	+	+	+	–
Favejee, Huisstede, & Koes (2011)	+	+	–	?	+	–	+	+	+	–	–
Maund et al. (2012)	+	+	+	+	+	+	+	+	–	+	+
Nonspecified Shoulder Pain											
Alexander, Gilman, Brown, Brown, & Houghton (2010)	+	+	+	+	+	+	+	+	–	–	–
Brudvig, Kulkarni, & Shah (2011)	+	+	+	+	–	+	+	+	+	+	–
Camarinos & Marinko (2009)	+	+	+	+	–	+	+	+	–	–	–
Ho, Sole, & Munn (2009)	+	+	+	+	–	+	+	–	+	+	–
Marinko, Chacko, Dalton, & Chacko (2011)	+	+	+	+	–	–	+	+	–	+	–
Rotator Cuff Tear											
Ainsworth & Lewis (2007)	+	+	+	+	–	–	–	+	–	–	–
Du Plessis et al. (2011)	+	+	+	+	–	–	+	+	–	–	–
Seida et al. (2010)	+	+	–	+	–	+	+	+	–	–	–

(Continued)

Table D-3: Risk-of-Bias Analysis for Systematic Reviews Included in the Review of Interventions for People With MSCs of the Shoulder (cont.)

Citation	A Priori Design Included?	Duplicate Study Selection/ Data Extraction?	Comprehensive Literature Search Performed?	Status of Publication as Inclusion Criteria?	List of Included/ Excluded Studies Provided?	Characteristics of Included Studies Provided?	Quality of Studies Assessed and Documented?	Quality Assessment Used Appropriately?	Methods Used to Combine Results Appropriate?	Likelihood of Publication Bias Assessed?	Conflict of Interest Stated?
Subacromial Impingement											
Dorrestijn, Stevens, Winters, van der Meer, & Diercks (2009)	+	+	+	+	−	+	+	+	−	−	−
Hanratty et al. (2012)	+	+	+	+	−	+	+	+	+	+	−
Kelly, Wrightson, & Meads (2010)	+	+	+	−	−	+	+	+	−	−	−
Kromer, Tautenhahn, de Bie, Staal, & Bastiaenen (2009)	+	+	+	+	+	+	+	+	−	−	−
Kuhn (2009)	+	+	+	?	−	+	−	+	−	−	−
Littlewood, Ashton, Chance-Larsen, May, & Sturrock (2012)	+	+	+	+	−	+	−	−	−	−	−
Nyberg, Jonsson, & Sundelin (2010)	+	+	+	+	−	+	+	+	−	−	−
Trampas & Kitsios (2006)	+	+	+	−	−	+	+	+	−	−	−

Note. Categories for risk of bias: + = low risk of bias; − = high risk of bias; ? = unclear risk of bias. MSCs = musculoskeletal conditions; NA = not applicable. Risk-of-bias table format adapted from "Development of AMSTAR: A Measurement Tool to Assess the Methodological Quality of Systematic Reviews," by B. J. Shea, J. M. Grimshaw, G. A. Wells, M. Boers, N. Andersson, C. Hamel, . . . L. M. Bouter, 2007, *BMC Medical Research Methodology,* 7, p. 10. https://doi.org/10.1186/1471-2288-7-10

This table is a product of AOTA's Evidence-Based Practice Project and AOTA Press and is copyright © 2017 by the American Occupational Therapy Association. It may be freely reproduced for personal use in clinical or educational settings as long as the source is cited. All other uses require written permission from the American Occupational Therapy Association. To apply, visit http://www.copyright.com.

This table was originally published in "Effectiveness of occupational therapy interventions for musculoskeletal shoulder conditions: A systematic review (Suppl. Table 2)," by T. L. Mark and S. C. Roll, 2017, *American Journal of Occupational Therapy,* 71, 7101180020. https://doi.org/10.5014/ajot.2017.023127. Copyright © 2017 by the American Occupational Therapy Association. Used with permission.

Suggested citation: Marik, T. L., & Roll, S. C. (2017). Risk-of-bias analysis for systematic reviews included in the review of interventions for people with MSCs of the shoulder. In J. Snodgrass & D. Amini, *Occupational therapy practice guidelines for adults with musculoskeletal conditions* (Table F.3). Bethesda, MD: AOTA Press.

Table D-4: Evidence for the Effectiveness of Interventions for People With MSCs of the Elbow

Author/Year	Level of Evidence/Study Design/Participants/ Inclusion Criteria	Intervention and Control Groups	Outcome Measures	Results
		Lateral Epicondylitis		
Ajimsha, Chithra, & Thulasyammal (2012)	Level I RCT N = 68. Inclusion criteria: Age 20–40 yr, diagnosis of lateral epicondylitis on mouse-operating arm, pain lasting ≥3 mo, computer work ≥50% of workday	Intervention Myofascial release to the common wrist extensor tendon and forearm, myofascial release to the periosteum of the ulna, and spreading of the radius from the ulna Control Sham ultrasound	PRTEE	Pain and functional disability decreased in the intervention group by 78.7%, compared with 6.8% in the control group, at 4-wk follow-up. The intervention group had significant improvement in PRTEE scores at 4 and 12 wk postintervention.
Amro et al. (2010)	Level II Two group, nonrandomized N = 34. Inclusion criteria: Subacute lateral epicondylitis, positive results on 2 or more tennis elbow tests	Intervention Group 1: Movement with mobilizations, taping, thermal therapy, massage, ultrasound, and strengthening, 3×/wk for 4 wk Group 2: Thermal therapy, massage, ultrasound, and strengthening, 3×/wk for 4 wk Control No control	• Pain VAS • Grip strength • PRTEE	Both groups demonstrated significant improvements at 4 wk on all outcomes. Group 1 demonstrated significant improvements on the PRTEE and Pain VAS compared with Group 2.
Bisset, Collins, & Offord (2014)	Level II Repeated measures N = 34. Inclusion criteria: Age 18–67 yr, pain at lateral epicondyle for ≥6 wk that increased with palpation, gripping, or resistance	Intervention Group 1: Forearm–elbow brace Group 2: Forearm brace Control No control	• Pain-free grip standard measures • Pressure algometry • PRTEE	Small effects (.20) were found on pain-free grip for all groups and on decreased pain with pressure for Intervention Groups 1 and 2.
Bjordal et al. (2008)	Level I Meta-analysis N = 13 RCTs (730 participants). Inclusion criteria: Outcome assessor blinded, diagnosis of lateral epicondylitis	Intervention LLLT irradiating tendon pathology, acupuncture points, or trigger points Control Placebo or nonlaser intervention	• Pain VAS • Global health status • Pain-free grip • Pain pressure threshold • Sick leave days	10 trials found that LLLT significantly decreased pain compared with control conditions ($p = .005$), 7 trials pooled showed significantly better results for LLLT ($p = .002$). Pain-free grip strength showed significantly better results with LLLT than placebo ($p = .0001$). 1 study reported significantly lower sick listing in the LLLT group ($p = .0005$). 3 trials pooled for global improvements showed evidence in favor of LLLT.

(Continued)

Table D-4: Evidence for the Effectiveness of Interventions for People With MSCs of the Elbow (cont.)

Author/Year	Level of Evidence/Study Design/Participants/Inclusion Criteria	Intervention and Control Groups	Outcome Measures	Results
Blanchette & Normand (2011)	Level I RCT N = 27. Inclusion criteria: Positive Cozen's test and Mill's test, age ≥18 yr	Intervention Treatment for augmented soft tissue mobilization, 2×/wk for 5 wk Control Information about the natural history of lateral epicondylitis, ergonomic advice, and stretching exercises	• PRTEE • Pain VAS • Pain-free grip	Significant improvement in pain and PRTEE scores was found at 6-wk and 3-mo follow-up in the intervention group. Significant improvement in pain for the control group was found at 3-mo follow-up. Significant increases in pain-free grip strength were found in both groups at 6-wk follow-up.
Cherry, Agostinucci, & McLinden (2012)	Level I RCT N = 70. Inclusion criteria: Pain localized at lateral elbow for >3 mo, no treatment or surgery, age ≥18 yr	Intervention Group 1: Exercise only Group 2: Exercise + standard gel cold pack Group 3: Exercise + CryoMAX cold pack Group 4: CryoMAX cold pack only	• Grip strength • Pain during a single armchair pickup • DASH	At 6-wk follow-up, all groups improved in DASH scores, pain with chair pickup, and grip strength, with no significant differences between groups.
Coff, Massy-Westropp, & Caragianis (2009)	Level I RCT N = 26. Inclusion criteria: Diagnosis of lateral epicondylitis by a physician, English speaking	Intervention InterX (electromodality) combined with soft tissue massage, stretching, ultrasound, and exercises Control Soft tissue massage, stretching, ultrasound, and exercise	• Pain VAS • PRTEE • Patient-rated perceived difficulty in performance of usual activities	Both groups improved on all outcomes at 3-wk and 9-mo follow-up, with no significant differences between groups.
Cullinane, Boocock, & Trevelyan (2014)	Level I Systematic review N = 12 randomized and nonrandomized controlled trials (616 participants).	Intervention Eccentric exercise as a treatment for lateral epicondylitis	• DASH • Pain VAS • Tennis Elbow Function Scale • Strength	Groups participating in eccentric exercise reported significantly decreased pain and improved function and grip strength from baseline compared with control groups. 7 studies reported improvements in pain, function, and/or grip strength for therapy treatments that included eccentric exercise compared with control conditions that did not include eccentric exercise.
D'Vaz et al. (2006)	Level I RCT N = 55. Inclusion criteria: Diagnosis of lateral epicondylitis for >6 wk; failed first-line treatment of NSAIDs, corticosteroid injection, and therapy	Intervention Low-intensity ultrasound therapy with instructions to use daily for 20 min over 3 mo Control Placebo ultrasound	• Pain VAS • PRFEQ • Grip strength • Local injury questionnaire	At 12 wk, both groups improved in pain, PRFEQ Functional scores, and grip strength, with no significant differences between groups.

(Continued)

Table D-4: Evidence for the Effectiveness of Interventions for People With MSCs of the Elbow (cont.)

Author/Year	Level of Evidence/Study Design/Participants/Inclusion Criteria	Intervention and Control Groups	Outcome Measures	Results
Emanet, Altan, & Yurtkuran (2010)	Level I RCT N = 50. Intervention group, n = 25. Control group, n = 25. *Inclusion criteria:* Diagnosis of lateral epicondylitis, age ≥18 yr, <3 mo duration of symptoms, compliance with treatment protocol	*Intervention* Gallium–arsenide laser therapy (15 sessions) *Control* Placebo laser (15 sessions)	• Pain VAS • Tenderness • DASH • PRTEE • Pain-free grip • Nottingham Health Profile	At 3- and 12-wk follow-up, both groups showed improvement in all outcomes. The intervention group showed significant improvement in tenderness, DASH and PRTEE scores, and scores on the Pain subscale of the Nottingham Health Profile compared with the control group at 12 wk.
Forogh et al. (2012)	Level I RCT N = 24. *Inclusion criteria:* Age 30–50 yr, no history of arm surgery, no history of other treatments, diagnosis of lateral epicondylitis	*Intervention* Newly designed orthosis to wear 12 hr/day for 4 wk *Control* Standard counterforce brace to wear 12 hr/day for 4 wk	• PRTEE • Pain threshold • Grip strength	Both groups demonstrated significant improvement in PRTEE scores, pain threshold, and grip strength. Significant improvement in pain scores was found for the intervention group.
Geaney, Brenneman, Cote, Arciero, & Mazzocca (2010)	Level II Nonrandomized groups N = 6. *Inclusion criteria:* Participant choice of conservative management of distal biceps rupture vs. surgical management; average time from injury 48.2 mo	*Intervention* ROM and strengthening exercises or surgical management *Control* No control	• ROM • Strength • ASES	Both groups improved in all outcomes, with no significant differences between groups.
Herd & Meserve (2008)	Level I Systematic review N = 13 randomized and nonrandomized controlled trials (639 participants).	*Intervention* Manipulation or mobilization technique for treating lateral epicondylalgia	• Pain-free grip strength • Patient-reported rate of change • Pain VAS • Function VAS • Grip strength • DASH	Results indicate that Mulligan's mobilization with movement can provide immediate, short-term, and long-term benefits. Limited evidence was found to support a synthesis of any particular technique when directed at the elbow.

(Continued)

Table D-4: Evidence for the Effectiveness of Interventions for People With MSCs of the Elbow (cont.)

Author/Year	Level of Evidence/Study Design/Participants/Inclusion Criteria	Intervention and Control Groups	Outcome Measures	Results
Kim, Choi, & Moon (2012)	Level I RCT N = 10. *Inclusion criteria:* Diagnosis of lateral epicondylitis within past 3 mo	*Intervention* Mobilization with movement every other day for 10 days *Control* Sham mobilization with movement every other day for 10 days Both groups received hot packs, electrotherapy, deep friction massage, and TENS.	• PRTEE Functional scores • PRTEE Pain scores	The intervention group demonstrated significant improvement in pain, usual activities, and special activities after intervention.
Küçükşen, Yilmaz, Salli, & Uğurlu (2013)	Level I RCT N = 82. *Inclusion criteria:* Pain on or near lateral epicondyle elicited by provocation tests, unilateral elbow pain >3 mo, pain severity ≥50 mm on 100-mm visual analog scale, age 18–70 yr	*Intervention* Muscle energy technique sessions, 2×/wk for 4 wk *Control* Corticosteroid injection	• Pain-free grip • DASH • Pain VAS	*Pain-free grip:* Both groups demonstrated significant increases in pain-free grip at short- and long-term follow-up. The intervention group demonstrated significant increases in pain-free grip at 1 yr compared with the control group. The control group demonstrated significant increases in pain-free grip at 6 wk compared with the intervention group. *DASH:* Both groups demonstrated significant improvements in DASH scores at follow-up, with no significant differences between groups. *Pain VAS:* Both groups improved in pain at follow-up. Significant differences were found between groups at 6 wk favoring the control group and at 52 wk favoring the intervention group.
Nourbakhsh & Fearon (2008)	Level I RCT N = 18. *Inclusion criteria:* Age 24–72 yr, involved in heavy repetitive labor, previously failed treatment, no treatment for past 3 mo	*Intervention* Noxious-level electrical stimulation, 6 sessions over 2–3 wk *Control* Placebo treatment	• Grips strength • PSFS • Numeric pain scale	Short-term improvement in grip strength, pain intensity, and PSFS scores were found for the intervention group.
Raman, MacDermid, & Grewal (2012)	Level I Systematic review N = 11 articles (12 studies, 697 participants).	*Intervention* Isotonic (eccentric/concentric), isometric, and isokinetic exercise programs over a period of 4–52 wk, 1–6×/day, with an average of 15 min per session	• DASH • Pain VAS • ROM • Grip strength • Sick leave • Disability questionnaire	All studies reported that resistance exercise resulted in significant improvement in pain, grip strength, and function; eccentric exercise was the intervention most studied.

(Continued)

Table D-4: Evidence for the Effectiveness of Interventions for People With MSCs of the Elbow (cont.)

Author/Year	Level of Evidence/Study Design/Participants/Inclusion Criteria	Intervention and Control Groups	Outcome Measures	Results
		Fracture, Contracture, and Dislocation		
Barr, Cerisola, & Blanchard (2009)	Level I Systematic review $N = 5$ RCTs (597 participants). *Inclusion criteria*: RCT, published in English, participants with diagnosis of lateral epicondylitis	*Intervention* Therapy interventions (ultrasound, deep friction massage, exercise, home program exercise, elbow mobilizations, PEMF therapy, slow wrist stretching) versus cortisone injection	• Pain-free grip • PRFEQ • Wrist extensor strength • Pain VAS • Pain thresholds • Pain occurrence • Pain severity • Subjective loss of grip strength • Local tenderness • Resumption of labor • Resisted wrist and middle finger dorsiflexion • Pain-free function questionnaire • Global improvement	2 studies reported a short-term effect (3–7 wk) for pain-free grip in participants receiving cortisone injections, but therapy interventions were effective for intermediate to long-term effects. 2 studies reported a long-term effect for therapy compared with a wait-and-see approach. All studies reported improved short-term outcomes for cortisone injections. In 3 studies, the recurrence rate after cortisone injection varied from 34% to 74%.
Harding, Rasekaba, Smirneos, & Holland (2011)	Level I Systematic review $N = 1$ trial (81 participants).	*Intervention* Early mobilization of the elbow joint after elbow fracture in adults	• Pain • Disability • ROM	The single low-quality study included in this review found no significant differences between early and delayed mobilization for pain and ROM. All participants were able to use their arms for ADLs, and none reported a change in occupation or lifestyle.
Lindenhovius et al. (2012)	Level I RCT $N = 66$. Intervention Group 1, $n = 35$. Intervention Group 2, $n = 31$. *Inclusion criterion*: Posttraumatic elbow stiffness	*Intervention* *Group 1*: Static progressive splinting, 3×/day for 30 min *Group 2*: Dynamic splinting, 6–8 continuous hours per day or night In both groups, participants followed standard daily wearing and use protocol.	• Goniometer for elbow function • DASH	The static progressive group performed better on the DASH at 6 mo, but no difference between groups was found at 12 mo in DASH scores. No differences between groups were found at any point in arc of elbow flexion and extension.
Paschos, Mitsionis, Vasiliadis, & Georgoulis (2013)	Level I RCT $N = 180$. Intervention Group 1, $n = 60$ (M age = 37.9 yr). Intervention Group 2, $n = 60$ (M age = 35.3 yr). Control group, $n = 60$ (M age = 36.7 yr). *Inclusion criterion*: Radial head fracture	*Intervention* *Group 1*: Immediate mobilization of elbow joint *Group 2*: Sling for 2 days followed by mobilization *Control* Cast for 7 days followed by mobilization	• Broberg and Morrey score • ASES Elbow score • Pain VAS • Grip and pinch strength	The interventions resulted in better outcomes compared with the control condition. Group 1 experienced worse pain in the first 3 days. Group 2 had better ROM, strength, and functional outcomes. These differences were more evident in participants with displaced fractures.

(Continued)

Table D-4. Evidence for the Effectiveness of Interventions for People With MSCs of the Elbow (cont.)

Author/Year	Level of Evidence/Study Design/Participants/Inclusion Criteria	Intervention and Control Groups	Outcome Measures	Results
Subacute Elbow Injury				
Ayhan, Unal, & Yakut (2014)	Level I RCT N = 27. Intervention group, n = 14 (7 wrist, 7 elbow). Control group, n = 13 (7 wrist, 6 elbow). *Inclusion criteria:* Age 25–45, elbow or wrist injury, admitted to outpatient center in subacute stage of injury	*Intervention* Core stabilization exercises (clinical Pilates training principles + biofeedback) + traditional rehabilitation, 3 days/wk for 6 wk *Control* Traditional rehabilitation, 3 days/wk for 6 wk	• Analysis of compensatory movement patterns and trunk muscle strength • Pain • ROM • DASH • Endurance • Fatigue severity	Significantly greater improvements were found in compensatory movement and trunk strength for the intervention group compared with the control group ($p < .05$). No differences between groups were found for pain, ROM, DASH scores, endurance, or fatigue severity.
de Haan, Schep, Tuinebreijer, Patka, & den Hartog (2010)	Level I Systematic review N = 2 RCTs and 6 observational comparative studies (342 participants).	*Intervention* Interventions for simple elbow dislocation, including surgical vs. nonsurgical treatment, functional treatment with immobilization in plaster, and different periods of immobilization	• ROM • Grip strength • Pain • Instability • Recurrent dislocations • DASH • Mayo Elbow Performance Index • Weeks off of work	No difference was found between surgical treatment of the collateral ligaments and plaster immobilization of the elbow joint. Better ROM, less pain, better functional scores, shorter disability, and shorter treatment time were seen after functional treatment compared with plaster immobilization. Conclusions apply only to stable elbow joints after reduction.
Cubital Tunnel Syndrome				
Shah, Calfee, Gelberman, & Goldfarb (2013)	Level III Pretest–posttest N = 25 (M age = 43 yr, range = 21–72). *Inclusion criterion:* Idiopathic cubital tunnel syndrome	*Intervention* Activity modification and a 3-mo course of rigid night splinting maintaining 45° of elbow flexion *Control* No control	• Patient-reported splinting compliance • Quick DASH • SF–12 • Grip and pinch strength • Static 2-point discrimination of the small finger	24 of the 25 participants were available at 2-yr follow-up. 21 were successfully treated without surgery. Findings included a high compliance rate with splinting and significant improvements on the Quick DASH, SF–12 Physical and Mental Component summary scores, and grip strength. Ulnar nerve provocative testing resolved in 82%.

Note. ADLs = activities of daily living; ASES = American Shoulder and Elbow Surgeons; DASH = Disabilities of the Arm, Shoulder and Hand; LLLT = low-level laser therapy; M = mean; MSCs = musculoskeletal conditions; NSAID = nonsteroidal anti-inflammatory drug; PEMF = pulsed electromagnetic field; PRFEQ = Patient-Rated Forearm and Elbow Questionnaire; PRTEE = Patient-Rated Tennis Elbow Evaluation; PSFS = Patient-Specific Functional Scale; RCT = randomized controlled trial; ROM = range of motion; SF–12 = 12-item Short Form Survey; TENS = transcutaneous electrical nerve stimulation; VAS = visual analog scale.

This table is a product of AOTA's Evidence-Based Practice Project and AOTA Press and is copyright © 2017 by the American Occupational Therapy Association. It may be freely reproduced for personal use in clinical or educational settings as long as the source is cited. All other uses require written permission from the American Occupational Therapy Association. To apply, visit www.copyright.com.

Suggested citation: Marik, T. L. (2017). Evidence for the effectiveness of interventions for people with MSCs of the elbow. In J. Snodgrass & D. Amini, *Occupational therapy practice guidelines for adults with musculoskeletal conditions* (Table F.4). Bethesda, MD: AOTA Press.

Table D-5: Evidence for the Effectiveness of Occupational Therapy Interventions for Adults With MSCs of the Forearm, Wrist, and Hand

Author/Year	Level of Evidence/Study Design/ Participants/Inclusion Criteria	Intervention and Control Groups	Outcome Measures	Results
		Bone, Joint, and General Hand Disorders		
Ayhan, Unal, & Yakut (2014)	Level I RCT N = 27. Intervention group, n = 14. Control group, n = 13. *Inclusion criteria:* Adults (ages 25–45 yr) with subacute wrist (n = 13) or elbow (n = 14) fracture or soft tissue injury.	*Intervention* Traditional rehabilitation plus core stabilization exercises based on a clinical Pilates protocol that involved respiratory control, postural training, biofeedback, and exercise. *Control* Traditional rehabilitation.	• VAS Pain • ROM • DASH • Manual muscle testing	Outcomes improved in both groups, but no significant differences were found in posttreatment status between the groups for pain, ROM, DASH score, or strength.
Becker, Bot, Curley, Jupiter, & Ring (2013)	Level I RCT N = 119. Prefabricated group, n = 61. Customized group, n = 58. *Inclusion criteria:* Adults with trapeziometacarpal arthrosis.	*Intervention* Splint wear as needed during activity. *Prefabricated group:* Prefabricated neoprene Comfort Cool thumb CMC restriction splint. *Customized group:* Customized 3.2-mm thermoplastic hand-based thumb spica including the MCP and IP joints.	• DASH • Pain • Pinch strength • Grip strength • Patient satisfaction • Splint comfort	No significant differences were found between groups at 5- to 15-wk follow-up on any outcome measure. Participants in the prefabricated group found the neoprene splint more comfortable.
Bruder, Taylor, Dodd, & Shields (2011)	Level I SR N = 7 RCTs specific to distal radius fracture. *Inclusion criteria:* RCTs and quasi-RCTs including participants with distal radius fractures and using exercise as an intervention.	*Intervention* Interventions included some sort of exercise as a comparator: exercise and advice vs. no intervention, home exercise vs. supervised and home exercise, and PT with supervised and home exercise vs. home exercise.	• Modified Solgaard and Werley functional score • Grip strength • ROM • PRWE • Quick DASH • Edema • Pain • ADL assessment • SF-36	1 study found no difference between groups for wrist extension or grip strength for participants receiving exercise compared with no intervention, but the exercise group had less pain. No evidence supports supervised exercise in addition to home exercise as superior to home exercise alone. Mixed evidence was found for PT supervised exercises; 1 trial found positive results for PT, a 2nd trial found negative effects for PT, and an SR concluded that there was no effect for PT.

(Continued)

Table D-5: Evidence for the Effectiveness of Occupational Therapy Interventions for Adults With MSCs of the Forearm, Wrist, and Hand (cont.)

Author/Year	Level of Evidence/Study Design/Participants/Inclusion Criteria	Intervention and Control Groups	Outcome Measures	Results
Glasgow, Fleming, Tooth, & Peters (2012)	Level I RCT N = 22. 6- to 12-hr group, n = 11. 12- to 16-hr group, n = 11. *Inclusion criteria*: History of traumatic injury leading to decreased PIP extension (i.e., joint contracture).	*Intervention* Dynamic Capener splint (set to 200–250 g of force) with therapy once every 1–2 wk for standard treatment that included ROM and edema management. *6- to 12-hr group*: Daily TERT of 6–12 hr. *12- to 16-hr group*: Daily TERT of 12–16 hr.	• AROM, PROM, and total ROM for PIP extension	No significant differences were observed between the groups in ROM measures at 8 wk. The 12- to 16-hr group averaged only 11.5 hr of daily TERT, similar to the average of 9.5 hr in the other group.
Glasgow, Tooth, Fleming, & Peters (2011)	Level III Cohort study N = 46 (56 joints) in one cohort. *Inclusion criteria*: MCP or PIP contracture secondary to history of hand trauma.	*Intervention* Dynamic splinting specific to affected joint for 8 wk with weekly or biweekly therapy visits including AROM, edema management, and strengthening.	• AROM • PROM • End feel • Time since injury • Joint stiffness	AROM and PROM improved by 20.0° and 21.8°, respectively, after intervention. Joint stiffness and time since injury accounted for 51% of the variance in improvement in AROM. Joint stiffness and type of deficit also significantly predicted PROM but accounted for only 9% of the variance observed.
Handoll, Madhok, & Howe (2006)	Level I SR (Cochrane) N = 15 RCTs. N = 746 participants. *Inclusion criteria*: RCTs or quasi-RCTs concerning adults with distal radius fractures receiving rehabilitation interventions.	*Intervention* OT, PT, other hand therapy, continuous passive motion, pulsed electromagnetic field, ice, passive mobilization, pneumatic compression, US, whirlpool, therapeutic exercise, and HEP.	• DASH • VAS Pain • ROM • Grip strength • Pinch strength • Purdue Pegboard Test	Weak evidence suggests that early OT during immobilization leads to better grip strength, pinch strength, and ROM at 4 wk postimmobilization compared with no treatment, but no evidence was found for differences between groups at 3 mo. No difference was found between OT and a no-OT control at short- or long-term time frames when rehabilitation started postimmobilization. No evidence supports the use of US or whirlpool as treatments. Mixed evidence exists for benefits of postfracture care instructions provided by PTs vs. physicians, with no difference in outcomes at 12-wk follow-up.

(Continued)

Table D-5: Evidence for the Effectiveness of Occupational Therapy Interventions for Adults With MSCs of the Forearm, Wrist, and Hand (cont.)

Author/Year	Level of Evidence/Study Design/ Participants/Inclusion Criteria	Intervention and Control Groups	Outcome Measures	Results
Harth, Germann, & Jester (2008)	Level II Nonrandomized comparative trial $N = 150$. Intervention group, $n = 75$. Control group, $n = 75$. *Inclusion criteria:* Adults (predominantly male) at an inpatient hand clinic with a variety of hand-related diagnoses.	*Intervention* Adapted standard care in patient-oriented hand rehabilitation that used a biopsychosocial model of health in which patients ranked DASH items by importance, patients were screened for anxiety and depression, weekly patient visits were conducted by provider teams, OT treatments targeted work-related activities, and rehabilitation managers joined the team instead of contacting the patient after care. *Control* Standard multidisciplinary inpatient care provided by doctors, PTs, OTs, sport therapists, clinical psychologists, social workers, and vocational rehabilitation managers. All patients received care for 5–6 wk.	• Days until return to work • ROM • Grip strength • Pinch strength • VAS Pain • SF–36 • German DASH • Health-related locus of control • German Client Satisfaction Questionnaire	The patient-oriented hand rehabilitation program resulted in more improvement in DASH scores and decreased pain at 6-mo follow-up than standard multidisciplinary inpatient care. Participants in the patient-centered care condition were significantly more satisfied with their function, ROM, and hand strength outcomes indicated by subjective report. No differences between groups were noted for ROM, grip or pinch strength, or other outcome measures.
Heiser, O'Brien, & Schwartz (2013)	Level I SR $N = 6$ studies specific to the wrist and hand. *Inclusion criteria:* Cohort studies, comparative trials, and RCTs evaluating mobilization techniques for wrist or hand disorders.	*Intervention* Mobilization with movement, Maitland mobilizations, dorsal palmar glides, and anterior–posterior joint mobilization for the thumb.	• ROM • Pain • Strength	Moderate evidence supports joint mobilization techniques at the wrist for distal radius fracture for short-term improvements in ROM and pain. Limited, low-quality evidence was found for short-term improvement in ROM and pain for hand disorders with mobilization techniques.
Hermann et al. (2014)	Level I RCT $N = 59$. Intervention group, $n = 30$. Control group, $n = 29$. *Inclusion criteria:* Adults diagnosed with CMC OA.	*Intervention* Education on hand exercises to be completed 2×/day plus a prefabricated, hand-based soft thumb spica splint made of Fabrifoam and worn as needed. *Control* Hand exercise education only.	• Pain • Grip strength • Pinch strength	No significant differences were found for pain, grip strength, or pinch strength pre- to postintervention for either group, nor was there a significant mean change between groups. Patients in the intervention group had lower pain during grip and pinch and decreased grip strength while wearing the splint.

(Continued)

Table D-5: Evidence for the Effectiveness of Occupational Therapy Interventions for Adults With MSCs of the Forearm, Wrist, and Hand (cont.)

Author/Year	Level of Evidence/Study Design/Participants/Inclusion Criteria	Intervention and Control Groups	Outcome Measures	Results
Jongs, Harvey, Gwinn, & Lucas (2012)	Level I RCT N = 40. Intervention group, n = 19. Control group, n = 21. *Inclusion criteria*: Adults at a hand therapy clinic being seen for joint contracture due to distal radius fracture ≥10 wk postinjury, no longer immobilized, with contracture (i.e., loss of passive wrist extension).	*Intervention* Hand therapy treatment, which included symptom management and exercises for ROM and strengthening for 8 wk, plus a dynamic wrist extension splint using an elastic band set to the maximum tolerated level of extension, with a wear schedule of ≥6 hr/day. *Control* Hand therapy treatment only.	• PRWE • Passive wrist extension • Active wrist extension, flexion, radial and ulnar deviation • COPM	No clinically relevant differences for any outcome measure were found between groups at the end of treatment (i.e., at 8 wk) or at the 12-wk follow-up.
Knygsand-Roenhoej & Maribo (2011)	Level I RCT N = 30. Group 1, n = 15. Group 2, n = 15. *Inclusion criteria*: Adults with distal radius fracture 10 wk postinjury with ≥60 ml difference in volume between upper extremities.	*Intervention* Two types of edema management performed 3×/wk for 4 wk, then 2×/wk for 2 wk, and continued longer as indicated. *Group 1*: Traditional edema management that included elevation, intermittent compression with a pump, and functional training, as well as a home program with an Isotoner glove. *Group 2*: Modified manual edema management that included deep breathing, proximal to distal exercises, terminus stimulation, axillary stimulation, edema management to the trunk, and stimulation of pump points in the upper extremity, as well as a one-handed HEP.	• Volumetry • ROM • VAS Pain • COPM • ADL assessment	Both groups showed significant pre- to postintervention differences in edema, pain, and AROM. No significant between-groups differences were found for any of the measures at 6 or 9 wk. A significantly higher no. of participants in Group 1 required edema management for >6 wk, but an equal no. of participants in both groups required treatment at 9 wk.
Krischak et al. (2009)	Level I RCT N = 48. Intervention group, n = 24. Control group, n = 24. *Inclusion criteria*: Adults with volar locking plate internal fixation to treat distal radius fracture.	*Intervention* 12 30-min sessions of directed PT interventions over a 6-wk period, primarily consisting of instruction in exercises that could also be completed at home. *Control* Detailed written plan for a 6-wk progressive HEP with direct instruction provided during a surgical follow-up visit.	• PRWE • Grip strength • ROM	At 6 wk, PRWE, grip strength, and ROM were all significantly more improved in the control group, who received postsurgical home program instruction, than in the therapy intervention group.

(Continued)

Table D-5: Evidence for the Effectiveness of Occupational Therapy Interventions for Adults With MSCs of the Forearm, Wrist, and Hand (cont.)

Author/Year	Level of Evidence/Study Design/ Participants/Inclusion Criteria	Intervention and Control Groups	Outcome Measures	Results
Kuo et al. (2013)	Level I RCT N = 22. Intervention group, n = 11. Control group, n = 11. Inclusion criteria: Adults age ≥50 yr with distal radius fracture being treated with external fixation.	Intervention Early mobilization of fingers beginning in Wk 1, with edema management, massage, PROM, AROM, stretching, ADLs, and strengthening for 6 wk. Control 1 session with education in edema management and AROM of uninvolved joints. Both groups received the same rehabilitation protocol in Wk 7–12, which involved joint mobilization, scar management, and work hardening.	• Grip strength • Pinch strength • Purdue Pegboard Test • Manual Ability Measure–36 • Hand kinematics (work space of thumb and finger motions, dynamic goniometry of thumb or finger)	No significant differences were noted between groups in strength or dexterity at 12 wk. The intervention group had larger maximal work space movements of the thumb and finger than the control group at 12 wk.
Magnus et al. (2013)	Level I RCT N = 51. Intervention group, n = 27. Control group, n = 24. Inclusion criteria: Women age >50 yr with distal radius fracture.	Intervention Treatment as usual plus contralateral training for the unaffected upper extremity, which included strengthening exercises for the fingers, hand, and forearm completed 3×/wk, monitored and progressed via biweekly telephone calls. Control Treatment as usual for distal radius fracture including casting, home exercise for the affected side for AROM while casted, and AROM and PROM after cast removal, leading to gentle strengthening, all provided as an HEP by the surgeon.	• PRWE • Grip strength • ROM	No significant differences were found between groups for the PRWE at any follow-up. At 12 wk, the intervention group showed significantly higher grip strength and better ROM in the affected hand than the control group, but no differences were found between groups in these outcomes at either 9 or 26 wk.
Moe, Kjeken, Uhlig, & Hagen (2009)	Level I SR N = 4 SRs. Inclusion criteria: Systematic reviews evaluating conservative, nonpharmacological treatments of hand OA.	Intervention LLLT, yoga, compression garments, splinting, exercise, and education.	• Pain • Function	Mixed evidence exists for the effect of splinting on pain, and no evidence supports 1 splinting design over another. Limited evidence supports education and exercise for hand OA.

(Continued)

Table D-5: Evidence for the Effectiveness of Occupational Therapy Interventions for Adults With MSCs of the Forearm, Wrist, and Hand (cont.)

Author/Year	Level of Evidence/Study Design/ Participants/Inclusion Criteria	Intervention and Control Groups	Outcome Measures	Results
O'Brien, Jones, Mullis, Mulherin, & Dziedzic (2006)	Level I RCT $N = 67$. Group 1, $n = 21$. Group 2, $n = 24$. Control group, $n = 22$. Inclusion criteria: Adults with RA.	Intervention 1 30-min therapy session that provided information on joint protection and energy conservation. Group 1: Joint protection education and an HEP that included stretching, tendon gliding, and progressive strengthening exercises for 6 mo. Group 2: Joint protection education and an HEP with 8 general wrist and finger stretches for 6 mo. Control Joint protection education only.	• AIMS II • Jebsen–Taylor Test of Hand Function • Grip strength • ROM	Group 1 had significantly better scores on the Upper Limb Function subscale of the AIMS II than the other groups at 6-mo follow-up. Both intervention groups had better grip strength than the control group at 6-mo follow-up. No other significant differences between groups were noted in functional outcomes or ROM.
Poolman et al. (2005)	Level I SR (Cochrane) $N = 5$ RCTs. $N = 252$ participants. Inclusion criteria: RCTs and quasi-RCTs evaluating conservative treatments of adult and child participants with closed 5th metacarpal neck fractures.	Intervention Various types of immobilization techniques, including ulnar gutter splinting vs. bulky dressing, ulnar gutter cast with 90° of flexion of the MCP joints and extended IP joints vs. buddy strapping, metacarpal bracing vs. buddy strapping, splinting the MCP joints in 60° of flexion and leaving the IP joints free vs. an elastic bandage, and ulnar gutter cast with later mobilization vs. a compression bandage with earlier mobilization.	• Patient satisfaction • Cosmetic appearance • Pain • Fracture angulation • ROM in the MCP • Grip strength • Skin integrity	All immobilization techniques showed positive short-term outcomes, but no studies evaluated long-term hand function. No evidence supports 1 intervention as better than another.
Rostami, Arefi, & Tabatabaei (2013)	Level I RCT $N = 30$. Intervention group, $n = 15$. Control group, $n = 15$. Inclusion criteria: Adults with impaired active ROM or contracture in ≥1 digit of the hand resulting from orthopedic injury.	Intervention Mirror therapy session for 30 min, which included ROM exercises, resistive exercises, and functional activities, followed by 30 min of intensive rehabilitation, plus 2 15-min sessions of daily mirror-based home exercises. Control Conventional therapy sessions lasting 60 min, plus 2 15-min sessions of daily hand AROM home exercises. Both groups received interventions 5 days/wk for 3 wk.	• TAM • DASH	Both groups showed significant pre-to-post increases in TAM. The mirror therapy group presented with significantly larger increases in TAM and improvement in DASH scores than the control group.

(Continued)

Table D-5: Evidence for the Effectiveness of Occupational Therapy Interventions for Adults With MSCs of the Forearm, Wrist, and Hand (cont.)

Author/Year	Level of Evidence/Study Design/ Participants/Inclusion Criteria	Intervention and Control Groups	Outcome Measures	Results
Silva, Lombardi, Breitschwerdt, Poli Araújo, & Natour (2008)	Level I RCT $N = 40$. Intervention group, $n = 20$. Control group, $n = 20$. Inclusion criteria: Adults with RA and boutonniere deformity of the thumb.	Intervention Custom-cast thermoplastic thumb orthosis that allowed for functional use of the thumb while maintaining immobilization, worn during ADL performance. Control No intervention, but a thumb orthosis worn during evaluations.	• O'Connor Dexterity Test (with and without orthosis) • Grip strength (with and without orthosis) • Pinch strength (with and without orthosis) • VAS Pain • Health Assessment Questionnaire • Hand function	VAS pain scores were significantly decreased at 45 and 90 days in the intervention group, with no significant changes in pain in the control group. No significant between-groups differences were observed in the other outcome measures. 85% of the participants in the orthosis group reported *better* or *much better* on a Likert scale for satisfaction with the effectiveness of thumb orthosis use at Day 45, and 75% reported *better* or *much better* at Day 90.
Souer, Buijze, & Ring (2011)	Level I RCT $N = 94$. Intervention group, $n = 48$. Control group, $n = 46$. Inclusion criteria: Patients with unstable distal radii after open reduction and volar locking plate fixation for distal radial fracture.	Intervention Instruction by the surgeon on wrist splint use and an HEP to be completed 3–4×/day for ≥30 min, including early finger flexion, isolated forearm supination and pronation, and self ROM, with the addition of wrist flexion exercises after recovery of finger and forearm motions. Control OT performed by a therapist unaware of the study who determined individualized rehabilitation content, frequency, and duration for each patient.	• DASH • Arc of wrist flexion and extension (degrees and percentage of ROM compared with unaffected side) • Grip strength • Gartland and Werley scores • Mayo wrist scores	At 3 mo, the home exercise group presented with significantly better results in pinch strength, grip strength, and Gartland and Werley score than the OT group. At 6 mo, the home exercise group showed significantly better results in arc of wrist flexion and extension of the injured side, wrist extension compared with the uninjured wrist, ulnar deviation, supination, grip strength, and modified Mayo wrist score than the OT group. More postsurgical complications occurred in the OT group than in the home exercise group.
Szczegielniak, Łuniewski, Bogacz, & Śliwiński (2012)	Level II 2 nonrandomized groups $N = 20$. Intervention group, $n = 10$. Control group, $n = 10$. Inclusion criteria: Patients with RA (M age = 62.2 yr).	Intervention Comprehensive PT, which included strength building for hand muscles and ROM exercises for the hand and wrist in 2 30-min sessions/day for 2 wk, plus kinesiotaping for palmar flexors, dorsal flexors, ulnar collateral ligament of the wrist, and ulnar deviation correction. Control Comprehensive PT only.	• Grip strength • Hand function test (screwing and unscrewing a bottle top)	Both groups showed significant increases in grip strength and hand function. The intervention group showed a significantly larger increase in grip strength and hand function than the control group.

(Continued)

Table D-5: Evidence for the Effectiveness of Occupational Therapy Interventions for Adults With MSCs of the Forearm, Wrist, and Hand (cont.)

Author/Year	Level of Evidence/Study Design/ Participants/Inclusion Criteria	Intervention and Control Groups	Outcome Measures	Results
Thiele, Nimmo, Rowell, Quinn, & Jones (2009)	Level I RCT with crossover N = 30. Group 1, n = 16. Group 2, n = 14. Inclusion criteria: Adults with chronic wrist pain that impaired function but no diagnosis of CTS.	Intervention Use of either a circumferential elasticized fabric wrist brace with a palmar metal bar or a custom-made leather splint during periods of pain and discomfort over a 2-wk period. Crossover: After a 1-wk washout period, all patients received the splint not initially provided.	• Australian/Canadian Osteoarthritis Hand Index • COPM • Grip strength • Splint preference	Significant reductions in pain, improved hand function and stiffness, and increased grip strength were observed at 2-wk follow-up for both splints. Between-groups significance was observed only for patient-perceived occupational performance and satisfaction favoring the custom-made leather splint.
Valdes (2009)	Level II 2 nonrandomized groups (retrospective) N = 23 cases. Intervention group, n = 14. Control group, n = 9. Inclusion criteria: Records of patients with internal fixation of a distal radius fracture.	Intervention Early ROM provided by a hand therapist after surgical fixation. Control 6 wk of wrist immobilization before ROM intervention.	• Upper Limb Functional Index • ROM • Grip strength • No. of therapy visits	The intervention group attended significantly fewer therapy visits and attained functional ROM of the wrist and forearm significantly faster than the control group. No other significant differences were noted between groups at discharge from therapy.
van der Giesen et al. (2009)	Level I RCT with crossover N = 50. Group 1, n = 26. Group 2, n = 24. Inclusion criteria: Patients with RA and ≥1 swan neck deformity.	Intervention Use of either a SIRIS swan neck splint or an Oval-8 finger splint full time for 4 wk, with removal only for skin care. Crossover: After a 2-wk washout period, all patients received the splint not initially provided. After the crossover period, patients were given the opportunity to wear their preferred splint for another 12 wk.	• SODA • Dutch AIMS II • MHQ • Passive ROM • Grip strength • Pinch strength • Perception of change in hand function • Satisfaction with splints • Splint preference	Both splints led to significant improvements in SODA scores after 4 wk. Patients using the SIRIS swan neck splint showed significant decreases in PIP hyperextension over 4 wk. At the conclusion of the crossover, both splints were preferred by nearly equal numbers of patients. No other differences between outcomes for the 2 splints were observed for any of the outcome measures at 12 wk.

(Continued)

Table D-5: Evidence for the Effectiveness of Occupational Therapy Interventions for Adults With MSCs of the Forearm, Wrist, and Hand (cont.)

Author/Year	Level of Evidence/Study Design/ Participants/Inclusion Criteria	Intervention and Control Groups	Outcome Measures	Results
Villafañe, Silva, Bishop, & Fernandez-Carnero (2012)	Level I RCT N = 60. Intervention group, n = 30. Control group, n = 30. Inclusion criteria: Adults ages 70–90 yr with dominant right-hand CMC OA.	Intervention Sliding radial nerve mobilization treatment. With the patient in supine, the PT depressed the patient's shoulder girdle, extended the elbow, and internally rotated the arm, while the patient flexed and ulnarly deviated the wrist with the hand in a fist. Then the therapist cycled through 2 positions at a rate of 2 s/cycle, including (1) simultaneous shoulder depression, elbow flexion, and wrist extension and (2) simultaneous shoulder elevation, elbow extension, wrist flexion, and ulnar deviation. Each treatment included 3 sets, lasting 4 min each, with a 1-min resting period between sets. 6 treatment sessions were provided over 4 wk. Control Inactive or nontherapeutic doses of US to the affected area as a placebo treatment.	• PPT • Pinch strength	Measurements of the PPT at the trapeziometacarpal joint, scaphoid bone, and hamate bone were significantly improved in the treatment group at the posttreatment measurement. A significant improvement in tip-to-tip pinch with Digits I and II were shown in the treatment group posttreatment, but these differences were not found at 4-wk and 2-mo follow-up. No group differences in any outcomes were observed at 4-wk and 2-mo follow-up.
Peripheral Nerve Disorders				
Baker et al. (2012)	Level I RCT N = 124. Group 1, n = 31. Group 2, n = 34. Group 3, n = 31. Group 4, n = 28. Inclusion criteria: Adults with mild or moderate CTS and no history of carpal tunnel release.	Intervention Daily nocturnal splint wear and stretches 6×/day for 4 wk. Group 1: General splinting (i.e., prefabricated cock-up splint) with general stretching. Group 2: General splinting with lumbrical stretching. Group 3: Lumbrical splinting (i.e., custom-made splint) with lumbrical stretching. Group 4: Lumbrical splinting with general stretching.	• BCTQ SS • BCTQ FS • DASH	At 4 wk, all groups demonstrated improved outcomes, with no differences between groups. At 12 wk, Group 1 and Group 2 showed greater improvements in BCTQ and DASH scores. At 24 wk, Group 2 was more likely to present with clinically important changes on the BCTQ than groups receiving other combinations of interventions.
Bakhtiary, Fatemi, Emami, & Malek (2013)	Level I RCT N = 52 wrists (34 participants). Group 1, n = 26 wrists. Group 2, n = 26 wrists. Inclusion criteria: Patients diagnosed with mild to moderate CTS referred to a PT clinic.	Intervention 10 sessions over 2 wk. Group 1: 0.4% Dex-P via iontophoresis for 20 min. Group 2: 0.4% Dex-P via phonophoresis for 5 min.	• VAS Pain • Pinch and grip strength • Nerve conduction	Group 2 showed greater improvement in nerve conduction values, finger pinch strength, hand grip strength, and pain relief than Group 1. All improvements were sustained at 4-wk follow-up.

(Continued)

Table D-5: Evidence for the Effectiveness of Occupational Therapy Interventions for Adults With MSCs of the Forearm, Wrist, and Hand (cont.)

Author/Year	Level of Evidence/Study Design/ Participants/Inclusion Criteria	Intervention and Control Groups	Outcome Measures	Results
Chang, Wu, Jiang, Yeh, & Tsai (2008)	Level I RCT $N = 40$ wrists (36 participants). LLLT group, $n = 20$ wrists. Control group, $n = 20$ wrists. *Inclusion criteria:* Patients diagnosed with mild to moderate CTS and no history of carpal tunnel release.	*Intervention* LLLT 1×/day, 5 days/wk, for 2 wk. *Control* Sham laser therapy (without laser output).	• VAS Pain • Grip strength • BCTQ SS • BCTQ FS • Nerve conduction	The LLLT group had a significant decrease in pain after the intervention and at 2-wk follow-up. The LLLT group showed improved grip and BCTQ SS and BCTQ FS scores at 2-wk follow-up. No difference in nerve conduction speed was observed between groups.
Dakowicz, Kuryliszyn-Moskal, Kosztyła-Hojna, Moskal, & Latesiewicz (2011)	Level I RCT $N = 38$. Group 1, $n = 18$. Group 2, $n = 20$. *Inclusion criteria:* Adults diagnosed with idiopathic CTS.	*Intervention* 2 series of 10 sessions each of 1 modality intervention. Group 1: LLLT. Group 2: PMF therapy.	• VAS Pain (daytime and nighttime) • Paresthesia symptoms • Phalen's, Tinel's, and armband tests • Nerve conduction	The LLLT group showed significant reduction in day- and nighttime pain at each assessment, and the PMF group showed improvement only after the 2nd series. The PMF group experienced a significant decrease in day- and nighttime paresthesia, and the LLLT group showed a significant improvement in Phalen's symptoms. Both groups showed significant improvements in VAS score. No significant change or improvement was noted for nerve conduction in either group.
Göransson & Cederlund (2011)	Level III Cohort $N = 39$ participants in a single cohort. *Inclusion criteria:* Adults with pain or discomfort near scars after injury or surgery.	*Intervention* Self-massage over area of hypersensitivity 3×/day with a textured surface until numbness occurred (2–5 min), with graded texturing as the program progressed.	• VAS Pain (with use, at touch, at rest) • Area of sensitive skin • COPM	All outcome measures showed significant improvements after 6 wk.
Gurcay, Unlu, Gurcay, Tuncay, & Cakci (2012)	Level I RCT $N = 52$. Group 1, $n = 18$. Group 2, $n = 16$. Control group, $n = 18$.	*Intervention* 3 10-min sessions/wk for 3 wk. Group 1: Phonophoresis with betamethasone plus nocturnal splinting. Group 2: Iontophoresis with betamethasone plus nocturnal splinting.	• BCTQ SS • Grip strength • Nine-Hole Peg Test	All groups showed significant improvements in BCTQ SS score at 3 mo. No improvements or group differences were seen in grip strength or Nine-Hole Peg Test scores.

(Continued)

Table D-5. Evidence for the Effectiveness of Occupational Therapy Interventions for Adults With MSCs of the Forearm, Wrist, and Hand (cont.)

Author/Year	Level of Evidence/Study Design/ Participants/Inclusion Criteria	Intervention and Control Groups	Outcome Measures	Results
Gurcay, Uhlu, Gurcay, Tuncay, & Cakci (2012) (cont.)	*Inclusion criteria:* Women with mild or moderate CTS and no history of carpal tunnel release.	*Control* Nocturnal splinting only.		
Hains, Descarreaux, Lamy, & Hains (2010)	Level I RCT $N = 55$. Intervention group, $n = 37$. Control group, $n = 18$. *Inclusion criteria:* Patients at a chiropractic clinic with self-reported CTS-like symptoms daily for ≥3 mo.	*Intervention* Myofascial release of trigger points on the pronator teres, axilla of the shoulder, and biceps over 15 sessions. *Control* Myofascial release of trigger points on the posterior region of the clavicle, deltoid, and infraspinatus over 15 sessions (i.e., placebo). *Crossover:* Control participants were offered intervention after completing the control protocol.	• BCTQ SS • BCTQ FS • Perceived symptom improvement	The intervention group showed significant decreases in BCTQ SS and BCTQ FS scores that were maintained at 1- and 6-mo follow-up. The control group experienced similar changes only after the crossover. The intervention group reported greater perceived improvement than the control group.
Hall et al. (2013)	Level I RCT $N = 54$. Intervention group, $n = 30$. Control group, $n = 24$. *Inclusion criteria:* Adults with CTS symptoms who had not received conservative or surgical treatment before enrollment.	*Intervention* Fitted wrist splint and education over 4 treatment sessions and 20-min follow-up phone call over 8 wk. *Control* Wait list, no intervention.	• BCTQ SS • BCTQ FS • VAS Pain • Grip strength • Purdue Pegboard Test • SWM • Phalen's test • Satisfaction questionnaire	The intervention group showed more significant improvement in BCTQ SS and BCTQ FS scores than the control group. The intervention group experienced significant improvement in VAS pain and grip strength, and the control group showed no improvements. Neither group showed significant improvements on Phalen's test, the Purdue Pegboard, or SWM score, but the control group had more positive Phalen's test, decreased Purdue Pegboard scores, and poorer SWM scores than the intervention group. The intervention group reported better understanding of CTS and higher confidence regarding self-management than the control group.
Huisstede et al. (2010)	Level I SR $N = 2$ SRs and 20 RCTs of nonsurgical treatments of CTS.	*Intervention* Splinting, manual therapy, US, LLLT, ergonomic keyboards, iontophoresis, phonophoresis, and heat wrap.	• Global assessment of improvements in function, decreases in pain, and nerve recovery	Moderate evidence supports US for short- and mid-term outcomes. Moderate evidence supports splinting for short-term outcomes, and nighttime only splinting was as effective as continual splinting.

(Continued)

Table D-5: Evidence for the Effectiveness of Occupational Therapy Interventions for Adults With MSCs of the Forearm, Wrist, and Hand (cont.)

Author/Year	Level of Evidence/Study Design/ Participants/Inclusion Criteria	Intervention and Control Groups	Outcome Measures	Results
Huisstede et al. (2010) (cont.)	Inclusion criteria: Experimental studies or systematic reviews investigating treatments for idiopathic CTS.			Use of ergonomic keyboards was supported by moderate evidence for short-term outcomes. No other interventions were found to be supported by evidence.
Maddali Bongi et al. (2013)	Level III Cohort $N = 22$ (41 wrists) in a single cohort. Inclusion criteria: Adults with idiopathic CTS and no history of carpal tunnel release.	Intervention Manual therapy intervention including 3 wk of manual manipulation in 10–15-min sessions 2×/wk. Participants were asked to refrain from using splints or any medications.	• BCTQ SS • BCTQ FS • Nerve conduction • Phalen's test	Participants showed significant improvements in BCTQ SS and BCTQ FS scores posttreatment that were maintained at 24-mo follow-up. The no. of participants with pain, paresthesia, and night awakening decreased after intervention. No significant changes were found in nerve conduction.
Madenci, Altindag, Koca, Yilmaz, & Gur (2012)	Level I RCT $N = 80$. Intervention group, $n = 40$. Control group, $n = 40$. Inclusion criteria: Adults with idiopathic CTS and no history of conservative treatment.	Intervention Madenci hand massage technique (effleurage, friction, petrissage, and shaking) lasting 3 min on a daily basis plus splinting and tendon and nerve glide education over a 6-wk period. Control Nocturnal wrist splint and tendon and nerve glide education.	• BCTQ SS • BCTQ FS • VAS Pain • Nerve conduction • Grip strength • Patient's and physician's global assessment	BCTQ SS and BCTQ FS scores, grip strength, and global assessment scores were all significantly improved in both groups, but the intervention group improved more than the control group. The intervention group had significant improvements in nerve conduction values; there were significant posttest differences between groups.
Medina McKeon & Yancosek (2008)	Level I SR $N = 6$ trials. Inclusion criteria: Comparative trials evaluating the efficacy of neural gliding for treatment of CTS.	Intervention Nerve gliding as an intervention vs. other treatments, including splinting and treatment as usual.	• BCTQ SS • BCTQ FS • VAS Pain • 2-point discrimination • Grip strength • Pinch strength • Phalen's test • Tinel's test	Few studies showed significant positive outcomes for use of neural gliding as the best nonsurgical treatment of CTS. Neural gliding may be a beneficial addition to other interventions for short-term relief of CTS symptoms.

(Continued)

Table D-5: Evidence for the Effectiveness of Occupational Therapy Interventions for Adults With MSCs of the Forearm, Wrist, and Hand (cont.)

Author/Year	Level of Evidence/Study Design/ Participants/Inclusion Criteria	Intervention and Control Groups	Outcome Measures	Results
Miller, Chester, & Jerosch-Herold (2012)	Level I SR $N = 7$ trials. *Inclusion criteria*: Controlled trials with ≥10 participants evaluating sensory reeducation techniques after complete median or ulnar nerve injuries.	*Intervention* Classical sensory reeducation in the late phase, early sensory reeducation, and comparisons of each with no treatment and analgesics.	• 2-point discrimination • Locognosia test • Moberg Pickup Test • SWM • Model Instrument for Outcome • Shape/Texture Identification Test	Both classical and early-phase sensory reeducation may have short-term effects of tactile gnosis, but support is inconsistent for long-term outcomes, and no evidence supports other sensory measures. Very few published studies were found, and they were of limited quality and too heterogeneous in design to provide convincing evidence for or against sensory reeducation.
O'Connor, Page, Marshall, & Massy-Westropp (2012)	Level I SR (Cochrane) $N = 2$ RCTs. *Inclusion criteria*: RCTs investigating the use of ergonomic equipment in the treatment of CTS.	*Intervention* Ergonomic keyboards vs. placebo.	• VAS Pain • Self-reported functional status • Phalen's test • Nerve conduction • Symptoms of CTS	Limited evidence was found to support the use of ergonomic keyboards as an efficacious treatment for CTS. When compared with placebo, ergonomic keyboards may reduce pain, but not enough evidence is available to support their use in reducing other CTS symptoms.
Page, Massy-Westropp, O'Connor, & Pitt (2012)	Level I SR (Cochrane) $N = 19$ RCTs. $N = 1,190$ participants. *Inclusion criteria*: RCTs involving splinting as a comparator intervention for participants with CTS.	*Intervention* Splinting vs. no treatment, comparison of different splint designs, comparison of splinting wear schedules, and splinting vs. other conservative treatments.	• BCTQ • VAS Pain • Phalen's test	Some evidence supports nighttime splinting for the short-term reduction of symptoms compared with no treatment. Not enough evidence is available to identify the best splint type or wear schedule or to evaluate the long-term outcomes of splinting for CTS.
Page, O'Connor, Pitt, & Massy-Westropp (2012)	Level I SR (Cochrane) $N = 16$ RCTs. $N = 741$ participants. *Inclusion criteria*: RCTs investigating mobilization or exercise as a comparator intervention for participants with CTS.	*Intervention* Exercise or mobilization vs. no treatment, comparison of mobilization interventions, mobilization delivered as part of a larger intervention vs. other conservative methods, and mobilization interventions alone compared with other conservative treatment.	• CTS symptoms • Functional status • Nerve conduction • Phalen's test • Referral for surgery • Adverse events	Limited, low-quality evidence suggests that exercise and mobilization interventions, compared with no treatment, had significant short-term effects on symptoms and function in participants with CTS. No evidence supports 1 type of mobilization, and the evidence is inconclusive as to the comparative effects of mobilization vs. other conservative treatments.

(Continued)

Table D-5: Evidence for the Effectiveness of Occupational Therapy Interventions for Adults With MSCs of the Forearm, Wrist, and Hand (cont.)

Author/Year	Level of Evidence/Study Design/Participants/Inclusion Criteria	Intervention and Control Groups	Outcome Measures	Results
Page, O'Connor, Pitt, & Massy-Westropp (2013)	Level I SR (Cochrane) N = 11 RCTs. N = 414 participants. *Inclusion criteria:* RCTs using US as a comparator intervention for participants with CTS.	*Intervention* Therapeutic US vs. placebo, comparison of different frequencies of therapeutic US, comparison of different intensities of therapeutic US, therapeutic US compared with other conservative treatments, and therapeutic US in conjunction with other therapies vs. other conservative treatments.	• Pain • Paresthesia • Grip strength • Adverse events at short- and long-term intervals	Limited, low-quality evidence was found to support use of US to improve pain or paresthesia in the short term for participants with CTS when compared with a placebo group. Evidence is insufficient to support any specific US protocol, and no evidence supports the use of US as better than other conservative treatments or better for long-term outcomes.
Peters, Page, Coppieters, Ross, & Johnston (2013)	Level I SR (Cochrane) N = 20 randomized or quasi-randomized trials. N = 1,445 participants. *Inclusion criteria:* RCTs or quasi-RCTs investigating rehabilitation of participants after carpal tunnel release surgery.	*Intervention* Rehabilitation vs. placebo comparison, rehabilitation vs. no-treatment control, rehabilitation vs. standard care, and multiple rehabilitation interventions. Rehabilitation included splinting, dressings, exercise, modalities, LLLT, and scar desensitization.	• CTS symptoms • Functional status • Grip strength • Pinch strength • Iatrogenic symptoms of surgery (e.g., pain, swelling, adverse events)	Limited, low-quality evidence was found to support rehabilitation interventions after carpal tunnel release surgery. Methodological concerns limit interpretation of studies that report positive results, and more research is recommended to assess the safety of these interventions.
Piazzini et al. (2007)	Level I SR N = 33 RCTs. *Inclusion criteria:* RCTs investigating conservative treatments for CTS for patients with no history of carpal tunnel release.	*Intervention* US, LLLT, exercise, splinting.	• BCTQ • VAS Pain • Nerve conduction • Global Impression of Change Questionnaire	Low-level evidence supports US, but results are mixed for use of LLLT for participants with CTS. No evidence supports exercise, with the exception of limited evidence of the possible effects of yoga. Moderate evidence supports the positive impact of full-time splinting on CTS symptoms.
Sawan, Sayed Mahmoud, & Hussien (2013)	Level I RCT N = 45. Group 1, n = 15. Group 2, n = 15. Group 3, n = 15. *Inclusion criteria:* Women ages 25–45 yr who recently received surgical release of the carpal tunnel and were experiencing residual pain or other functional limitations.	*Intervention* Therapy 3×/wk for 6 wk. *Group 1:* Continuous US for 5 min over the carpal tunnel plus tendon and nerve gliding exercises. *Group 2:* LLLT for 15 min over the carpal tunnel plus tendon and nerve gliding exercises. *Group 3:* Tendon and nerve gliding exercises only.	• VAS Pain • Nerve conduction • Pinch strength	All participants showed significantly decreased pain, improved pinch strength, and improvement in nerve conduction after intervention, regardless of intervention group assignment. Although all groups improved, comparison of the magnitude of change and the final outcomes across each of the groups suggests that those receiving US had the most improvement and those receiving LLLT also improved more than the exercise-only group.

(Continued)

Table D-5: Evidence for the Effectiveness of Occupational Therapy Interventions for Adults With MSCs of the Forearm, Wrist, and Hand (cont.)

Author/Year	Level of Evidence/Study Design/ Participants/Inclusion Criteria	Intervention and Control Groups	Outcome Measures	Results
Shi & MacDermid (2011)	Level I SR N = 5 RCTs and 2 comparative trials. *Inclusion criteria*: Comparative trials evaluating surgical vs. nonsurgical interventions for CTS.	*Intervention* Comparison between a surgical and a nonsurgical intervention for CTS; nonsurgical interventions included splinting, laser therapy, and steroids.	• BCTQ • CTS assessment questionnaire • Nerve conduction • Surgical complications and side effects	All conservative treatments evaluated in this review showed significant positive results within a 3-mo time frame. Surgical interventions showed positive results at long-term follow-up and may have a more lasting effect.
Tascioglu, Degirmenci, Ozkan, & Mehmetoglu (2012)	Level I RCT N = 60. Group 1, n = 20. Group 2, n = 20. Control group, n = 20. *Inclusion criteria*: Patients at a PT clinic with a recent idiopathic CTS diagnosis and no history of carpal tunnel release.	*Intervention* 5 sessions/wk for 3 wk. *Group 1*: High-dosage LLLT for 2 min at each of 5 points along the median nerve (1.2 J/point). *Group 2*: Low-dosage LLLT for 1 min at each of 5 points along the median nerve (0.6 J/point). *Control* LLLT device with no laser transmission applied for 2 min at each of 5 points along the median nerve.	• BCTQ SS • BCTQ FS • VAS Pain • Grip strength • Sonographic cross-sectional area of the median nerve • Nerve conduction	All groups reported improvements in BCTQ SS and BCTQ FS scores and a decrease in pain intensity and demonstrated increased grip strength, with no significant differences among groups. None of the groups showed significant changes in the cross-sectional area of the median nerve. The 2 treatment groups experienced significant improvements in sensory nerve velocity, but no other changes in nerve conduction were observed.

Tendon Disorders

Author/Year	Level of Evidence/Study Design/ Participants/Inclusion Criteria	Intervention and Control Groups	Outcome Measures	Results
Chesney, Chauhan, Kattan, Farrokhyar, & Thoma (2011)	Level I SR N = 15 studies, including 3 RCTs, 2 prospective cohorts, and 10 case series. *Inclusion criteria*: Studies evaluating rehabilitation of interventions for flexor tendon laceration in Zone II.	*Intervention* Kleinert-type, Duran-type, combined Kleinert- and Duran-type, and EAM protocols.	• Rate of tendon rupture • ROM	The combined Kleinert- and Duran-type protocols had the lowest rupture rate at 2.3%; no significant differences between the protocols were found for rupture rate. The EAM protocol had the highest rate of good or excellent results (94%) for ROM improvements, which were significantly better than those for other interventions.
Collis, Collocott, Hing, & Kelly (2013)	Level I RCT N = 56. Intervention group, n = 26. Control group, n = 30. *Inclusion criteria*: Patients of all ages who had surgical release of Dupuytren's contracture.	*Intervention* Thermoplastic finger extension orthosis worn nightly for 3 mo in addition to hand therapy. *Control* Hand therapy intervention, such as active tendon gliding, education, wound care, edema and scar management, graded return to activities, passive stretch with or without heat, intermittent finger-based dynamic PIP joint orthoses, and grip strengthening.	• ROM • Grip strength • DASH	No significant differences were observed between the groups on any outcome measure at 6-wk or 3-mo follow-up.

(Continued)

Table D-5. Evidence for the Effectiveness of Occupational Therapy Interventions for Adults With MSCs of the Forearm, Wrist, and Hand (cont.)

Author/Year	Level of Evidence/Study Design/ Participants/Inclusion Criteria	Intervention and Control Groups	Outcome Measures	Results
Hall, Lee, Page, Rosenwax, & Lee (2010)	Level I RCT $N = 18$ participants (27 fingers). Group 1, $n = 5$. Group 2, $n = 9$. Control group, $n = 4$. *Inclusion criteria:* Patients referred to OT by a hand surgeon ≤5 days after extensor tendon repair in Zones V and VI.	*Intervention* Splint immobilization in 30°–45° wrist extension and 0°–30° MCP flexion. Group 1: Early passive motion began with passive extension and active flexion of the MCP joint using a dynamic splint that blocks MCP flexion between 30° and 40° within the 1st 5 days postoperation. Splint use was discontinued at 6 wk; treatment lasted 12 wk total. Group 2: EAM began with active flexion and extension of the MCP joint with the IPs extended and composite motion in a splint blocking at 45° of MCP flexion within the 1st 5 days postoperation. Splint use was discontinued at 6 wk; treatment lasted 12 wk total. *Control* Immobilization for 3 wk, followed by a graded mobilization program with splint discontinuation at Wk 10.	• TAM • VAS Function • Extension lag • Grip strength	All groups showed significant increases in TAM across 3-, 6-, and 12-wk measurements. No significant differences among the groups were found on any outcome measure. Patients in the EAM group presented with the greatest recovery over time, resulting in the least extension lag and the greatest improvement in VAS function at 12 wk.
Hirth et al. (2011)	Level II Nonrandomized comparative trial (retrospective) $N = 39$. Intervention group, $n = 23$. Control group, $n = 16$. *Inclusion criteria:* Consecutive adult patients who had undergone surgical repair for an extensor tendon injury in Zones V or VI on a single finger.	*Intervention* Modified relative motion splint formed over the proximal phalanges to keep the affected digit in 15°–20° of relative extension to the other fingers; the splint was worn during the daytime for functional activities, and a customized resting splint was worn at night, each for 4 wk, followed by an HEP and weekly therapy sessions. *Control* Customized resting splint worn at all times for 4 wk, followed by completion of an HEP and weekly therapy sessions.	• TAM • Return to work	The EAM group using the modified relative motion splint had significantly better TAM at 6 wk and returned to work significantly earlier than the immobilization group.
Jerosch-Herold et al. (2011)	Level I RCT $N = 154$. Intervention group, $n = 77$. Control group, $n = 77$. *Inclusion criteria:* Patients who had fasciectomy for Dupuytren's contracture.	*Intervention* Hand therapy intervention combined with a custom-made splint maintaining the MCP or PIP joints in the most extension tolerated without stressing the surgery site, to be worn only at night. *Control* Hand therapy without a splint.	• ROM • DASH • Patient satisfaction	No significant between-groups differences were found for DASH scores, AROM, or patient satisfaction at 3-, 6-, or 12-mo follow-up.

(Continued)

Table D-5: Evidence for the Effectiveness of Occupational Therapy Interventions for Adults With MSCs of the Forearm, Wrist, and Hand (cont.)

Author/Year	Level of Evidence/Study Design/ Participants/Inclusion Criteria	Intervention and Control Groups	Outcome Measures	Results
O'Brien & Bailey (2011)	Level I RCT $N = 64$. Group 1, $n = 21$. Group 2, $n = 21$. Group 3, $n = 22$. *Inclusion criteria*: Patients with acute Type 1a or 1b mallet finger.	*Intervention* Full-time splint wear for 8 wk, followed by gradual reduction and initiation of exercise program for 4 additional wk. *Group 1*: Stack splint. *Group 2*: Dorsal padded aluminum splint. *Group 3*: Custom-made thermoplastic thimble splint.	• Extensor lag • ROM • VAS Pain • Incidence of treatment failure and complications • Patient compliance and satisfaction	No significant between-groups differences were noted for extensor lag, ROM, compliance, patient satisfaction, or pain at 12- or 20-wk follow-up. Stack and dorsal splints had significantly higher rates of treatment failure and complications, including skin maceration, irritation, splint breakage, and poor splint fitting, compared with thermoplastic splints.
Pike et al. (2010)	Level I RCT $N = 87$. Group 1, $n = 29$. Group 2, $n = 30$. Group 3, $n = 28$. *Inclusion criteria*: Patients with acute Doyle Type I mallet finger injuries.	*Intervention* 6 wk full-time extension splinting. *Group 1*: Volar padded aluminum splint. *Group 2*: Dorsal padded aluminum splint. *Group 3*: Custom-made thermoplastic splint.	• Radiographic lag difference • MHQ • Complications	No significant differences were noted for any outcome measure at 12-wk follow-up. Data trending suggested the superiority of the thermoplastic splint in reducing lag difference. Only 1 complication was observed as a full-thickness skin ulceration on the dorsal aspect of the DIP in the dorsal padded aluminum splint group.
Salim, Abdullah, Sapuan, & Haflah (2012)	Level I RCT $N = 74$. Intervention group, $n = 35$. Control group, $n = 39$. *Inclusion criteria*: Adults diagnosed with Grade 0, 1, or 2 trigger finger.	*Intervention* 10 sessions of PT that included paraffin, US, stretching, and massage. *Control* Corticosteroid injection at the A1 pulley.	• VAS Pain • No. of triggering events • Hand function • Grip strength • Patient satisfaction • Success rate • Complications • Recurrence	Both groups presented with significant decreases in pain scores and no. of hand triggering events at 6 wk and 3 mo, and both groups had significant improvements in grip strength and hand function in daily activities at 3 mo. Success and patient satisfaction, measured as decrease in severity of pain and triggering events, were significantly better in the corticosteroid group. No instances of recurrence were reported in the PT group, whereas a significantly greater no. of participants reported recurrence of pain in the corticosteroid group.

(Continued)

Table D-5: Evidence for the Effectiveness of Occupational Therapy Interventions for Adults With MSCs of the Forearm, Wrist, and Hand (cont.)

Author/Year	Level of Evidence/Study Design/ Participants/Inclusion Criteria	Intervention and Control Groups	Outcome Measures	Results
Sameem, Wood, Ignacy, Thoma, & Strumas (2011)	Level I SR $N = 17$ studies (3 RCTs, 10 retrospective studies, and 4 prospective studies). *Inclusion criteria:* Research articles with a minimum of Level III evidence that evaluated treatments for participants who had surgical repair of extensor tendon Zones V–VIII.	*Intervention* Static rehabilitation, dynamic splinting, and early active rehabilitation.	• TAM • ROM • Grip strength	Dynamic splinting and EAM outperformed static splinting for short-term improvement in ROM and grip strength. Insufficient evidence was found of differences between dynamic splinting and EAM. The evidence is insufficient regarding long-term effects of any of the interventions.
Sultana, MacDermid, Grewal, & Rath (2013)	Level I SR $N = 5$ RCTs and 1 retrospective study. *Inclusion criteria:* Comparative trials that evaluated mobilization protocols after tendon transfers in the hand.	*Intervention* Immobilization vs. EAM, immobilization vs. early controlled motion, and early controlled motion vs. EAM.	• ROM • Grip strength • Pinch strength • Return to work • VAS Pain • Edema • Pinch pattern • Flexion deformity	Participants in the EAM conditions showed better hand strength and ROM than participants in immobilization conditions at 3- to 4-mo follow-up, but no significant difference was found between groups at long-term follow-up. Return to work was achieved significantly sooner with EAM. The evidence is conflicting and insufficient comparing EAM and early controlled motion, which may have comparable outcomes, adverse events, and duration of rehabilitation.
Tocco et al. (2013)	Level I RCT $N = 57$. Group 1, $n = 30$. Group 2, $n = 27$. *Inclusion criteria:* Adults with a minimum of 20° DIP joint active extensor lag as a result of mallet finger.	*Intervention* Full-time immobilization for 6–8 wk, followed by a progressive exercise program with a removable orthosis for 8–10 additional wk. *Group 1:* Quickcast orthosis worn full time. *Group 2:* Thermoplastic orthosis that could be removed daily for skin care and orthosis cleaning while keeping the finger extended by resting it on a flat surface.	• Extensor lag • Success rate • Flexion stiffness • Grip strength • Pinch strength • Edema • Hand function • Orthotic discomfort • Orthotic aesthetics • Patient satisfaction • Complications	The Quickcast group had significantly more edema reduction at 6–8 wk postimmobilization and greater active DIP extension at 12 wk postimmobilization than the thermoplastic group. The thermoplastic group reported significantly less pain than the Quickcast group at 6–8 wk. Participants in the thermoplastic group reported significantly higher aesthetic quality ratings than participants in the Quickcast group. No other significant differences between the groups were noted for other outcomes at any time point.

(Continued)

Table D-5: Evidence for the Effectiveness of Occupational Therapy Interventions for Adults With MSCs of the Forearm, Wrist, and Hand (cont.)

Author/Year	Level of Evidence/Study Design/ Participants/Inclusion Criteria	Intervention and Control Groups	Outcome Measures	Results
Wańczyk, Pieniazek, & Pelczar-Pieniazek (2008)	Level II 2 nonrandomized groups $N = 50$. Group 1, $n = 32$. Group 2, $n = 18$. *Inclusion criteria*: Patients with extensor tendon injuries in Digits II–V in Verdan's injury Zones I and II.	*Intervention* Individualized PT treatments including peg-board exercises, electrical stimulation, and visual biofeedback with tailored interventions for patients who had been treated operatively vs. nonoperatively. *Group 1*: Nonoperatively treated patients received Fluidotherapy, hydrotherapy, or magnetotherapy. *Group 2*: Operatively treated patients received polarized light, laser therapy, and iontophoresis.	• ROM • 2-point discrimination • Hand functionality tests • Duration of immobilization • Crawford's classification of treatment outcomes	Both groups showed significant improvement in hand function. Mean duration of immobilization and total duration of treatment were significantly shorter in operatively treated patients. Crawford's classification of treatment outcomes revealed significantly better results in operatively treated patients.

Note. Only evidence for diagnoses of the distal upper extremity is included for any study that reviewed or included diagnoses other than those specific to the distal upper extremity. ADLs = activities of daily living; AIMS II = Arthritis Impact Measurement Scales II; AROM = active range of motion; BCTQ FS = Boston Carpal Tunnel Questionnaire Function Scale; BCTQ SS = Boston Carpal Tunnel Questionnaire Symptom Scale; CMC = carpometacarpal; COPM = Canadian Occupational Performance Measure; CTS = carpal tunnel syndrome; DASH = Disabilities of Arm, Shoulder and Hand Questionnaire; Dex-P = dexamethasone sodium phosphate; DIP = distal interphalangeal; EAM = early active motion; HEP = home exercise program; IP = interphalangeal; LLLT = low-level laser therapy; M = mean; MCP = metacarpophalangeal; MHQ = Michigan Hand Outcomes Questionnaire; OA = osteoarthritis; OT = occupational therapy/therapist; PIP = proximal interphalangeal; PMF = pulsed magnetic field; PPT = pressure pain threshold; PROM = passive range of motion; PRWE = Patient-Rated Hand And Wrist Evaluation; PT = physical therapy/therapist; RA = rheumatoid arthritis; RCT = randomized controlled/comparative trial; ROM = range of motion; SF–36 = 36-item Short Form Health Survey; SODA = Sequential Occupational Dexterity Assessment; SR = systematic review; SWM = Semmes–Weinstein monofilaments; TAM = total active motion; TERT = total end-range time; US = ultrasound; VAS = visual analog scale.

This table is a product of AOTA's Evidence-Based Practice Project and AOTA Press and is copyright © 2017 by the American Occupational Therapy Association. It may be freely reproduced for personal use in clinical or educational settings as long as the source is cited. All other uses require written permission from the American Occupational Therapy Association. To apply, visit http://www.copyright.com.

This table was originally published in "Effectiveness of occupational therapy interventions for adults with musculoskeletal conditions of the forearm, wrist, and hand: A systematic review (Suppl. Table 1)," by S. C. Roll and M. E. Hardison, 2017, *American Journal of Occupational Therapy, 71*, 7101180010. https://doi.org/10.5014/ajot.2017.023234. Copyright © 2017 by the American Occupational Therapy Association. Used with permission.

Suggested citation: Roll, S. C., & Hardison, M. E. (2017). Evidence for the effectiveness of occupational therapy interventions for adults with MSCs of the forearm, wrist, and hand. In J. Snodgrass & D. Amini, *Occupational therapy practice guidelines for adults with musculoskeletal conditions* (Table F.5). Bethesda, MD: AOTA Press.

Table D-6: Risk-of-Bias Analysis for Intervention Studies Included in the Review of Interventions for Adults With MSCs of the Forearm, Wrist, and Hand

Citation	Selection Bias		Performance Bias: Blinding of Participants and Personnel	Detection Bias: Blinding of Patient-Reported Outcome Assessment	Attrition Bias (Incomplete Data Outcome)		Reporting Bias: Selective Reporting
	Random Sequence Generation	Allocation Concealment			Short Term (2–6 Weeks)	Long Term (>6 Weeks)	
Bone, Joint, and General Hand Disorders							
Ayhan, Unal, & Yakut (2014)	+	?	–	+	+	NA	?
Becker, Bot, Curley, Jupiter, & Ring (2013)	+	+	–	–	–	–	+
Glasgow, Fleming, Tooth, & Peters (2012)	?	?	–	–	?	NA	+
Glasgow, Tooth, Fleming, & Peters (2011)	–	–	–	–	?	NA	+
Harth, Germann, & Jester (2008)	–	–	?	–	?	?	+
Hermann et al. (2014)	+	+	–	+	+	NA	+
Jongs, Harvey, Gwinn, & Lucas (2012)	+	+	+	?	–	NA	+
Knygsand-Roenhoej & Maribo (2011)	?	?	?	+	+	+	+
Krischak et al. (2009)	?	?	–	–	+	NA	+
Kuo et al. (2013)	+	+	–	?	+	NA	+
Magnus et al. (2013)	+	?	–	+	–	–	+
O'Brien, Jones, Mullis, Mulherin, & Dziedzic (2006)	+	+	–	+	?	NA	+
Rostami, Arefi, & Tabatabaei (2013)	?	?	+	?	?	NA	+
Silva, Lombardi, Breitschwerdt, Poli Araújo, & Natour (2008)	?	+	–	+	+	NA	+
Souer, Buijze, & Ring (2011)	+	?	–	?	+	+	+
Szczegielniak, Łuniewski, Bogacz, & Sliwiński (2012)	–	–	–	–	?	NA	–
Thiele, Nimmo, Rowell, Quinn, & Jones (2009)	?	+	–	?	?	NA	+
Valdes (2009)	–	–	–	–	+	+	+

(Continued)

Table D-6: Risk-of-Bias Analysis for Intervention Studies Included in the Review of Interventions for Adults With MSCs of the Forearm, Wrist, and Hand (cont.)

Citation	Selection Bias		Performance Bias: Blinding of Participants and Personnel	Detection Bias: Blinding of Patient-Reported Outcome Assessment	Attrition Bias (Incomplete Data Outcome)		Reporting Bias: Selective Reporting
	Random Sequence Generation	Allocation Concealment			Short Term (2–6 Weeks)	Long Term (>6 Weeks)	
van der Giesen et al. (2009)	?	+	–	?	+	+	+
Villafañe, Silva, Bishop, & Fernandez-Carnero (2012)	+	?	+	+	+	NA	+
Peripheral Nerve Disorders							
Baker et al. (2012)	?	+	?	+	–	–	–
Bakhtiary, Fatemi, Emami, & Malek (2013)	+	+	?	+	?	NA	+
Chang, Wu, Jiang, Yeh, & Tsai (2008)	?	?	?	?	?	NA	+
Dakowicz, Kuryliszyn-Moskal, Kosztyla-Hojna, Moskal, & Latosiewicz (2011)	?	?	–	?	?	?	–
Göransson & Cederlund (2011)	–	–	–	–	+	NA	+
Gurcay, Unlu, Gurcay, Tuncay, & Cakci (2012)	+	+	?	?	+	NA	?
Hains, Descarreaux, Lamy, & Hains (2010)	+	+	+	NA	+	+	?
Hall et al. (2013)	?	?	?	–	?	–	+
Maddali Bongi et al. (2013)	–	–	–	–	+	+	+
Madenci, Altindag, Koca, Yilmaz, & Gur (2012)	–	?	?	?	?	–	+
Sawan, Sayed Mahmoud, & Hussien (2013)	+	+	?	+	?	?	+
Tascioglu, Degirmenci, Ozkan, & Mehmetoglu (2012)	+	+	+	+	+	NA	+
Tendon Disorders							
Collis, Collocott, Hing, & Kelly (2013)	+	+	–	–	+	NA	+
Hall, Lee, Page, Rosenwax, & Lee (2010)	?	?	–	–	?	?	+

(Continued)

Table D-6: Risk-of-Bias Analysis for Intervention Studies Included in the Review of Interventions for Adults With MSCs of the Forearm, Wrist, and Hand (cont.)

Citation	Selection Bias		Performance Bias: Blinding of Participants and Personnel	Detection Bias: Blinding of Patient-Reported Outcome Assessment	Attrition Bias (Incomplete Data Outcome)		Reporting Bias: Selective Reporting
	Random Sequence Generation	Allocation Concealment			Short Term (2–6 Weeks)	Long Term (>6 Weeks)	
Hirth et al. (2011)	−	−	−	−	+	NA	+
Jerosch-Herold et al. (2011)	+	+	−	−	+	+	+
O'Brien & Bailey (2011)	+	+	?	+	?	?	+
Pike et al. (2010)	?	−	?	−	?	−	+
Salim, Abdullah, Sapuan, & Haflah (2012)	+	?	?	+	?	?	+
Tocco et al. (2013)	+	+	+	+	+	?	+
Wańczyk, Pieniazek, & Pelczar-Pieniazek (2008)	−	−	−	−	?	?	−

Note. Categories for risk of bias: + = low risk of bias; ? = unclear risk of bias; − = high risk of bias. MSCs = musculoskeletal conditions; NA = not applicable. Risk-of-bias table format adapted from "Assessing Risk-of-bias in Included Studies," by J. P. T. Higgins, D. G. Altman, and J. A. C. Sterne, in *Cochrane Handbook for Systematic Reviews of Interventions* (Version 5.1.0), by J. P. T. Higgins and S. Green (Eds.), March 2011, London: Cochrane Collection.

This table is a product of AOTA's Evidence-Based Practice Project and AOTA Press and is copyright © 2017 by the American Occupational Therapy Association. It may be freely reproduced for personal use in clinical or educational settings as long as the source is cited. All other uses require written permission from the American Occupational Therapy Association. To apply, visit http://www.copyright.com.

This table was originally published in "Effectiveness of occupational therapy interventions for adults with musculoskeletal conditions of the forearm, wrist, and hand: A systematic review (Suppl. Table 2)," by S. C. Roll and M. E. Hardison, 2017, *American Journal of Occupational Therapy, 71,* 7101180010. https:/doi.org/10.5014/ajot.2017.023234. Copyright © 2017 by the American Occupational Therapy Association. Used with permission.

Suggested citation: Roll, S. C., & Hardison, M. E. (2017). Risk-of-bias analysis for intervention studies included in the review of interventions for adults with MSCs of the forearm, wrist, and hand. In J. Snodgrass & D. Amini, *Occupational therapy practice guidelines for adults with musculoskeletal conditions* (Table F.6). Bethesda, MD: AOTA Press.

Table D-7: Risk-of-Bias Analysis for Systematic Reviews Included in the Review of Interventions for Adults With MSCs of the Forearm, Wrist, and Hand

Citation	A Priori Design Included?	Duplicate Study Selection/ Data Extraction?	Comprehensive Literature Search Performed?	Status of Publication as Inclusion Criteria?	List of Included/ Excluded Studies Provided?	Characteristics of Included Studies Provided?	Quality of Studies Assessed and Documented?	Quality Assessment Used Appropriately?	Methods Used to Combine Results Appropriate?	Likelihood of Publication Bias Assessed?	Conflict of Interest Stated?
Bone, Joint, and General Hand Disorders											
Bruder, Taylor, Dodd, & Shields (2011)	+	−	+	+	−	+	+	?	+	−	−
Handoll, Madhok, & Howe (2006)	+	+	+	+	+	+	+	+	+	?	+
Heiser, O'Brien, & Schwartz (2013)	+	?	+	+	−	+	+	?	+	−	−
Moe, Kjeken, Uhlig, & Hagen (2009)	+	+	+	+	−	+	+	+	+	+	−
Poolman et al. (2005)	+	+	+	+	+	+	+	+	+	−	+
Peripheral Nerve Disorders											
Huisstede et al. (2010)	+	+	+	−	−	+	+	−	+	?	+
Medina McKeon & Yancosek (2008)	+	+	+	+	−	+	+	+	+	?	−
Miller, Chester, & Jerosch-Herold (2012)	+	+	+	+	−	+	+	+	+	−	−
O'Connor, Page, Marshall, & Massy-Westropp (2012)	+	+	+	+	+	+	+	+	+	+	+
Page, Massy-Westropp, O'Connor, & Pitt (2012)	+	+	+	+	+	+	+	+	+	+	+

(Continued)

Table D-7: Risk-of-Bias Analysis for Systematic Reviews Included in the Review of Interventions for Adults With MSCs of the Forearm, Wrist, and Hand (cont.)

Citation	A Priori Design Included?	Duplicate Study Selection/ Data Extraction?	Comprehensive Literature Search Performed?	Status of Publication as Inclusion Criteria?	List of Included/ Excluded Studies Provided?	Characteristics of Included Studies Provided?	Quality of Studies Assessed and Documented?	Quality Assessment Used Appropriately?	Methods Used to Combine Results Appropriate?	Likelihood of Publication Bias Assessed?	Conflict of Interest Stated?
Page, O'Connor, Pitt, & Massy-Westropp (2012)	+	+	+	+	+	+	+	+	+	+	+
Page, O'Connor, Pitt, & Massy-Westropp (2013)	+	+	+	+	+	+	+	+	+	+	+
Peters, Page, Coppieters, Ross, & Johnston (2013)	+	+	+	+	+	+	+	+	+	+	+
Piazzini et al. (2007)	+	+	+	−	+	+	+	+	+	−	−
Shi & MacDermid (2011)	+	+	+	+	+	+	+	−	+	−	+
Tendon Disorders											
Chesney, Chauhan, Kattan, Farrokhyar, & Thoma (2011)	+	+	+	+	−	?	+	?	+	+	+
Sameem, Wood, Ignacy, Thoma, & Strumas (2011)	+	+	?	+	−	+	+	−	+	−	+
Sultana, MacDermid, Grewal, & Rath (2013)	+	?	+	+	−	+	+	+	+	−	?

Note. Categories for risk of bias: + = low risk of bias; − = high risk of bias; ? = unclear risk of bias. MSCs = musculoskeletal conditions. Risk-of-bias table format adapted from "Development of AMSTAR: A Measurement Tool to Assess the Methodological Quality of Systematic Reviews," by B. J. Shea, J. M. Grimshaw, G. A. Wells, M. Boers, N. Andersson, C. Hamel, . . . L. M. Bouter, 2007, *BMC Medical Research Methodology, 7*, p. 10. https:/doi.org/10.1186/1471-2288-7-10

This table is a product of AOTA's Evidence-Based Practice Project and AOTA Press and is copyright © 2017 by the American Occupational Therapy Association. It may be freely reproduced for personal use in clinical or educational settings as long as the source is cited. All other uses require written permission from the American Occupational Therapy Association. To apply, visit http://www.copyright.com.

This table was originally published in "Effectiveness of occupational therapy interventions for adults with musculoskeletal conditions of the forearm, wrist, and hand: A systematic review (Suppl. Table 3)," by S. C. Roll and M. E. Hardison, 2017, *American Journal of Occupational Therapy, 71*, 7101180010. https:/doi.org/10.5014/ajot.2017.023234. Copyright © 2017 by the American Occupational Therapy Association. Used with permission.

Suggested citation: Roll, S. C., & Hardison, M. E. (2017). Risk-of-bias analysis for systematic reviews included in the review of interventions for adults with MSCs of the forearm, wrist, and hand. In J. Snodgrass & D. Amini, *Occupational therapy practice guidelines for adults with musculoskeletal conditions* (Table F.7). Bethesda, MD: AOTA Press.

Table D-8: Evidence for the Effectiveness of Interventions for People With MSCs of the Lower Extremity

Author/Year	Level of Evidence/Study Design/ Participants/Inclusion Criteria	Intervention and Control Groups	Outcome Measures	Results
		Hip Fracture		
Allen et al. (2012)	Level I Systematic review $N = 13$ studies (5 RCTs, 7 prospective cohort studies, 1 retrospective cohort study). *Inclusion criteria*: Studies that involved hip fracture patients with dementia; investigated rehabilitation interventions in the fields of PT, OT, or recreational therapy; and evaluated at least 1 of the following: ambulation, function, discharge location, or falls.	*Intervention* Interdisciplinary or multidisciplinary team interventions that included PT and OT of varying intensity, frequency, and duration. Interventions included strengthening, range of motion, early mobilization, fall risk education, self-care, and engagement in activity.	• MMSE • Mattis Dementia Rating Scale • Short Portable Mental Status Questionnaire • Abbreviated mental test score • Goldman scale • FIM™ • Katz Index of Independence in ADLs • Montebello Rehabilitation Factor Score • Barthel Index • Functional Ambulation Category • Elderly Mobility Scale • Discharge location • Falls frequency • Gait velocity	Mild to moderate dementia was not an impediment to rehabilitation after hip fracture. Patients with mild to moderate dementia exhibited relative gains in function similar to those of patients who were cognitively intact. Patients with cognitive impairment who received specialized inpatient interdisciplinary or multidisciplinary rehabilitation demonstrated higher return to independent living, less decline in ambulation and transfers, and lower fall risk and incidence of falls than those with impaired cognition who received usual postoperative care.
Chudyk, Jutai, Petrella, & Speechley (2009)	Level I Systematic review and meta-analysis $N = 55$ studies (30 RCTs and 25 nonrandomized trials); 12 studies specific to OT were included in this analysis. High-frequency OT and PT in acute setting, $n = 2$. PT and OT in acute setting, $n = 3$. PT and OT in inpatient setting, $n = 3$. Intensive OT or PT exercise in acute setting, $n = 4$. *Inclusion criteria*: Studies that investigated all practices in hip fracture rehabilitation on the continuum from clinical pathways to home-based rehabilitation.	*Intervention* 6 approaches to hip fracture rehabilitation (clinical pathway, early supported discharge, interdisciplinary care, OT and/or PT, exercise, and discharge setting) in acute care hospital, inpatient rehabilitation, and outpatient rehabilitation settings. (Only data related to clinical pathway and OT–PT are reported in this table.)	• FIM • LOS • Discharge location • Barthel Index • Functional Status Index • Klein-Bell ADL Scale • Modified Katz Index of Independence in ADLs • Modified Lawton and Brody IADL Scale • Falls Efficacy Scale • Activities-Specific Balance Confidence Scale • BBS • TUG	Clinical pathways involving intensive OT and PT in an acute setting were associated with improved functional recovery and more favorable discharge destination. High-frequency OT and PT provided in acute settings resulted in earlier ambulation and increased functional recovery. PT combined with additional OT in an acute care setting resulted in improvements in short-term functional recovery of ADLs and improved ambulation. In inpatient settings, results showed increased LOS; improved balance; and improved functional recovery, ambulation, and strength.

(Continued)

Table D-8: Evidence for the Effectiveness of Interventions for People With MSCs of the Lower Extremity (cont.)

Author/Year	Level of Evidence/Study Design/Participants/Inclusion Criteria	Intervention and Control Groups	Outcome Measures	Results
Crotty et al. (2010)	Level I Systematic review $N = 9$ RCTs; 3 studies specific to OT were included in this analysis. Intensive OT program, $n = 1$. Home rehabilitation, $n = 1$. Group learning program, $n = 1$. *Inclusion criteria*: Randomized or quasi-randomized studies that included older adults with any type of femur fracture in a rehabilitation program to improve physical or psychosocial functioning.	*Intervention* Usual care compared with reorientation measures, intensive occupational therapy, cognitive–behavioral therapy, specialist nurse-led care, home rehabilitation (physical and functional therapy), group learning program (focused on function), and coaching. (Only data related to the intensive OT program, home rehabilitation, and the group learning program are reported in this table.)	• Swedish Health-Related QOL Survey • Patient-perceived ability to participate in social life • ADL performance • Frequency of social activities • Timed mobility • BBS • Performance-Oriented Mobility Assessment	OT services improved ADL performance at discharge, but all participants regained ADLs by 2-mo follow-up; no between-groups differences in QOL were found. No significant differences were found between home rehabilitation and usual care. No significant differences were found between no-treatment control and group learning conditions in ADL performance; intervention groups had significantly better perceived social life immediately postintervention but not after 12 mo.
Frick, Kung, Parrish, & Narrett (2010)	Level I Mathematical epidemiological modeling $N = 20$ RCTs ($n = 3$ studies investigating home modifications). *Inclusion criteria*: RCTs of fall-prevention interventions in the Cochrane Database	*Intervention* Standard care compared with 7 alternatives: (1) individualized multifactorial population-based approach for older adults in general; (2) individualized multifactorial approach for high-risk older adults or those who had fallen in the previous year; (3) home modifications for high-risk older adults (OT-, PT-, and nursing-recommended removal of hazards in the home); (4) vitamin D supplementation; (5) medical management strategies; (6) muscle and balance training; and (7) Tai Chi. (Only data related to home modifications are reported in this table.)	*Primary Outcome Measures* Averted health care costs and quality-adjusted life-years gained over the target population's remaining lifetime, based on fall prevention interventions	Home modifications performed by OT, PT, and nursing had a greater level of likely sustainability (i.e., more effective and relatively cost-effective) than vitamin D, Tai Chi, and psychotropic management.
Gialanella, Prometti, Monguzzi, & Ferlucci (2014)	Level II Prospective study $N = 200$. *Inclusion criteria*: Hip fracture patients admitted to a specialized in-hospital rehabilitation program between January 2009 and December 2012.	*Intervention* Weekly PT, OT, motor rehabilitation, and electrostimulation therapy.	• Neuropsychiatric Inventory • Cumulative Illness Rating Scale • FIM • MMSE • GDS • Oxford Muscle Strength Grading Scale	Neuropsychiatric symptoms were present in 74% of patients. Depression was present in 45.5% of patients. Patients with neuropsychiatric symptoms had lower FIM motor scores and longer LOS when adjusted for MMSE scores.

(Continued)

Table D-8: Evidence for the Effectiveness of Interventions for People With MSCs of the Lower Extremity (cont.)

Author/Year	Level of Evidence/Study Design/ Participants/Inclusion Criteria	Intervention and Control Groups	Outcome Measures	Results
Jackson & Schkade (2001)	Level II Quasi-experimental design N = 40. Occupational Adaptation group, n = 20. Biomechanical–Rehabilitation group, n = 20. *Inclusion criteria*: Patients in a rehabilitation hospital after hip replacement or ORIF, ages 65–85, with no significant cognitive impairment or major comorbidity.	*Intervention* *Group 1*: OT based on the Occupational Adaptation model. *Group 2*: OT based on the Biomechanical–Rehabilitation model.	• FIM • Satisfaction questionnaire at discharge • Relative mastery scale	No significant difference was found in FIM score improvement between groups, but changes in FIM score per day of rehabilitation were higher in the Occupational Adaptation group. Occupational Adaptation group participants reported more satisfaction with rehabilitation and had significantly higher scores on performance of untrained tasks.
Martín-Martín, Valenza-Demet, Ariza-Vega, et al. (2014)	Level I RCT N = 186 (n = 93 older adults with hip fracture, n = 93 caregivers). *Inclusion criteria*: Patients with hip fracture, age ≥65, no cognitive impairment, 1–3 caregivers.	*Intervention* Conventional hospital treatment. Caregivers received OT training that included positioning, mobility, transfers, ADL training, adaptations, and environmental modifications. *Control* Conventional hospital treatment; no caregiver training.	• GHQ–28 • Goldberg Anxiety and Depression Scale	Caregivers in the intervention group experienced less psychological distress, anxiety, and depression from the 1st assessment to 6-mo follow-up. Significant decreases in anxiety and depression were found at 1- and 3-mo follow-up.
Martín-Martín, Valenza-Demet, Jiménez-Moleón, et al. (2014)	Level I RCT N = 122. Intervention group, n = 61. Control group, n = 61. *Inclusion criteria*: Older adults with hip fracture who were community dwelling before hospital admission, had no prior history of LE trauma, and had no cognitive impairment.	*Intervention* SC plus OT intervention based on AOTA guidelines for hip function (focus on ADLs, functional mobility, adaptive equipment, environmental modification). *Control* Standard medical and PT treatment.	• GHQ–28 • Modified Barthel Index • Bath Ankylosing Spondylitis Disease Activity Index • HHS	Significantly lower emotional distress and fatigue were found for the intervention group 6 mo posttreatment. Significantly better outcomes were found for function and independence for both groups.
Shyu et al. (2013)	Level I RCT N = 299. Interdisciplinary care group, n = 101. Comprehensive care group, n = 99. Control group, n = 99. *Inclusion criteria*: Hospitalized patients with first-time unilateral hip fracture.	*Intervention* *Interdisciplinary care group*: Geriatric consultation, rehabilitation program (inpatient and in home), and discharge planning. *Comprehensive care group*: Interdisciplinary care plus nutrition counseling, depression management, and fall prevention. *Control* Conventional care (no geriatric consultation, in-home rehabilitation, or home environmental assessment).	• Chinese Barthel Index • Chinese GDS • Self-reported frequency and duration of exercise, occurrence of falls, and visits to hospital and emergency room	Comprehensive care resulted in improved self-care ability and lower risk of depression.

(Continued)

Table D-8: Evidence for the Effectiveness of Interventions for People With MSCs of the Lower Extremity (cont.)

Author/Year	Level of Evidence/Study Design/ Participants/Inclusion Criteria	Intervention and Control Groups	Outcome Measures	Results
Stenvall, Olofsson, Nyberg, Lundström, & Gustafson (2007)	Level I RCT $N = 199$. Intervention group, $n = 102$. Control group, $n = 97$. *Inclusion criteria:* Patients with femoral neck fracture in a geriatric specialized unit, age ≥70.	*Intervention* Early mobilization with daily training provided by PTs, OTs, and care staff during the hospital stay. *Control* Conventional postoperative routines in a specialist orthopedic unit or geriatric unit for those who needed longer rehabilitation.	• Swedish Clinical Outcome Variables Scale • Katz Index of Independence in ADLs • MMSE • Organic Brain Syndrome Scale • GDS	More patients in the intervention group walked indoors without walking aids at 12 mo. The intervention group had a higher percentage of patients who returned to their presurgery residence compared with the control group. ADL function at discharge and at 4- and 12-mo follow-up was higher for the intervention group compared with the control group. The intervention group had shorter LOS and fewer postoperative falls than the control group.
Tseng, Shyu, & Liang (2012)	Level I Analysis of RCT data (Shyu et al., 2010) $N = 162$. Intervention group, $n = 80$. Control group, $n = 82$. *Inclusion criteria:* Patients with hip fracture and subsequent arthroplasty or internal fixation, age ≥60, able to perform full AROM with some resistance, cognitively intact.	*Intervention* Interdisciplinary intervention, geriatric consultation services, continuous rehabilitation program, and discharge planning services in addition to usual care. *Control* Usual care, including orthopedic care, routine medical examinations, positioning and exercise in bed, and an average of 1 PT session per stay.	• Chinese Barthel Index • Chinese GDS • Chinese MMSE	The intervention group was 5% less likely to have poor recovery outcomes and 17% less likely to have moderate recovery outcomes than the control group. The intervention group was more likely to have excellent outcomes in relation to ADLs and functional status than the control group.
Young, Xiong, & Pruzek (2011)	Level II Longitudinal cohort study $N = 231$. *Inclusion criteria:* Community-dwelling older adults, age ≥65, admitted to 1 of 5 rehabilitation sites with hip fracture and surgical repair.	*Intervention* Usual care at the sites. The study explored differences in recovery patterns between cognitively intact and cognitively impaired patients with hip fracture.	• FIM • MMSE	At baseline, patients with cognitive impairment had lower physical function in more ADLs and IADLs than cognitively intact patients. Cognitively intact patients had better recovery and FIM scores throughout treatment and after discharge than patients with cognitive impairments. Patients with cognitive impairments required more assistance with ADLs than cognitively intact patients.

(Continued)

Table D-8: Evidence for the Effectiveness of Interventions for People With MSCs of the Lower Extremity (cont.)

Author/Year	Level of Evidence/Study Design/ Participants/Inclusion Criteria	Intervention and Control Groups	Outcome Measures	Results
Zidén, Frändin, & Kreuter (2008)	Level I RCT N = 102. Intervention group, n = 48. Control group, n = 54. *Inclusion criteria:* Community-dwelling older adults, age ≥65, hospitalized for hip fracture surgery requiring rehabilitation, no mental illness or cognitive impairment.	*Intervention* Multiprofessional geriatric home rehabilitation, including conventional rehabilitation and inpatient care plus a structured home rehabilitation program integrated into the hospital stay. The home program focused on motivation and self-efficacy and close contact with providers and relatives to assist with supported discharge. Once home, ≤3 wk home rehabilitation was provided by the same inpatient OTs and PTs. *Control* Conventional inpatient and rehabilitation care, with no structured home rehabilitation program after hospital discharge or planning beforehand.	• Falls Efficacy Scale • Instrumental Activity Measure • FIM • TUG • Sit-to-stand assessment for LE strength	Patients in home rehabilitation programs reported significantly higher confidence in ADLs than the control group. Patients in the home rehab group were more socially and physically active than those in the control group. Patients in the home rehab group were almost 2× as fast in the TUG and sit-to-stand measures as patients in the control group. Patients in the home rehab group had significantly higher FIM scores in locomotion, self-care, mobility, and domestic activities.
Zidén, Kreuter, & Frändin (2010)	Level I RCT, longitudinal study N = 102. Intervention group, n = 48. Control group, n = 54. *Inclusion criteria:* Community-dwelling older adults, age ≥65, hospitalized for acute hip fracture surgery.	*Intervention* Standard care and rehabilitation plus a specially designed program with 2 parts. Part 1 began on admission to rehabilitation and included early goal setting and supported discharge planning focused on self-efficacy and motivation. Part 2, which began after discharge, consisted of ≤3 wk intervention including home visits by PT and OT. *Control* Standard care and rehabilitation before discharge home.	• FIM • Instrumental Activity Measure • TUG • Frenchay's Activity Index • Sit to stand • Falls Efficacy Scale • SF–36 • CES-D	At 6- and 12-mo follow-up, the intervention group had significantly higher self-care and locomotion, more outdoor activity, and greater confidence in performing activities without falling in self-care, stairs, and IADLs than the control group. The intervention group showed greater long-term effects in balance confidence, independence, and physical function compared with the control group.
Hip and Knee Replacement				
Berge, Dolin, Williams, & Harman (2004)	Level I RCT N = 44. Intervention group, n = 23. Control group, n = 21. *Inclusion criteria:* Adults who had waited ≥6 mo for a THA.	*Intervention* 6-wk outpatient PMP that included 21.5 hr of group sessions with an OT, clinical psychologist, and PT. *Control* Wait list; no treatment.	• Average pain intensity and pain distress using pain scale, analgesic drug use • Pain disruption to normal activities measured by the AIMS	The PMP group reported less average pain intensity, less average pain distress, and less sleep disturbance from hip pain than the control group. The PMP group had significantly better AIMS physical activity scores than the control group at 1-yr follow-up.

(Continued)

Table D-8: Evidence for the Effectiveness of Interventions for People With MSCs of the Lower Extremity (cont.)

Author/Year	Level of Evidence/Study Design/ Participants/Inclusion Criteria	Intervention and Control Groups	Outcome Measures	Results
Butler, Hurley, Buchanan, & Smith-VanHorne (1996)	Level I RCT $N = 80$. Intervention group, $n = 32$. Control group, $n = 48$. *Inclusion criteria:* Adults with first-time THR admitted for THR surgery, ability to read English at Grade 6 level.	*Intervention* A booklet, "Total Hip Replacement: A Patient Guide," was added to preadmission information that participants received before surgery. *Control* Routine preadmission information before surgery.	*Primary Outcome Measures* • STAI • Patient Satisfaction Questionnaire assessing how frequently participants read the booklet, self-reported satisfaction with information received, preparatory exercises completed, and other preparations made before surgery *Secondary Outcome Measure* • LOS	Participants who read the booklet reported feeling "a little less stressed" after reading it. Satisfaction with information received, overall preparation for return home, and LOS did not vary significantly between groups. The intervention group showed significantly less anxiety at admission and discharge, as measured with the STAI, and was more likely to complete preparatory exercises than the control group.
Crowe & Henderson (2003)	Level I RCT $N = 133$. Intervention group, $n = 65$. Control group, $n = 68$. *Inclusion criteria:* Older adults undergoing elective LE THA or TKA who presented with complex needs, such as poor postoperative functioning, suboptimal social support, or coexisting medical conditions and required home alterations before discharge home.	*Intervention* In addition to the standard preoperative clinical visit (see description of control), individualized rehabilitation services were provided including OT, PT, and nursing assessments; preoperative education on client responsibility and use of equipment; extensive OT counseling addressing adaptive equipment and home modifications; and OT home visit when indicated. *Control* Standard preoperative clinic visit (~7-hr visit) ~1–2 wk before surgery that included a medical assessment, brief instructions about the hospital stay and immediate postoperative phase, and education on functional implications of surgery and temporary functional limitations.	*Primary Outcome Measure* • No. of days to reach specific discharge criteria related to functional mobility, adaptive equipment, and meal arrangements *Secondary Outcome Measures* • Actual LOS • Discharge disposition	The average no. of days to achieve discharge criteria was slightly lower in the intervention group. The intervention group was significantly more likely to make arrangements for discharge before hospitalization than the control group. The actual LOS was on average 4 days shorter in the intervention group. Discharge disposition did not differ significantly between groups.
Daltroy, Morlino, Eaton, Poss, & Liang (1998)	Level I RCT $N = 222$. Relaxation only group, $n = 58$. Information only group, $n = 58$. Relaxation and information group, $n = 52$. Control group, $n = 54$. *Inclusion criteria:* Older adults scheduled for elective THA or TKA at a large university teaching hospital.	*Intervention* *Relaxation-only group:* Instruction in the relaxation technique and encouragement to practice; emphasis on postoperative use of relaxation techniques. *Information-only group:* Standard informational audiotape, developed in part by OT, received at bedside the day before surgery, orienting patients to the hospital stay. *Relaxation and information group:* Both relaxation instruction and information audiotape. *Control group:* No intervention.	• LOS until discharge or another surgery • State anxiety • MMSE • Self-reported frequency and usefulness of intervention materials	High preoperative anxiety was associated with greater postoperative anxiety, poorer mental status, and longer stay in the hospital. The relaxation group did not have enough time to become familiar with the technique or to practice it to the point of usefulness.

Table D-8: Evidence for the Effectiveness of Interventions for People With MSCs of the Lower Extremity (cont.)

Author/Year	Level of Evidence/Study Design/ Participants/Inclusion Criteria	Intervention and Control Groups	Outcome Measures	Results
DeJong et al. (2009)	Level II Prospective observational cohort study $N = 2,158$. *Inclusion criteria:* Adults with THR (without prior hip fracture) or TKR admitted to participating SNFs or IRFs from any acute care source. Knee replacement: free-standing SNF ($n = 357$), hospital-based SNF ($n = 189$), IRF ($n = 859$). Hip replacement: free-standing SNF ($n = 192$), hospital-based SNF ($n = 77$), IRF ($n = 484$). Facilities were from geographically diverse locations; were free-standing or hospital-based, profit or nonprofit, with high managed care or low managed care market penetration; and were able to bring at least 200 patients to the study.	*Intervention* Rehabilitation services for patients with TKR and THR compared across postacute rehabilitation facilities via chart abstraction. SNFs, IRFs, and a hospital-based SNF were included in the study. OT was part of the multidisciplinary team in all settings.	• Condition-specific physiological, functional, and psychosocial severity of illness measure (Comprehensive Severity Index) • FIM • Plan-of-care data forms identifying therapy activities and interventions provided by represented services (28 therapy activities and 36 interventions were designated as OT)	Free-standing SNFs and IRFs provided comparable amounts of OT and PT services, and hospital-based SNFs provided fewer therapy hours because of shorter LOS. Patients in IRFs received more intensive therapy (longer and more frequent OT and PT sessions per day). More than half of OT sessions consisted of exercise, functional mobility, and lower-body dressing.
Dohnke, Knäuper, & Müller-Fahrnow (2005)	Level II Longitudinal study $N = 1,065$ ($n = 769$ present at 6-mo. follow-up). *Inclusion criteria:* Patients from rehabilitation facilities in Germany who were admitted for inpatient rehabilitation after hip joint replacement.	*Intervention* Multidisciplinary inpatient rehabilitation services including exercise therapy supervised by PT or OT and patient education. OT focused on improving ADLs and compensating for functional limitations through joint protection strategies and education about assistive devices. Patient education focused on medical diagnosis and health-promoting behaviors and was provided by OT, PT, and physicians.	• Adapted ASES to measure perceived self-efficacy for coping with consequences postsurgery • Self-reported performance of 8 ADLs • CES–D to assess emotional well-being	Self-efficacy levels on admission significantly predicted disability and pain levels. The more confidence patients had in their ability to improve, the more pain and disability decreased with treatment, which in turn decreased depressive symptoms. At 6-mo follow-up, patients had lower levels of disability, depressive symptoms, and pain than at admission.
Gillen et al. (2007)	Level III Pretest–posttest intervention $N = 107$. *Inclusion criteria:* Patients who received acute rehabilitation services after THA or TKA who participated in the Community Skills Evaluation program and scored ≥6 on the cognitive subset of the FIM.	*Intervention* In addition to traditional individual and group OT and/or PT services, patients participated in a Community Skills Evaluation session focusing on community living skills in the natural environment. Patients self-selected the community-based activity, and task-specific training was provided.	• Canadian Occupational Performance Measure • Self-rating (Likert scale) of confidence in participation in tasks involving (1) car, (2) obstacle, (3) appointment, (4) shopping, and (5) safety.	Self-reported scores of performance, satisfaction, and confidence were significantly higher for all community-related tasks postintervention.

(Continued)

Table D-8: Evidence for the Effectiveness of Interventions for People With MSCs of the Lower Extremity (cont.)

Author/Year	Level of Evidence/Study Design/ Participants/Inclusion Criteria	Intervention and Control Groups	Outcome Measures	Results
Hørdam, Sabroe, Pedersen, Mejdahl, & Søballe (2010)	Level I RCT $N = 161$. Intervention group, $n = 68$. Control group, $n = 93$. Inclusion criteria: Adults admitted for elective THR at 2 hospitals, age ≥65, and who lived in the area of the hospitals.	Intervention Standard THR postoperative procedures (see description of control) with 2 additional phone counseling sessions with a nurse counselor at 2 and 10 wk postsurgery. Control Standard THR postoperative procedures consisting of discharge after 5–7 days and a 3-mo follow-up.	• SF–36	Although both groups had significant increases on several SF-36 subscales, the intervention group's scores were significantly higher than the control group's on the General Health, Physical Health, and Mental Health subscales.
Khan, Ng, Gonzalez, Hale, & Turner-Stokes (2008)	Level I Systematic review $N = 5$ RCTs (IRFs, $n = 2$; home-based settings, $n = 3$). Inclusion criteria: RCTs comparing multidisciplinary rehabilitation with routine services for patients with THR or TKR, with outcome measures of activity and participation.	Intervention Multidisciplinary rehabilitation (defined as ≥2 disciplines on the team) for adults with THR or TKR provided in inpatient rehabilitation, outpatient, or day treatment or home-based settings. OT was part of the teams, but contributions were not detailed in all studies. Control Routine services, single-session treatments, or information-only sessions.	• Impairments • Activity limitations • Restriction in participation	In IRFs, beginning rehabilitation early led to faster attainment of functional goals, thus reducing disability. Further benefits included shorter hospital stays, fewer postoperative complications, and reduced costs in the 1st 3–4 mo postsurgery. Home-based multidisciplinary care had a positive impact on functional performance, QOL, and reduced length of hospital stay at 6 mo postsurgery.
Larsen, Hansen, & Søballe (2008)	Level III Quasi-experimental study $N = 98$. Intervention group, $n = 50$. Control group, $n = 48$. Inclusion criteria: Adults who planned to have elective primary THA.	Intervention Accelerated perioperative care and rehabilitation interventions provided by multidisciplinary health care staff with preset goals. Mobilization and exercise began on the day of surgery and included OT. Control Conventional rehabilitation care in which patients were admitted the day before surgery, rehab was administered primarily by PT, mobilization and exercise started on the 1st postoperative day, and care was provided on the basis of the patient's status.	• QOL measured by the EQ-5D, a standardized measure of mobility, self-care, daily activities, pain and discomfort, and anxiety and depression	The intervention group had a significant increase in HRQOL compared with the control group.

(Continued)

Table D-8: Evidence for the Effectiveness of Interventions for People With MSCs of the Lower Extremity (cont.)

Author/Year	Level of Evidence/Study Design/ Participants/Inclusion Criteria	Intervention and Control Groups	Outcome Measures	Results
Larsen, Sørensen, Hansen, Thomsen, & Søballe (2008)	Level I RCT $N = 87$. Intervention group, $n = 45$. Control group, $n = 42$. *Inclusion criteria*: Adults who planned to have elective primary THA, TKA, or UKA.	*Intervention* 1 week before surgery, patients and a family member were provided with information about the accelerated path and offered an opportunity for an individualized meeting with multidisciplinary health care staff. Preset daily goals were established to manage information, pain relief, nausea, nutrition, mobilization, and elimination. OT was included in the mobilization portion of the intervention. *Control* Patients were informed about the hospital stay on admission and were mobilized on the 1st postoperative day. Discharge planning was initiated, and additional care was given in response to patients' needs.	*Primary Outcome Measure* • LOS *Secondary Outcome Measure* • QOL measured by the EQ-5D	Mean LOS was 8 days for the control group and 5 days for the intervention group. The intervention group had greater gains in QOL at 3 mo postsurgery than the control group.
Mallinson et al. (2011)	Level II Cohort study $N = 230$ (TKR, $n = 146$; THR, $n = 84$). *Inclusion criteria*: Adults with primary diagnosis of TKR or THR or revision not related to traumatic injury (e.g., hip fracture), age ≥65, admitted to postacute rehabilitation facility directly from acute care, were receiving PT and/or OT, had Medicare fee-for-service as the primary payer, and had not been readmitted to acute care.	*Intervention* Rehabilitation services for LE joint replacement compared across postacute settings.	• Therapy data: No. of days when patient received a singular service, total therapy minutes for all time in therapy, discipline intensity (total minutes divided by no. of days), and therapy intensity (total minutes in therapy divided by LOS) • Functional status: IRF Patient Assessment Instrument, which combines the FIM with 10 additional functional modifiers	HHA patients had significantly longer lengths of treatment and received fewer OT and PT visits than patients in SNFs and IRFs. Few HHA patients received OT services. IRFs offered the greatest no. of therapy minutes. Discharge home with HHA is optimal for younger, healthier, and less dependent patients with social support. Functional outcomes did not differ between IRFs and SNFs.
Nuñez et al. (2006)	Level I RCT $N = 80$. Intervention group, $n = 43$. Control group, $n = 37$. *Inclusion criteria*: Patients of any age with knee OA on wait list <6 mo.	*Intervention* A TEFR program designed to improve pain, functional ability, and self-management of OA in addition to standard pharmacological management. The TEFR program addressed energy conservation, joint protection, modalities to manage pain, assistive devices, and exercise (general and joint specific). *Control* Pharmacological management of pain associated with OA and the surgical procedure.	*Primary Outcome Measure* • Pain, stiffness, and function as measured with the WOMAC Likert Version 3.0 adapted to the Spanish population *Secondary Outcome Measure* • HRQOL measured with the Spanish SF-36	At 6 mo postintervention, the intervention group had significantly higher function scores on the WOMAC and used significantly more analgesics than the control group.

(Continued)

Table D-8: Evidence for the Effectiveness of Interventions for People With MSCs of the Lower Extremity (cont.)

Author/Year	Level of Evidence/Study Design/ Participants/Inclusion Criteria	Intervention and Control Groups	Outcome Measures	Results
Tian, DeJong, Munin, & Smout (2010)	Level II Prospective observational cohort study N = 318. Elective group, n = 236 (SNF, n = 65; IRF, n = 171). Nonelective group, n = 82 (SNF, n = 26; IRF, n = 56). *Inclusion criteria:* Adults with either elective or nonelective THA or hemiarthroplasty in the first postacute care setting to which they were discharged from acute care.	*Intervention* Patterns of care for elective and nonelective hip arthroplasty in IRF and SNF settings examined via JOINTS I database abstraction or JOINTS II telephone follow-up survey. Patterns were described in hours of OT and PT services for SNFs and IRFs and in no. of visits for home health and outpatient interventions.	*Primary Outcome Measures* • Motor portion of the FIM • SF–12 *Secondary Outcome Measure* Incidence of medical complications, falls, avoidable emergency room visits and rehospitalizations, and QOL (from SF–12)	8 patterns of care were identified in the data and were driven by the initial care setting. About 90% of all arthroplasty patients received care after discharge from post-acute rehabilitation, primarily through home health or outpatient services. Elective arthroplasty patients had higher motor FIM scores on admission and higher motor FIM gains after rehab services.
		Amputation and Limb Loss		
Bragaru, Dekker, Geertzen, & Dijkstra (2011)	Level I Systematic review N = 47 studies. Biomechanical aspects, n = 10. Cardiopulmonary function, n = 12. Psychological aspects and QOL, n = 6. Sports participation and physical functioning, n = 15. Sports injuries, n = 4. *Inclusion criteria:* Studies including at least 10 participants with LE amputation examining the effects of participation in sports and physical activity.	No details were provided about the interventions in each study; the review focused on outcomes related to participation in sports and physical activity among people with UE and/or LE amputation.	• Biomechanical aspects and athletic performance • Cardiopulmonary function • Psychological aspects and QOL • Sports participation and physical functioning • Sports injuries	Biomechanical aspects of performance varied greatly on the basis of client, equipment, and sport-related variables. The general physical condition of people with limb amputation is generally worse than that of people with no amputation. Among people with limb amputation, QOL was higher if they participated in sports or physical activity than if they did not. Between 11% and 61% of people with limb amputation participate in sports or physical activity. Sports-related injury patterns and rates in people with limb amputation are similar to those among people without amputation.
Czerniecki, Turner, Williams, Hakimi, & Norvell (2012)	Level II Prospective cohort study N = 72. CIRU group, n = 35. Control group, n = 37. *Inclusion criteria:* Adults attending a rehabilitation unit within 12 mo of LE amputation because of complications of diabetes or peripheral vascular disease, age ≥18, cognitively intact.	*Intervention* CIRU services, typically including an individualized combination of therapies (OT, PT, speech-language, and recreational) and care (medicine, psychology, social work and nursing). *Control* Other rehabilitation services (never admitted to a CIRU).	*Primary Outcome Measure* • Mobility success, which occurred when level of mobility at 12 mo postamputation was equal to or better than premorbid mobility; measured by the Locomotor Capabilities Index–5 *Secondary Outcome Measures* • Multidimensional Scale of Perceived Social Support • Patient Health Questionnaire • No. of minutes spent in therapy and total number of therapy visits	Patients attending a CIRU were 17% more likely to achieve mobility success than patients who did not. Patients attending a CIRU had significantly more visits and minutes in therapy, but these were not associated with mobility success. Patients attending a CIRU received less OT than those who did not.

Table D-8: Evidence for the Effectiveness of Interventions for People With MSCs of the Lower Extremity (cont.)

Author/Year	Level of Evidence/Study Design/ Participants/Inclusion Criteria	Intervention and Control Groups	Outcome Measures	Results
Pezzin, Padalik, & Dillingham (2013)	Level II Prospective cohort study $N = 297$ (IRF, $n = 129$; SNF, $n = 95$; home, $n = 73$). *Inclusion criteria*: Patients in postacute rehabilitation settings who underwent major dysvascular LE amputation, age ≥ 21, cognitively intact.	*Intervention* Standard care in postacute rehabilitation settings (IRFs, SNFs, home). This study examined depression and emotional functioning in patients using data obtained through acute-care medical charts, in-person initial interviews, and follow-up phone interview at 6 mo postdischarge.	• GDS–Short Form 15 • SF-36 • 2 social functioning questions • 3 emotional role functioning questions	Patients with LE amputation admitted to an IRF were less likely to experience depression and scored higher on social and emotional functioning questions than patients discharged to a SNF or home.
Spiliotopoulou & Atwal (2012)	Level I Systematic review $N = 2$ studies (1 mixed-method cross-sectional survey, 1 quantitative cross-sectional survey). *Inclusion criteria*: Qualitative, quantitative, or mixed-method design studies examining the effectiveness of OT interventions for participants age ≥ 65 who underwent LE amputation.	*Intervention* OT services related to use of prosthetic devices and stump boards.	• Questionnaire on amputee activities to evaluate prosthesis use • Barthel Index • Satisfaction With Prosthesis Questionnaire • Short Portable Mental Status Questionnaire • GDS • OARS Multidimensional Functional Assessment Questionnaire	Level of physical independence, cognitive status, age, and satisfaction with prosthesis were linked to daily prosthesis use. Frequency of OT services had a positive relation to prosthesis use. Participants had a positive perception of using stump boards to prevent contractures and decrease edema.
Wegener, Mackenzie, Ephraim, Ehde, & Williams (2009)	Level I RCT $N = 522$. Intervention group, $n = 287$. Control group, $n = 235$. *Inclusion criteria*: Adults with major lower-limb loss.	*Intervention* Promoting Amputee Life Skills Self-Management Program delivered in a community setting by trained volunteer leaders. Groups of ≥ 4 participants met at least 1×/mo for a total of 8 sessions. *Control* Preexisting, regularly scheduled peer-support group meetings led by volunteers. Total of 3 sessions over 3 mo.	*Primary Outcome Measures* • Brief Pain Inventory • CES–D • Positive and Negative Affect Schedule • Positive state of mind • Modified self-efficacy scale *Secondary Outcome Measure* • Short Musculoskeletal Function Assessment • Satisfaction With Life Scale	The intervention and control groups did not differ significantly in pain intensity. The intervention group was significantly less likely to be depressed after treatment and at 6-mo follow-up than the control group. The intervention group demonstrated improved outcomes beyond those found in support groups alone. At 6-mo follow-up, the intervention group had significantly fewer functional limitations than the control group.

(Continued)

Table D-8: Evidence for the Effectiveness of Interventions for People With MSCs of the Lower Extremity (cont.)

Author/Year	Level of Evidence/Study Design/ Participants/Inclusion Criteria	Intervention and Control Groups	Outcome Measures	Results
		Hip and Knee Osteoarthritis		
Ackerman, Buchbinder, & Osborne (2012)	Level I RCT $N = 120$. Intervention group, $n = 58$. Control group, $n = 62$. *Inclusion criteria*: Adults with hip or knee OA, age ≥18, referred to a surgeon or rheumatologist.	*Intervention* 6-wk Stanford Arthritis Self-Management Program consisting of 1 2.5-hr educational session each week focused on pain and fatigue management, physical activity, emotions, problem solving, and communication with doctors plus an arthritis self-help book. *Control* Arthritis self-help book received by mail.	• Assessment of Quality of Life • Health Education Impact Questionnaire • WOMAC • Kessler Psychological Distress Scale • Hip and Knee Multi-Attribute Prioritisation Tool	No between-groups difference was found in HRQOL at 12 mo. At 6 wk, the intervention group reported higher Health Education Impact Questionnaire skill and technique acquisition scores, but this difference dissipated by 3 mo.
Arnold, Faulkner, & Gyurcsik (2011)	Level I RCT $N = 54$. Exercise plus education group, $n = 28$. Exercise-only group, $n = 26$. *Inclusion criteria*: Adults with hip OA and hip pain for ≥6 mo, age ≥65, ≥1 fall risk factor.	*Intervention* *Exercise plus education group*: Exercise 2×/wk for 11 wk at a community pool for 45 min/session. In addition, participants received a 30-min education session preceding 1 of the aquatic classes. *Exercise-only group*: Separate 45-min aquatic fitness class offered 2×/wk for 11 wk, with no additional education.	• BBS • Modified Clinical Test of Sensory Interaction and Balance • TUG • 6-min walk test • Activities-Specific Balance Confidence Scale • Physical Activity Scale for the Elderly • AIMS–2	Among participants in the intervention group, lower falls efficacy at baseline was significantly associated with balance improvements. Exercise plus education participants who had ≥1 risk factor for falling, a mobility restriction, and low falls efficacy were more likely to make gains in both falls efficacy and balance performance than those with higher levels of falls efficacy.
Brand, Nyland, Henzman, & McGinnis (2013)	Level I Systematic review and meta-analysis $N = 24$ studies (all RCTs). Group 1, $n = 9$ studies. Group 2, $n = 15$ studies. *Inclusion criteria*: Longitudinal randomized controlled studies or cohort studies of participants with knee OA that were published in English, used ASES as an outcome measure, and included self-management education with or without exercise.	*Intervention* *Group 1*: Some form of arthritis self-management education alone. *Group 2*: Some form of arthritis self-management education with an exercise component.	• ASES	Small to moderate effect sizes were found regardless of whether the intervention included exercise. Interventions using education and exercise did not improve self-efficacy more than education only.

(Continued)

Table D-8: Evidence for the Effectiveness of Interventions for People With MSCs of the Lower Extremity (cont.)

Author/Year	Level of Evidence/Study Design/ Participants/Inclusion Criteria	Intervention and Control Groups	Outcome Measures	Results
Heuts et al. (2005)	Level I RCT $N = 273$. Intervention group, $n = 132$. Control group, $n = 141$. *Inclusion criteria*: Adults with hip or knee OA ≥3 mo.	*Intervention* Self-management program consisting of 6 2-hr sessions led by 2 PTs with a focus on goal setting, self-relaxation, problem solving, and self-monitoring. *Control* Usual care as prescribed by a family physician or consulted specialist.	• VAS Pain • WOMAC • Patient-specific functional status • SF–36 • Self-efficacy questionnaire • Dutch Tampa Scale for Kinesiophobia	At 3-mo follow-up, the intervention group had significantly improved VAS knee pain and WOMAC scores compared with the control group. At 21 mo, the intervention group had improved WOMAC scores and decreased VAS knee pain compared with the control group.
Kao, Wu, Tsai, Chang, & Wu (2012)	Level II Quasi-experimental study $N = 205$. Intervention group, $n = 114$. Control group, $n = 91$. *Inclusion criteria*: Older adults with knee pain or muscle weakness in LE or diagnosed with knee OA.	*Intervention* 4-wk Taipei Osteoarthritis Program that included 4 80-min classes, 1×/wk, focused on education, exercise, and self-efficacy discussions. *Control* Routine care.	• Taiwan version of SF–36 • Taiwan version of WOMAC	The arthritis self-management program improved HRQOL outcomes among the participants, but it had no significant effect on self-reported disability level.
Mazzuca et al. (1997)	Level I Clinical trial $N = 165$. Intervention group, $n = 82$. Control group, $n = 83$. *Inclusion criteria*: Patients with diagnosis of knee OA confirmed by radiograph, current prescription of NSAID, salicylate, or other analgesics.	*Intervention* Individualized arthritis self-care instruction with content including muscle strengthening, control of joint pain with modalities, joint protection principles, pharmaceutical education, and problem solving for patient-specific difficulties with ADLs or IADLs. *Control* Attention placebo: Education on arthritis (video and newsletter) plus follow-up phone calls.	• Disability and Discomfort Scales of the Health Assessment Questionnaire • VAS Pain when walking and at rest • Quality of Well-Being scale	Function was significantly higher among the intervention group than among the control group at 4 and 8 mo, but not at 12 mo. The intervention group experienced less pain at rest than the control group for the entire 12 mo of follow-up.
Murphy, Lyden, Smith, Dong, & Koliba (2010)	Level I RCT $N = 32$. Tailored intervention group, $n = 17$. General intervention group, $n = 15$. *Inclusion criteria*: Adults with symptomatic knee or hip OA, ages 50–80.	*Intervention* *Tailored intervention group*: Education module on activity pacing. OT provided tailored recommendations on the basis of a personalized report on the relationship between activity and symptoms. *General intervention group*: Education module on activity pacing.	• WOMAC (pain subscale) • Brief Fatigue Inventory • 6-min walk test • TUG • Physical activity measured by wrist-worn accelerometer	Participants reported that fatigue had less of an impact on their daily life at 10-wk follow-up, and fatigue severity decreased in the tailored intervention group compared with the general intervention group. No significant between-groups differences were noted for pain reduction.

(Continued)

Table D-8: Evidence for the Effectiveness of Interventions for People With MSCs of the Lower Extremity (cont.)

Author/Year	Level of Evidence/Study Design/ Participants/Inclusion Criteria	Intervention and Control Groups	Outcome Measures	Results
Murphy, Smith, & Lyden (2012)	Level I RCT (secondary analysis of Murphy et al., 2010) $N = 32$. Tailored intervention group, $n = 17$. General intervention group, $n = 15$. *Inclusion criteria*: Adults with symptomatic knee or hip OA, ages 50–80.	*Intervention* *Tailored intervention group*: Education module on activity pacing. OT provided tailored recommendations on the basis of a personalized report on the relationship between activity and symptoms. *General intervention group*: Education module on activity pacing.	• Physical activity variability (SD of 5-day average of daily activity counts per min) • Average activity level (5-day average of daily activity counts per min based on Actiwatch score from accelerometer)	A significant decrease in activity variability was noted with the tailored intervention group compared with the general intervention group from baseline to follow-up. Activity variability increased in the general intervention group, although the increase was not significant. No change was found in average activity levels from baseline to follow-up.
Schepens, Braun, & Murphy (2012)	Level I RCT (secondary analysis of Murphy et al., 2010) $N = 32$. Tailored intervention group, $n = 17$. General intervention group, $n = 15$. *Inclusion criteria*: Adults with symptomatic knee or hip OA, ages 50–80.	*Intervention* *Tailored intervention group*: Education module on activity pacing. OT provided tailored recommendations on the basis of a personalized report on the relationship between activity and symptoms. Participants tracked their activities during the home-monitoring period and received individualized feedback on the basis of that information to make the content personally relevant and promote long-term behavior change (2 1-on-1 OT sessions). *General intervention group*: Education module on activity pacing. Participants tracked their activities during the home-monitoring period and were provided with general information about activity pacing (2 1-on-1 OT sessions).	• WOMAC Stiffness subscale	Both groups reported improvements in self-perceived stiffness from baseline to 4 wk. At 10-wk follow-up, the tailored intervention group reported continued improvement in stiffness.

(Continued)

Table D-8: Evidence for the Effectiveness of Interventions for People With MSCs of the Lower Extremity (cont.)

Author/Year	Level of Evidence/Study Design/ Participants/Inclusion Criteria	Intervention and Control Groups	Outcome Measures	Results
Tak, Staats, Van Hespen, & Hopman-Rock (2005)	Level I RCT $N = 94$. Intervention group, $n = 45$. Control group, $n = 49$. *Inclusion criteria*: Older adults with hip OA, age ≥55, living independently.	*Intervention* 8 1-hr weekly sessions of strength training, a home exercise program, personal ergonomic advice from an OT, and dietary advice from a dietitian. *Control* Standard care.	• VAS • HHS and pain scale • Walking ability, stair climbing, toe reaching • TUG • Groningen Activity Restriction Scale • SIP • Generic QOL using VAS • HRQOL questionnaire	At both posttest and follow-up, the intervention group had decreased pain compared with the control group, who had decreased pain only at posttest. At follow-up, the control group had higher pain scores. The intervention group showed significant improvements over the control group in hip function HHS score at posttest, but the difference diminished at follow-up. At 3-mo follow-up, the intervention group showed improvements on the physical subscale of the SIP. The intervention group's improvements on the TUG were higher than the control group's at follow-up.

Note. ADLs = activities of daily living; AIMS = Arthritis Impact Measurement Scale; AOTA = American Occupational Therapy Association; AROM = active range of motion; ASES = Arthritis Self-Efficacy Scale; BBS = Berg Balance Scale; CES–D = Center for Epidemiological Studies Depression Scale; CIRU = comprehensive inpatient rehabilitation unit; EQ-5D = European Quality of Life Survey–5D; GDS = Geriatric Depression Scale; GHQ-28 = General Health Questionnaire–28; HHA = home health agency; HHS = Harris Hip Score; HRQOL = health-related quality of life; IADLs = instrumental activities of daily living; IRF = inpatient rehabilitation facility; LE = lower extremity; LOS = length of stay; MMSE = Mini-Mental State Examination; MSCs = musculoskeletal conditions; MSDs = musculoskeletal disorders; NSAID = nonsteroidal anti-inflammatory drug; OA = osteoarthritis; OARS = Older Americans Resources and Services; ORIF = open reduction internal fixation; OT = occupational therapy/occupational therapists; PMP = pain management program; PT = physical therapy/physical therapist; QOL = quality of life; RCT = randomized controlled trial; SC = standard care; SD = standard deviation; SF–36 = 36-item Short Form Health Survey; SF–12 = 12-Item Short Form Health Survey; SIP = Sickness Impact Profile; SNF = skilled nursing facility; STAI = State–Trait Anxiety Inventory; TEFR = therapeutic education and functional readaptation; THA = total hip arthroplasty; THR = total hip replacement; TKA = total knee arthroplasty; TKR = total knee replacement; TUG = Timed Up and Go; UE = upper extremity; UKA = unicompartmental knee arthroplasty; VAS = visual analog scale; WOMAC = Western Ontario and McMaster Universities Osteoarthritis Index.

This table is a product of AOTA's Evidence-Based Practice Project and AOTA Press and is copyright © 2017 by the American Occupational Therapy Association. It may be freely reproduced for personal use in clinical or educational settings as long as the source is cited. All other uses require written permission from the American Occupational Therapy Association. To apply, visit http://www.copyright.com.

This table was originally published in "Effectiveness of occupational therapy interventions for lower-extremity musculoskeletal disorders: A systematic review (Suppl. Table 1)," by J. Dorsey and M. Bradshaw, 2017, *American Journal of Occupational Therapy, 71,* 7101180030. https://doi.org/10.5014/ajot.2017.023028. Copyright © 2017 by the American Occupational Therapy Association. Used with permission.

Suggested citation: Dorsey, J., & Bradshaw, M. (2017). Evidence for the effectiveness of interventions for people with MSCs of the lower extremity. In J. Snodgrass & D. Amini, *Occupational therapy practice guidelines for adults with musculoskeletal conditions* (Table F.8). Bethesda, MD: AOTA Press.

Table D-9: Risk-of-Bias Analysis for Intervention Studies Included in the Review of Interventions for People With MSCs of the Lower Extremity

Citation	Selection Bias		Blinding of Participants and Personnel (Performance Bias)	Blinding of Outcome Assessment (Detection Bias)	Incomplete Outcome Data (Attrition Bias)		Selective Reporting (Reporting Bias)
	Random Sequence Generation	Allocation Concealment			Short Term (2–6 Weeks)	Long Term (>6 Weeks)	
Ackerman, Buchbinder, & Osborne (2012)	+	+	–	?	+	+	+
Arnold, Faulkner, & Gyurcsik (2011)	+	+	–	?	?	NA; measured outcome only once	+
Berge, Dolin, Williams, & Harman (2004)	+	?	?	?	+	+	+
Butler, Hurley, Buchanan, & Smith-VanHorne (1996)	?	+	+	–	+	NA; measured outcome only once	–
Crowe & Henderson (2003)	+	+	–	+	?	NA; measured outcome only once	+
Czerniecki, Turner, Williams, Hakimi, & Norvell (2012)	–	–	?	?	?	?	?
Daltroy, Morlino, Eaton, Poss, & Liang (1998)	?	?	+	+	+	NA; measured outcome only once	+
DeJong et al. (2009)	–	–	+	+	?	?	?
Dohnke, Knäuper, & Müller-Fahrnow (2005)	–	–	?	?	?	?	?
Frick, Kung, Parrish, & Narrett (2010)	?	+	?	?	+	+	?
Gialanella, Prometti, Monguzzi, & Ferlucci (2014)	–	–	–	–	?	?	?
Gillen et al. (2007)	–	–	–	–	?	?	?
Heuts et al. (2005)	+	+	?	?	+	?	+
Hørdom, Sabroe, Pedersen, Mejdahl, & Søballe (2010)	+	+	?	?	?	–	?
Jackson & Schkade (2001)	–	–	–	–	?	?	?
Kao, Wu, Tsai, Chang, & Wu (2012)	–	–	?	+	?	+	+

(Continued)

Table D-9: Risk-of-Bias Analysis for Intervention Studies Included in the Review of Interventions for People With MSCs of the Lower Extremity (cont.)

Citation	Selection Bias		Blinding of Participants and Personnel (Performance Bias)	Blinding of Outcome Assessment (Detection Bias)	Incomplete Outcome Data (Attrition Bias)		Selective Reporting (Reporting Bias)
	Random Sequence Generation	Allocation Concealment			Short Term (2–6 Weeks)	Long Term (>6 Weeks)	
Larsen, Hansen, & Søballe (2008)	–	–	?	?	+	+	?
Larsen, Sørensen, Hansen, Thomsen, & Søballe (2008)	+	+	?	+	NA; only 1 outcome measured at 3 mo	+	+
Mallinson et al. (2011)	–	–	+	–	+	+	?
Martín-Martín, Valenza-Demet, Ariza-Vega, et al. (2014)	+	?	–	+	+	+	?
Martín-Martín, Valenza-Demet, Jiménez-Moleón, et al. (2014)	+	+	–	+	?	?	?
Mazzuca et al. (1997)	–	+	?	?	?	+	?
Murphy, Lyden, Smith, Dong, & Koliba (2010)	+	?	?	+	NA; measured outcome only once at 10 wk (4-wk follow-up to determine mechanism of therapeutic change)	?	+
Murphy, Smith, & Lyden (2012)	+	+	+	?	NA; measured outcome only once at 10 wk (4-wk follow-up to determine mechanism of therapeutic change)	?	+
Nuñez et al. (2006)	+	?	?	?	NA; only 1 outcome measured at 3 mo.	+	+
Pezzin, Padalik, & Dillingham (2013)	–	–	?	+	?	?	?

(Continued)

Table D-9: Risk-of-Bias Analysis for Intervention Studies Included in the Review of Interventions for People With MSCs of the Lower Extremity (cont.)

Citation	Selection Bias		Blinding of Participants and Personnel (Performance Bias)	Blinding of Outcome Assessment (Detection Bias)	Incomplete Outcome Data (Attrition Bias)		Selective Reporting (Reporting Bias)
	Random Sequence Generation	Allocation Concealment			Short Term (2–6 Weeks)	Long Term (>6 Weeks)	
Schepens, Braun, & Murphy (2012)	+	?	+	+	?	?	+
Shyu et al. (2013)	?	?	?	?	+	+	+
Stenvall, Olofsson, Nyberg, Lundström, & Gustafson (2007)	+	+	?	−	+	+	+
Tak, Staats, Van Hespen, & Hopman-Rock (2005)	+	?	?	+	+	+	+
Tian, DeJong, Munin, & Smout (2010)	−	−	+	?	?	?	?
Tseng, Shyu, & Liang (2012)	?	?	?	?	?	+	?
Wegener, Mackenzie, Ephraim, Ehde, & Williams (2009)	?	−	?	−	?	?	+
Young, Xiong, & Pruzek (2011)	−	−	−	?	?	+	?
Zidén, Frändin, & Kreuter (2008)	?	+	?	?	+	+	?
Zidén, Kreuter, & Frändin (2010)	?	?	−	+	+	+	+

Note. Categories for risk of bias: + = low risk of bias; − = high risk of bias; ? = unclear risk of bias. MSCs = musculoskeletal conditions; NA = not applicable. Risk-of-bias table format adapted from "Assessing Risk of Bias in Included Studies," by J. P. T. Higgins, D. G. Altman, and J. A. C. Sterne, in *Cochrane Handbook for Systematic Reviews of Interventions* (Version 5.1.0), by J. P. T. Higgins and S. Green (Eds.), March 2011, London: Cochrane Collection. Retrieved from http://handbook.cochrane.org.

This table is a product of AOTA's Evidence-Based Practice Project and AOTA Press and is copyright © 2017 by the American Occupational Therapy Association. It may be freely reproduced for personal use in clinical or educational settings as long as the source is cited. All other uses require written permission from the American Occupational Therapy Association. To apply, visit http://www.copyright.com.

This table was originally published in "Effectiveness of occupational therapy interventions for lower-extremity musculoskeletal disorders: A systematic review (Suppl. Table 3)," by J. Dorsey and M. Bradshaw, 2017, *American Journal of Occupational Therapy, 71,* 7101180030. https://doi.org/10.5014/ajot.2017.023028. Copyright © 2017 by the American Occupational Therapy Association. Used with permission.

Suggested citation: Dorsey, J., & Bradshaw, M. (2017). Risk-of-bias analysis for intervention studies included in the review of interventions for people with MSCs of the lower extremity. In J. Snodgrass & D. Amini, *Occupational therapy practice guidelines for adults with musculoskeletal conditions* (Table F.9). Bethesda, MD: AOTA Press.

D Übersicht zur Evidenz

Table D-10: Risk-of-Bias Analysis for Systematic Reviews Included in the Review of Interventions for People With MSCs of the Lower Extremity

Citation	A Priori Design Included?	Duplicate Study Selection/ Data Extraction?	Comprehensive Literature Search Performed?	Status of Publication as Inclusion Criteria?	List of Included/ Excluded Studies Provided?	Characteristics of Included Studies Provided?	Quality of Studies Assessed and Documented?	Quality Assessment Used Appropriately?	Methods Used to Combine Results Appropriate?	Likelihood of Publication Bias Assessed?	Conflict of Interest Stated?
Allen et al. (2012)	+	+	+	+	+	+	?	+	NA	?	?
Bragaru, Dekker, Geertzen, & Dijkstra (2011)	+	+	+	+	?	+	?	+	NA	?	?
Brand, Nyland, Henzman, & McGinnis (2013)	+	+	+	−	+	+	+	+	+	+	+
Chudyk, Jutai, Petrella, & Speechley (2009)	+	+	+	+	+	+	−	−	NA	−	+
Crotty et al. (2010)	+	+	+	+	+	+	+	+	+	+	+
Khan, Ng, Gonzalez, Hale, & Turner-Stokes (2008)	+	+	+	+	+	+	+	+	NA	+	?
Spiliotopoulou & Atwal (2012)	+	+	+	+	+	+	?	+	NA	−	?

Note. Categories for risk of bias: + = low risk of bias; − = high risk of bias; ? = unclear risk of bias. MSCs = musculoskeletal conditions; NA = not applicable. Risk-of-bias table format adapted from "Development of AMSTAR: A Measurement Tool to Assess the Methodological Quality of Systematic Reviews," by B. J. Shea, J. M. Grimshaw, G. A. Wells, M. Boers, N. Andersson, C. Hamel, . . . L. M. Bouter, 2007, *BMC Medical Research Methodology, 7*, p. 10. https://doi.org/10.1186/1471-2288-7-10

This table is a product of AOTA's Evidence-Based Practice Project and AOTA Press and is copyright © 2017 by the American Occupational Therapy Association. It may be freely reproduced for personal use in clinical or educational settings as long as the source is cited. All other uses require written permission from the American Occupational Therapy Association. To apply, visit http://www.copyright.com.

This table was originally published in "Effectiveness of occupational therapy interventions for lower-extremity musculoskeletal disorders: A systematic review (Suppl. Table 2)," by J. Dorsey and M. Bradshaw, 2017, *American Journal of Occupational Therapy, 71*, 7101180030. https://doi.org/10.5014/ajot.2017.023028. Copyright © 2017 by the American Occupational Therapy Association. Used with permission.

Suggested citation: Dorsey, J., & Bradshaw, M. (2017). Risk-of-bias analysis for systematic reviews included in the review of interventions for people with MSCs of the lower extremity. In J. Snodgrass & D. Amini, *Occupational therapy practice guidelines for adults with musculoskeletal conditions* (Table F.10). Bethesda, MD: AOTA Press.

Table D-11: Evidence for the Effectiveness of Interventions for People With MSCs of the Spine

Author/Year	Level of Evidence/Study Design/ Participants/Inclusion Criteria	Intervention and Control Groups	Outcome Measures	Results
Psychosocial and Cognitive Interventions				
Abbasi et al. (2012)	Level I RCT $N = 33$ (29 women; M age = 45 yr). Intervention Group 1, $n = 10$. Intervention Group 2, $n = 12$. Control group, $n = 11$. *Inclusion criteria:* Age 18–70 yr, married, referred to pain clinic with LBP >6 mo	*Intervention* Group 1: Spouse-assisted multidisciplinary pain management program Group 2: Patient-oriented multidisciplinary pain management program *Control* Usual care	*Primary* • RMDQ • Pain VAS *Secondary* • TSK • PCS • DASS • Marital Adjustment Test	No significant between-group differences were found for pain-related disability or for current-week, previous-week, or expected pain intensity. Group 1 exhibited significantly better outcomes for fear of movement, rumination about pain, and disability compared with the other groups. Group 1 showed significant within-group improvements in all primary outcome measures except previous-week pain intensity, including current pain, expected pain intensity, and pain-related disability. Group 2's RMDQ scores dropped at postintervention but were higher than at baseline at 12-mo follow-up. Current pain intensity decreased significantly for Group 2.
Abbott, Tyni-Lenné, & Hedlund (2010)	Level I RCT $N = 107$ (61.5% women; M age = 50.65 yr). Intervention group, $n = 53$. Control group, $n = 54$. *Inclusion criteria:* Age 18–65 yr; back pain and/or sciatica >12 mo for which conservative treatment failed; primary diagnosis of spinal stenosis, spondylosis, degenerative or isthmic spondylolisthesis, or degenerative disc disease; selected for lumbar fusion with or without decompression; competence in Swedish	*Intervention* Psychomotor therapy after lumbar fusion consisting of 20-min instruction before discharge in a home training program of therapeutic exercise for lumbopelvic stabilization. The home program was upgraded during 90-min outpatient physiotherapy sessions at 3, 6, and 9 wk postsurgery. *Control* Exercise therapy after lumbar fusion consisting of 20-min instruction before discharge in dynamic respiratory and circulatory exercises, transfers, walking, and ADLs. Exercises were intended to gradually enhance the endurance capabilities of the back, abdominal, and leg muscles and included stretches and cardiovascular exercise, with progressions contingent on self-perceived pain.	*Primary* • ODI *Secondary* • Self-report diary on compliance with exercise and instructions • Pain VAS • EQ–5D • SF–36 Mental Health subscale • Self-Efficacy Scale • BBQ • TSK • CSQ Catastrophizing, Coping Strategies to Control Pain, and Ability to Decrease Pain subscales	Both groups improved significantly in all outcome measures from baseline to 2 to 3 yr after surgery. Intervention group scores on the ODI, Self-Efficacy Scale, BBQ, and TSK improved significantly compared with the control group at 3, 6, and 12 mo and 2 to 3 yr. Furthermore, the intervention group had significant improvements compared with the control group on the back pain VAS at 3 and 6 mo, EQ–5D at 12 mo, CSQ Catastrophizing at 6 mo and 2 to 3 yr, and CSQ Coping Strategies to Control Pain and Ability to Decrease Pain at 3, 6, and 12 mo. Significantly more intervention group participants were employed 2 to 3 yr after surgery and significantly fewer had sickness leave durations of >6 mo after surgery compared with control group participants.

(Continued)

Table D-11: Evidence for the Effectiveness of Interventions for People With MSCs of the Spine (cont.)

Author/Year	Level of Evidence/Study Design/ Participants/Inclusion Criteria	Intervention and Control Groups	Outcome Measures	Results
Christiansen, Oettingen, Dahme, & Klinger (2010)	Level I RCT N = 70 (37 women; M age = 48 yr, range = 27–63 yr). Intervention group, n = 35. Control group, n = 35. Inclusion criteria: Chronic back pain >6 mo (e.g., lumbar spine syndrome, cervical spine syndrome) and radiating back pain >3 mo	*Intervention* Goal-pursuit CBT intervention delivered in 2 half-hour one-on-one sessions on Days 3 and 9 after baseline by a psychologist and consisting of problem-solving strategies such as identifying, distinguishing, and changing dysfunctional behavior or attitudes impeding physical exercise. *Control* Usual care	• Hannover ADL Questionnaire • Functional capacity evaluation • NPRS	At 3 wk after discharge and 3 mo after return home, the intervention group had increased its physical capacity significantly more than the control group as measured by both behavioral measures (ergometer, lifting) and subjective ratings.
George et al. (2009)	Level I RCT N = 3,792 (70.9% men; M age = 22 yr). Intervention group, n = 1,727. Control group, n = 2,065. Inclusion criteria: Age 17–35 yr, participating in combat medic military occupational specialty training, competence in English	*Intervention* Evidence-based psychosocial educational program on LBP beliefs for soldiers completing military training *Control* No education	• BBQ	BBQ scores improved significantly from baseline for the intervention group but declined significantly for the control group. The adjusted odds ratio of BBQ improvement of >2 points for the intervention group was 1.51 times that of the control group. BBQ improvement was mildly associated with race and college education.
Glombiewski, Hartwich-Tersek, & Rief (2010)	Level I RCT N = 116 (78 men; M age = 48 yr). Intervention Group 1, n = 30. Intervention Group 2, n = 35. Control, n = 51. Inclusion criteria: Musculoskeletal pain of the low back, mid-back, or upper back as a major complaint, and pain on most days of the week for a duration of at least 6 months	*Intervention* Group 1: CBT Group 2: CBT-B *Control* Wait list	• Pain • Physical function • Emotional function • Coping strategies • Health care utilization	Significant improvements on most outcome measures for CBT-B and CBT in comparison to the control group. CBT-B and CBT were equally effective.
Göhner & Schlicht (2006)	Level I RCT N = 47 (53% women; M age = 36.8 yr). Intervention group, n = 25. Control group, n = 22. Inclusion criteria: Nonspecific subacute back pain, age ≥18 yr, no physiotherapy treatment in past 2 yr	*Intervention* Physiotherapy plus CBT to enhance self-efficacy perceptions, reduce barrier perceptions, and minimize severity perceptions, 3 50-min sessions *Control* Physiotherapy only	• Self-efficacy (author-developed 12-item questionnaire) • Pain intensity on 10-point scale	Significant main and interaction effects in favor of the intervention group were reported in terms of enhanced self-efficacy, reduced severity and barrier perceptions, and increased self-reported exercise frequency compared with the control group over time. No significant group differences regarding pain intensity emerged.

(Continued)

Table D-11: Evidence for the Effectiveness of Interventions for People With MSCs of the Spine (cont.)

Author/Year	Level of Evidence/Study Design/ Participants/Inclusion Criteria	Intervention and Control Groups	Outcome Measures	Results
Gustavsson & von Koch (2006)	Level I RCT $N = 29$ (28 women). Intervention group, $n = 13$. Control group, $n = 16$. *Inclusion criteria*: People with neck disorders seeking physiotherapy treatment at an outpatient rehabilitation clinic, age 18–65 yr, pain ≥3 mo	*Intervention* Pain stress management group with applied relaxation, 7 sessions over 7 wk *Control* Individual physiotherapy as usual, 11 sessions over 20 wk	• NDI • CSQ • Hospital Anxiety and Depression Scale • TSK • Questions about neck pain	No significant differences between groups were found regarding health care utilization, pain and analgesic use, disability, patterns of coping strategies, and fear and avoidance. The intervention group had significantly better perceived control over pain at 20-wk follow-up compared with the control group. The control group used significantly more pain-reducing medication.
Lamb et al. (2010)	Level I RCT $N = 701$. Intervention group, $n = 468$. Control group, $n = 233$. *Inclusion criteria*: Subacute and chronic LBP with at least moderately troublesome symptoms	*Intervention* Active management plus CBT *Control* Active management alone	*Primary* • RMDQ • Modified Von Korff Scale *Secondary* • SF-36 • Health status • Fear avoidance beliefs • Pain self-efficacy • Cost utility • Quality-adjusted life-years (EQ–5D)	Compared with advice alone, active management plus CBT was associated with significant benefits in nearly all outcomes at 3, 6, and 12 mo.
Lindell, Johansson, & Strender (2008)	Level I RCT $N = 125$ (54% women; M age = 42.6 yr). Intervention group, $n = 63$. Control group, $n = 62$. *Inclusion criteria*: Working age ≤59 yr, sick listed full time for back and neck pain 6 wk to 2 yr, able to fill in forms	*Intervention* CBT rehabilitation with a team model consisting of medical care, graded activity, manual therapy, CBT, and education on applied relaxation *Control* Primary care as usual	*Primary* • RTW share (% of patients who regained any degree of work ability for ≥30 days in succession over 18 mo) *Secondary* • RTW chance (chance expressed in hazard ratio of achieving any degree of work ability over 18 mo irrespective of duration) • Net days of sick listing (whole days over 18 mo and 3 component 6-mo periods) • No. of health care visits (over 18 mo and 3 component 6-mo periods)	No significant results were found. RTW share and RTW chance were equivalent between the groups over 18 mo. However, there were indications that CBT rehabilitation might be superior to primary care in the longer run: For subacute back and neck pain, it might be superior in terms of sick listing and health care visits; for chronic back and neck pain, in terms of health care visits only.

(Continued)

Table D-11: Evidence for the Effectiveness of Interventions for People With MSCs of the Spine (cont.)

Author/Year	Level of Evidence/Study Design/Participants/Inclusion Criteria	Intervention and Control Groups	Outcome Measures	Results
Mangels, Schwarz, Worringen, Holme, & Rief (2009)	Level I RCT N = 363 (78% women; M age = 48 yr) Intervention Group 1, n = 121. Intervention Group 2, n = 121. Control group, n = 121. *Inclusion criteria:* Chronic back pain, competence in German	*Intervention* Group 1: Multidisciplinary (behavioral–medical) rehabilitation alone Group 2: Multidisciplinary rehabilitation with subsequent booster sessions *Control* Traditional orthopedic rehabilitation	• Pain disability • Depression • Self-efficacy • Health status • Life satisfaction • Coping strategies	All 3 groups experienced significant improvements in core outcome measures in the short term. The results were mostly maintained at follow-up (small to medium within-group effect sizes). Significant advantages in favor of behavioral–medical interventions were found on almost all pain coping strategies and depression compared with traditional orthopedic rehabilitation.
Monticone et al. (2012)	Level I RCT N = 80 (75% women; M age = 54.97 yr). Intervention group, n = 40. Control group, n = 40. *Inclusion criteria:* Diagnosis of chronic nonspecific neck pain >3 mo, competence in Italian, age ≥18 yr	*Intervention* Physiotherapy plus CBT *Control* Physiotherapy alone	• NPDS • Pain NRS • Italian SF-36	Pre- and posttreatment differences between groups in total NPDS scores were not significant. Both groups experienced significant increases in all SF-36 domains except General Health and Vitality by the end of treatment. No significant differences were observed between groups except in the Physical Activity domain.
Morone, Greco, & Weiner (2008)	Level I RCT N = 37 (57% women, M age = 75 yr). Intervention group, n = 19. Control group, n = 18. *Inclusion criteria:* Community-dwelling adults ≥ 65 yr with intact cognition (MMSE ≥23) and CLBP, defined as moderate pain occurring daily or almost every day for at least the previous 3 mo, and who spoke English	*Intervention* 8-week mindfulness-based meditation program *Control* Wait list	• Pain • Physical function • Attention • QOL	Compared with the control group, the intervention group displayed significant improvement in the CPAQ Total Score and Activities Engagement subscale and SF-36 Physical Function.
Schiltenwolf et al. (2006)	Level I RCT N = 64 (56% men; M age = 35.3 yr). Intervention group, n = 33. Control group, n = 31. *Inclusion criteria:* Subacute LBP, first pain-related sick leave of 3–12 wk, previously received outpatient treatment, age 18–50 yr, sufficient German to complete questionnaires	*Intervention* Biopsychosocial treatment consisting of conventional biomedical treatment plus specifically adapted psychotherapy 3×/wk and relaxation therapy 4×/wk *Control* Conventional biomedical treatment	• NRS for perceived maximal pain intensity within past 7 days • Mobility of thoracic and lumbar spine in cm • Hannover Functional Status Questionnaire—Back • CES-D • Sick leave because of LBP	Pain intensity decreased significantly in both groups at 3-wk follow-up. At 6 mo a further decrease in pain was observed in the intervention group compared with 3-wk follow-up, whereas pain intensity in the control group at 6 mo was statistically not discernible from that at baseline. The between-group differences in changes were significant.

(Continued)

Table D-11: Evidence for the Effectiveness of Interventions for People With MSCs of the Spine (cont.)

Author/Year	Level of Evidence/Study Design/ Participants/Inclusion Criteria	Intervention and Control Groups	Outcome Measures	Results
Schweikert et al. (2006)	Level I RCT $N = 409$ (82.9% men; M age = 46.7 yr). Intervention group, $n = 200$. Control group, $n = 209$. *Inclusion criteria:* Nonspecific LBP in past 6 mo	*Intervention* Usual care plus standardized 3-wk inpatient rehabilitation program consisting of daily physiotherapy in small groups, massage of spinal region, electrotherapeutic measures, 1-hr seminar on back training, twice-daily exercise program, seminars on lifestyle and risk factors for back pain, and CBT *Control* Usual care	• Days off work because of spinal complaints • EQ-5D	At 6 mo, the intervention group had been absent from work an average of 5.4 days less than the control group. No difference was found in quality-adjusted life-years.
Sherman et al. (2011)	Level I RCT $N = 228$ (62% women; M age = 64 yr). Intervention Group 1, $n = 92$. Intervention Group 2, $n = 91$. Intervention Group 3, $n = 45$. *Inclusion criteria:* Members of Group Health, an integrated health care organization, with back pain–related visits to primary care providers	*Intervention* Group 1: 12 weekly classes of yoga Group 2: Conventional stretching exercises Group 3: Self-care book	• Back-related function • Bothersomeness of pain • Activity restriction • Patient global rating of improvement • Patient satisfaction	12-week outcomes for the yoga group were significantly superior to those for the self-care group. At 26 weeks, function for the yoga group remained significantly superior to that for the self-care group. Yoga was not superior to conventional stretching exercises at any time point.
Siemonsma et al. (2013)	Level I RCT $N = 156$ (56.5% men; M age = 46.3 yr). Intervention group, $n = 104$. Control group, $n = 52$. *Inclusion criteria:* Age 18–70 yr, nonspecific LBP with or without radiation to legs ≥3 mo, current episode lasting <5 yr, presence of activity limitations (RMDQ score >3), no previous multidisciplinary treatment for CLBP, no involvement in litigation, no serious psychological or psychiatric problems, no substance abuse interfering with treatment, not pregnant, able to fill in questionnaires without help	*Intervention* Cognitive treatment of illness perceptions consisting of mapping and challenging maladaptive perceptions and then formulating, testing, and strengthening alternative perceptions, 10–14 1-hr sessions *Control* Wait list	*Primary* • Patient-Specific Complaint Questionnaire *Secondary* • Illness Perceptions Questionnaire • Quebec Back Pain Disability Scale	Significant differences between groups were found at 18 wk for changes in patient-relevant physical activities, with clinically relevant change favoring the intervention group. Significant differences were found between groups for the majority of illness perception scales but not for generic physical activity levels.

(Continued)

Table D-11: Evidence for the Effectiveness of Interventions for People With MSCs of the Spine (cont.)

Author/Year	Level of Evidence/Study Design/ Participants/Inclusion Criteria	Intervention and Control Groups	Outcome Measures	Results
Smeets, Vlaeyen, Hidding, et al. (2006)	Level I RCT N = 212 (53% men; M age = 41.6 yr). Intervention Group 1, n = 52. Intervention Group 2, n = 55. Intervention Group 3, n = 55. Control group, n = 50. *Inclusion criteria*: Age 18–65 yr, nonspecific CLBP with or without radiation to leg >3 mo resulting in functional limitations (RMDQ score >3), ability to walk ≥100 m without interruption	*Intervention* *Group 1*: Active physical treatment *Group 2*: CBT *Group 3*: Active physical treatment plus CBT *Control* Wait list	*Primary* • RMDQ *Secondary* • Current pain (100-mm VAS) • MPQ • BDI • Patient-rated global assessment of overall result (7-point scale) • Treatment satisfaction (100-mm VAS)	All intervention groups experienced significant reductions in functional limitations, main complaints, and pain intensity compared with the control group. Self-rated treatment effectiveness and satisfaction appeared to be higher in the intervention groups. Several physical performance tasks improved in Groups 1 and 3 but not in Group 2. No clinically relevant differences were found between Groups 1 and 3 or between Groups 2 and 3.
Smeets, Vlaeyen, Kester, & Knottnerus (2006)	Level I RCT N = 211 (52% men; M age = 42 yr). Intervention Group 1, n = 52. Intervention Group 2, n = 55. Intervention Group 3, n = 55. Control, n = 49. *Inclusion criteria*: Nonspecific LBP of more than 3 months, age 18–65 yr, able to walk at least 100 m without interruption.	*Intervention* *Group 1*: APT *Group 2*: CBT *Group 3*: APT and CBT *Control* Wait list	• Pain catastrophizing • Internal control • Pain • Depression • Disability • Patient-specific complaints	Pain catastrophizing decreased in all 3 intervention groups but not in the control group. There was no difference in change in internal control across all 4 groups. In all intervention groups, patients improved in perceived disability, main complaints, and current pain at post-treatment; no changes were observed in the control group. Depression only changed significantly in the APT group. Change in pain catastrophizing mediated the reduction of disability, main complaints, and pain intensity.
Vonk et al. (2009)	Level I RCT N = 139 (57% men; M age = 45.7 yr). Intervention group, n = 68. Control group, n = 71. *Inclusion criteria*: Age 18–70 yr, neck pain ≥3 mo, competence in Dutch	*Intervention* Behavior graded activity guided by participant's functional abilities using time-contingent methods to increase activity level *Control* Conventional exercise	*Primary* Global perceived effect for recovery from complaints and recovery of functioning in daily activities *Secondary* • Main complaints questionnaire • Pain NRS • NDI	Results for the primary outcome measure were not significant. In both groups some participants reported improvements in complaints and in daily functioning; the proportion of patients reporting improvements did not exceed 50% during 12-mo follow-up. No significant differences between groups were found for recovery in complaints or daily functioning.

(Continued)

Table D-11: Evidence for the Effectiveness of Interventions for People With MSCs of the Spine (cont.)

Author/Year	Level of Evidence/Study Design/ Participants/Inclusion Criteria	Intervention and Control Groups	Outcome Measures	Results
Vonk et al. (2009) (cont.)			• Multidimensional Pain Inventory • Chronic Pain Self-Efficacy Scale • TSK • PCS • CES–D • EQ–5D	Regarding severity of the main complaint, pain severity, and impediment, both groups showed a clinically significant improvement (>2 points) that was maintained until 52-wk follow-up. Regarding the psychosocial outcomes, the intervention group showed significantly higher improvements compared with the control group for catastrophizing and pain self-efficacy at the end of treatment (9 wk) and for pain self-efficacy at 26-wk follow-up. All other secondary measures showed no significant differences.
		Education		
Albaladejo, Kovacs, Royuela, del Pino, & Zamora (2010)	Level I RCT (cluster clinic trial) $N = 348$ (45% men; M age = 51.5 yr). Intervention Group 1, $n = 139$. Intervention Group 2, $n = 100$. Control group, $n = 109$. *Inclusion criteria*: LBP with or without referred pain, no systemic disease or referral to surgery, ability to fill out questionnaires or read a booklet, not habitually bedridden, no physiotherapy in past 12 mo, no inflammatory rheumatologic disease or fibromyalgia	*Intervention* All participants received usual care, a booklet, and a 15-min group talk on active management for the intervention groups and healthy nutrition habits for the control group. *Group 1*: Received *The Back Book* (Roland, Waddell, Klaber Moffett, Burton, & Main, 2002) *Group 2*: Received a second booklet on postural hygiene, a second 15-min group talk on load manipulation, and 4 1-hr physiotherapy sessions *Control* Usual care, booklet, and group talk only	• RMDQ • Pain VAS • CSQ	Both intervention groups experienced significant improvement in LBP referred pain, catastrophizing, and physical and mental QOL. Improvement in the control group was negligible.
Bernaards, Ariëns, Simons, Knol, & Hildebrandt (2008)	Level I RCT $N = 466$ (55.6% men; M age = 43.9 yr). Intervention Group 1, $n = 152$. Intervention Group 2, $n = 156$. Control group, $n = 158$.	*Intervention* *Group 1*: Body posture and workstation adjustment *Group 2*: Body posture and workstation adjustment plus use of breaks and exercise reminder software *Control* Usual care	• Body posture and workstation adjustment checklist • Effort–Reward Imbalance Questionnaire	Both intervention groups showed significant improvement after reducing keyboard tilt in the short and long term. Group 1 experienced improved back support in the short term, a greater no. of participants working with a straight back in the short and long term, and reduced neck rotation in the long term. The interventions were ineffective in changing effort, reward, effort–reward imbalance, and overcommitment in both intervention groups.

(Continued)

Table D-11: Evidence for the Effectiveness of Interventions for People With MSCs of the Spine (cont.)

Author/Year	Level of Evidence/Study Design/ Participants/Inclusion Criteria	Intervention and Control Groups	Outcome Measures	Results
Bernaards, Ariëns, Knol, & Hildebrandt (2008) (cont.)	Inclusion criteria: Frequent pain (≥1×/wk) in past 2 wk or long-term pain in past 6 mo; perform computer work ≥3 days/wk, ≥3 hr/day; not under treatment for complaints in neck, shoulder, arm, wrist, or hand; no non-work-related or clear somatic disease; absent <50% of total working time			Both interventions were effective in moving participants from the earlier stages of change (i.e., precontemplation and contemplation) to the later stages (i.e., action and maintenance) with regard to body posture and workstation adjustment, but only in the long term. The interventions were also effective in moving participants from the earlier stages to the later stages with regard to use of breaks and exercise reminder software in both the short and long term.
Cheng & Chan (2009)	Level I Cluster randomized trial N = 182 (93% men; M age = 33 yr) Intervention group, n = 101. Control, n = 81. Inclusion criteria: Employment as laborer ≥30 hr/wk, contracted to work at work site for ≥1 yr, able to read and understand simple questions	Intervention Job-specific education program for manual materials handling Control Usual care	• Questionnaire on knowledge of manual materials handling • Operation checklist for practical skills in manual materials handling	Significant group differences were found in knowledge and practical skills for manual materials handling. 1-yr cumulative incidence results revealed a significantly lower no. of 1st-time reports of work-related musculoskeletal back injuries in the intervention group.
Coppack, Kristensen, & Karageorghis (2012)	Level I Mixed-model 2 (Time) × 3 (Group) RCT N = 48 (M age = 32.9 yr). Intervention group, n = 16. Control Group 1, n = 16. Control Group 2, n = 16. Inclusion criteria: U.K. military personnel volunteers, diagnosis of nonspecific LBP	Intervention Goal-setting intervention, 3 wk Control Group 1: Therapist-led exercise therapy, 3 wk Group 2: Non-therapist-led exercise therapy, 3 wk	• Self-efficacy • Treatment efficacy • Treatment outcome • Sports Injury Rehabilitation Adherence Scale • Biering-Sørensen test	Adherence scores were significantly higher in the intervention group. No significant differences in adherence were found between the intervention group and Control Group 1. Self-efficacy was significantly higher in the intervention group compared with the control groups, whereas no significant difference was found for treatment efficacy. Treatment outcomes did not differ significantly between the intervention and 2 control groups.

(Continued)

Table D-11: Evidence for the Effectiveness of Interventions for People With MSCs of the Spine (cont.)

Author/Year	Level of Evidence/Study Design/ Participants/Inclusion Criteria	Intervention and Control Groups	Outcome Measures	Results
del Pozo-Cruz et al. (2012)	Level I RCT $N = 90$ (87% women; M age = 46.2 yr). Intervention group, $n = 46$. Control group, $n = 44$. *Inclusion criteria*: Diagnosis of subacute LBP, no major neurological deficit, age 18–64 yr, physical inactivity (<30 min, 2×/wk), work >6 hr/day at computer workstation	*Intervention* Online occupational exercise intervention consisting of daily online video sessions with postural reminders (2 min), exercises for the day (7 min), and more postural reminders (2 min); videos were available weekdays for 9 mo *Control* Standard preventive medicine care	• Spanish SBST • RMDQ • EQ–5D	Significant positive effects were found on mean scores recorded by the intervention group for risk of chronicity. A correlation among functional disability, health-related QOL, and risk of chronicity of LBP was observed.
del Pozo-Cruz et al. (2013)	Level I RCT $N = 90$ (87% women; M age = 46 yr). Intervention group, $n = 46$. Control group, $n = 44$. *Inclusion criteria*: Office workers; nonspecific subacute LBP	*Intervention* Daily sessions including education, stretching, and exercises to improve postural stability (abdominal, lumbar, hip, and thigh muscles), strength, flexibility, and mobility; email reminders *Control* Usual occupational preventive care	• EQ–5D • ODI • SBST	The intervention group showed significantly improved QOL (clinical utility) compared with the control group. Intervention group participants whose self-reported risk of chronicity improved were more likely to experience changes in EQ–5D Pain/ Discomfort and Anxiety/Depression scores and on the pain VAS compared with the control group.
Demoulin et al. (2010)	Level III Prospective, controlled, nonrandomized trial $N = 40$ (21 women; M age = 49.5 yr). Intervention group, $n = 17$. Control group, $n = 23$. *Inclusion criteria*: Back pain without inflammation with or without radiation to upper legs, no operation within past 2 yr, pain duration ≥6 mo, age 25–65 yr, no history of knee pathology, no diffuse and persistent musculoskeletal pain, no cardiovascular disease, no psychiatric disorder	*Intervention* Back school plus physical training program, 90 min 2×/wk for 6 wk *Control* Back school only	• Pain VAS • DPQ • Ergonomic test • Assessment of lombo-pelvic-femoral complexus mobility • Modified Schober test • Isokinetic concentric tests for knee flexors and extensors • Dynamic strength of abdominal muscles • Static endurance of abdominal and trunk extensor muscles	Analysis of changes after intervention did not reveal any significant differences within or between groups with regard to QOL. Both groups experienced significant decreases in pain and improvement in ergonomic function compared with baseline values.

(Continued)

Table D-11: Evidence for the Effectiveness of Interventions for People With MSCs of the Spine (cont.)

Author/Year	Level of Evidence/Study Design/ Participants/Inclusion Criteria	Intervention and Control Groups	Outcome Measures	Results
Derebery, Giang, Gatchel, Erickson, & Fogarty (2009)	Level I RCT N = 552. Intervention Group 1, n = 172. Intervention Group 2, n = 191. Control group, n = 189. *Inclusion criteria:* Workers' compensation, 1st-time work-related neck pain, *ICD–9* clinical criteria for neck-related injury, competence in English	*Intervention* *Group 1:* Received *The Neck Book* (Waddell & Klaber Moffett, 2004), which, like *The Back Book*, emphasizes that neck pain is very common but rarely serious or permanent, that what patients do about neck pain is usually more important than the exact diagnosis or formal treatment, and that regular activity (including work when recovering from neck strain) is to be encouraged because it can result in more rapid recovery *Group 2:* Received a traditional booklet focused on biomedical aspects of care, activity restrictions, and ergonomic suggestions, without a focus on addressing apprehensions and fears *Control* No booklet	• FABQ • NPDS • Health-related functional measures	No significant between-group differences were found on any of the outcome measures at any follow-up point.
Du Bois & Donceel (2012)	Level I RCT N = 509 (57% men; M age = 41.5 yr). Intervention group, n = 252. Control group, n = 257. *Inclusion criteria:* Blue- or white-collar worker, signed physician's sickness certificate of LBP	*Intervention* Disability evaluation plus proactive strategy (information and advice) to facilitate quick RTW *Control* Disability evaluation without information and advice	*Primary* • RTW rate • Sick leave because of LBP *Secondary* • Mean days off work, including all episodes of sick leave • No. of claimants with recurrent episodes of sick leave for LBP • No. of claimants with subsequent surgery	The intervention group showed a significantly higher RTW rate at 1 yr, mainly attributable to the lower relapse rate in the intervention group (38%) than in the control group (67%). No significant differences were found between groups in subsequent surgery for LBP and duration of sick leave.
Garcia et al. (2013)	Level I RCT N = 148 (73% women; M age = 54 yr) Intervention Group 1, n = 74. Intervention Group 2, n = 74.	*Intervention* *Group 1:* Back school program of exercises to improve mobility, flexibility, and strength, prescribed and progressed following the sequence proposed by the 4-wk program (i.e., not tailored to the individual), and education on anatomy and biomechanics of the spine, ideal and rest postures, ergonomics, and common treatments	*Primary* • NPRS • RMDQ *Secondary* • World Health Organization Quality of Life–BREF instrument • Trunk flexion ROM	Group 2 showed greater improvements in disability at 1-mo follow-up. No significant difference between groups was found for pain. The only significant between-groups difference in the secondary outcome measures was for the physical domain of QOL at 3 mo.

(Continued)

Table D-11: Evidence for the Effectiveness of Interventions for People With MSCs of the Spine (cont.)

Author/Year	Level of Evidence/Study Design/ Participants/Inclusion Criteria	Intervention and Control Groups	Outcome Measures	Results
Garcia et al. (2013) (cont.)	*Inclusion criteria:* Nonspecific LBP ≥3 mo, age 18–80 yr, no contraindication to physical exercise, no serious spinal pathology, no previous spinal surgery, no nerve root compromise, no cardiorespiratory illnesses, not pregnant	*Group 2:* McKenzie program of education on care of the spine and exercises tailored to the individual's movement preference identified by relief of pain and centralization or abolishment of pain		The results of this study were not significant.
Heymans et al. (2006)	Level I RCT $N = 299$ (79% men; M age = 40.3 yr). Intervention Group 1, $n = 98$. Intervention Group 2, $n = 98$. Control group, $n = 103$. *Inclusion criteria:* Nonspecific LBP, sick listed 3–6 wk, age 18–65 yr, competence in Dutch	*Intervention* *Group 1:* High-intensity back school with work simulation and strength training exercises, 1 hr 2×/wk for 8 wk *Group 2:* Low-intensity back school consisting of education (30 min) and a practical part (90 min) and guided by written information and a standardized exercise program, 4 weekly 30-min group sessions for 4 wk *Control* Usual care	*Primary* • Days until RTW • Total days of sick leave • Pain • Functional status • Kinesiophobia • Perceived recovery *Secondary* • Pain VAS • RMDQ • Patient-perceived recovery (6-point Likert scale)	The low-intensity back school (Group 2) was most effective in reducing work absence, functional disability, and kinesiophobia. Workers in this group reported higher perceived recovery at 6 mo and lower functional disability and kinesophobia at 3 mo.
Jaromi, Nemeth, Kranicz, Laczko, & Betlehem (2012)	Level I RCT $N = 111$ (84% men; M age = 31.5 yr) Intervention group, $n = 56$. Control group, $n = 55$. *Inclusion criteria:* Age <60 yr; LBP with or without referred pain for >3 mo; diagnosis of CLBP; not pregnant; no previous spinal surgery; no current nerve root entrapment accompanied by significant neurological deficit; no spinal cord compression, tumor, severe structural deformity, or severe instability; no severe osteoporosis; no inflammatory disease of the spine or spinal infection; no severe cardiovascular or metabolic disease; no depression; no connective tissue disorder	*Intervention* Ergonomics training and back school, once weekly for 6 wk *Control* Passive physiotherapy, once weekly for 6 wk	• Pain VAS • Body posture (Zebris biomechanical motion analysis system)	Both groups demonstrated significant decreases in back pain intensity; however, the intervention group showed significantly better results at 6 mo and 1 yr. Biomechanical analysis of postures showed significant improvements for the intervention group compared with the control group; at follow-up, the difference was still significant yet slightly reduced.

(Continued)

Table D-11: Evidence for the Effectiveness of Interventions for People With MSCs of the Spine (cont.)

Author/Year	Level of Evidence/Study Design/ Participants/Inclusion Criteria	Intervention and Control Groups	Outcome Measures	Results
Kovacs et al. (2007)	Level I RCT (cluster) N = 673 residents from 12 nursing homes (35% men; M age = 80 yr). Intervention 1, n = 233. Intervention 2, n = 199. Control, n = 241. Inclusion criteria: Nursing home residents 65 yr and older, cognitively intact	*Intervention* Group 1: The active management education group; *The Back Book* was handed out Group 2: The postural education group; a back guide with norms of healthy posture applicable to daily life was handed out *Control* Pamphlet with general norms for cardiovascular health centered on recommendations for lowering cholesterol and control of blood pressure	• Pain • Functional disability • Fear avoidance beliefs • Health-related QOL	In institutionalized elderly adults, handing out of *The Back Book* supported by a 20-minute group talk improves disability 6 months later and is more effective in subjects with LBP.
Meng et al. (2011)	Level I RCT N = 360 (64% women; M age = 49.5 yr). Intervention group, n = 187. Control group, n = 173. Inclusion criteria: Primary diagnosis of CLBP, age 18–65 yr	*Intervention* Biopsychosocial back school program consisting of 7 patient-oriented, interactive 55-min sessions in small groups (≤15 participants) *Control* Traditional back school program in facility (usual care)	*Primary* Patient illness knowledge on back pain and its treatment *Secondary* • Freiberg physical activity questionnaire • Pain management questionnaire • Back postural habits	A significant medium between-group treatment effect was found for patient knowledge about back pain at discharge and at 6 and 12 mo.
Morone et al. (2011)	Level I RCT N = 70 (78% men; M age = 60 yr). Intervention group, n = 41. Control group, n = 29. Inclusion criteria: Age 18–80 yr, nonspecific CLBP ≥3 mo	*Intervention* Back school consisting of a multidisciplinary educational intervention in a rehabilitation center, 10 sessions *Control* Medical assistance	• QOL • ODI • Waddell Disability Index • SF-36	QOL physical and mental composite scores and disability scores improved significantly in the intervention group, with significant differences between groups at 3 and 6 mo.

(Continued)

Table D-11: Evidence for the Effectiveness of Interventions for People With MSCs of the Spine (cont.)

Author/Year	Level of Evidence/Study Design/ Participants/Inclusion Criteria	Intervention and Control Groups	Outcome Measures	Results
Ribeiro, Jennings, Jones, Furtado, & Natour (2008)	Level I RCT N = 55 (80% women; M age = 50 yr). Intervention group, n = 26. Control group, n = 29. Inclusion criteria: Age 18–65 yr, diagnosis of nonspecific CLBP with mechanical characteristics >3 mo	Intervention Back school program, 5 wk Control Weekly medical visits without educational approaches	• RMDQ • SF–36 • STAI • Beck questionnaires • Pain VAS • Schober test • NSAID consumption	The intervention group showed a significant improvement in the SF–36 General Health domain and significantly reduced acetaminophen and NSAID intake. No significant differences between groups were found in pain, functional status, anxiety, or depression.
Rodríguez-Lozano et al. (2013)	Level I RCT N = 756 (72% men; M age = 45 yr). Intervention group, n = 381. Control group, n = 375. Inclusion criteria: Ankylosing spondylitis	Intervention 2-hr informative session about ankylosing spondylitis plus nonsupervised home physical activity program Control Usual care	• BASDAI • BASFI • Pain VAS • Nocturnal pain • ASQOL • Self-evaluated knowledge of disease • Daily exercise diary	Significant differences between groups were found in scores on the BASDAI, BASFI, pain VAS, patient global assessment, and ASQOL at 6 mo. The intervention group showed significant increases in knowledge about the disease and its treatments and regular exercise compared with the control group.
Ryan, Gray, Newton, & Granat (2010)	Level I RCT N = 38 (66% women; M age = 45.4 yr). Intervention group, n = 20. Control group, n = 18. Inclusion criteria: Age 18–65 yr, nonspecific LBP >3 mo, no history of surgery	Intervention 2.5-hr pain biology education session plus 6 exercise classes over 8 wk Control Pain biology education session only	• RMDQ • Pain NRS • Physical performance: repeated sit-to-stand test, 50-ft walk test, 5-min walk test • TSK • PSEQ	A significant Time × Group interaction effect was found for pain favoring the intervention group. A nonsignificant trend was found for a more favorable functional outcome in the intervention group. The effect for pain and function leveled off at 3-mo follow-up.
Sahin, Albayrak, Durmus, & Ugurlu (2011)	Level I RCT N = 146 (77% women). Intervention group, n = 73 (M age = 47 yr). Control group, n = 73 (M age = 51 yr). Inclusion criteria: Nonspecific LBP >12 wk without neurological deficits	Intervention Back school plus physiotherapy (physiotherapy modality + standard exercise program) Control Physiotherapy only (physiotherapy modality + standard exercise program)	• Pain VAS • ODQ	In both groups, pain was significantly reduced after intervention, with no significant within-group differences between the end of treatment and 3-mo follow-up. The intervention group had significant improvement in pain compared with the control group at the end of therapy and at 3-mo follow-up.

(Continued)

Table D-11: Evidence for the Effectiveness of Interventions for People With MSCs of the Spine (cont.)

Author/Year	Level of Evidence/Study Design/Participants/Inclusion Criteria	Intervention and Control Groups	Outcome Measures	Results
Schell, Theorell, Hasson, Arnetz, & Saraste (2008)	Level I RCT N = 232 (44% women; M age = 44). Intervention Group 1, n = 55. Intervention Group 2, n = 71. Control group, n = 106. Inclusion criteria: Media workers	*Intervention* Group 1: 6-mo Web-based stress intervention program consisting of real-time monitoring of perceived current health and stress status, a diary, and information about stress and health, plus stress management exercises including relaxation and sleep improvement, cognitive reframing, time management, emotional control and self-knowledge, strengthening of self-esteem, life reflection, and dissociation, with ability to chat Group 2: Web-based stress intervention program alone with no ability to chat *Control* No intervention	Author-developed questionnaire measuring self-reported pain, stress, and pain relatedness to stress	No significant differences between groups were found in reported pain levels. Group 2 showed significantly decreased total sum of pain and stress scores between baseline and 12-mo follow-up. No significant changes were seen between baseline and postintervention in the intervention groups. The control group showed significantly decreased total sum of pain scores between baseline and postintervention.
Sorensen et al. (2010)	Level I RCT N = 207 (52% women; M age = 39). Intervention group, n = 105. Control group, n = 102. Inclusion criteria: Age 18–60 yr, LBP ≥4 of previous 12 mo, M pain score over past 14 days of ≥4/10, back pain greater than associated leg pain	*Intervention* Cognitive intervention based on a noninjury model to create confidence that the back is strong, that loads normally do not cause damage despite temporary pain, that reducing the focus on pain might facilitate more natural and less painful movements, and that it is beneficial to stay physically active *Control* Symptom-based physical training program consisting of directional preference exercises, stabilizing exercises, or intensive dynamic exercises	• Pain NRS • Low Back Pain Rating Scale • RMDQ • FABQ • BBQ • Physical activity • Work ability • Use of medical services	Pain was significantly reduced over time and approximately equally in both groups. Activity limitation was significantly reduced during the course for the intervention group but not the control group. No significant differences were found for physical activity, work ability, QOL, sick leave, or medication use across time or between groups.
Spadaro et al. (2008)	Level I RCT N = 27 (78% men; M age = 48.25 yr). Intervention group, n = 14. Control group, n = 13. Inclusion criteria: Ankylosing spondylitis treated with TNFα blockers ≥12 wk, no rehabilitation in past 24 wk, no previous occupational treatment	*Intervention* OT consisting of a personalized treatment plan, interventions (e.g., information about treatment and management of ankylosing spondylitis, relevant ADL training, joint protection and energy conservation, posture and positioning advice, recommendations for home adaptations), advice on leisure and work, and a spine ROM exercise home program, 3 2-hr sessions over 12 wk *Control* Interview about clinical status; no occupational intervention	• BASFI • BASDAI • BASMI • SF-36 • Pain VAS • Erythrocyte sedimentation rate and C-reactive protein, biological signs of inflammation • Adherence to self-management methods related to joint protection and energy conservation (5-point scale)	Scores on the BASFI, BASDAI, SF-36 Mental Component Summary, and pain VAS improved significantly more in the intervention group than in the control group at 16 wk. The intervention group reported significantly more frequent use of self-management methods related to joint protection and energy conservation compared with the control group.

(Continued)

Table D-11: Evidence for the Effectiveness of Interventions for People With MSCs of the Spine (cont.)

Author/Year	Level of Evidence/Study Design/ Participants/Inclusion Criteria	Intervention and Control Groups	Outcome Measures	Results
Sparkes, Chidwick, & Coales (2012)	Level I RCT N = 62 (53% women; M age = 51 yr). Intervention group, n = 33. Control group, n = 29. Inclusion criteria: Age ≥18 yr, LBP with or without referral to lower limbs, referred to spinal pain clinic by general practitioner	*Intervention* The Back Book *Control* No information	• BBQ • FABQ • RMDQ • Pain VAS	No significant differences between groups were found in BBQ, FABQ, RMDQ, and pain VAS scores. FABQ Physical Activity, RMDQ, and pain VAS scores did not demonstrate clinically important changes.
Tavafian, Jamshidi, Mohammad, & Montazeri (2007)	Level I RCT N = 102 (100% women; M age = 43.8 yr). Intervention group, n = 50. Control group, n = 52. Inclusion criteria: Age ≥18 yr, chronic back pain ≥90 days	*Intervention* Medication plus a 4-day, 5-session back school program with participants as members of a team *Control* Medication only	SF–36	Group 1 showed significant improvements over 3 mo on all SF-36 subscales. The control group showed significant improvements only on Bodily Pain, Vitality, and Mental Health.
Tavafian, Jamshidi, & Montazeri (2008)	Level I RCT N = 102 (100% women; M age = 43.5). Intervention group, n = 50. Control group, n = 52. Inclusion criteria: Women age ≥18 with CLBP recruited from outpatient rheumatology clinics	*Intervention* Back school program plus medication, 5 sessions over 4 days *Control* Medication only	SF–36	The intervention group showed significantly better QOL compared with the control group.
Ergonomics and Work Technique or Modification				
Driessen et al. (2011)	Level I RCT (cluster) N = 3,047 (58% men; M age = 42 yr). Intervention, n = 1,472. Control, n = 1,575.	*Intervention* Department formed a working group consisting of 8 workers and 1 department manager. The intervention consisted of a 6-hr working group meeting. Under the guidance of a trained ergonomist, the working group followed the steps of the Stay@Work participatory ergonomics program.	• Psychosocial risk factors: Job content questionnaire • Physical risk factors	Intervention group workers significantly increased on psychosocial risk factors decision latitude and decision authority compared to control workers. However, exposure to awkward trunk working postures significantly increased in the intervention group compared to the control group.

(Continued)

Table D-11: Evidence for the Effectiveness of Interventions for People With MSCs of the Spine (cont.)

Author/Year	Level of Evidence/Study Design/ Participants/Inclusion Criteria	Intervention and Control Groups	Outcome Measures	Results
Driessen et al. (2011) (cont.)	Inclusion criteria: Ages 18–65 yr, not pregnant, and with no cumulative sick leave period longer than 4 wk due to LBP or neck pain in the past 3 mo	Control Sham intervention (3 short educational films on low back and neck pain)		No significant differences between the intervention and control groups were found for the remaining risk factors.
IJzelenberg, Meerding, & Burdorf (2007)	Level I Cluster RCT and economic evaluation N = 489 (97% men; M age = 41 yr). Intervention group, n = 258. Control group, n = 231. Inclusion criteria: Workers with physically demanding jobs and subacute LBP	Intervention Back pain prevention program consisting of individually tailored education and training, immediate treatment of LBP, and advice on ergonomic adjustment of the workplace Control Usual care	Primary • Occurrence and duration of LBP and sickness absence • Standardized Nordic Questionnaire on musculoskeletal symptoms Secondary • Pain NRS • RMDQ • Sickness absence and productivity losses because of LBP and upper-extremity complaints • SF–12 • EQ–5D	No additional positive effect of the intervention was found on any of the LBP outcome measures compared with the control condition. Sickness absence because of upper-extremity complaints was significantly lower in the intervention group. No significant differences between groups were observed for any of the other secondary outcomes. The intervention had no effect on recurrence of complaints or sickness absence. The results remained almost the same after additional adjustment for strenuous arm positions and low job control, the 2 characteristics that differed between groups at baseline. Total costs during follow-up were slightly lower in the intervention group but because of the very skewed distribution were far from significant. In general, health care resources for LBP were used equally by both groups.
Jensen et al. (2006)	Level I RCT N = 151 (M age ~ 44 yr). Intervention Group 1, n = 53. Intervention Group 2, n = 49. Control group, n = 49. Inclusion criteria: Eldercare workers	Intervention Group 1: Transfer techniques Group 2: Stress management Control Usual care	• Change in LBP	No differences in LBP were found between groups.

(Continued)

Table D-11: Evidence for the Effectiveness of Interventions for People With MSCs of the Spine (cont.)

Author/Year	Level of Evidence/Study Design/ Participants/Inclusion Criteria	Intervention and Control Groups	Outcome Measures	Results
Pillastrini et al. (2010)	Level II Nonrandomized crossover $N = 200$. Intervention group, $n = 100$. Control group, $n = 100$. *Inclusion criteria*: Not pregnant; no history of serious injury, spinal surgery, malignant pathology, or severe disability	*Intervention* Ergonomic adjustment of workstation design after evaluation of each participant's posture while performing daily tasks *Control* No intervention reported	• Rapid Entire Body Assessment for work-related posture • LBP point prevalence using a pain drawing	The intervention significantly improved work-related posture and reduced LBP point prevalence both in the 1st study period and after crossover, and these effects persisted for ≥30 mo.
Roelofs et al. (2007)	Level I RCT $N = 357$ (98% women; M age = 41 yr). Intervention, $n = 180$. Control, $n = 177$. *Inclusion criteria*: Home care workers who were experiencing LBP symptoms at the time of inquiry or had experienced 2 or more episodes (on ≥2 consecutive days) of LBP symptoms in the 12 mo before the inquiry, did not have specific LBP (e.g., due to rheumatoid arthritis or vertebral fractures), and were not pregnant at the start of the study.	*Intervention* Lumbar support in addition to usual care *Control* Short refresher course on healthy working methods provided by their employer at the start of their employment, along with usual care.	• Number of days with low back pain • Sick leave over 12 mo • Severity of low back pain in the previous week.	Over 12 mo, participants in the lumbar support group reported fewer days with LBP than participants who received only the short course. Total sick days in the intervention group did not decrease. Small but statistically significant differences in pain intensity and function favored lumbar support.
		Functional Restoration		
Bethge, Herbold, Trowitzsch, & Jacobi (2011)	Level I Cluster RCT $N = 272$ (75% men; M age = 48.5 yr). Intervention group, $n = 134$. Control group, $n = 138$. *Inclusion criteria*: Approval for rehabilitation for MSC, ≥12 wk of sick leave in year before rehabilitation *or* subjective expectation of long-term restrictions affecting occupational duties *or* health-related unemployment	*Intervention* Work-hardening program with a CBT approach including modules on stress coping behavior, exercise and aquatic exercise, functional capacity training based on elements of the Isernhagen Work System, and relaxation techniques *Control* Convention musculoskeletal rehabilitation	Work status, defined as positive at 6 mo if participant was working and had used ≤6 wk of sick leave and at 12 mo if participant was working and had used ≤12 wk of sick leave	At 6 mo, the intervention group had a 2.4 times higher chance of a positive work status than the control group. At 12 mo, the chance of a positive work status was still higher, but not significantly. The intervention group had more favorable outcomes for depression and anxiety, mental and physical health-related QOL, and pain management.

(Continued)

Table D-11: Evidence for the Effectiveness of Interventions for People With MSCs of the Spine (cont.)

Author/Year	Level of Evidence/Study Design/ Participants/Inclusion Criteria	Intervention and Control Groups	Outcome Measures	Results
Hlobil et al. (2007)	Level I RCT N = 134 (94% men; M age = 42 yr). Intervention group, n = 67. Control group, n = 67. Inclusion criteria: LBP ≥4 wk	*Intervention* Graded activity with guidance from an occupational physician plus physical exercise with a CBT approach, 2×/wk for 60 min *Control* Usual care with guidance from an occupational physician	• Costs of health care during 1st follow-up year • Costs of productivity loss during 2nd and 3rd follow-up year	At the end of the 1st follow-up year, the average investment for the intervention group was €475 per worker, only €83 more than for the control group, but yielded an average savings of €999 because of a reduction in productivity loss. The potential average cumulative savings were €1,661 per worker over 3 yr.
Kool et al. (2007)	Level I RCT N = 174 (79% men; M age = 42 yr). Intervention group, n = 87. Control group, n = 87. *Inclusion criteria*: Age 20–55 yr, primary diagnosis of nonacute nonspecific LBP ≥6 wk, ≥6 wk of sick leave in previous 6 mo	*Intervention* Function-centered treatment emphasizing activity despite pain and using work simulation, strength, endurance, and cardiovascular training, 4 hr/day for 3 wk *Control* Pain-centered treatment emphasizing pain reduction and using passive and active mobilization, stretching, strength training, and a 4-hr mini back school with education and exercise, 2.5 hr/day for 3 wk	• Work days • RTW • Rate of participants receiving financial compensation for permanent disability • Unemployment rate	After 1 yr, the intervention group had significantly more work days (M = 118, Mdn = 39.5) than the control group (M = 74, Mdn = 0).
Roche et al. (2007)	Level I RCT N = 132 (~65% men; M age ~ 39 yr). Intervention group, n = 68. Control group, n = 64. *Inclusion criteria*: Adults with CLBP	*Intervention* Functional restoration program including exercises supervised by a physiotherapist increasing throughout the program, 6 hr/day, 5 days/wk, for 5 wk *Control* Active individual physical therapy, 1 hr, 3×/wk	• Trunk flexibility • Back flexor and extensor endurance (Ito and Sorensen tests) • General endurance • Pain intensity • DPQ • Daily activities • Anxiety	All outcome measures improved except endurance in the control group. No between-group differences were found for pain intensity or for DPQ Daily Activities or Work and Leisure Activities scores. Better results were observed in the intervention group for all other outcome measures. There was a significant effect of treatment and initial value for gains in the Sorensen score, with a treatment or initial value interaction; a significant effect of treatment and initial value for gains in the Ito score, endurance, and DPQ

(Continued)

Table D-11: Evidence for the Effectiveness of Interventions for People With MSCs of the Spine (cont.)

Author/Year	Level of Evidence/Study Design/ Participants/Inclusion Criteria	Intervention and Control Groups	Outcome Measures	Results
Roche et al. (2007) (cont.)			• Depression • Social interest • Work and leisure activities • Self-reported improvement	Social Interest and Anxiety Depression scores, with no treatment or initial value interaction; and a significant effect of initial value but not treatment for gains in DPQ Daily Activities and Work and Leisure Activities scores. Low-cost ambulatory active individual physical therapy is effective; the main advantage of functional restoration treatment is improved endurance.
Slater et al. (2009)	Level I RCT $N = 67$ (86% men; M age = 30 yr). Intervention group, $n = 34$. Control group, $n = 33$. *Inclusion criteria:* Age 18–50 yr, 1st-onset back pain (T6 or below) present daily 6–10 wk, no other major medical illness or pain disorder, not a candidate for acute surgical intervention, no prior episode of daily back or other pain lasting ≥1 wk, no medications that affect mood or function, no major surgery in preceding 12 mo, no back pain secondary to serious medical disorder (e.g., neoplastic disease, osteomyelitis, fracture)	*Intervention* Instruction and demonstrations of behavioral pain management and rehabilitation methods and take-home assignments and schedules (e.g., exercise, activity), 4 weekly 1-hr individual sessions *Control* Attention control (e.g., social support, therapeutic alliance, plausible explanation of problem, credible rationale), 4 weekly 1-hr individual sessions	• Descriptor Differential Scale of pain intensity • Sickness Impact Profile • Quality of Well-Being Scale • PAIRS	The groups had no significant differences in PAIRS scores at baseline, but at 6-mo follow-up the intervention group had significantly lower scores than the control group. The proportion of participants recovered at 6 mo was significantly higher in the intervention group.
Steenstra, Anema, Bongers, et al. (2006)	Level I RCT $N = 112$ (59.5% men; M age = 41.8 yr). Intervention group, $n = 55$. Control group, $n = 57$. *Inclusion criteria:* LBP, sick leave >8 wk and no plans to return to work within 1 wk; age 18–65 yr, able to complete questionnaire in Dutch	*Intervention* Graded activity, a physical exercise program aimed at RTW based on operant conditioning behavioral principles *Control* Usual care	• RMDQ • Pain VAS	Graded activity did not result in differences on the outcome measures. Different interventions combined may have led to a delay in RTW. Delay in referral to graded activity may have delayed RTW. The interaction between the experimental and control interventions was not significant.

(Continued)

Table D-11: Evidence for the Effectiveness of Interventions for People With MSCs of the Spine (cont.)

Author/Year	Level of Evidence/Study Design/ Participants/Inclusion Criteria	Intervention and Control Groups	Outcome Measures	Results
Steenstra, Anema, van Tulder, et al. (2006)	Level I RCT $N = 196$ (58% women, M age = 42 yr). Intervention group, $n = 96$. Control group, $n = 100$. *Inclusion criteria:* On sick leave from regular work 2–6 wk because of LBP, age 18–65 yr, able to complete questionnaires in Dutch	*Intervention* Usual care; a workplace assessment and work modifications based on participative ergonomics involving all stakeholders (the OHS's ergonomist or occupational health nurse, the worker on sick leave, the worker's supervisor and others if necessary); and communication between the occupational physician and the general practitioner to reach consensus on counseling the worker in RTW *Control* Usual care	*Primary* • RTW *Secondary* • Pain intensity • Functional status • QOL • General health • Economic impact from a societal perspective	The workplace intervention group returned to work 30.0 days earlier on average than the usual-care group at slightly higher direct costs. Participants who received usual care in the 1st 8 wk and the clinical intervention after 8 wk returned to work 21.3 days later on average. Participants who received the workplace intervention in the 1st 8 wk and the clinical intervention after 8 wk returned to work 50.9 days later on average. The workplace intervention was more effective than usual care in promoting RTW at slightly higher costs and was equally effective as usual care on other outcomes at equal costs. The workplace intervention resulted in safe RTW more quickly than usual care and at reasonable cost for workers on sick leave for 2–6 wk because of LBP. The clinical intervention was less effective than usual care and associated with higher costs.
Whitfill et al. (2010)	Level I RCT $N = 142$. Intervention Group 1, $n = 47$. Intervention Group 2, $n = 43$. Control group, $n = 52$. *Inclusion criteria:* High risk for CLBP disability	*Intervention* Group 1: Initial medical examination, 6–9 physical therapy sessions, 6–9 behavioral medicine sessions Group 2: Same as for Group 1 plus work transition component with ≤6 sessions to aid in transition back to work *Control* Standard care	• Structured Clinical Interview for *DSM–IV* Axis I and II Disorders • Obstacles to Return-to-Work Questionnaire • Stanford Presenteeism Scale • Million VAS • Characteristic Pain Inventory • Ways of Coping Questionnaire • BDI • Pain VAS • SF–36	At 1-year follow-up, no significant differences were found between the intervention groups in terms of occupational status, self-reported pain and disability, coping ability, or psychosocial functioning. Both interventions resulted in significant differences in all outcomes compared with standard care. The addition of a work transition component to an early intervention program for acute LBP did not contribute to significantly improved work outcomes. However, results further support the effectiveness of early intervention for high-risk acute LBP patients.

(Continued)

Table D-11: Evidence for the Effectiveness of Interventions for People With MSCs of the Spine (cont.)

Author/Year	Level of Evidence/Study Design/ Participants/Inclusion Criteria	Intervention and Control Groups	Outcome Measures	Results
		Multidisciplinary Approaches		
Anema et al. (2007)	Level I RCT $N = 196$ sick listed 2–6 wk (58% women; M age = 42.47 yr). Intervention Group 1, $n = 96$. Control Group 1, $n = 100$. $N = 112$ still sick listed at 8 wk. Intervention Group 2, $n = 55$. Control Group 2, $n = 57$. *Inclusion criteria:* Full or partial sick leave because of nonspecific LBP 2–6 wk, age 18–65 yr, able to complete questionnaires in Dutch	*Intervention* Group 1: Workplace intervention including work site assessment and adjustments followed by meetings to discuss possible solutions to problems Group 2: Graded intervention including an individualized, submaximal, gradually increasing exercise program with an operant conditioning behavioral approach *Control* Usual care including education about the good prognosis, the importance of keeping up or returning to normal activities, and coping with LBP and fear of movement; planning; and advice to RTW within 2 wk of absence	*Primary* • Sick leave because of LBP *Secondary* • RMDQ • Pain VAS	Group 1 returned to work significantly sooner than the other groups ($Mdn = 77$ vs. 104 days). Graded activity had a negative effect on RTW and functional status, and the combined interventions had no effect. Results support workplace intervention for multidisciplinary rehabilitation of subacute LBP but not graded activity or combined intervention.
Campello et al. (2012)	Level I RCT $N = 33$ (91% men; M age = 32.6 yr). Intervention group, $n = 16$. Control group, $n = 17$. *Inclusion criteria:* Nonspecific LBP interfering with normal work or life 4–12 wk, no signs of psychosis or substance abuse, no work limitation because of LBP >12 wk, not pregnant, no depression, no posttraumatic stress, no alcohol abuse	*Intervention* Multidisciplinary reconditioning program consisting of graded, goal-oriented active physical reconditioning including aerobic conditioning, strength training, and flexibility exercises and CBT including education about how psychosocial variables affect pain, relaxation training, modification of maladaptive beliefs, and problem solving *Control* Treatment at the discretion of the primary care manager including one or more of the following: modalities (ultrasound, heat, ice, electrical stimulation), traction, exercises, back class, and spinal manipulation	*Primary* • Duty status *Secondary* • Functional performance evaluation including active trunk ROM, maximum weight lifted, aerobic capacity, sit-ups, and push-ups • TSK • FABQ • ODI • NPRS • PCS	No difference between groups was found in rate of RTW. Average values for active trunk ROM, lifting capacity, aerobic capacity, sit-ups, and push-ups improved, but not significantly over time or between groups. Pain decreased by the end of the 4-wk intervention period for both groups, a positive but nonsignificant trend. Perception of disability was the only psychosocial variable that was significantly different between groups. Intervention participants scored 10 points lower (i.e., less perceived disability) than control participants postintervention and 8 points lower at follow-up.

(Continued)

Table D-11: Evidence for the Effectiveness of Interventions for People With MSCs of the Spine (cont.)

Author/Year	Level of Evidence/Study Design/ Participants/Inclusion Criteria	Intervention and Control Groups	Outcome Measures	Results
Campello et al. (2012) (cont.)				Trends were found favoring the intervention group for fear of physical activity and pain catastrophizing. FABQ Physical Activity scores showed a difference of 4 points postintervention and 5 points at 12 wk. PCS scores showed a difference of 3.9 points post-intervention and 5.3 points at 12 wk.
Dufour, Thamsborg, Oefeldt, Lundsgaard, & Stender (2010)	Level I Randomized clinical trial N = 286 (56% women; M age = 40.9). Intervention Group 1, n = 142. Intervention Group 2, n = 144. Inclusion criteria: Age 18–60 yr with LBP lasting more than 12 wk, with or without pain radiating into the leg(s)	Intervention Group 1: Multidisciplinary biopsychosocial rehabilitation program consisting of hard exercise, education, light exercise/OT, and pain management over 12 wk (73 hr of therapist exposure; ~12 hr/patient) Group 2: Therapist-assisted back muscle strengthening, 1 hr 2×/wk (therapist exposure 24 hr/patient) Control No control	Primary • Pain VAS Secondary • RMDQ • SF-36 Physical Component Summary and Mental Component Summary • Self-rating of global perceived outcome (3-point Likert scale)	Significant improvements were observed in pain, disability, and most QOL dimensions in both intervention groups that were sustained over 24 mo. Significant differences between the intervention groups were found in secondary end points, RMDQ scores, and SF-36 Physical Functioning and Physical Component Summary.
Henchoz, de Goumoëns, So, & Paillex (2010)	Level I RCT N = 103 (62% men; M age = 40.17 yr). Intervention group, n = 55. Control group, n = 48. Inclusion criteria: Subacute or chronic LBP without irritative neurological deficit, age 18–60 yr	Intervention Exercise program after completing a functional multidisciplinary rehabilitation program; intervention consisted of group submaximal exercises supervised by a sports therapist, 24 training sessions over 12 wk Control Routine follow-up after completion of rehabilitation program	• ODI • Current back pain (100-mm VAS) • Biering-Sorensen test • Shirado test • Lumbar flexion and extension ROM using modified Schober technique • Fingertip-to-floor test • Aerobic exercise capacity measured on a treadmill	Both groups improved significantly in all physical parameters except flexion and extension ROM. At 3 mo and 1 yr, both groups maintained improvements in all parameters except cardiovascular endurance.
Jensen, Jensen, Christiansen, & Nielsen (2011)	Level I RCT N = 351 (52% women; M age = 42 yr). Intervention group, n = 176. Control group, n = 175. Inclusion criteria: Age 16–60 yr, partly or fully sick listed 4–12 wk because of LBP	Intervention Clinical intervention and multidisciplinary intervention by a physician, physiotherapist, and case manager Control Clinical examination and advice offered by a rehabilitation physician and physiotherapist without case management	Primary RTW (1st 4-wk period within 1st year during which participant received no social transfer payments Secondary • LBP Rating Scale • RMDQ • SF–36 • Fear avoidance	RTW was achieved by 125 (71.0%) intervention participants and 133 (76.0%) control participants. No significant differences were found in secondary outcomes except SF-36 mental health scores, which were a little higher in the intervention group.

(Continued)

Table D-11: Evidence for the Effectiveness of Interventions for People With MSCs of the Spine (cont.)

Author/Year	Level of Evidence/Study Design/ Participants/Inclusion Criteria	Intervention and Control Groups	Outcome Measures	Results
Kääpä, Frantsi, Sarna, & Malmivaara (2006)	Level I RCT $N = 120$ (100% women; M age = 46.2 yr). Intervention group, $n = 59$. Control group, $n = 61$. *Inclusion criteria:* Age 22–57 yr, employed as health care or social care professional, nonspecific CLBP daily or near daily with or without sciatica during preceding year	*Intervention* Multidisciplinary rehabilitation conducted in groups consisting of physical training, workplace interventions, back school, relaxation training, and CBT stress management methods, 70 hr total *Control* Conventional physiotherapy including physical exercise and passive treatment methods, 10 hr total	• Back and sciatic pain intensity • Disability • Sick leaves • Health care consumption • Depression • Beliefs about work ability	No significant differences were found between groups for any outcome measures at any time point. Both groups showed favorable effects that were maintained at 2-yr follow-up.
Kjeken et al. (2013)	Level I RCT $N = 100$ (35 women; M age = 49 yr). Intervention group, $n = 51$. Control group, $n = 49$. *Inclusion criteria:* Ankylosing spondylitis diagnosed by a rheumatologist using modified New York criteria, ages 18–65 yr, BASDAI score ≥40 mm, competence in Norwegian	*Intervention* Rehabilitation program aimed at reducing symptoms, improving physical function, and enhancing self-management. At admission, a physician, nurse, physiotherapist, and OT examined participants, and on the basis of assessments and interviews, an individualized plan for the rehabilitation stay was developed, including patient-specific long- and short-term goals. *Control* Treatment as usual (e.g., consultation with rheumatologist or physician, community-based physiotherapy, self-management of physical activity and exercises, relevant medication). The control group was offered a rehabilitation stay after completion of the study.	*Primary* • BASDAI • BASFI *Secondary* • BASMI • Bath Ankylosing Spondylitis Global Score • SF-36 • Canadian Occupational Performance Measure	Significant overall treatment effects in favor of the intervention group were found in BASDAI scores, well-being, and SF-36 Social Functioning, Role Physical, Role Mental, and Bodily Pain.
Lambeek, Bosmans, et al. (2010)	Level I RCT $N = 134$ (58% men; M age = 46.1 yr). Intervention group, $n = 66$. Control group $n = 68$. *Inclusion criteria:* Age 18–65, in paid work ≥8 hr/wk, sick listed ≥12 wk because of LBP, had visited an outpatient clinic	*Intervention* Workplace intervention based on participatory ergonomics involving a supervisor and a graded activity program based on CBT principles *Control* Usual care	*Primary* Time off work because of LBP until full sustainable RTW *Secondary* • Pain VAS • RMDQ	Median duration until sustainable RTW was significantly shorter for the intervention group (88 days) compared with the control group (208 days). Integrated care was effective in promoting RTW (hazard ratio = 1.9). After 12 mo, the intervention group had improved significantly more in functional status compared with the control group. Improvement in pain did not differ significantly between groups.

(Continued)

Table D-11: Evidence for the Effectiveness of Interventions for People With MSCs of the Spine (cont.)

Author/Year	Level of Evidence/Study Design/ Participants/Inclusion Criteria	Intervention and Control Groups	Outcome Measures	Results
Lambeek, van Mechelen, Knol, Loisel, & Anema (2010)	Level I RCT N = 134 (59% men; M age = 46 yr). Intervention group, n = 66. Control group, n = 68. Inclusion criteria: Age 18–65 yr, LBP ≥12 wk, in paid work ≥8 hr/wk, sick listed	*Intervention* Multidisciplinary workplace intervention with a team approach (occupational physician, OT, physical therapist, and other health care professionals such as the patient's primary physician and medical specialist) using participatory ergonomics and graded activity based on CBT principles *Control* Usual care	• Reach and participation • Implementation of the integrated care program according to the protocol • Expectations for RTW • Satisfaction with the integrated care program • Barriers and facilitators for implementation of the integrated care program	Median duration of the 1st continuous period of sick leave after randomization was significantly shorter for the intervention group (88 days) than the control group (208 days). During the 12-mo follow-up period, median no. of days of sick leave (including recurrences) was significantly lower for the intervention group (82) than the control group (175). No significant differences in pain improvement were found between the 2 groups. Differences in functional status at 12 mo were significant and in favor of the intervention group.
Monticone et al. (2013)	Level I RCT N = 90 (42.2% men; M age = 49.5 yr). Intervention group, n = 45. Control group, n = 45. Inclusion criteria: Nonspecific CLBP ≥3 mo	*Intervention* Multidisciplinary CBT and exercise training *Control* Exercise training alone	• RMDQ • TSK • Pain NRS • SF–36	Significant improvements in disability, fear-avoidance beliefs, and pain were found for the intervention group compared with the control group. RMDQ scores showed significant main effects in favor of the intervention group. Patient perceptions of treatment efficacy were significantly higher in the intervention group. TSK, Pain NRS, and SF–36 scores showed significant effects.
Nazzal et al. (2013)	Level I RCT N = 100 (65% women; M age = 49.8 yr). Intervention group, n = 50. Control group, n = 50. Inclusion criteria: LBP ≥12 wk with or without pain radiating to legs, ages 18–65 yr	*Intervention* Program of combined exercise, education, and pain management that included continuous-mode ultrasound for 10 min; conventional TENS for 30 min; aerobic, resistive, stretching, flexibility, and postural exercises; massage; education; and OT. Participants were reassured that there was no serious cause for their backache and that the exercise program was safe and effective. *Control* Specific and intensive muscle training exercises to strengthen and shorten muscles in the back and gluteus region	*Primary* • Pain VAS *Secondary* • MPQ • ODI • Left and right lateral bending • Trunk forward flexion and extension	All outcome measures improved significantly in the intervention group compared with control group. Pain VAS, MPQ, and ODI scores and left and right lateral bending decreased significantly, whereas trunk forward flexion and extension increased. Significantly more intervention than control participants returned to work at the end of 6 wk. These effects were maintained at 12-wk and 24-wk follow-ups.

(Continued)

Table D-11: Evidence for the Effectiveness of Interventions for People With MSCs of the Spine (cont.)

Author/Year	Level of Evidence/Study Design/ Participants/Inclusion Criteria	Intervention and Control Groups	Outcome Measures	Results
Roche-Leboucher et al. (2011)	Level I RCT N = 132 (65% men; M age = 39.8 yr). Intervention group, n = 68. Control group, n = 64. Inclusion criteria: Nonspecific CLPB ≥3 mo	*Intervention* Functional restoration program consisting of isotonic techniques for strengthening, endurance training, weightlifting, and balneotherapy, 6 hr/day, 5 days/wk for 5 wk *Control* Active individual ambulatory physiotherapy, 1 hr, 3×/wk for 5 wk	• No. of sick leave days • Trunk flexibility • Trunk muscle endurance • Ito test • Progressive Isoinertial Lifting Evaluation • Pain VAS • DPQ	Both groups improved significantly in pain intensity, flexibility, trunk muscle endurance, DPQ Daily Activities and Work and Leisure Activities scores, and no. of sick leave days used at 1-yr follow-up. No. of sick-leave days was significantly lower in the intervention group.
Physical Agent Modalities				
Ay, Doğan, & Evcik (2010)	Level I RCT N = 80 (57% women; M age = 49 yr). Intervention Group 1, n = 20. Intervention Group 2, n = 20. Control Group 3, n = 20. Control Group 4, n = 20. Inclusion criteria: Acute or chronic LBP caused by lumbar disk herniation	*Intervention* Group 1 (acute): Hot pack plus laser therapy Group 2 (chronic): Hot pack plus laser therapy *Control* Group 3 (acute): Hot pack plus placebo laser therapy Group 4 (chronic): Hot pack plus placebo laser therapy All groups: 15 sessions over 3 wk: hot pack therapy, 20 min; laser applied at 2–4 points over both sides of the paraspinal tissues of the disk spaces, 4 min at each point	• Pain VAS and Likert scale • Patient and physician global assessment measured with VAS • Modified Schober test and flexion and lateral flexion measures for ROM of lumbar spine • RMDQ • ODQ	All groups experienced significant improvements in pain severity, patient and physician global assessment, ROM, RMDQ scores, and ODQ scores. No significant differences were detected among groups on any outcome parameters. No differences were found between laser and placebo laser treatments in pain severity and functional capacity.
Bilgin et al. (2013)	Level I RCT N = 30 Intervention Group 1, n = 10. Intervention Group 2, n = 10. Control group, n = 10. Inclusion criteria: Women ages 18–21 yr, sedentary (no regular physical activity for ≥2 yr), no LBP >3 mo in prior 5 yr	*Intervention* Group 1: Segmental stabilization training Group 2: Electrical stimulation *Control* No treatment	• Muscle fatigue • Surface electromyography	No significant differences were found within and between groups in muscle activation and fatigue of the multifidus muscle.

(Continued)

Table D-11: Evidence for the Effectiveness of Interventions for People With MSCs of the Spine (cont.)

Author/Year	Level of Evidence/Study Design/ Participants/Inclusion Criteria	Intervention and Control Groups	Outcome Measures	Results
Buchmuller et al. (2012)	Level I Prospective, randomized, multicenter, single-blind $N = 236$ (M age = 53 yr, range = 28–86) Intervention group, $n = 117$. Control group, $n = 119$. *Inclusion criteria:* Consecutive adult patients consulting for CLBP with or without radicular pain	*Intervention* Active TENS with continuous stimulation at high frequencies (80–100 Hz), with wave durations of 50–100 ms and low intensities, potentially achieving painless paresthesia in the body part, plus burst TENS with discontinuous stimulation at low frequencies (1–4 Hz), with wave durations of 100–400 ms and high intensities, inducing weak muscle twitches, 4 1-hr daily sessions for 3 mo *Control* Sham protocol; same as intervention protocol but TENS devices did not deliver an electrical current	*Primary* • RMDQ *Secondary* • Functional status • Pain VAS • QOL • Analgesic and anti-inflammatory medication use • Satisfaction with overall treatment strategy • Compliance	No significant differences in functional status were found between groups at 6 wk or 3 mo. Participants with lumbar pain alone or lumbar and radicular pain treated with active TENS experienced a significant improvement in pain VAS scores between the 1st and last assessments. Other outcome measures showed no significant differences between groups.
Djavid et al. (2007)	Level I RCT with concealed allocation, blinded assessors, and intention-to-treat analysis $N = 53$ (36% women; M age = 38 yr). Intervention Group 1, $n = 16$. Intervention Group 2, $n = 19$. Control group, $n = 18$. *Inclusion criteria:* Ages 20–60 yr, LBP ≥12 wk, able to understand instructions and cooperate with treatment	*Intervention* Group 1: Laser therapy alone, 2×/wk for 6 wk Group 2: Laser therapy plus exercise, 2×/wk for 6 wk *Control* Placebo laser therapy and exercise, 2×/wk for 6 wk	• Pain VAS • Lumbar ROM measured by the Schober test • Maximum active flexion, extension, and lateral flexion • ODI	Laser therapy resulted in no greater effect compared with exercise for any outcome at 6 or 12 wk. No greater effect was found for laser therapy plus exercise compared with the control condition for any outcome at 6 wk. However, at 12 wk, laser therapy plus exercise resulted in significantly reduced pain, increased lumbar ROM and active flexion, and reduced disability compared with the control group.
Durmus et al. (2009)	Level I RCT $N = 41$. Intervention group, $n = 21$. Control group, $n = 20$. *Inclusion criteria:* CLBP, sedentary lifestyle (no regular or irregular exercise habits)	*Intervention* Electrical stimulation and exercises, 30 min, 3 days/wk for 8 wk *Control* Exercises only, 30 min, 3 days/wk for 8 wk	• Pain VAS • ODQ • PDI • Functional performance (50-m walk as fast as possible) • Trunk flexor and extensor muscle strength measured with a dynamometer • SF-36 • BDI	Both groups showed significant improvements in pain, disability, functional performance, and endurance, with between-group differences favoring the treatment group. No differences between groups were found at 2 wk for pain VAS and extensor and flexor muscle strength, but by the 4th wk significant differences appeared that grew by the 8th wk of therapy. Both groups showed significant improvements in QOL and depression.

(Continued)

Table D-11: Evidence for the Effectiveness of Interventions for People With MSCs of the Spine (cont.)

Author/Year	Level of Evidence/Study Design/ Participants/Inclusion Criteria	Intervention and Control Groups	Outcome Measures	Results
Durmus et al. (2013)	Level I RCT $N = 60$ (100% women; M age = 52). Intervention Group 1, $n = 20$. Intervention Group 2, $n = 20$. Control group, $n = 20$. *Inclusion criteria*: Women who had been experiencing LBP for at least 3 mo	*Intervention* *Group 1*: Ultrasound plus group exercise program composed of 60 min back and abdominal exercises with 10-min warm-up and cool-down periods of stretching under the supervision of a physiatrist, 3 days/wk *Group 2*: Phonophoresis plus same exercise program as Group 1 *Control* Exercise program only (same as intervention groups)	• Pain VAS • ODQ • PDI • 6MWT • BDI • SF-36	All groups showed significant improvements in pain, disability, muscle strength, endurance, 6MWT, mobility, QOL, and depression. Significant differences between the intervention groups and the control group were found in pain VAS, 6MWT, and extensor muscle strength. Significant differences in pain, physical function, and energy scores on the SF-36 were found in favor of Group 2 compared with Group 1 and the control group. Ultrasound and phonophoresis treatments were effective in the treatment of patients with CLBP; phonophoresis was not found to be superior to ultrasound therapy.
Durmus, Durmaz, & Canturk (2010)	Level I RCT $N = 59$ (100% women; M age = 48 yr). Intervention Group 1, $n = 20$. Intervention Group 2, $n = 19$. Control group, $n = 20$. *Inclusion criteria*: Women who were housewives, employees, or retired; sedentary lifestyle (no regular or irregular exercise habits); LBP ≥3 mo; no acute radicular signs or symptoms; no radiographic evidence of inflammatory disease affecting the spine, tumor, spondylolysis, spondylolisthesis, or sacroiliitis; no medical condition for which exercise would be contraindicated; no neuromuscular or dermatologic disease involving the lumbar and abdominal area; no participation in exercise that might have increased muscle strength within previous 6 mo; no cardiac pacemaker or defibrillator; no contracture; no previous trauma; no history of spinal surgery; not pregnant; no severe structural deformity	*Intervention* *Group 1*: Electrical stimulation administered with participant in prone for 15 min plus exercises *Group 2*: Ultrasound plus exercises. Continuous ultrasound was applied at 1 MHz frequency and 1 W/cm² intensity with a 5-cm transducer head, effective radiating area of 4 cm, and beam nonuniformity ratio of 1:5. Slow circular movements were applied by the transducer head over the paravertebral low back region for 10 min. *Control* Exercise only	• Pain • Disability • Walking performance • Endurance • Mobility • QOL • Depression • SF-36 • ODQ • PDI	All groups showed significant improvements in pain, disability, muscle strength, endurance, walking performance, mobility, SF-36 subscores, and depression. Significant differences between the intervention groups and the control group were found in physical function, SF-36 Energy and Social Function subtests, pain VAS, and extensor muscle strength, with no significant differences between the intervention groups. Ultrasound and electrical stimulation were effective in improving pain, isometric extensor muscle strength, and QOL in patients with CLBP.

(Continued)

Table D-11: Evidence for the Effectiveness of Interventions for People With MSCs of the Spine (cont.)

Author/Year	Level of Evidence/Study Design/ Participants/Inclusion Criteria	Intervention and Control Groups	Outcome Measures	Results
Fiore et al. (2011)	Level I RCT $N = 30$ (19 women; M age = 51.2 yr, range = 35–65). Intervention Group 1, $n = 15$. Intervention Group 2, $n = 15$. *Inclusion criteria*: Experience LBP for at least 3 wk	*Intervention* *Group 1*: High-intensity laser therapy *Group 2*: Ultrasound therapy *Control* No control	• Pain VAS • Italian ODQ	Group 1 showed significant reductions in pain and improvements in functionality of the spine compared with Group 2.
Goren, Yildiz, Topuz, Findikoglu, & Ardic (2010)	Level I Prospective RCT $N = 45$ (32 women; M age = 53.2 yr, range = 25–82). Intervention Group 1, $n = 15$. Intervention Group 2, $n = 15$. Control group, $n = 15$. *Inclusion criteria*: Clinical symptoms and signs consistent with lumbar spinal stenosis, onset of neurogenic claudication with ≤15 min walk on treadmill, confirmatory MRI demonstrating lumbar spinal stenosis within past year, no history of movement disorder or orthopedic problems that might affect ambulation, no lower-extremity peripheral vascular disease or vascular claudication, no previous lumbar spinal stenosis surgery, no serious medical illness that might impair ambulation, no other spinal disorder, no major or progressive neurological deficit, no malignancy	*Intervention* *Group 1*: Ultrasound (1 mHz, 1.5 W/cm^2 intensity) in continuous mode applied on back muscle for 10 min plus stretching and strengthening exercises for lumbar, abdominal, and leg muscles and low-intensity cycling *Group 2*: Sham ultrasound plus same exercise program as Group 1 *Control* No ultrasound, no exercises	• Pain • Disability • Functional capacity • Consumption of analgesics	Leg pain and disability decreased in Groups 1 and 2 compared with the control group. Analgesic consumption was significantly lower in Group 1 but not in Group 2 compared with the control group.
Kofotolis, Vlachopoulos, & Kellis (2008)	Level I Sequentially allocated, single-blinded, controlled study $N = 92$ (100% women; M age = 40.5 yr). Intervention Group 1, $n = 23$. Intervention Group 2, $n = 23$.	*Intervention* *Group 1*: Rhythmic stabilization consisting of alternating (trunk flexion–extension) isometric contractions against resistance for 10 s, no motions intended *Group 2*: Rhythmic stabilization and 40–45 min of TENS while resting in prone	• ODQ • Borg verbal rating scale for pain • ROM for total trunk extension (T12–S2) and flexion	Groups 1 and 2 displayed significant improvements in functional disability, pain intensity, trunk extension, ROM, dynamic endurance of trunk flexion, and static endurance of trunk extension compared with Group 3 and the control group.

(Continued)

Table D-11: Evidence for the Effectiveness of Interventions for People With MSCs of the Spine (cont.)

Author/Year	Level of Evidence/Study Design/ Participants/Inclusion Criteria	Intervention and Control Groups	Outcome Measures	Results
Kofotolis, Vlachopoulos, & Kellis (2008) (cont.)	Intervention Group 3, $n = 23$. Control group, $n = 23$. *Inclusion criteria*: ≥1 of 3 criteria: LBP (1) during or after activity, (2) during or after sitting, and (3) while climbing stairs	*Group 3*: TENS only *Control* Placebo stimulation at same sites for same duration and period as the TENS groups	• Curl-up test, a modification of the Sorensen back extension test	Significant improvements in back pain severity were observed only for Groups 1 and 2. Groups 1 and 2 showed significant improvements in disability and pain. Disability and pain scores were significantly lower for Groups 1 and 2 compared with the other groups after training. Static endurance values improved significantly for Groups 1 and 2.
Lara-Palomo et al. (2013)	Level I RCT $N = 62$ (66% women; M age = 48.5 yr). Intervention group, $n = 31$. Control group, $n = 31$. *Inclusion criteria*: Ages 18–65 yr, LBP ≥12 wk, score of ≥4 on RMDQ	*Intervention* Massage with interferential current in lumbar and dorsal-lumbar area, 20 sessions over 10 wk *Control* Superficial lower back massage	• ODI • Pain VAS • TSK • RMDQ • McQuade test • Side bridge test • QOL • Trunk anteflexion	The intervention group experienced significant improvements in pain, disability, physical function, physical role, and body pain compared with the control group.
Mayer et al. (2006)	Level I RCT $N = 66$ (100% women; M age = 23). Intervention Group 1, $n = 33$. Intervention Group 2, $n = 16$. Control, $n = 17$. *Inclusion criteria*: Women 18–45 yr with negative pregnancy tests and using contraception, asymptomatic of back pain, in good general health, ambulatory, and untrained in the low back musculature	*Intervention* Group1: Heat wrap Group 2: Cold pack *Control* No treatment	• Muscle soreness 24 hours post workout • Pain • Spinal function • Self-reported disability • Satisfaction with outcome	At hr 24 post-exercise, pain intensity, disability, and deficits in self-reported physical function in participants with the heat wrap were reduced by 47% compared with the control group. Pain relief with the heat wrap was 138% greater than with the cold pack. There were no differences between the groups in changes in self-reported physical function and disability.
Pop et al. (2010)	Level I RCT $N = 39$.	*Intervention* Lumbar sacral orthosis with built-in OmniTens plus mini device for long-term TENS application (35 Hz, 150 µs), 3×/day for 20 min	• ODQ • Pain VAS • Schober test	All participants reported pain relief and improved spinal function and mobility. Significant differences between groups were found in favor of the intervention group.

(Continued)

Table D-11: Evidence for the Effectiveness of Interventions for People With MSCs of the Spine (cont.)

Author/Year	Level of Evidence/Study Design/ Participants/Inclusion Criteria	Intervention and Control Groups	Outcome Measures	Results
Pop et al. (2010) (cont.)	Intervention group, n = 16. Control group, n = 23. *Inclusion criteria*: Chronic lumbosacral pain, diagnosis of degenerative disc disease, no herniation of the nucleus pulposus, TENS therapy used as the only physical therapy procedure applied to the lumbosacral spine	*Control* Conventional TENS (35 Hz, 150 µs), 1×/day for 20 min		
Physical Activity				
Hartvigsen, Morsø, Bendix, & Manniche (2010)	Level I Single-blind RCT N = 136 (71% women; M age = 46). Intervention Group 1, n = 45. Intervention Group 2, n = 46. Control group, n = 45. *Inclusion criteria*: LBP with or without leg pain >8 wk, average pain score >3/11 during past 2 wk, completed 4 wk of treatment by a primary health care provider, concluded all examinations and individual and group treatment at back clinic with ≥75% attendance, competence in Danish, no comorbidity preventing participation in full intervention, able to sit on stationary bike ≥30 min to perform watt max bicycle test	*Intervention* Group 1: NW in groups of 6–8 under supervision of a trained NW instructor, 2×/wk for 8 wk Group 2: Single 1-hr instruction session by a trained instructor, then unsupervised NW at home, 8 wk *Control* Information about active living and exercise and about maintaining daily function by remaining active, over 4 wk	• Low Back Pain Rating Scale • Patient-Specific Functional Scale • EQ–5D	For pain, disability, and patient-specific function, Group 1 generally fared best; however, group differences were not significant. Group 1 tended to use less pain medication and to seek less concurrent care for back pain at 8-wk follow-up. No significant difference in physical activity levels was found between the supervised and unsupervised NW groups. No negative side effects were reported.
Jensen, Leboeuf-Yde, Wedderkopp, Sorensen, & Manniche (2012)	Level I RCT N = 100 (68% women; M age = 46 yr). Intervention group, n = 51. Control group, n = 49. *Inclusion criteria*: LBP rating of ≥3/11 on NRS, LBP greater than any leg pain present, current symptoms 2–12 mo, ages 18–60 yr, competence in Danish, ≥1 Modic change (Type I, II, or III) extending beyond endplate into vertebral body	*Intervention* Exercises to stabilize muscles in the low back and abdomen, together with dynamic exercises, exercises for postural instability, and light physical fitness training *Control* Instruction to avoid hard physical activity and to rest twice daily for 1 hr by lying down	• Pain • Disability • General health • Depression • Global assessment • No. of patients achieving a minimal clinically important difference	Data on 87 participants at 10-wk and 96 participants at 1-yr follow-up were available and were used in the intention-to-treat analysis. No significant differences were found between groups on any outcome.

(Continued)

Table D-11: Evidence for the Effectiveness of Interventions for People With MSCs of the Spine (cont.)

Author/Year	Level of Evidence/Study Design/Participants/Inclusion Criteria	Intervention and Control Groups	Outcome Measures	Results
Machado, Azevedo, Capanema, Neto, & Cerceau (2007)	Level I RCT $N = 33$ (69.5% women; M age = 43.5 yr). Intervention group, $n = 16$. Control group, $n = 17$. *Inclusion criteria:* Age ≤65 yr, nonspecific CLBP ≥3 mo between 12th rib and gluteal folds	*Intervention* Client-centered therapy consisting of psychotherapy based on principles of non-directive counseling delivered in groups of ≤10, 80-min sessions 2×/wk for 9 wk *Control* Exercise therapy consisting of 20 min of walking, general stretching, and strengthening in the bridge position (lie supine with knees flexed, raise hips, and hold 5 s, repeating 15×)	• Pain VAS • Brazilian RMDQ • BDI	For all outcomes at each time point, the control group showed greater improvements than the intervention group. The difference for disability was statistically and clinically significant at 9 wk. Client-centered therapy was less effective than exercise in reducing disability in the short term.
McDonough et al. (2013)	Level I RCT $N = 57$ (54% women; M = 49.5 yr). Intervention, $n = 40$. Control group, $n = 17$. *Inclusion criteria:* Older than age 18 yr, LBP with radiation >12 wk, permission from physician to take part in home-based exercise	*Intervention* Pedometer-driven walking program and education/advice to remain active *Control* Education/advice only for treatment of CLBP	• Steps count • ODQ • Pain • Physical activity	Participants increased their pedometer-determined steps/day by 59% and demonstrated an improvement in functional disability, pain, and perceived physical activity. Intervention participants demonstrated an 8.2% improvement on the ODQ at 6 mo, compared with 1.6% for the control group. There was a larger mean improvement in pain and a larger increase in physical activity at 6 mo in the intervention group.
Park, Lee, & Ko (2013)	Level I RCT $N = 24$ (M age = 44 yr). Intervention Group 1, $n = 8$. Intervention Group 2, $n = 8$. Control group, $n = 8$. *Inclusion criteria:* Diagnosis of CLBP; LBP >3 mo; no previous surgical treatment for disc herniation, spina bifida, or spinal stenosis	*Intervention* Group 1: Physical therapy using PAMs (e.g., hot pack, 30 min; interferential current therapy, 15 min; deep heat with ultrasound, 5 min) plus lumbar stabilization exercise including 7 positions: (1) standard back bridge, (2) back bridge with alternate leg straight, (3) back bridge with 1 leg, (4) standard hands and knees, (5) hands and knees with alternate arm straight forward, (6) hands and knees with alternate leg straight backward, and (7) side bridge, 30-min sessions 3×/wk for 8 wk	• Pain VAS • Isometric lifting for back strength • 1-leg stand test • SF–36	Pain decreased significantly in the intervention groups but not in the control group. All groups demonstrated a significant increase in back strength. Group 1 and the control group showed a significant improvement in balance, but Group 2 did not. In the SF–36 Physical Component Summary, all three groups improved significantly in pain and general health; only Group 1 improved significantly in physical functioning and role limitations due to physical health.

(Continued)

Table D-11: Evidence for the Effectiveness of Interventions for People With MSCs of the Spine (cont.)

Author/Year	Level of Evidence/Study Design/ Participants/Inclusion Criteria	Intervention and Control Groups	Outcome Measures	Results
Park, Lee, & Ko (2013) (cont.)		*Group 2:* Physical therapy using PAMs plus Nintendo Wii exercise program including the wakeboard, Frisbee dog, jet ski, and canoe games. Participants chose which game they performed; controlled a virtual character on the screen by swinging, rowing, and tilting remote controllers with motion sensors; and took a 2-min break every 10 min, 30-min sessions 3×/wk for 8 wk. *Control* Physical therapy using PAMs only		In the SF–36 Mental Component Summary, Group 1 and the control group showed no significant changes, but Group 2 improved significantly in terms of role limitations due to emotional problems, energy/fatigue, and emotional well-being.
Pua, Cai, & Lim (2007)	Level I RCT $N = 68$ (51% men; M age = 58.4 yr). Intervention Group 1, $n = 33$. Intervention Group 2, $n = 35$. *Inclusion criteria:* Age ≥50 yr, history of LBP (radiating or nonradiating symptoms), body mass index <38 kg/m² (to enable treadmill walking with body weight support and lumbar traction), evidence of lumbar spinal stenosis on MRI or radiograph, no cognitive impairment	*Intervention* *Group 1:* Treadmill training: During Wk 1 and 2, participants walked at their comfortable pace. Sufficient traction was applied to achieve a relatively pain-free gait that translated to 30%–40% of body weight. In Wk 3 to 6, participants were encouraged to walk at a moderate intensity. Sessions were limited by participant tolerance or to a maximum of 30 min. Participants received intervention 2×/wk for 6 wk. *Group 2:* Cycling training on an upright bicycle: During Weeks 1 and 2, participants cycled at their comfortable pace at 50 to 60 rpm. Participants were instructed to assume a flexed posture and avoid lumbar extension while cycling. In Weeks 3 to 6, participants were encouraged to exercise at a moderate intensity. Sessions were limited by participant tolerance or to a maximum of 30 min. Participants received intervention 2×/wk for 6 wk.	• ODI • RMDQ • Pain severity • Patient-perceived benefit	No difference was found between groups in reduction in disability or pain at 3 or 6 wk. No significant difference between groups was found in overall reduction in disability; however, the combined intervention groups showed a significant reduction in disability over time.
Schenkman et al. (2009)	Level I RCT $N = 61$ (60% women). Intervention Group 1, $n = 21$. Intervention Group 2, $n = 20$.	*Intervention* *Group 1:* Conventional physical therapy, 90% allocated to impairment-based interventions (e.g., soft tissue work, mobilization and manipulation, core stability exercises, body mechanics training for simulated tasks requiring lifting, pushing, pulling) and 10% allocated to patient education	*Primary* Continuous Scale Physical Functional Performance test	At 2 mo, Groups 1 and 2 had improved scores on the ODI compared with the control group (clinically but not statistically significant).

(Continued)

Table D-11: Evidence for the Effectiveness of Interventions for People With MSCs of the Spine (cont.)

Author/Year	Level of Evidence/Study Design/ Participants/Inclusion Criteria	Intervention and Control Groups	Outcome Measures	Results
Schenkman et al. (2009) (cont.)	Control group, $n = 20$. *Inclusion criteria*: Ages 25–65 yr, ≥1 previous episode of LBP requiring treatment, current LBP ≥6 wk	*Group 2*: Functional movement training, 80% devoted to training for core stability during performance of actual (not simulated) daily functional activities (e.g., vacuuming, sweeping, lifting household items, education) and strategies for managing pain and 20% allocated to impairment-based intervention *Control* Standard back education consisting of 1 60-min educational session, 50% allocated to patient education and 50% devoted to impairment-based deficits in flexibility and strengthening and body mechanics for tasks involving pushing, pulling, and lifting	*Secondary* • ODI • RMDQ • Pain VAS	Nonsignificant trends indicate that the intervention group experienced lower disability throughout the 12 mo. In contrast, the control group showed very little improvement over the course of the study. Differences between groups were not significant.
Sherman et al. (2011)	Level I RCT $N = 101$ (66% women; M age = 44 yr). Intervention group, $n = 36$. Control Group 1, $n = 35$. Control Group 2, $n = 30$. *Inclusion criteria*: Adults with CLBP rated ≥3/11 on a bothersomeness scale; pain >3 mo; competence in English; no back pain attributed to a specific cause, underlying medical condition, or complex condition; no contraindication for yoga or exercise; no major depression	*Intervention* Yoga intervention consisting of breathing exercises, 5–11 postures (45–50 min), and guided deep relaxation, 12 weekly 75-min sessions *Control* *Group 1*: Conventional therapeutic exercise intervention consisting of aerobic exercises, strengthening exercises, and stretches, 12 weekly 75-min sessions *Group 2*: Received a self-care book on back pain	*Primary* • Modified 24-point RMDQ • Pain bothersomeness (11-point scale) *Secondary* • Days of restricted activity • General health status • Medication use	Back-related function was significantly better in the yoga group compared with the control groups at 12 wk. No significant between-groups differences in symptom bothersomeness were found at 12 wk; at 26 wk, the yoga group was significantly better compared with the book group. At 26 wk, back-related function in the yoga group was superior to the book group.

(Continued)

Table D-11: Evidence for the Effectiveness of Interventions for People With MSCs of the Spine (cont.)

Author/Year	Level of Evidence/Study Design/ Participants/Inclusion Criteria	Intervention and Control Groups	Outcome Measures	Results
Shnayderman & Katz-Leurer (2013)	Level I RCT $N = 52$ (79% women; M age = 45). Intervention group, $n = 26$. Control group, $n = 26$. Inclusion criteria: Age 18–65 yr, CLBP, sedentary lifestyle	*Intervention* Aerobic walking program consisting of moderately intense treadmill walking, 2×/wk for 6 wk *Control* Active training consisting of specific low back exercises, 2×/wk for 6 wk	• 6MWT • FABQ • Abdomen muscle endurance tests • ODQ • Low Back Pain Functional Scale	Significant improvements were noted in all outcome measures in both groups, with no significant differences between groups. Mean distance on the 6MWT increased by 70.7 in the intervention group and by 43.8 in the control group. Trunk flexor endurance improved significantly in both groups. The 6-wk walk training program was as effective as the 6-wk strengthening exercises program for people with LBP.

Note. 6MWT = 6-min walk test; ADLs = activities of daily living; APT = active physical treatment; ASQOL = Ankylosing Spondylitis Quality of Life Scale; BASDAI = Bath Ankylosing Spondylitis Disease Activity Scale; BASFI = Bath Ankylosing Spondylitis Functional Index; BASMI = Bath Ankylosing Spondylitis Metrology Index; BBQ = Back Beliefs Questionnaire; BDI = Beck Depression Inventory; BST = Biering-Sorenson test; CBT = cognitive-behavioral therapy; CBT-B: cognitive–behavioral therapy including biofeedback tools; CES-D = Center for Epidemiologic Studies Depression Scale; CLBP = chronic low back pain; CPAQ = Chronic Pain Acceptance Questionnaire; CSQ = Coping Strategies Questionnaire; DASS = Depression Anxiety Stress Scales; DPQ = Dallas Pain Questionnaire; *DSM–IV* = *Diagnostic and Statistical Manual of Mental Disorders*, 4th ed.; EQ-5D = European Quality of Life Survey-5D; ERIQ = Effort-Reward Imbalance Questionnaire; FABQ = Fear-Avoidance Beliefs Questionnaire; HFSQ-B = Hannover Functional Status Questionnaire—Back; *ICD-9* = *International Classification of Diseases, Ninth Revision*; IPQ = Illness Perceptions Questionnaire; LBPRS = Low Back Pain Functional Scale; LBPRS = Low Back Pain Rating Scale; LBP = low back pain; M = mean; Mdn = median; MCS = Mental Component Summary; MMSE = Mini-Mental State Examination; MPQ = McGill Pain Questionnaire; MSC = musculoskeletal condition; NDI = Neck Disability Index; NPDS = Neck Pain and Disability Scale; NPRS = numeric pain rating scale; NRS = numeric rating scale; NSAID = nonsteroidal anti-inflammatory drug; NW = Nordic walking; ODI = Oswestry Disability Index; ODQ = Oswestry Low Back Pain Disability Questionnaire; OHS = Occupational Health Services; ORTWQ = Obstacles to Return-to-Work Questionnaire; OT = occupational therapy/occupational therapist; PAIRS = Pain and Impairment Relationship Scale; PSCQ = Patient-Specific Complaint Questionnaire; PAM = physical agent modality; PCS = Pain Catastrophizing Scale; PDI = Pain Disability Index; PSEQ = Pain Self-Efficacy Questionnaire; QBPDS = Quebec Back Pain Disability Scale; QOL = quality of life; RCT = randomized controlled trial; RMDQ = Roland-Morris Disability Questionnaire; ROM = range of motion; RTW = return to work; SIRAS = Sports Injury Rehabilitation Adherence Scale; SPS = Stanford Presenteeism Scale; SBST = Keele STarT Back Screening Tool; SF-36 = 36-Item Short Form Survey; STAI = State–Trait Anxiety Inventory; TENS = transcutaneous electrical nerve stimulation; TNF = tumor necrosis factor; TSK = Tampa Scale for Kinesiophobia; VAS = visual analog scale; WDI = Waddell Disability Index; WHOQOL-BREF = World Health Organization Quality of Life-BREF Instrument.

This table is a product of AOTA's Evidence-Based Practice Project and AOTA Press and is copyright © 2017 by the American Occupational Therapy Association. It may be freely reproduced for personal use in clinical or educational settings as long as the source is cited. All other uses require written permission from the American Occupational Therapy Association. To apply, visit www.copyright.com.

Suggested citation: Snodgrass, J. (2017). Evidence for the Effectiveness of Interventions for People With MSCs of the Spine. In J. Snodgrass & D. Amini, *Occupational therapy practice guidelines for adults with musculoskeletal conditions* (Table F.11). Bethesda, MD: AOTA Press.

Table D-12: Risk-of-Bias Analysis for Intervention Studies Included in the Review of Interventions for People With MSCs of the Spine

Citation	Selection Bias		Performance Bias: Blinding of Participants and Personnel	Detection Bias: Blinding of Patient-Reported Outcome Assessment	Attrition Bias: Incomplete Outcome Data		Reporting Bias: Selective Reporting
	Random Sequence Generation	Allocation Concealment			Short Term (2–6 weeks)	Long Term (>6 weeks)	
Abbasi et al. (2012)	+	−	−	−	+	+	+
Abbott, Tyni-Lenné, & Hedlund (2010)	+	+	−	−	+	+	+
Albaladejo, Kovacs, Royuela, del Pino, & Zamora (2010)	+	+	+	+	+	?	+
Anema et al. (2007)	+	+	+	+	?	+	+
Ay, Doğan, & Evcik (2010)	+	+	+	−	+	+	+
Bernaards, Ariëns, Simons, Knol, & Hildebrandt (2008)	+	−	−	?	−	−	?
Bethge, Herbold, Trowitzsch, & Jacobi (2011)	+	−	+	−	+	+	+
Bilgin et al. (2013)	+	?	−	−	?	+	+
Buchmuller et al. (2012)	+	+	?	?	?	?	?
Campello et al. (2012)	+	−	−	−	−	−	−
Cheng & Chan (2009)	+	−	−	−	+	+	+
Christiansen, Oettingen, Dahme, & Klinger (2010)	+	+	+	?	?	?	+
Coppack, Kristensen, & Karageorghis (2012)	+	+	−	−	+	+	+
del Pozo-Cruz et al. (2012)	+	+	?	?	?	+	+
del Pozo-Cruz et al. (2013)	+	+	−	−	+	+	+
Demoulin et al. (2010)	?	?	−	−	−	−	+

(Continued)

Table D-12: Risk-of-Bias Analysis for Intervention Studies Included in the Review of Interventions for People With MSCs of the Spine (cont.)

Citation	Selection Bias — Random Sequence Generation	Selection Bias — Allocation Concealment	Performance Bias: Blinding of Participants and Personnel	Detection Bias: Blinding of Patient-Reported Outcome Assessment	Attrition Bias: Incomplete Outcome Data — Short Term (2–6 weeks)	Attrition Bias: Incomplete Outcome Data — Long Term (>6 weeks)	Reporting Bias: Selective Reporting
Derebery, Giang, Gatchel, Erickson, & Fogarty (2009)	+	?	+	+	?	?	?
Djavid et al. (2007)	+	+	+	+	?	?	?
Driessen et al. (2011)	+	–	+	+	?	+	+
Du Bois & Donceel (2012)	+	+	?	?	?	?	?
Dufour, Thamsborg, Oefeldt, Lundsgaard, & Stender (2010)	+	?	–	–	+	+	+
Durmus et al. (2009)	?	?	?	+	+	+	+
Durmus et al. (2013)	+	+	+	?	?	+	+
Durmus, Durmaz, & Canturk (2010)	+	–	–	–	+	+	+
Fiore et al. (2011)	+	+	–	–	+	+	+
Garcia et al. (2013)	+	+	+	?	+	+	+
George et al. (2009)	+	?	–	–	–	–	+
Glombiewski, Hartwich-Tersek, & Rief (2010)	+	+	–	–	?	?	?
Göhner & Schlicht (2006)	+	–	–	?	?	?	?
Goren, Yildiz, Topuz, Findikoglu, & Ardic (2010)	+	+	+	+	+	?	+
Gustavsson & von Koch (2006)	+	–	?	?	?	+	+
Hartvigsen, Morsø, Bendix, & Manniche (2010)	+	+	+	?	–	–	+

(Continued)

Table D-12: Risk-of-Bias Analysis for Intervention Studies Included in the Review of Interventions for People With MSCs of the Spine (cont.)

Citation	Selection Bias		Performance Bias: Blinding of Participants and Personnel	Detection Bias: Blinding of Patient-Reported Outcome Assessment	Attrition Bias: Incomplete Outcome Data		Reporting Bias: Selective Reporting
	Random Sequence Generation	Allocation Concealment			Short Term (2–6 weeks)	Long Term (>6 weeks)	
Henchoz, de Goumoëns, So, & Paillex (2010)	+	+	+	?	?	?	?
Heymans et al. (2006)	+	+	–	–	+	+	+
Hlobil et al. (2007)	+	–	+	–	+	+	?
IJzelenberg, Meerding, & Burdorf (2007)	+	–	?	?	+	?	+
Jaromi, Nemeth, Kranicz, Laczko, & Betlehem (2012)	+	–	–	+	?	?	?
Jensen, Jensen, Christiansen, & Nielsen (2011)	+	?	?	?	?	?	+
Jensen et al. (2006)	–	?	?	?	?	+	+
Jensen, Leboeuf-Yde, Wedderkopp, Sorensen, & Manniche (2012)	+	?	+	+	?	+	+
Kääpä, Franttsi, Sarna, & Malmivaara (2006)	+	+	?	?	?	+	+
Kjeken et al. (2013)	+	+	–	+	+	+	+
Kofotolis, Vlachopoulos, & Kellis (2008)	–	–	–	–	?	?	?
Kool et al. (2007)	+	+	–	+	+	+	+
Kovacs et al. (2007)	+	+	+	+	?	+	+
Lamb et al. (2010)	+	+	–	+	?	+	+
Lambeek, Bosmans, et al. (2010)	+	–	+	–	+	+	+
Lambeek, van Mechelen, Knol, Loisel, & Anema (2010)	+	+	–	+	?	+	+

(Continued)

Table D-12: Risk-of-Bias Analysis for Intervention Studies Included in the Review of Interventions for People With MSCs of the Spine (cont.)

Citation	Selection Bias		Performance Bias: Blinding of Participants and Personnel	Detection Bias: Blinding of Patient-Reported Outcome Assessment	Attrition Bias: Incomplete Outcome Data		Reporting Bias: Selective Reporting
	Random Sequence Generation	Allocation Concealment			Short Term (2–6 weeks)	Long Term (>6 weeks)	
Lara-Palomo et al. (2013)	+	−	−	−	?	+	+
Lindell, Johansson, & Strender (2008)	+	+	−	−	?	+	+
Machado, Azevedo, Capanema, Neto, & Cerceau (2007)	+	+	+	+	+	+	+
Mangels, Schwarz, Worringen, Holme, & Rief (2009)	+	?	?	?	?	+	+
Mayer et al. (2006)	−	+	?	?	?	+	+
McDonough et al. (2013)	+	−	−	−	+	+	+
Meng et al. (2011)	+	−	−	−	?	−	−
Monticone et al. (2012)	+	+	+	?	?	?	?
Monticone et al. (2013)	+	?	+	+	?	+	+
Morone, Greco, & Weiner (2008)	+	+	?	?	?	+	+
Morone et al. (2011)	+	+	+	?	?	+	+
Nazzal et al. (2013)	+	+	+	+	?	?	?
Park, Lee, & Ko (2013)	?	?	?	+	?	?	?
Pillastrini et al. (2010)	+	+	+	?	?	+	+
Pop et al. (2010)	+	+	+	+	+	NA	+
Pua, Cai, & Lim (2007)	+	+	−	−	?	?	?
Ribeiro, Jennings, Jones, Furtado, & Natour (2008)	+	+	−	+	?	?	?

(Continued)

Table D-12: Risk-of-Bias Analysis for Intervention Studies Included in the Review of Interventions for People With MSCs of the Spine (cont.)

Citation	Selection Bias		Performance Bias: Blinding of Participants and Personnel	Detection Bias: Blinding of Patient-Reported Outcome Assessment	Attrition Bias: Incomplete Outcome Data		Reporting Bias: Selective Reporting
	Random Sequence Generation	Allocation Concealment			Short Term (2–6 weeks)	Long Term (>6 weeks)	
Roche et al. (2007)	+	?	?	?	?	+	+
Roche-Leboucher et al. (2011)	+	?	?	–	?	+	+
Rodríguez-Lozano et al. (2013)	+	–	–	–	?	?	?
Roelofs et al. (2007)	+	–	+	–	+	–	+
Ryan, Gray, Newton, & Granat (2010)	?	+	?	?	?	+	+
Sahin, Albayrak, Durmus, & Ugurlu (2011)	+	+	+	+	+	+	+
Schell, Theorell, Hasson, Arnetz, & Saraste (2008)	–	–	?	?	?	+	+
Schenkman et al. (2009)	+	–	–	+	?	?	?
Schiltenwolf et al. (2006)	+	–	–	+	?	?	?
Schweikert et al. (2006)	+	?	?	?	+	+	+
Sherman et al. (2011)	+	+	+	+	+	+	+
Shnayderman & Katz-Leurer (2013)	+	+	+	+	?	+	+
Siemonsma et al. (2013)	+	+	–	–	?	+	+
Slater et al. (2009)	+	+	–	+	+	+	+
Smeets, Vlaeyen, Hidding, et al. (2006)	+	+	+	+	+	+	+
Smeets, Vlaeyen, Kester, & Knotterus (2006)	–	–	+	+	+	+	+

(Continued)

Table D-12: Risk-of-Bias Analysis for Intervention Studies Included in the Review of Interventions for People With MSCs of the Spine *(cont.)*

Citation	Selection Bias		Performance Bias: Blinding of Participants and Personnel	Detection Bias: Blinding of Patient-Reported Outcome Assessment	Attrition Bias: Incomplete Outcome Data		Reporting Bias: Selective Reporting
	Random Sequence Generation	Allocation Concealment			Short Term (2–6 weeks)	Long Term (>6 weeks)	
Sorensen et al. (2010)	+	+	+	−	+	−	+
Spadaro et al. (2008)	+	?	−	−	?	?	?
Sparkes, Chidwick, & Coales (2012)	+	?	−	−	+	+	+
Steenstra, Anema, Bongers, et al. (2006)	+	+	−	+	+	?	+
Steenstra, Anema, van Tulder, et al. (2006)	+	+	−	?	?	+	+
Tavafian, Jamshidi, Mohammad, & Montazeri (2007)	+	?	−	−	?	+	+
Tavafian, Jamshidi, & Montazeri (2008)	+	+	+	+	+	+	+
Vonk et al. (2009)	+	?	+	−	?	+	+
Whitfill et al. (2010)	+	?	?	?	?	+	+

Note. Categories for risk of bias are as follows: Low risk of bias (+), unclear risk of bias (?), high risk of bias (−). MSCs = musculoskeletal conditions; NA = not applicable. Risk-of-bias table format adapted from "Assessing Risk of Bias in Included Studies," by J. P. T. Higgins, D. G. Altman, and J. A. C. Sterne, in *Cochrane Handbook for Systematic Reviews of Interventions* (Version 5.1.0), by J. P. T. Higgins and S. Green (Eds.), March 2011, London: Cochrane Collaboration. Retrieved from http://handbook-5-1.cochrane.org/. Copyright © 2011 by The Cochrane Collaboration. For additional information on risk of bias, refer to Chapter 8 of the *Cochrane Handbook*.

This table is a product of AOTA's Evidence-Based Practice Project and AOTA Press and is copyright © 2017 by the American Occupational Therapy Association. It may be freely reproduced for personal use in clinical or educational settings as long as the source is cited. All other uses require written permission from the American Occupational Therapy Association. To apply, visit http://www.copyright.com.

Suggested citation: Snodgrass, J. (2017). Risk-of-bias analysis for intervention studies included in the review of interventions for people with MSCs of the spine. In J. Snodgrass & D. Amini, *Occupational therapy practice guidelines for adults with musculoskeletal conditions* (Table F.12). Bethesda, MD: AOTA Press.

Table D-13: Evidence for the Effectiveness of Interventions for People With MSCs Related to Return to Work

Author/Year	Level of Evidence/Study Design/Participants/ Inclusion Criteria	Intervention and Control Groups	Outcome Measures	Results
		Workplace and Psychological and Behavioral Interventions		
Bültmann et al. (2009)	Level I RCT with economic evaluation $N = 119$ (M age = 44; 51 men, 68 women). *Inclusion criteria:* Workers on sick leave for 4–12 wk because of MSCs, ages 18–65	*Intervention* Coordinated and tailored work rehabilitation by an interdisciplinary team with a coordinated, tailored, and action-oriented RTW plan based on a multidisciplinary assessment *Control* Conventional case management; no interdisciplinary team intervention	*Primary Outcomes* • Cumulative sickness absence hours • Health care utilization costs *Secondary Outcomes* • Work status • Pain intensity • Functional disability	The intervention group had fewer sickness absence hours during follow-up compared with the control group, particularly in the second half-year of follow-up. Economic evaluation suggested a difference in productivity loss at 6 mo and 12 mo in favor of the intervention group. A significant difference in health care utilization costs was found between groups for outpatient treatment but not for primary health care contacts, hospitalization, or prescribed medication. No significant differences were found between groups in work status, pain status, or functional disability.
Leyshon et al. (2010)	Level I Systematic review $N = 34$ articles. *Inclusion criteria:* Office workers experiencing MSCs of UE, neck, or low back or computer-related eye disorders; focus on secondary prevention; interventions aimed at changing equipment or tool design or job tasks (e.g., no stretching programs)	*Intervention* • Ergonomic group training and counseling • Ergonomic chairs • Alternative mouse use • Rest break • Blue-enriched white light • Downward tilting keyboard • Antireflection film • Continuous passive motion • Forearm support • Specially designed glasses • Lumbar support *Control* No treatment	• Comfort (VAS, self-report questionnaire) • Productivity (e.g., economic analysis, no. of words typed per day) • Safety (joint ROM, posture, force, repetitiveness)	Moderate evidence was found supporting ergonomic group training and counseling to improve comfort; rest breaks to improve comfort; forearm supports to improve comfort in neck, shoulder, and UE; specially designed glasses to improve comfort; and ergonomic workstation redesign to improve comfort. Fair evidence was found for use of an alternative mouse to improve comfort. Insufficient evidence was found for ergonomic group training and counseling to improve productivity; ergonomic chairs to improve productivity or comfort; rest breaks to improve productivity; blue-enriched white light to increase comfort and productivity; downward tilting keyboard to improve productivity, safety, and comfort; antireflection film to improve safety and comfort; continuous passive motion to improve safety; and lumbar support to improve comfort. Most studies reported on comfort, fewer on productivity, and only 1 on safety.
Li-Tsang, Li, Lam, Hui, & Chan (2008)	Level I RCT $N = 63$. Intervention group, $n = 32$. Control group, $n = 31$.	*Intervention* Job placement and support, from a case manager with experience in vocational counseling, comprising individual interviews, vocational counseling, job preparation, and job seeking; M contact time per participant 4–5 hr over 3 wk	• RTW outcomes • Health status • Stress and anxiety levels • Stage of work readiness (e.g., precontemplation, contemplation, action)	At 3-wk follow-up, no significant differences were found between groups in M work hours per week or no. of jobs taken. Significant differences were found favoring the intervention group in anxiety and stress, work readiness (action), and reported health status.

(Continued)

Table D-13: Evidence for the Effectiveness of Interventions for People With MSCs Related to Return to Work (cont.)

Author/Year	Level of Evidence/Study Design/Participants/ Inclusion Criteria	Intervention and Control Groups	Outcome Measures	Results
Li-Tsang, Li, Lam, Hui, & Chan (2008) (cont.)	*Inclusion criteria:* Diagnosis with MSC of the neck, back, or limb; injured at work; on sick leave for >6 mo; received work readiness program, completed medical rehabilitation; ages 20–59; no history of psychiatric illness; no musculoskeletal symptoms from tumor, infection, systemic inflammation, or cauda equine syndrome; not pregnant; no severe spinal deformity (e.g., kyphoscoliosis); no non-work-related injury	*Control* Routine referral to social worker in the workers' health center and advice on searching for jobs through labor department websites and newspaper over 3 wk		
Meyer, Fransen, Huwiler, Uebelhart, & Klipstein (2005)	Level I Feasibility pilot RCT $N = 33$. *Inclusion criteria:* Sick leave for ≥2 mo or 50% work incapacity from a full-time job for >3 mo; existing job contract; failure of physiotherapy or hospital rehabilitation; suitability for study assessed by independent assessors	*Intervention* Interdisciplinary work rehabilitation program containing work-specific exercises and education in ergonomics, learning strategies to cope with pain and increase self-efficacy, group intervention with a psychologist, sports activities, and workplace visit to develop appropriate workload-related exercises, then gradual RTW 4 wk into the program, total duration 8 wk, 3.5 hr each working day *Control* Progressive exercise therapy involving recommendations by allocating physician for PT and RTW	*Primary Outcomes* • Ability to work in a full-time job as assessed by physician • Work status (% of full-time job) *Secondary Outcomes* • Functional capacity (standardized lifting tasks) • Self-estimate of physical performance (Performance Assessment of Capacity Testing) • Perceived pain (NPRS) • General health (SF–36) • Spine function questionnaire	No significant differences were found between groups in any of the outcomes. Limitations included restrictive recruitment of participants expected to benefit from a program and who had a valid job contract.
Palmer et al. (2012)	Level I Systematic review $N = 42$ studies (34 RCTs, 8 cohort studies).	*Intervention* *Individual level:* Exercise therapy, work hardening, functional restoration program, CBT, education	• RTW • Avoidance of health-related job loss • *M* days of sick leave per month over follow-up	Most interventions appeared effective, but most studies were of low quality. Results indicate that interventions started within 12 wk of absence from work are more effective and that those of shorter duration (≤12 hr) are more cost-effective than those of longer duration. No evidence was found of benefit for interventions >32 hr except in avoidance of job loss.

(Continued)

Table D-13: Evidence for the Effectiveness of Interventions for People With MSCs Related to Return to Work (cont.)

Author/Year	Level of Evidence/Study Design/Participants/ Inclusion Criteria	Intervention and Control Groups	Outcome Measures	Results
Palmer et al. (2012) (cont.)	Inclusion criteria: Workers on sick leave or who had taken sick leave for an MSC in past 12 mo; outcomes of interest including job loss, RTW during follow-up, or prevalence of work attendance at follow-up; no drug or surgery trials	Workplace level: Ergonomic or psychosocial risk assessment, job modification, supervisor education Health care or other service level: Assessment and coordinated action plan including use of a case manager, consultation with an occupational physician, education of primary care doctors, external support, referral services Control No treatment		Some interventions had low evidence of being more positive than usual care or other studied interventions: • Setting graded tasks showed slightly more positive results for RTW, reduction in days lost, and avoidance of job loss. • Interventions involving workplace adaptations and assessments or extra services had a weak effect in reducing days lost. • CBT interventions showed weak evidence for avoidance of job loss and no evidence for benefit in RTW or M reduction in days lost. No studies clearly proved or disproved a positive return on investment.
Schell, Theorell, Hasson, Arnetz, & Saraste (2008)	Level I RCT $N = 232$ Intervention Group 1, $n = 55$. Intervention Group 2, $n = 71$. Control group, $n = 106$. Inclusion criteria: Media workers in a broadcasting company	Intervention Group 1: Web-based monitoring tool for stress and health levels with instant feedback, diary for users to record how different events affected their health and well-being, and popular scientific information on stress and health Group 2: Same intervention as Group 1 plus self-help web-based stress management exercises for relaxation and sleep improvement, cognitive reframing, time management, emotional control and self-knowledge, strengthening of self-esteem, life reflection, and dissociation, including a chat feature Control No intervention	• Medication intake for pain, stress, and depression • Use of the web-based tool (frequency of log-ins to the tool) • Total sum of pain (sum of VAS scores for 4 body regions, range = 0–40) • Total sum of pain and stress (scale of 0–3 for 4 body regions, range = 0–12)	No significant difference in medication intake was found between or within groups. Intervention Group 1 showed significantly more use of the web-based tool than Intervention Group 2 (control group did not have access); however, Intervention Group 1 had more opportunities to log in and click because of the added interventions provided. Pain • Intervention Group 1 experienced significantly reduced LBP at 6 mo. • Intervention Group 2 had significant reductions in low back, neck, and shoulder pain and total sum of pain at 12 mo. Significant differences in total sum of pain were found by gender at 6 mo; men showed a reduction and women an increase. • The control group experienced no change. • No significant differences were found between groups. Pain and Stress • Intervention Group 1 showed a significant reduction in upper back pain and stress at 12 mo. • Intervention Group 2 showed a significant reduction in total sum of pain and stress at 12-mo follow-up. A significant reduction in neck and low back pain was found at 12 mo. • Interestingly, women in the control group, but not men, showed a significant difference in total sum of pain and stress at 6-mo but not at 12-mo follow-up. • No significant differences were found between groups.

(Continued)

Table D-13: Evidence for the Effectiveness of Interventions for People With MSCs Related to Return to Work (cont.)

Author/Year	Level of Evidence/Study Design/Participants/ Inclusion Criteria	Intervention and Control Groups	Outcome Measures	Results
Tullar et al. (2010)	Level I Systematic review N = 19 articles. *Inclusion criteria*: Primary and secondary prevention interventions for musculoskeletal health in health care workers in inpatient settings (no home health care or outpatient settings)	*Intervention* Engineering controls, administrative controls, personal protective equipment *Control* Usual care	• Injury rate • Back pain prevalence • Pain or discomfort intensity, body area, duration • Perception of pain-reducing therapy • Lifting injury rate	Moderate evidence was found that patient handling training alone and CBT alone has no effect. A moderate positive intervention effect was found on musculoskeletal health for multicomponent patient handling interventions and physical exercise interventions. No evidence of harm was found for any intervention. Moderate evidence indicates that 3 key components have a positive effect on pain injury prevalence: (1) organizational policy, (2) purchase of a lift or transfer equipment, and (3) ergonomic training including patient handling and equipment use.
van Oostrom et al. (2009)	Level I Systematic review N = 6 studies (3 on LBP, 1 on UE disorders, 1 on musculoskeletal disorders, 1 on adjustment disorders; N = 749 participants). *Inclusion criteria*: Trials of workplace interventions aimed at RTW for workers for whom absence from work because of sickness was reported as a continuous outcome.	*Intervention* Interventions focusing on changes in the workplace or equipment, work design and organization (including working relationships), working conditions or work environment, and occupational case management with active stakeholder involvement (i.e., face-to-face conversations about RTW between worker and employer) *Control* Usual care or clinical intervention	*Primary Outcomes* • Time until lasting RTW (absence from 1st day of sick leave to full return to previous or equal work for ≥4 wk without dropping out) • Time until first RTW (absence from work because of sickness both preceded and followed by ≥1 day at work) • Cumulative duration of sickness absence (total days of sick leave during follow-up period) • Recurrences of sickness absence (no. of days until recurrence or frequency and duration of recurrent episodes) *Secondary Outcomes* • Functional status • Quality of life • General health • Symptoms • Pain • Direct and indirect costs of work disability	Moderate evidence was found to support the use of workplace interventions to reduce sickness absence among workers with MSCs compared with usual care. Workplace interventions were not found to be effective in improving health outcomes among workers with MSCs.

(Continued)

Table D-13: Evidence for the Effectiveness of Interventions for People With MSCs Related to Return to Work (cont.)

Author/Year	Level of Evidence/Study Design/Participants/ Inclusion Criteria	Intervention and Control Groups	Outcome Measures	Results
Vermeulen et al. (2011)	Level I RCT $N = 163$. Intervention group, $n = 84$. Control group, $n = 79$. *Inclusion criteria*: Temporary agency and unemployed workers sick listed for 2–8 wk with MSC as main basis for sickness benefit claim	*Intervention* Usual care plus participatory RTW program with the following consecutive steps: combining evaluation results of insurance physician and labor expert, prioritizing obstacles for RTW, brainstorming solutions, and developing consensus-based RTW plan *Control* Usual care, including supportive income, occupational health care, and vocational rehabilitation by a team including an insurance physician, a labor expert, and a case manager	• Time to sustainable RTW (no. of days from day of randomization until first 28 consecutive days at work) • Duration of sickness benefit • Musculoskeletal pain intensity (von Korff questionnaire) • Pain coping (Pain Coping Inventory Scale) • Attitude, social influence, and self-efficacy questionnaire • Functional status (Dutch SF-36)	A significant difference between groups in time to sustainable RTW was found in favor of the intervention group. No significant differences between groups were found for the other outcomes.
Yu et al. (2013)	Level I RCT $N = 3,479$ workers in 30 pairs of factories. *Inclusion criteria*: Frontline workers employed ≥12 mo, medium-size industrial companies (300–2,000 employees), factories matched by industry and production processes, <30% turnover in past year	*Intervention* Participatory training focused on learning successful examples from other workplaces or factories and developing concrete and practical plans for occupational health and safety improvement, consisting of training, small-group workplace inspection using a checklist, and group discussions and solution finding, 5 hr *Control* Didactic training, no workplace assessment, no group discussion, no solution finding	• Prevalence of pain overall • Prevalence of pain in specific body regions • Interference with work and leisure activities • No. of visits to physician or physiotherapist	No significant differences between groups were found in overall reduction of pain prevalence or no. of visits to a physician or physiotherapist. Significant differences between groups were found for reduction in prevalence of pain in the lower extremity, hand/wrist, and fingers favoring the intervention group. A major limitation was loss to follow-up of about 40% because many workers lost their jobs in the economic crash of 2008–2009.
Daily Activity Interventions				
Andersen et al. (2010)	Level I RCT, single blind $N = 549$.	*Intervention* SRT or APE 1 yr	• Pain intensity in 12 body regions	No overall significant differences were found between SRT and APE. The control group showed a significant increase in right shoulder pain compared with APE but not SRT participants.

(Continued)

Table D-13: Evidence for the Effectiveness of Interventions for People With MSCs Related to Return to Work (cont.)

Author/Year	Level of Evidence/Study Design/Participants/ Inclusion Criteria	Intervention and Control Groups	Outcome Measures	Results
Andersen et al. (2010) (cont.)	*Inclusion criteria*: Office workers on sick leave for 4–12 wk because of MSCs, ages 18–65	*Control* No physical activity; participants encouraged to form groups to improve health and working conditions (e.g., stress management, organization of work, ergonomics) over 1 yr		Participation in SRT and APE resulted in a larger decrease in low back, right elbow, neck, and right hand pain compared with the control condition. A decrease in neck pain was associated with a reduction in number of pain regions for both SRT and APE participants. A larger decrease in foot pain was found for APE than for SRT or the control condition. Overall, both SRT and APE were more effective than the control condition in decreasing pain. APE may be more effective in reducing foot pain and right shoulder pain than SRT.
Lysaght, Donnelly, & Luong (2010)	Level I Systematic review $N = 37$ articles (27 on LBP, 2 on UE injuries, 8 on >1 MSC). *Inclusion criteria*: Studies of workers with MSCs (or separate reporting for participants with MSCs), acute condition (i.e., ≤12 wk postinjury)	*Intervention* Rehabilitation interventions alone or in combination with other treatments *Control* No treatment or usual care	• Successful RTW • Duration of sick leave • Sustainability of RTW (no. of sick days or sick leaves over extended period) • Trends (qualitative) and factors driving changes	Overall summary and recommendations for best practice include the following: • No use of passive therapies • Early intervention, including, at a minimum, immediate resumption of education, work, and other activities • Continued activity postinjury and provision of active therapy in which the worker is responsible for modifying behaviors and engaging in exercise and/or stretching at home • On-site intervention and involvement of supervisors and personnel in managing RTW Minimal evidence was found for psychological intervention for acute injuries. Factors driving changes include increases in injury reporting, need for cost containment, and heightened government regulations.
Speklé et al. (2010)	Level I RCT $N = 1,183$. Intervention group, $n = 605$. Control group, $n = 578$.	*Intervention* Completed the RSI QuickScan, a questionnaire on symptoms of and risk factors for arm, shoulder, and neck conditions, and received detailed feedback with specific advice on actions to execute at both the individual and the group level.	• Prevalence of arm, shoulder, and neck symptoms (RSI QuickScan) • Exposure to risk factors for arm, shoulder, and neck symptoms (RSI QuickScan) • No. of days of sick leave	No significant differences between groups were found in prevalence of arm, shoulder, and neck symptoms or sick leave. Significant differences were found in the "information" and "work posture and movement" criteria of the RSI QuickScan after 12 mo in favor of the intervention group. A major limitation is that many companies chose not to implement the interventions despite having agreed before the presentation of results to do so. Therefore, although they participated in the intervention groups, many participants did not receive the actual intervention.

(Continued)

Table D-13: Evidence for the Effectiveness of Interventions for People With MSCs Related to Return to Work (cont.)

Author/Year	Level of Evidence/Study Design/Participants/ Inclusion Criteria	Intervention and Control Groups	Outcome Measures	Results
Speklé et al. (2010) (cont.)	*Inclusion criteria:* Computer workers with and without arm, shoulder, and neck symptoms	If >30% of participants in a workplace were at high risk, or if >60% were at medium risk, a tailored intervention was provided aimed at each of the 16 factors from the RSI QuickScan. Interventions were at the individual level (e.g., workstation check, eyesight check) or the group level (education program on preventing symptoms and handling stress in the workplace). Interventions had to be chosen and paid for by the employers, which added a layer of variability; those who did not receive the interventions still received full feedback. *Control* Care as usual: Rather than detailed feedback, participants received general feedback and limited advice but did not receive the intervention based on the 16 factors of the RSI Quick Scan. Participants with severe symptoms were invited for a consultation with the occupational physician, who treated them according to the Dutch guidelines on arm, shoulder, and neck symptoms, and were put on the wait list to receive further interventions once the study finished.		

Note. APE = all-around physical exercise; CBT = cognitive–behavioral therapy; LBP = low back pain; *M* = mean; MSC = musculoskeletal condition; NPRS = numerical pain rating scale; PT = physical therapy; RCT = randomized controlled trial; ROM = range of motion; RTW = return to work; SF-36 = 36-Item Short Form Survey; SRT = specific resistance training; UE = upper extremity; VAS = visual analog scale.

This table is a product of AOTA's Evidence-Based Practice Project and AOTA Press and is copyright © 2017 by the American Occupational Therapy Association. It may be freely reproduced for personal use in clinical or educational settings as long as the source is cited. All other uses require written permission from the American Occupational Therapy Association. To apply, visit www.copyright.com.

Suggested citation: Paquette, S. (2017). Evidence for the effectiveness of interventions for people with MSCs related to return to work. In J. Snodgrass & D. Amini, *Occupational therapy practice guidelines for adults with musculoskeletal conditions* (Table F.13). Bethesda, MD: AOTA Press.

Table D-14: Risk-of-Bias Analysis for Intervention Studies Included in the Systematic Review of Interventions for People With MSCs Related to Return to Work

Citation	Selection Bias		Performance Bias: Blinding of Participants and Personnel	Detection Bias: Blinding of Patient-Reported Outcome Assessment	Attrition Bias: Incomplete Outcome Data		Reporting Bias: Selective Reporting
	Random Sequence Generation	Allocation Concealment			Short Term (2–6 weeks)	Long Term (>6 weeks)	
Andersen et al. (2010)	+	+	?	+	+	+	+
Bültmann et al. (2009)	+	+	–	+	+	+	+
Li-Tsang, Li, Lam, Hui, & Chan (2008)	+	+	–	+	–	NA	+
Meyer, Fransen, Huwiler, Uebelhart, & Klipstein (2005)	+	+	+	+	+	+	–
Schell, Theorell, Hasson, Arnetz, & Saraste (2008)	+	+	–	?	+	+	+
Speklé et al. (2010)	+	+	–	?	NA	+	+
Vermeulen et al. (2011)	+	+	+	+	+	+	+
Yu et al. (2013)	+	+	+	?	NA	–	+

Note. Categories for risk of bias are as follows: + = low risk of bias; ? = unclear risk of bias; – = high risk of bias. MSCs = musculoskeletal conditions; NA = not applicable. Risk-of-bias table format adapted from "Assessing Risk of Bias in Included Studies," by J. P. T. Higgins, D. G. Altman, and J. A. C. Sterne, in *Cochrane Handbook for Systematic Reviews of Interventions* (Version 5.1.0), by J. P. T. Higgins and S. Green (Eds.), March 2011, London: Cochrane Collaboration. Retrieved from http://handbook-5-1.cochrane.org/. Copyright © 2011 by The Cochrane Collaboration. For additional information on risk of bias, refer to Chapter 8 of the *Cochrane Handbook*.

This table is a product of AOTA's Evidence-Based Practice Project and AOTA Press and is copyright © 2017 by the American Occupational Therapy Association. It may be freely reproduced for personal use in clinical or educational settings as long as the source is cited. All other uses require written permission from the American Occupational Therapy Association. To apply, visit http://www.copyright.com.

Suggested citation: Paquette, S. (2017). Risk-of-bias analysis for intervention studies included in the review of interventions for people with MSCs related to return to work. In J. Snodgrass & D. Amini, *Occupational therapy practice guidelines for adults with musculoskeletal conditions* (Table F.14). Bethesda, MD: AOTA Press.

Table D-15: Risk-of-Bias Analysis for Systematic Reviews Included in the Systematic Review of Interventions for People With MSCs Related to Return to Work

Citation	A Priori Design Included?	Duplicate Study Selection/ Data Extraction?	Comprehensive Literature Search Performed?	Status of Publication as Inclusion Criteria?	List of Included/ Excluded Studies Provided?	Characteristics of Included Studies Provided?	Quality of Studies Assessed and Documented?	Quality Assessment Used Appropriately?	Methods Used to Combine Results Appropriate?	Likelihood of Publication Bias Assessed?	Conflict of Interest Stated?
Leyshon et al. (2010)	+	+	+	–	–	+	+	+	NA	NA	–
Lysaght, Donnelly, & Luong (2010)	+	+	+	+	–	+	+	+	NA	NA	–
Palmer et al. (2012)	+	+	+	+	–	+	+	+	NA	NA	+
Tullar et al. (2010)	+	+	+	+	–	–	+	+	NA	+	–
van Oostrom et al. (2009)	+	+	+	+	+	+	+	+	+	+	+

Note. Categories for risk of bias are as follows: + = low risk of bias; – = high risk of bias; ? = unclear risk of bias. MSCs = musculoskeletal conditions; NA = not applicable. Risk-of-bias table format adapted from "Development of AMSTAR: A Measurement Tool to Assess the Methodological Quality of Systematic Reviews," by B. J. Shea, J. M. Grimshaw, G. A. Wells, M. Boers, N. Andersson, C. Hamel, . . . L. M. Bouter, 2007, *BMC Medical Research Methodology, 7,* p. 10. https:/doi.org/10.1186/1471-2288-7-10

This table is a product of AOTA's Evidence-Based Practice Project and AOTA Press and is copyright © 2017 by the American Occupational Therapy Association. It may be freely reproduced for personal use in clinical or educational settings as long as the source is cited. All other uses require written permission from the American Occupational Therapy Association. To apply, visit http://www.copyright.com.

Suggested citation: Paquette, S. (2017). Risk-of-bias analysis for systematic reviews included in the systematic review of interventions for people with MSCs related to return to work. In J. Snodgrass & D. Amini, *Occupational therapy practice guidelines for adults with musculoskeletal conditions* (Table F.15). Bethesda, MD: AOTA Press.

Table D-16: Evidence of the Effectiveness of Interventions for People With MSCs Related to Chronic Pain

Author/Year	Level of Evidence/Study Design/ Participants/Inclusion Criteria	Intervention and Control Groups	Outcome Measures	Results
		Self-Management		
Du et al. (2011)	Level I Systematic review and meta-analysis $N = 19$ studies ($N = 7,000$ participants, M age 50–77 yr). *Inclusion criteria*: Adults with chronic pain conditions (arthritis, chronic knee pain, chronic back pain, pregnancy-related back pain)	*Intervention* Self-management or self-care programs *Control* Wait list or usual care	• Pain intensity and disability (VAS, visual numeric scale) • Health Assessment Questionnaire	Self-management programs had a small to moderate effect in reducing pain within 1 yr in people with arthritis. They had a nonsignificant medium-term effect and a small long-term effect in improving arthritis-related disability. The evidence was insufficient to illustrate the effect of self-management programs on pain intensity and disability in chronic back pain.
		Physical Activity		
Büssing, Ostermann, Lüdtke, & Michalsen (2012)	Level I Meta-analysis $N = 16$ studies. *Inclusion criteria*: Controlled clinical studies, randomized or not, addressing effect of yoga intervention on pain symptoms; excluded were nonexperimental or quasi-experimental research and studies of complex interventions such as mindfulness-based programs. Most studies involved patients age 50 yr or younger with back pain and RA. Other conditions included muscle soreness from computer use and labor pain in healthy women.	*Intervention* Physical activity and lectures, routine care, conversation, anti-inflammatory medication *Control* Wait list	• Pain intensity and frequency • Pain-induced disability • Mood	8/12 studies reporting on pain intensity and frequency provided strong evidence favoring the yoga intervention, for an overall effect size of −0.74 (95% CI [−0.97, 0.52]). 8/12 studies reporting on pain-related disability provided strong evidence favoring yoga intervention, for an overall effect size of −0.79 (95% CI [−1.02, −0.56]). 4/6 studies reporting on mood found strong evidence of a moderate effect in favor of yoga, for an effect size of −0.65 (95% CI [−0.89, −0.42]). Studies with higher methodological quality reported the strongest effect sizes.
Heinrich, Anema, de Vroome, & Blatter (2009)	Level I RCT $N = 254$. Intervention Group 1, $n = 53$. Intervention Group 2, $n = 76$. Control group, $n = 125$. *Inclusion criteria*: Self-employed people with new work disability claims due to MSCs	*Intervention* *Group 1*: Physical training including cardiovascular training, strengthening, relaxation exercises, and posture exercises, 1–1.5 hr 2–3×/wk for 3 mo (additional physical therapy allowed but not provided) *Group 2*: Physical training plus a 30-min CBT component encouraging participants to reconceptualize their pain and focus on functional levels they could achieve instead of their pain plus workplace-specific exercises developed after a workplace visit and video recording shared and discussed with patients, 1–1.5 hr 2–3×/wk for 3 mo *Control* Not specified	• Claim duration at 12-mo follow-up • Pain severity • Functional status	Strong evidence was found that physical training with or without a CBT and work exercise component did not affect pain more than usual care. The only significant difference was in pain at 6 mo, in favor of the physical training only group, which did not last to 12-mo follow-up.

(Continued)

Table D-16: Evidence of the Effectiveness of Interventions for People With MSCs Related to Chronic Pain (cont.)

Author/Year	Level of Evidence/Study Design/ Participants/Inclusion Criteria	Intervention and Control Groups	Outcome Measures	Results
Jay et al. (2011)	Level I RCT $N = 40$. Intervention group, $n = 20$. Control group, $n = 20$. Inclusion criteria: Workers in occupation with high rate of MSCs in a pharmaceutical company (mainly laboratory technicians), no history of life-threatening disease, no traumatic injury to neck or back, no other serious chronic disease, not pregnant, blood pressure <160/100	Intervention Kettlebell training, 20 min 3×/wk for 8 wk Control No intervention	• Pain VAS • Nordic Musculoskeletal Questionnaire • Aerobic fitness (VO_2 max) • Muscle strength	Significant differences were found in pain intensity in the neck, shoulder, and low back in favor of the intervention group (M difference = −2.1, 95% CI [−3.7, −0.4]). Significant differences were found in back extension strength favoring the intervention group (M difference = 18.3 Nm, range = 8.6–28). No significant differences were found for trunk flexion, shoulder elevation, or aerobic fitness.
Jordan, Holden, Mason, & Foster (2010)	Level I Systematic review $N = 42$ trials (all RCTs except 1; $N = 8,243$ participants). Inclusion criteria: Adults with persistent pain of neck, back, or large joints	Intervention Any intervention aimed to improve adherence to exercise and physical activity, including counseling, feedback, rewards, goal setting, exercise diary or contract, certificate of completion Control No intervention, usual care from primary physician, or wait list	Measures of adherence to exercise programs: • Type of exercise therapy or physical activity • Delivery of exercise • Exercise combined with a specific adherence component • Self-management programs • Interventions based on cognitive and/or behavioral approaches	Only 18 of 42 studies indicated that interventions to improve adherence were effective. The type of exercise prescribed does not appear to influence levels of exercise adherence. Patient preference should be considered. Including educational strategies as part of routine delivery of exercise may enhance adherence. Providing supervised exercise with other material may have a positive influence on adherence. Attendance at group sessions may be limited if session times are inconvenient and missed sessions cannot be rescheduled.
Kristensen & Franklyn-Miller (2012)	Level I Systematic review $N = 47$ studies (12 for CLBP, 15 for tendinopathy, 7 for knee OA, 7 for ACL reconstruction, 6 for hip replacement; 1,545 participants). Inclusion criteria: RCT and observational studies of RT in a rehabilitation context, intervention of ≥4 wk, >1 outcome measure, participants with MSCs, use of external resistance in addition to body weight	Intervention RT in a rehabilitation context Control No treatment or other type of intervention	• Maximal strength • Functional ability • Alleviation of pain • QOL	Generally strong evidence was found that RT is effective in increasing muscle strength in the most common musculoskeletal injuries, especially those of the chronic variety. RT was more effective when using a high-intensity approach (>70% of 1-repetition maximum) than with a low-intensity approach, except for knee OA.

(Continued)

Table D-16: Evidence of the Effectiveness of Interventions for People With MSCs Related to Chronic Pain (cont.)

Author/Year	Level of Evidence/Study Design/ Participants/Inclusion Criteria	Intervention and Control Groups	Outcome Measures	Results
Kristensen & Franklyn-Miller (2012) (cont.)				High-intensity RT training did not increase the likelihood of injury when participants were gradually introduced to heavier loads through periodized (progressively graded) RT.
				Limited evidence was found that, after ACL surgery, RT is not more effective than conventional exercise in increasing muscle strength.
				Strong evidence was found that RT is effective for people with CLBP in reducing pain and increasing functional ability, QOL, and muscle strength.
				Mixed evidence was found that eccentric training is more effective to increase muscle strength than concentric–eccentric training in people with chronic Achilles and patellar tendinopathy.
				Strong evidence was found that the use of RT immediately after hip replacement reduces hospital stay duration and that its continued use after discharge increases maximal strength, muscle rate of force development, and functional performance even in older adults.
				Mixed evidence was found for what particular intensity (low–high) of RT is most effective in people with knee OA.
Ward, Stebbings, Cherkin, & Baxter (2013)	Level I Systematic review and meta-analysis N = 17 studies (8 used in meta-analysis; N = 1,626 participants). *Inclusion criteria:* Yoga as a primary intervention; age ≥18; diagnosis of an MSC (e.g., LBP, kyphosis, OA, RA, fibromyalgia); RCT published in peer-reviewed journal; measures of functional ability, pain, and psychosocial outcomes; full text available	*Intervention* Yoga for people with MSCs; 15/17 studies used the Hatha style of yoga (physical yoga postures, relaxation, and meditation) *Control* Passive interventions (usual care, wait list, education, social environment) or active interventions (physical therapy, therapeutic exercise program)	• Function (self-reported; e.g., RMDQ) • Pain (e.g., VAS, NPRS) • Depression and QOL (generic multi-item questionnaire)	*Function:* Meta-analysis showed an overall significant standard mean difference of −0.61 (95% CI [−0.97, −0.26]) favoring yoga. *Pain:* Meta-analysis showed a significant standard difference between the means of −0.64 (95% CI [−0.89, −0.39]) in favor of yoga. *Depression and QOL:* Depression and QOL were not analyzed with meta-analysis. Significant improvement in QOL was seen after yoga participation whether baseline was mild, moderate, or severe. Significant improvement in depression was seen after yoga for participants with subclinical depression.

(Continued)

Table D-16: Evidence of the Effectiveness of Interventions for People With MSCs Related to Chronic Pain (cont.)

Author/Year	Level of Evidence/Study Design/ Participants/Inclusion Criteria	Intervention and Control Groups	Outcome Measures	Results
		Kinesiotaping		
Williams, Whatman, Hume, & Sheerin (2012)	Level I Meta-analysis $N = 10$ studies (2 on shoulder impingement). *Inclusion criteria:* Studies of effectiveness of kinesiotaping in treatment and prevention of sports injuries, reporting of effect on musculoskeletal outcome (pain, ROM, proprioception, control group, healthy or injured athletes, published in English	*Intervention* Kinesiotaping *Control* Sham treatment (kinesiotaping applied without tension, placebo taping) or no taping	• Pain • ROM • Proprioception • Muscle activity	For all outcomes, reported statistically significant positive results were always outnumbered by non-statistically significant results. Mixed evidence was found that kinesiotaping may have a small beneficial effect on strength, force sense error, and active ROM of an injured area. No substantial evidence indicates that kinesiotaping improves pain, ankle proprioception, or muscle activity.
		Education		
Louw, Diener, Butler, & Puentedura (2011)	Level I Systematic review $N = 8$ studies ($N = 401$ participants; 252 female; M age = 24–45 yr). *Inclusion criteria:* Use of neuroscience education for adults with musculoskeletal pain	*Intervention* Neuroscience education explaining biology of pain to participants in single or multiple individual or group sessions plus exercise therapy *Control* No specific treatment or 1 individual or group education session on pain biology and back protection	• Pain (VAS and other scales) • Disability (e.g., Neck Disability Index) • Psychosocial measures (e.g., TSK) • Movement measures (e.g., endurance: sit-to-stand, 50-ft walk test, 5-min walk test, step count)	Neuroscience education resulted in significant reduction in pain and disability and increased physical performance across studies. Individual sessions were rated more highly than group sessions. Sessions can be performed in 30–45 min and combined with other treatments. Neuroscience education deemphasizes specific tissue injury and focuses on the brain's ability to process pain and nociceptive input. The study was performed by a PT with a unique knowledge base and approach to movement.
		Multidisciplinary Interventions		
Angst, Verra, Lehmann, Brioschi, & Aeschlimann (2009)	Level II Nonrandomized cohort study $N = 307$. Intervention group, $n = 164$. Control group, $n = 143$. *Inclusion criteria:* Adults with chronic pain in an inpatient rehabilitation facility	*Intervention* Zurzach Interdisciplinary Pain Program, a comprehensive, standardized, interdisciplinary, inpatient pain management program consisting of medical care, including adapted drug therapy; graded activity exercises; and psychotherapy *Control* Standard inpatient rehabilitation	• SF-36 • MPI • Coping Strategies Questionnaire • Hospital Anxiety and Depression Scale	At discharge, all areas showed improvements but were on average higher for the intervention group and significant only for Social Functioning on the SF-36 and Pain Severity on the MPI. However, at 6-mo follow-up, effects disappeared, and greater loss of improvements was noted for the intervention group. Groups of participants were not randomized and showed differences in age, pain severity, and other factors from the beginning.

(Continued)

Table D-16: Evidence of the Effectiveness of Interventions for People With MSCs Related to Chronic Pain (cont.)

Author/Year	Level of Evidence/Study Design/ Participants/Inclusion Criteria	Intervention and Control Groups	Outcome Measures	Results
Bliokas, Cartmill, & Nagy (2007)	Level I RCT $N = 133$ (57% female). Intervention Group 1, $n = 34$. Intervention Group 2, $n = 58$. Control group, $n = 41$. *Inclusion criteria:* Chronic pain patients in outpatient setting	*Intervention* *Group 1:* Pain management consisting of walking, stretching, and relaxation and goal-setting and psychoeducational sessions 2×/wk for 8 wk *Group 2:* Pain management plus systematic graded exposure consisting of intense discussion of feared activities and specific goal setting in regard to these activities *Control* Wait list	• Pain VAS • TSK • PSEQ • Depression Anxiety and Stress Scales • Activity diary • 6-min walk test • Self-report questionnaire • PT assessment	Group treatment with either intervention resulted in significant improvements in 5 of 7 outcome measures over the control condition. Differences in treatment outcomes after multidisciplinary group treatments may be attributed more to individual differences than to differences between programs. There is now a need to further elucidate which patient is best suited for which treatment approach. Patients with very high levels of pain-related fear may require some component of individual graded exposure treatment instead of, before, or in conjunction with a group treatment program.
Scascighini, Toma, Dober-Spielmann, & Sprott (2008)	Level I Systematic review $N = 27$ studies ($N = 2{,}407$ participants). *Inclusion criteria:* Adult patients (>18 yrs) with chronic nonspecific musculoskeletal pain (e.g., chronic low back or back pain, FM). At least 1 study group had to be treated in a multidisciplinary approach in a group setting	*Intervention* Multidisciplinary treatments with CBT or operant–behavioral approaches *Control* Nonmultidisciplinary treatment (e.g., physical therapy plus education), wait list, or usual care	Wide range of outcome measures across all studies, including • Pain • Drug intake • QOL • Coping • Disability	Evidence was found for the efficacy of multidisciplinary approaches for chronic pain patients. Multidisciplinary treatment was better than nonmultidisciplinary treatment for pain patients. A standard for multidisciplinary therapy can be set to include specific individual exercising, regular training in relaxation techniques, group therapy led by a clinical psychologist 1.5 hr/wk, patient education sessions once a week, 2 therapy treatments per week for pacing strategies, medical training therapy, and neurophysiology information given by a trained physician. Intensive inpatient programs seem to be highly effective.
		Physical Agent Modalities		
Lewis & Johnson (2006)	Level I Systematic review $N = 20$ studies (1,341 participants) *Inclusion criteria:* Randomized controlled clinical trials and experimental studies on healthy human participants with postexercise pain/soreness, or patients with musculoskeletal pain	*Intervention* TM *Control* No treatment; sham interventions or usual care	• Pain • QOL • Depression	TM was superior to no treatment in 5 of 10 comparisons, superior to sham (laser) treatment in 1 of 2 comparisons, and superior to active treatment in 7 of 22 comparisons. TM was superior to comparison groups in 6 of 11 studies using patients with musculoskeletal pain, and in 3 of 7 studies using patients with low back pain. However, the evidence is inconclusive because of small sample sizes, methodological quality, and insufficient TM dosage.

(Continued)

Table D-16: Evidence of the Effectiveness of Interventions for People With MSCs Related to Chronic Pain (cont.)

Author/Year	Level of Evidence/Study Design/ Participants/Inclusion Criteria	Intervention and Control Groups	Outcome Measures	Results
Mulvey, Bagnall, Johnson, & Marchant (2010)	Level I Systematic review *Inclusion criteria:* Adults with phantom pain and stump pain postamputation	*Intervention* TENS *Control* Usual care, predominately pharmacologic	• Pain • QOL	Evidence was inconclusive because no RCTs that examined the effectiveness of TENS for the treatment of phantom pain and stump pain in adults were identified by the searches, and the published literature lacks methodological rigor.
Seo, Bang, Chung, Jung, & Lee (2013)	Level I RCT $N = 76$ (85% female). Intervention Group 1, $n = 38$. Intervention Group 2, $n = 38$. *Inclusion criteria:* Chronic pain of neck and shoulder	*Intervention* Group 1: Botulinum toxin injection into trigger point plus electrical stimulation to motor contraction 3×/day for 3 days after injection Group 2: Botulinum toxin injection into trigger point plus electrical stimulation above sensory threshold 3×/day for 3 days after injection *Control* No control	• Pain VAS • Neck Pain and Disability Scale • Global Assessment of Improvement Scale • Pressure pain threshold	Significant reduction in pain was found after intervention in both groups, with increased pain reduction in the group receiving electrical stimulation above the sensory threshold.
Psychosocial Interventions				
Bowering et al. (2013)	Level I Systematic review and meta-analysis $N = 6$ studies (2 in meta-analysis). *Inclusion criteria:* RCTs of graded motor imagery to reduce pain in people with chronic pain for >3 mo (e.g., CRPS, phantom limb pain, stroke); participant age >18 (range = 32–57 yr), clinically validated pain measure used, no primary research data presented, published in English	*Intervention* GMI using at least 1 of its 3 components: (1) left–right judgments of photographs of the affected area (e.g., left or right limb); (2) motor imagery, which requires imagined movement of the area; and (3) mirror therapy, in which participants place the affected limb inside a mirror box and watch movements of the nonaffected limb in the mirror, giving the illusion of a moving, but pain-free, affected limb *Control* Unordered GMI (all 3 components but not in the proper order), part of the treatment (Component 1, 2, or 3), or PT as usual	• McGill Pain Questionnaire • Pain VAS • Pain NRS • Neuropathic Pain Scale • Categorical rating of pain (e.g., mild, moderate, severe) Individual data were gathered for each participant and converted into an NRS scale, which was then computed.	Standard GMI appears moderately more effective than unordered GMI in reducing pain, but the results were not significant. GMI was largely more effective than usual PT care in reducing pain (effect size = 1.06, 95% CI [0.41–1.71]). Motor imagery alone appeared to increase pain levels immediately after intervention. Mirror therapy showed positive effects in reducing pain in 3 studies. Only 1 showed a significant positive outcome compared with a control group (effect size = 1.85, 95% CI [0.40, 3.29]).

(Continued)

Table D-16: Evidence of the Effectiveness of Interventions for People With MSCs Related to Chronic Pain (cont.)

Author/Year	Level of Evidence/Study Design/ Participants/Inclusion Criteria	Intervention and Control Groups	Outcome Measures	Results
Chiesa & Serretti (2011)	Level I Systematic review N = 10 studies (6 RCTs, 4 controlled studies). *Inclusion criteria:* Studies of mindfulness-based intervention to reduce pain and depressive symptoms in participants with chronic pain for ≥6 mo, control group	*Intervention* Mindfulness-based stress reduction, mindfulness-based intervention, stress reduction, mindfulness medication, and chronic pain *Control* Usual care	• Pain • Depressive symptoms • Coping with pain • Physical function • Stress reduction • QOL • Psychological changes	Moderate evidence was found that mindfulness-based intervention is better than no intervention in improving outcomes. Moderate evidence was found that mindfulness-based intervention does not produce better results than other forms of interventions (e.g., support, educational group).
Chilton, Pires-Yfantouda, & Wylie (2012)	Level I Systematic review N = 5 studies (1 on chronic pain, 2 on LBP, 1 on fibromyalgia, 1 on osteoporosis; 3 RCTs, 1 nonrandomized controlled, 1 quasi-experimental). *Inclusion criteria:* Studies of interventions using motivational interviewing for children and adults with MSCs; published or unpublished scientific studies, conference proceedings, and gray literature	*Intervention* Interventions using motivational interviewing for children and adults with MSCs *Control* Usual care	• Aspects of motivation • Physical capacity • Self-perceived general health • Compliance with exercise and with workshop attendance	Limited evidence was found that motivational interviewing reduces pain intensity and physical function. Limited evidence was found that motivational interviewing improves compliance with exercise, attendance at a workshop, and self-perceived health. No adverse effects were noted.
Dear et al. (2013)	Level I RCT N = 63. Intervention group, n = 32. Control group, n = 31. *Inclusion criteria:* Pain for >3 mo, age ≥18, access to computer and Internet, not currently participating in CBT, stable dose of medication for anxiety or depression for >1 mo, not currently experiencing a psychotic illness or severe depression	*Intervention* The Pain Course, comprising 5 CBT lessons over 8 wk including homework tasks, additional resources, weekly email or telephone contact from a clinical psychologist, and automated emails *Control* Wait list	*Primary* • Symptoms and severity of depression (Patient Health Questionnaire) • Generalized anxiety (Generalized Anxiety Disorder scale) • Disability associated with back pain (RMDQ) *Secondary* • Duration, severity, and location of pain and level of interference caused by pain (4 questions on the Wisconsin Brief Pain Questionnaire)	Significant differences were found favoring the intervention group for all primary outcomes. Significant differences were found favoring the intervention group for all secondary outcomes except the Coping subscale of the PRSS. All benefits were maintained at 3-mo follow-up. 92% of participants reported they were satisfied or very satisfied with the program, 100% reported that the program was worth their time, and 100% reported they would recommend the program to a friend with chronic pain.

(Continued)

Table D-16: Evidence of the Effectiveness of Interventions for People With MSCs Related to Chronic Pain (cont.)

Author/Year	Level of Evidence/Study Design/ Participants/Inclusion Criteria	Intervention and Control Groups	Outcome Measures	Results
Dear et al. (2013) (cont.)			• Catastrophic pain-related cognitions (PRSS) • Coping (PRSS) • Fear of movement and reinjury (TSK) • Ability to undertake daily tasks despite pain (PSEQ)	
Ezendam, Bongers, & Jannink (2009)	Level I Systematic review with qualitative analysis N = 15 studies (5 Level I, 1 Level II, 2 Level IV, 7 Level V). Inclusion criteria: Studies of mirror therapy for the upper extremity, full-length publication in peer-reviewed journal	Intervention Mirror therapy for varied durations ranging from 8 to 24 wk for upper-extremity rehabilitation of deafferentation pain resulting from upper-extremity amputation, brachial plexus lesion, partial spinal cord injury, traumatic peripheral nerve lesion from hand surgery, stroke, and CRPS Control: Usual care	• Function (e.g., FIM™) • Pain • ROM • Kinesthetic sensation • Presence of clenching spasms • Phantom limb awareness • Movement ability (speed, accuracy) • Spasticity • Grip strength • Temperature and circumference of affected limb in CRPS	Amputation of upper extremity: Insufficient evidence was provided by 2 Level V studies that mirror therapy can relieve clenching spasm in 4/5 patients and can have a significant effect for reducing deep pain. Traumatic peripheral nerve lesion from hand surgery: Insufficient evidence was provided by 2 Level V studies that mirror therapy can be useful in increasing grip strength, active ROM, and sensation. CRPS 1: Moderate evidence was provided by 2 Level I, 1 Level IV, and 2 Level V studies, as follows: 1 study showed evidence that an intervention including mirror therapy with other techniques favored the intervention group over the control group. Qualitative studies showed positive effects in favor of mirror therapy. 1 study showed favorable results with early and intermediate CRPS (0–1 yr) but not with chronic CRPS (>2 yr). CRPS 2: Insufficient evidence was provided by 1 Level V study on mirror therapy.
Macea, Gajos, Daglia Calil, & Fregni (2010)	Level I Systematic review and meta-analysis N = 11 studies (N = 2,953 participants—39% chronic pain undefined, 29% LBP, 13% OA, 19% other defined diagnoses) Inclusion criteria: RCTs, web-based CBT interventions, participants with chronic pain, pain outcome measure, white and gray literature, published in English	Intervention Internet-based CBT programs, with or without minimal therapist contact, to treat chronic pain Control Wait list	Primary • Pain Secondary • Pain awareness • Control over pain • Health distress • Work capability	Strong evidence indicates that web-based interventions can produce small reductions in pain and improve the secondary outcomes.

(Continued)

Table D-16: Evidence of the Effectiveness of Interventions for People With MSCs Related to Chronic Pain (cont.)

Author/Year	Level of Evidence/Study Design/ Participants/Inclusion Criteria	Intervention and Control Groups	Outcome Measures	Results
		Brief Lifestyle Intervention		
Carnes et al. (2012)	Level I Systematic review $N = 46$ studies ($N = 8,539$ participants). *Inclusion criteria:* RCTs of self-management interventions, participants age >18 yr with chronic pain for >3 mo, no participants with RA, no single-component interventions, no studies with no control, no pilot studies	*Intervention* Self-management program, defined as a structured, taught, or self-taught course principally aimed at patients rather than carers with the goal of improving participants' health status or QOL by teaching them skills to apply to everyday situations. Multicomponent self-management programs include 2 or more of the following intervention types: psychological (behavioral, cognitive), mind–body strategies (relaxation, meditation, guided imagery), physical activity, lifestyle (diet, sleep), and pain education (including medication management). *Control* Wait list or placebo	*Patient-related outcomes* • Pain intensity • Physical function • Depression • Global health measures • Self-efficacy *Program service delivery characteristics* • Delivery mode: group, individual, mixed, remote • Course leader: health care professional, layperson • Course setting: medical, community, occupational • Duration: ≤8 wk, >8 wk *Time to follow-up* • <4 mo (ST) • 4–8 mo (MT) • >8 mo (LT)	*Psychological intervention:* Significant benefits were found in ST and MT for most outcomes and in LT for self-efficacy. *Mind–body strategies:* Significant minor benefits were found for programs without mind–body strategies. *Physical activity:* Insufficient evidence was found; most studies (87%) included a physical activity component that could not be isolated. Current results show minor benefits. *Lifestyle:* Significant benefits were found for all outcomes except depression for ST, MT, and LT. *Pain education:* Significant benefits in MT, but not ST or LT, were found for self-efficacy. *Program service delivery:* Group interventions showed significant benefits compared with others for pain intensity. Insufficient evidence was found for individual, mixed, or remote delivery. *Course leader:* Significant differences were found in favor of a health care professional for benefits in physical function and self-efficacy. *Course setting:* Course delivery in a medical setting showed significant benefits for all ST outcomes. Community settings showed significant benefits for self-efficacy in ST, MT, and LT. No evidence was found for occupational settings. *Course duration:* Significant benefits were found for ≤8 wk over >8 wk program duration.
		Complex Regional Pain Syndrome		
O'Connell, Wand, McAuley, Marston, & Moseley (2013)	Level I Systematic review $N = 19$ studies (6 Cochrane reviews, 13 non–Cochrane reviews)	*Interventions* Rehabilitation therapies, psychological therapy (CBT) and education, pain management, nerve blocks and nerve stimulations, surgery	• VAS Pain • Disability self-report • No. of adverse events • QOL scales	No high-quality evidence was found for effectiveness of any interventions for pain relief or any outcomes for patients with CRPS.

(Continued)

Table D-16: Evidence of the Effectiveness of Interventions for People With MSCs Related to Chronic Pain (cont.)

Author/Year	Level of Evidence/Study Design/ Participants/Inclusion Criteria	Intervention and Control Groups	Outcome Measures	Results
O'Connell, Wand, McAuley, Marston, & Moseley (2013) (cont.)	*Inclusion criteria*: Studies involving interventions for participants age ≥18 with CRPS	*Control* Usual care	• Emotional well-being scales • Improvement scales	Low-quality evidence was found to support mirror therapy and GMI for pain relief and improved function. OT and PT may be better than social work attention, but differences were not significant. Some minor low-quality evidence supports a variety of medications and intravenous blocks to reduce pain.

Note. ACL = anterior cruciate ligament; CBT = cognitive–behavioral therapy; CI = confidence interval; CLBP = chronic low back pain; CRPS = complex regional pain syndrome; FM = fibromyalgia; GMI = graded motor imagery; LBP = low back pain; LT = long term; *M* = mean; MPI = West Haven–Yale Multidimensional Pain Inventory; MSC = musculoskeletal condition; MT = medium term; Nm = Newton-meter (162 in.-lb, a measure of torque); NPRS = numerical pain rating scale; NRS = numerical rating scale; OA = osteoarthritis; OT = occupational therapy/occupational therapist; PRSS = Pain-Related Self Statements Scale; PSEQ = Pain Self-Efficacy Questionnaire; PT = physical therapy/physical therapist; QOL = quality of life; RA = rheumatoid arthritis; RCT = randomized controlled trial; RMDQ = Roland–Morris Disability Questionnaire; ROM = range of motion; RT = resistance training; SF-36 = 36-Item Short Form Survey; ST = short term; TENS = transcutaneous electrical nerve stimulation; TM = therapeutic massage; TSK = Tampa Scale for Kinesiophobia; VAS = visual analog scale; VO_2 max = maximal oxygen uptake.

This table is a product of AOTA's Evidence-Based Practice Project and AOTA Press and is copyright © 2017 by the American Occupational Therapy Association. It may be freely reproduced for personal use in clinical or educational settings as long as the source is cited. All other uses require written permission from the American Occupational Therapy Association. To apply, visit www.copyright.com.

Suggested citation: Paquette, S., & Schwartz, D. A. (2017). Evidence of the effectiveness of interventions for people with MSCs related to chronic pain. In J. Snodgrass & D. Amini, *Occupational therapy practice guidelines for adults with musculoskeletal conditions* (Table F.16). Bethesda, MD: AOTA Press.

D Übersicht zur Evidenz

Table D-17: Risk-of-Bias Analysis for Intervention Studies Included in the Review of Interventions for People With MSCs Related to Chronic Pain

Citation	Selection Bias		Performance Bias: Blinding of Participants and Personnel	Detection Bias: Blinding of Patient-Reported Outcome Assessment	Attrition Bias: Incomplete Outcome Data		Reporting Bias: Selective Reporting
	Random Sequence Generation	Allocation Concealment			Short Term (2–6 weeks)	Long Term (>6 weeks)	
Angst, Verra, Lehmann, Brioschi, & Aeschlimann (2009)	−	−	−	−	+	+	+
Bliokas, Cartmill, & Nagy (2007)	+	+	+	?	+	NA	+
Dear et al. (2013)	?	+	−	+	+	+	+
Heinrich, Anema, de Vroome, & Blatter (2009)	+	+	−	+	+	+	+
Jay et al. (2011)	+	+	−	+	+	+	+
Seo, Bang, Chung, Jung, & Lee (2013)	+	+	+	+	+	+	+

Note. Categories for risk of bias are as follows: + = low risk of bias; − = high risk of bias; ? = unclear risk of bias. MSCs = musculoskeletal conditions; NA = not applicable. Risk-of-bias table format adapted from "Assessing Risk of Bias in Included Studies," by J. P. T. Higgins, D. G. Altman, and J. A. C. Sterne, in *Cochrane Handbook for Systematic Reviews of Interventions* (Version 5.1.0), by J. P. T. Higgins and S. Green (Eds.), March 2011, London: Cochrane Collection. Retrieved from http://handbook-5-1.cochrane.org/. Copyright © 2011 by The Cochrane Collaboration. For additional information on risk of bias, refer to Chapter 8 of the *Cochrane Handbook*.

This table is a product of AOTA's Evidence-Based Practice Project and AOTA Press and is copyright © 2017 by the American Occupational Therapy Association. It may be freely reproduced for personal use in clinical or educational settings as long as the source is cited. All other uses require written permission from the American Occupational Therapy Association. To apply, visit http://www.copyright.com.

Suggested citation: Paquette, S., & Schwartz, D. A. (2017). Risk-of-bias analysis for intervention studies included in the review of interventions for people with MSCs related to chronic pain. In J. Snodgrass & D. Amini, *Occupational therapy practice guidelines for adults with musculoskeletal conditions* (Table F.17). Bethesda, MD: AOTA Press.

Table D-18: Risk-of-Bias Analysis for Systematic Reviews Included in the Review of Interventions for People With MSCs Related to Chronic Pain

Citation	A Priori Design Included?	Duplicate Study Selection/ Data Extraction?	Comprehensive Literature Search Performed?	Status of Publication as Inclusion Criteria?	List of Included/ Excluded Studies Provided?	Characteristics of Included Studies Provided?	Quality of Studies Assessed and Documented?	Quality Assessment Used Appropriately?	Methods Used to Combine Results Appropriate?	Likelihood of Publication Bias Assessed?	Conflict of Interest Stated?
Bowering et al. (2013)	+	+	+	+	–	+	+	+	+	–	+
Büssing, Ostermann, Lüdtke, & Michalson (2012)	+	+	+	+	–	+	+	+	+	+	+
Carnes et al. (2012)	+	+	+	+	–	+	+	+	NA	+	+
Chiesa & Serretti (2011)	+	+	+	+	+	+	+	+	NA	NA	+
Chilton, Pires-Yfantouda, & Wylie (2012)	+	+	+	+	–	+	+	+	NA	?	–
Du et al. (2011)	+	+	+	–	–	+	+	+	+	–	+
Ezendam, Bongers, & Jannink (2009)	+	+	+	–	–	+	+	–	NA	–	+
Jordan, Holden, Mason, & Foster (2010)	+	+	+	+	+	+	+	+	+	+	+
Kristensen & Franklyn-Miller (2012)	+	+	+	?	–	–	–	–	NA	–	+
Lewis & Johnson (2006)	+	+	+	+	–	+	+	+	NA	–	–
Louw, Diener, Butler, & Puentedura (2011)	+	+	+	–	–	+	+	+	+	–	–
Macea, Gajos, Daglia Calil, & Fregni (2010)	+	+	+	+	–	+	?	?	+	+	–
Mulvey, Bagnall, Johnson, & Marchant (2010)	+	+	+	+	+	+	+	+	NA	+	+

(Continued)

Table D-18: Risk-of-Bias Analysis for Systematic Reviews Included in the Review of Interventions for People With MSCs Related to Chronic Pain (cont.)

Citation	A Priori Design Included?	Duplicate Study Selection/ Data Extraction?	Comprehensive Literature Search Performed?	Status of Publication as Inclusion Criteria?	List of Included/ Excluded Studies Provided?	Characteristics of Included Studies Provided?	Quality of Studies Assessed and Documented?	Quality Assessment Used Appropriately?	Methods Used to Combine Results Appropriate?	Likelihood of Publication Bias Assessed?	Conflict of Interest Stated?
O'Connell, Wand, McAuley, Marston, & Moseley (2013)	+	+	+	+	+	+	+	+	NA	+	+
Scascighini, Toma, Dober-Spielmann, & Sprott (2008)	+	+	+	+	−	+	+	+	+	+	+
Ward, Stebbings, Cherkin, & Baxter (2013)	+	+	+	+	−	+	+	+	+	+	+
Williams, Whatman, Hume, & Sheerin (2012)	+	+	+	−	−	+	+	+	−	−	+

Note. Categories for risk of bias are as follows: + = low risk of bias; ? = unclear risk of bias; − = high risk of bias. MSCs = musculoskeletal conditions; NA = not applicable. Risk-of-bias table format adapted from "Development of AMSTAR: A Measurement Tool to Assess the Methodological Quality of Systematic Reviews," by B. J. Shea, J. M. Grimshaw, G. A. Wells, M. Boers, N. Andersson, C. Hamel, . . . L. M. Bouter, 2007, *BMC Medical Research Methodology, 7,* p. 10. https:/doi.org/10.1186/1471-2288-7-10

This table is a product of AOTA's Evidence-Based Practice Project and AOTA Press and is copyright © 2017 by the American Occupational Therapy Association. It may be freely reproduced for personal use in clinical or educational settings as long as the source is cited. All other uses require written permission from the American Occupational Therapy Association. To apply, visit http://www.copyright.com.

Suggested citation: Paquette, S., & Schwartz, D. A. (2017). Risk-of-bias analysis for systematic reviews included in the review of interventions for people with MSCs related to chronic pain. In J. Snodgrass & D. Amini, *Occupational therapy practice guidelines for adults with musculoskeletal conditions* (Table F.18). Bethesda, MD: AOTA Press.

Table D-19: Evidence for the Effectiveness of Interventions for People With MSCs Related to Burns

Author/Year	Level of Evidence/Study Design/ Participants/Inclusion Criteria	Intervention and Control Groups	Outcome Measures	Results
		Physical Activity		
de Lateur et al. (2007)	Level I RCT $N = 35$. Intervention Group 1, $n = 13$. Intervention Group 2, $n = 11$. Control group, $n = 11$. *Inclusion criteria*: Adults (18+) who had sustained a burn injury serious enough to require hospitalization, who spoke English	*Intervention* A 12-wk, 36-session aerobic treadmill exercise program *Intervention 1*: WTQ participants intensified their exercise according to preset quotas *Intervention 2*: WTT participants continued to their tolerance *Control* Usual care	• Maximal aerobic capacity • ROM • Pinch and grip strength • Walking speed	The WTT and WTQ exercise groups both made significant improvements in aerobic capacity from baseline to 12 wk ($t = -3.60, p \le .01; t = -3.17, p \le .01$, respectively). The control group did not ($t = -1.39$, $P = .19$). WTT and WTQ participants demonstrated significantly greater improvements in aerobic capacity in comparison to the control group members ($F = 4.6, p \le .05$). The WTT and WTQ groups did not differ significantly from each other with regard to their respective improvements in aerobic capacity ($F = 0.014, p = .907$).
Ebid, Omar, & Abd El Baky (2012)	Level I RCT $N = 40$ with burns (14 women, 26 men), 23 without burns. Intervention group, $n = 20$. Control Group 1, $n = 20$. Control Group 2, $n = 23$. *Inclusion criteria*: Men and women, ages 18–35, admitted to an emergency burn unit with burns to more than 35% of the body.	*Intervention* Isokinetic exercise supervised by PT *Control* Control 1: Patients with burns, usual care, no-exercise Control 2: Unburned pair-matched community members	• Muscle strength • Pain • Walking activity	Adults with severe burns, relative to nonburned adults, had significantly lower peak torque as well as total work performance using the extensor and flexor muscles of the thigh.
Kolmus, Holland, Byrne, & Cleland (2012)	Level I RCT $N = 52$. Intervention group, $n = 27$ (19 men). Control group, $n = 25$ (15 men). *Inclusion criteria*: Adults (18+) with axillary burns that required surgical management and no fracture, 50% or less total body surface area burn.	*Intervention* Shoulder orthosis at 90° of shoulder abduction worn all the time except for hygiene, wound care, and exercises for 6 wk, then nights only for 6 wk *Control* Exercise alone	• Shoulder abduction and flexion • BSHS–B • Upper Extremity Functional Index • Grocery Shelving Task	No significant differences between groups were found for ROM, quality of life, or function at any time point. At 12 wk, no significant differences were noted between groups. The exercise-only approach to rehabilitation achieved acceptable outcomes. Adherence to splinting was generally poor, with 77% adherence to protocol at Wk 1 and only 16% adherence by Wk 12.

(Continued)

Table D-19: Evidence for the Effectiveness of Interventions for People With MSCs Related to Burns (cont.)

Author/Year	Level of Evidence/Study Design/ Participants/Inclusion Criteria	Intervention and Control Groups	Outcome Measures	Results
Okhovatian & Zoubine (2007)	Level I RCT $N = 30$ (28 men). Intervention group, $n = 15$. Control group, $n = 15$. *Inclusion criteria*: Adult burn patients admitted to the hospital	*Intervention* Burn rehabilitation treatment consisting of intense exercise and modalities 2–3×/day and individualized treatment *Control* Routine chest physical therapy and exercise therapy once daily	• Thrombosis • Duration of hospital stay • Contracture development • Need for grafting	No significant differences between groups were found in thrombosis or need for skin grafting. The intensified burn rehabilitation program resulted in significantly fewer contractures than standard therapy protocols. Length of hospital stay decreased slightly for the intervention group (not significant).
		High-Frequency Rehabilitation		
Schneider et al. (2012)	Level III Prospective longitudinal design $N = 11$ (6 women; M age = 50). *Inclusion criteria*: Patients with significant burns (M TBSA = 41%)	*Intervention* Individualized inpatient burn rehabilitation, 3 hr/day, 3×/wk *Control* No control	• ROM of shoulder, elbow, hip, and knee • JHFT • BBS	Significant improvements were noted in ROM, BBS, and JHFT measures from admission through discharge. Contracture management was achieved without surgical intervention.
		Early Excision and Grafting		
Omar & Hassan (2011)	Level I RCT $N = 40$. Intervention group, $n = 20$ (25 hands; 12 men; M age = 23). Control group, $n = 20$ (27 hands; 13 men; M age = 25). *Inclusion criteria*: Patients with 2nd- and 3rd-degree burns of the hands	*Intervention* Skin grafting applied after excision of eschar an average of 6 days after burn *Control* Delayed skin grafting applied after excision of eschar an average of 16 days after burn	• Total active motion of each digit • grip strength • JHFT • M hospital stay per group	Significant increases were found in total active motion and grip strength for the intervention group. Increased times on the JHFT were found in the control group. Mean hospital stay was significantly lower in the treatment group (16 days) compared with the control group (24 days). Early excision of hand burns with prompt therapy led to better outcomes.
		Quality of Life Intervention		
Xie, Xiao, Zhu, & Xia (2012)	Level III Cross-sectional $N = 20$ (14 men).	*Intervention* Burn center intervention for severe burns	• SF–36 (HRQOL) • BSHS–B • MHQ	Burn survivors showed some higher scores in vitality and general health on the SF–36 than hemodialysis patients but lower scores in all domains compared with the general

(Continued)

Table D-19: Evidence for the Effectiveness of Interventions for People With MSCs Related to Burns (cont.)

Author/Year	Level of Evidence/Study Design/ Participants/Inclusion Criteria	Intervention and Control Groups	Outcome Measures	Results
Xie, Xiao, Zhu, & Xia (2012) (cont.)	Inclusion criteria: Patients surviving 2 yr after 70% TBSA at a burn center	Control General population and group of hemodialysis patients for comparison		population. Long-term HRQOL scores were significantly lower for multiple areas of pain and physical functioning than in the general population. Only return to work predicted a better SF-36 Physical Component Summary. Age at injury, facial burns, and length of hospital stay correlated with the SF-36 Mental Component Summary. Most domains of the BSHS–B also showed lower scores, but patients who returned to work had significantly improved hand function scores. MHQ scores of overall hand function were below satisfactory.
Pain Management				
Carrougher et al. (2009)	Level I RCT, prospective, within-subject crossover N = 39 (89% men; M age = 35 yr, range = 21–57). Inclusion criteria: Older than 20 years, requiring postburn injury physical therapy, consisting of active assisted ROM exercises on 2 consecutive days during their acute hospital stay	Intervention Immersive VR plus active assisted ROM exercises plus standard medication for pain; all patients received intervention on 1 day and control on another day Control Active assisted ROM exercises plus standard medication for pain	• Pain GRS • Active ROM (M change in ROM per joint)	No significant difference between groups was found in measured ROM. VR reduced GRS scores for worst pain, pain unpleasantness, and time spent thinking about pain compared with the control condition. Participants experienced little or no nausea during VR.
Konstantatos, Angliss, Costello, Cleland, & Stafrace (2009)	Level I RCT N = 86. Intervention group, n = 43. Control group, n = 43. Inclusion criteria: Hospitalized, age 18–80 yr, requiring an awake and potentially painful dressing change, understood and were physically able to use PCA opioid, and demonstrated a clear understanding of the principles of the VR guided stress reduction technique.	Intervention VR relaxation plus intravenous morphine PCA Control PCA	• Pain VAS during dressing change • Burn-specific anxiety rating • Stanford Hypnotic Clinical Scale	The intervention group experienced higher pain levels during and after dressing changes compared with the control group. VR did not reduce need for medication during treatment. A difference in preprocedure pain levels between groups may explain this result.

(Continued)

Table D-19: Evidence for the Effectiveness of Interventions for People With MSCs Related to Burns (cont.)

Author/Year	Level of Evidence/Study Design/ Participants/Inclusion Criteria	Intervention and Control Groups	Outcome Measures	Results
Morris, Louw, & Crous (2010)	Level I RCT, single-blind, within-subject N = 11 (8 men; Mdn age = 33 yr, range = 23–54). Inclusion criteria: Adults admitted to the adult burn ward with a burn (of any degree or size or on any area), age 18 yr and older, and receiving physical therapy management	Intervention VR plus medication for pain Control Medication for pain alone	• Numeric pain rating scale • BSPAS	Use of VR in conjunction with medication for pain significantly reduced pain levels in 9 of 11 intervention participants.
Morris, Louw, & Grimmer-Somers (2009)	Level I Systematic review N = 9 studies (N = 152 participants; TBSA = 1.5% to 60% [5 studies]; male participants only [4 studies]; age range = 5–65 yr [8 studies]; M age = 6.5 yr [1 study]). Inclusion criteria: Patients with burns	Intervention VR with medication during dressing changes and/or physical therapy Control Medication alone (7 studies), normal video game plus medication (1 study), other distractions plus medication (1 study)	• Subjective measure of pain (e.g., VAS, GRS, faces scale) • Subjective measure of anxiety (e.g., BSPAS, State–Trait Anxiety Inventory)	Effect size on pain reduction could not be calculated for all studies, but clinically meaningful results indicate that intervention participants experienced less pain. When effects could be calculated, VR was associated with a significant effect on pain reduction. 2 studies reported a significant difference in anxiety reduction with VR plus medication compared with medication alone and with other distractions plus medication. 1 study found no difference between intervention and control groups in anxiety reduction.
Scar Management				
Anzarut, Olson, Singh, Rowe, & Tredget (2009)	Level I Meta-analysis N = 6 studies (3 between-patient, 3 within-patient design; N = 316 participants). Inclusion criteria: Adults and children with burns who receive pressure garments for scar management	Intervention Pressure garment therapy with set pressure Control None or control garment with minimum pressure	• Global scar appearance • Scar height, pliability, vascularity, and color	Insufficient evidence was found to support use of pressure garment therapy for patients with burns. Pooled analysis suggested decreased height of scars treated with pressure garment therapy but of little clinical significance.
Harte, Gordon, Shaw, Stinson, & Porter-Armstrong (2009)	Level I RCT N = 22 (M age = 36.8 yr, range = 16–64). Intervention group, n = 11 Control group, n = 11. Inclusion criteria: Patients referred for scar management <6 mo postburn	Intervention Pressure garment worn 23 hr/day with silicone sheet Control Pressure garment worn 23 hr/day	VSS (scar height, pliability, vascularity, and pigmentation)	No significant differences were found between groups in rates of change on the VSS total score or subscores for height, vascularity, pigmentation, and pliability at 12 or 24 wk. Both groups improved over 24 wk. A significant relationship was observed between VSS score and TBSA burned (<30%) in the control group at baseline, 12 wk, and 24 wk.

(Continued)

Table D-19: Evidence for the Effectiveness of Interventions for People With MSCs Related to Burns (cont.)

Author/Year	Level of Evidence/Study Design/ Participants/Inclusion Criteria	Intervention and Control Groups	Outcome Measures	Results
Li-Tsang, Zheng, & Lau (2010)	Level I RCT N = 104 participants (63 male; 84 completed trials, dropout rate = 19.23%). Intervention Group 1, n = 22. Intervention Group 2, n = 24. Intervention Group 3, n = 12. Control group, n = 26. Inclusion criteria: Adults with long-term hypertrophic scar from burns	Intervention Group 1: Pressure garment plus lanolin massage Group 2: Silicone gel sheet plus lanolin massage Group 3: Pressure garment and silicone gel plus lanolin massage Control Lanolin massage only	• VSS (pigmentation, vascularity, thickness, pain, and itchiness) • Spectrocolorimetry • Tissue ultrasound palpation system • Pain VAS	Combined treatment (Group 3) was more effective in improving scar thickness, pliability, and pigmentation. Both combined therapy and silicone gel dressing (Group 2) performed better for pain and pruritus than the pressure garment (Group 1) and control treatments. The spectrocolorimeter failed to show color improvements across groups.
Momeni, Hafezi, Rahbar, & Karimi (2009)	Level I RCT N = 34 (18 women; M age = 22 yr, range = 1.5–60). Inclusion criteria: Adults with long-term hypertrophic burn scars	Intervention Silicone gel sheeting Control Placebo of cellulose sheeting on 2 scar sites for each intervention participant	Modified VSS excluding height of scar (pigmentation, vascularity, pliability, pain, and itching)	At 4-mo follow-up, all scores except pain were significantly lower for the intervention group.
Steinstraesser et al. (2011)	Level I RCT N = 38. Intervention Group 1, n = 19 (14 men). Intervention Group 2, n = 19 (13 men). Inclusion criteria: 2 sites of comparable split-thickness skin graft	Intervention Group 1: Pressure garment plus silicone gel Group 2: Pressure garment plus silicone spray Control Pressure garment alone on comparable site in each intervention participant	• VSS • Chromometry (Hunter L, a, and b values of scar) • PRIMOS (scar surface microtopography) or profilometry • Photographic documentation • Pain VAS	All conditions were associated with significant improvement on the VSS total score and subscores and in pain and itching in all tested wounds. No significant intraindividual differences were found between silicone therapy versus pressure garment alone. Silicone spray had fewer complications and appeared to be easier to apply.

(Continued)

Table D-19: Evidence for the Effectiveness of Interventions for People With MSCs Related to Burns (cont.)

Author/Year	Level of Evidence/Study Design/ Participants/Inclusion Criteria	Intervention and Control Groups	Outcome Measures	Results
van der Wal, van Zuijlen, van de Ven, & Middelkoop (2010)	Level I RCT N = 23 (13 men; M age = 38, range = 18–69; 7 lost to follow-up). Inclusion criteria: Adults with hypertrophic burn scars	Intervention Silicone cream Control Placebo cream on 2 scar sites for each intervention participant	• Patient and Observer Scar Assessment Scale • DermaSpectrometer (erythema)	Participants rated silicone cream slightly higher than placebo cream with no significant effect. Observer-rated relief was significantly higher with silicone. Significantly less itching was noted with silicone at 3 and 6 mo. No significant difference in erythema was noted.

Note. BBS = Berg Balance Scale; BSHS-B = Burn Specific Health Scale–Brief; BSPAS = Burn Specific Pain Anxiety Scale; GRS = graphic rating scale; HRQOL = health-related quality of life; JHFT = Jebsen Hand Function Test; M = mean; Mdn = median; MHQ = Michigan Hand Outcomes Questionnaire; MSCs = musculoskeletal conditions; PCA = patient-controlled analgesia; PT = physiotherapist; RCT = randomized controlled trial; ROM = range of motion; SF-36 = 36-Item Short Form Survey; TBSA = total body surface area; VAS = visual analog scale; VR = virtual reality; VSS = Vancouver Scar Scale; WTQ = work to quota; WTT = work to tolerance.

This table is a product of AOTA's Evidence-Based Practice Project and AOTA Press and is copyright © 2017 by the American Occupational Therapy Association. It may be freely reproduced for personal use in clinical or educational settings as long as the source is cited. All other uses require written permission from the American Occupational Therapy Association. To apply, visit www.copyright.com.

Suggested citation: Schwartz, D. A. (2017). Evidence for the effectiveness of interventions for people with MSCs related to burns. In J. Snodgrass & D. Amini, *Occupational therapy practice guidelines for adults with musculoskeletal conditions* (Table F.19). Bethesda, MD: AOTA Press.

Literatur

Aaron, D. H. & Jansen, C. W. S. (2003). Development of the Functional Dexterity Test (FDT): Construction, validity, reliability, and normative data. *Journal of Hand Therapy, 16,* 12–21. https://doi.org/10.1016/S0894-1130(03)80019-4

Abbasi, M., Dehghani, M., Keefe, F. J., Jafari, H., Behtash, H. & Shams, J. (2012). Spouse-assisted training in pain coping skills and the outcome of multidisciplinary pain management for chronic low back pain treatment: A 1-year randomized controlled trial. *European Journal of Pain, 16,* 1033–1043. https://doi.org/10.1002/j.1532-2149.2011.00097.x

Abbott, A. D., Tyni-Lenné, R. & Hedlund, R. (2010). Early rehabilitation targeting cognition, behaveior, and motor function after lumbar fusion: A randomized controlled trial. *Spine, 35,* 848–857. https://doi.org/10.1097/BRS.0b013e3181d1049f

Abdelshaf, M. E., Yosry, M., Elmulla, A. F., Al-Shahawy, E. A., Adou, A. M. & Eliewa, E. A. (2011). Relief of chronic shoulder pain: A comparative study of three approaches. *Middle East Journal of Anaesthesiology, 21*(1), 83–92.

Abrisham, S. M. J., Kermani-Alghoraishi, M., Ghahramani, R., Jabbari, L., Jomeh, H. & Zare, M. (2011). Additive effects of low-level laser therapy with exercise on subacromial syndrome: A randomised, double-blind, controlled trial. *Clinical Rheumatology, 30,* 1341–1346. https://doi.org/10.1007/s10067-011-1757-7

Accreditation Council for Occupational Therapy Education. (2012). 2011 Accreditation Council for Occupational Therapy Education (ACOTE®) standards. *American Journal of Occupational Therapy, 66*(Suppl.), S6–S74. https://doi.org/10.5014/ajot.2012.66S6

Ackerman, I. N., Buchbinder, R. & Osborne, R. H. (2012). Challenges in evaluating an arthritis self management program for people with hip and knee osteoarthritis in real-world clinical settings. *Journal of Rheumatology, 39,* 1047–1055. https://doi.org/10.3899/jrheum.111358

Ainsworth, R. & Lewis, J. S. (2007). Exercise therapy for the conservative management of full thick ness tears of the rotator cuff: A systematic review. *British Journal of Sports Medicine, 41,* 200–210. https://doi.org/10.1136/bjsm.2006.032524

Aitken, S. A. & McQueen, M. M. (2014). The epidemiology of fractures around the elbow joint. *Elective Medicine Journal, 2,* 189–194. https://doi.org/10.18035/emj.v2i3.244

Ajimsha, M. S., Chithra, S. & Thulasyammal, R. P. (2012). Effectiveness of myofascial release in the management of lateral epicondylitis in computer professionals. *Archives of Physical Medicine and Rehabilitation, 93,* 604–609. https://doi.org/10.1016/j.apmr.2011.10.012

Akyol, Y., Ulus, Y., Durmus, D., Canturk, F., Bilgici, A., Kuru, O. & Bek, Y. (2012). Effectiveness of microwave diathermy on pain, functional capacity, muscle strength, quality of life, and depression in patients with subacromial impingement syndrome: A randomized placebo-controlled clinical study. *Rheumatology International, 32,* 3007–3016. https://doi.org/10.1007/s00296-011-2097-2

Albaladejo, C., Kovacs, F. M., Royuela, A., del Pino, R. & Zamora, J.; Spanish Back Pain Research Network. (2010). The effcacy of a short education program and a short physiotherapy program for treating low back pain in primary care: A cluster randomized trial. *Spine, 35,* 483–496. https://doi.org/10.1097/BRS.0b013e3181b9c9a7

Alexander, L. D., Gilman, D. R., Brown, D. R., Brown, J. L. & Houghton, P. E. (2010). Exposure to low amounts of ultrasound energy does not improve soft tissue shoulder pathology: A systematic review. *Physical Therapy, 90,* 14–25. https://doi.org/10.2522/ptj.20080272

Allen, J., Koziak, A., Buddingh, S., Liang, J., Buckingham, J. & Beaupre, L. A. (2012). Rehabilitation in patients with dementia following hip fracture: A systematic review. *Physiotherapy Canada, 64,* 190–201. https://doi.org/10.3138/ptc.2011-06BH

American Burn Association. (2016). *Burn incidence and treatment in the United States: 2016.* Retrieved from http://ameriburn.org/who-we-are/media/burn-incidence-fact-sheet/

American Medical Association. (2017). *CPT® 2018 standard.* Chicago: Author.

American Occupational Therapy Association. (2014). Occupational therapy practice framework: Domain and process (3rd ed.). *American Journal of Occupational Therapy, 68*(Suppl. 1), S1–S48. https://doi.org/10.5014/ajot.2014.682006

Amro, A., Diener, I., Bdair, W.O., Isra'M, H., Shalabi, A.I. & Dua'I, I. (2010). The effects of Mulligan mobilisation with movement and taping techniques on pain, grip strength, and function in patients with lateral epicondylitis. *Hong Kong Physiotherapy Journal, 28,* 19–23. https://doi.org/10.1016/j.hkpj.2010.11.004

Andersen, C.H., Andersen, L.L., Gram, B., Pedersen, M.T., Mortensen, O.S., Zebis, M.K. & Sjøgaard, G. (2012). Influence of frequency and duration of strength training for effective management of neck and shoulder pain: A randomised controlled trial. *British Journal of Sports Medicine, 46,* 1004–1010. https://doi.org/10.1136/bjsports-2011-090813

Andersen, L.L., Christensen, K.B., Holtermann, A., Poulsen, O.M., Sjøgaard, G., Pedersen, M.T. & Hansen, E.A. (2010). Effect of physical exercise interventions on musculoskeletal pain in all body regions among office workers: A one-year randomized controlled trial. *Manual Therapy, 15,* 100–104. https://doi.org/10.1016/j.math.2009.08.004

Andersen, L.L., Jørgensen, M.B., Blangsted, A.K., Pedersen, M.T., Hansen, E.A. & Sjøgaard, G. (2008). A randomized controlled intervention trial to relieve and prevent neck/shoulder pain. *Medicine and Science in Sports and Exercise, 40,* 983–990. https://doi.org/10.1249/MSS.0b013e3181676640

Andersson, G. & Watkins-Castillo, S. (2015). Spine: Low back and neck pain. In United States Bone and Joint Initiative (Ed.), *The burden of musculoskeletal diseases in the United States: Prevalence, societal and economic costs* (3rd ed.). Rosemont, IL: American Academy of Orthopaedic Surgeons. Retrieved from http://www.boneandjointburden.org/2014-report/ii0/spine-low-back-and-neck-pain

Anema, J.R., Steenstra, I.A., Bongers, P.M., de Vet, H.C., Knol, D.L., Loisel, P. & van Mechelen, W. (2007). Multidisciplinary rehabilitation for subacute low back pain: Graded activity or workplace intervention or both? A randomized controlled trial. *Spine, 32,* 291–298, discussion 299–300. https://doi.org/10.1097/01.brs.0000253604.90039.ad

Äng, B.O., Monnier, A. & Harms-Ringdahl, K. (2009). Neck/shoulder exercise for neck pain in Air Force helicopter pilots: A randomized controlled trial. *Spine, 34,* E544–E551. https://doi.org/10.1097/BRS.0b013e3181aa6870

Angst, F., Verra, M.L., Lehmann, S., Brioschi, R. & Aeschlimann, A. (2009). Clinical effectiveness of an interdisciplinary pain management programme compared with standard inpatient rehabilitation in chronic pain: A naturalistic, prospective controlled cohort study. *Journal of Rehabilitation Medicine, 41,* 569–575. https://doi.org/10.2340/16501977-0381

Anzarut, A., Olson, J., Singh, P., Rowe, B.H. & Tredget, E.E. (2009). The effectiveness of pressure garment therapy for the prevention of abnormal scarring after burn injury: A meta-analysis. *Journal of Plastic, Reconstructive and Aesthetic Surgery, 62,* 77–84. https://doi.org/10.1016/j.bjps.2007.10.052

Arden, N. & Nevitt, M.C. (2006). Osteoarthritis: Epidemiology. *Best Practice and Research: Clinical Rheumatology, 20,* 3–25. https://doi.org/10.1016/j.berh.2005.09.007

Arnold, C.M., Faulkner, R.A. & Gyurcsik, N.C. (2011). The relationship between falls efficacy and improvement in fall risk factors following an exercise plus educational intervention for older adults with hip osteoarthritis. *Physiotherapy Canada, 63,* 410–420. https://doi.org/10.3138/ptc.2010-29

Ay, S., Doğan, Ş.K. & Evcik, D. (2010). Is low-level laser therapy effective in acute or chronic low back pain? *Clinical Rheumatology, 29,* 905–910. https://doi.org/10.1007/s10067-010-1460-0

Ayhan, C., Unal, E. & Yakut, Y. (2014). Core stabilisation reduces compensatory movement patterns in patients with injury to the arm: A randomized controlled trial. *Clinical Rehabilitation, 28,* 36–47. https://doi.org/10.1177/0269215513492443

Backman, C., Mackie, H. & Harris, J. (1991). Arthritis Hand Function Test: Development of a standardized assessment tool. *OTJR: Occupation, Participation and Health, 11,* 245–256. https://doi.org/10.1177/153944929101100405

Bae, Y.H., Lee, G.C., Shin, W.S., Kim, T.H. & Lee, S.M. (2011). Effect of motor control and strengthening exercises on pain, function, strength and the range of motion of patients with shoulder impingement syndrome. *Journal of Physical Therapy Science, 23,* 687–692. https://doi.org/10.1589/jpts.23.687

Baker, N.A., Moehling, K.K., Rubinstein, E.N., Wollstein, R., Gustafson, N.P. & Baratz, M. (2012). The comparative effectiveness of combined lumbrical muscle splints and stretches on symptoms and function in carpal tunnel syndrome. *Archives of Physical Medicine and Rehabilitation, 93,* 1–10. https://doi.org/10.1016/j.apmr.2011.08.013

Bakhtiary, A.H., Fatemi, E., Emami, M. & Malek, M. (2013). Phonophoresis of dexamethasone sodium phosphate may manage pain and symptoms of patients with carpal tunnel syndrome. *Clinical Journal of Pain, 29,* 348–353. https://doi.org/10.1097/AJP.0b013e318255c090

Barr, S., Cerisola, F.L. & Blanchard, V. (2009). Effectiveness of corticosteroid injections compared with physiotherapeutic interventions for lateral epicondylitis: A systematic review. *Physiotherapy, 95,* 251–265. https://doi.org/10.1016/j.physio.2009.05.002

Barriera-Viruet, H., Sobeih, T.M., Daraiseh, N. & Salem, S. (2006). Questionnaires vs observational and direct measurements: A systematic review. *Theoretical Issues in Ergonomics Science, 7,* 261–284. https://doi.org/10.1080/14639220500090661

Başkurt, Z., Başkurt, F., Gelecek, N. & Özkan, M.H. (2011). The effectiveness of scapular stabilization exercise in the patients with subacromial impingement syndrome. *Journal of Back and Musculoskeletal Rehabilitation, 24,* 173–179. https://doi.org/10.3233/BMR-2011-0291

Baydar, M., Akalin, E., El, O., Gulbahar, S., Bircan, C., Akgul, O., … Kizil, R. (2009). The effcacy of conservative treatment in patients with full-thickness rotator cuff tears. *Rheumatology International, 29,* 623–628. https://doi.org/10.1007/s00296-008-0733-2

Beaudreuil, J., Lasbleiz, S., Richette, P., Seguin, G., Rastel, C., Aout, M., … Orcel, P. (2011). Assessment of dynamic humeral centering in shoulder pain with impingement syndrome: A randomised clinical trial. *Annals of the Rheumatic Diseases, 70,* 1613–1618. https://doi.org/10.1136/ard.2010.147694

Beck, A. T., Steer, R. A. & Brown, G. K. (1996). *Beck Depression Inventory-II*. San Antonio: Psychological Corp.

Becker, S. J., Bot, A. G., Curley, S. E., Jupiter, J. B. & Ring, D. (2013). A prospective randomized comparison of neoprene vs thermoplast hand-based thumb spica splinting for trapeziometacarpal arthrosis. *Osteoarthritis and Cartilage, 21,* 668–675. https://doi.org/10.1016/j.joca.2013.02.006

Bell, J. E., Leung, B. C., Spratt, K. F., Koval, K. J., Weinstein, J. D., Goodman, D. C. & Tosteson, A. N. (2011). Trends and variation in incidence, surgical treatment, and repeat surgery of proximal humeral fractures in the elderly. *Journal of Bone and Joint Surgery—American Volume, 19,* 121–131. https://doi.org/10.2106/JBJS.I.01505

Bennell, K., Wee, E., Coburn, S., Green, S., Harris, A., Staples, M., … Buchbinder, R. (2010). Effcacy of standardised manual therapy and home exercise programme for chronic rotator cuff disease: Randomised placebo controlled trial. *BMJ, 340,* c2756. https://doi.org/10.1136/bmj.c2756

Berge, D. J., Dolin, S. J., Williams, A. C. & Harman, R. (2004). Pre-operative and post-operative effect of a pain management programme prior to total hip replacement: A randomized controlled trial. *Pain, 110,* 33–39. https://doi.org/10.1016/j.pain.2004.03.002

Bernaards, C. M., Ariëns, G. A., Simons, M., Knol, D. L. & Hildebrandt, V. H. (2008). Improving work style behavior in computer workers with neck and upper limb symptoms. *Journal of Occupational Rehabilitation, 18,* 87–101. https://doi.org/10.1007/s10926-007-9117-9

Bethge, M., Herbold, D., Trowitzsch, L. & Jacobi, C. (2011). Work status and health-related quality of life following multimodal work hardening: A cluster randomised trial. *Journal of Back and Musculoskeletal Rehabilitation, 24,* 161–172. https://doi.org/10.3233/BMR-2011-0290

Biaoszewski, D. & Zaborowski, G. (2011). Usefulness of manual therapy in the rehabilitation of patients with chronic rotator cuff injuries: Preliminary report. *Ortopedia, Traumatologia, Rehabilitacja, 13,* 9–20. https://doi.org/10.5604/15093492.933789

Bilgin, S., Temucin, C. M., Nurlu, G., Kaya, D. O., Kose, N. & Gunduz, A. G. (2013). Effects of exercise and electrical stimulation on lumbar stabilization in asymptomatic subjects: A comparative study. *Journal of Back and Musculoskeletal Rehabilitation, 26,* 261–266. https://doi.org/10.3233/BMR-130374

Bisset, L. M., Collins, N. J. & Offord, S. S. (2014). Immediate effects of 2 types of braces on pain and grip strength in people with lateral epicondylalgia: A randomized controlled trial. *Journal of Orthopaedic and Sports Physical Therapy, 44,* 120–128. https://doi.org/10.2519/jospt.2014.4744

Bjordal, J. M., Lopes-Martins, R. A., Joensen, J., Couppe, C., Ljunggren, A. E., Stergioulas, A. & Johnson, M. I. (2008). A systematic review with procedural assessments and meta-analysis of low level laser therapy in lateral elbow tendinopathy (tennis elbow). *BMC Musculoskeletal Disorders, 9,* 75. https://doi.org/10.1186/1471-2474-9-75

Blanchard, V., Barr, S. & Cerisola, F. L. (2010). The effectiveness of corticosteroid injections compared with physiotherapeutic interventions for adhesive capsulitis: A systematic review. *Physiotherapy, 96,* 95–107. https://doi.org/10.1016/j.physio.2009.09.003

Blanchette, M. A. & Normand, M. C. (2011). Augmented soft tissue mobilization vs natural history in the treatment of lateral epicondylitis: A pilot study. *Journal of Manipulative and Physiological Therapeutics, 34,* 123–130. https://doi.org/10.1016/j.jmpt.2010.12.001

Bliokas, V. V., Cartmill, T. K. & Nagy, B. J. (2007). Does systematic graded exposure in vivo enhance outcomes in multidisciplinary chronic pain management groups? *Clinical Journal of Pain, 23,* 361–374. https://doi.org/10.1097/AJP.0b013e31803685dc

Bowering, K. J., O'Connell, N. E., Tabor, A., Catley, M. J., Leake, H. B., Moseley, G. L. & Stanton, T. R. (2013). The effects of graded motor imagery and its components on chronic pain: A systematic review and meta-analysis. *Journal of Pain, 14,* 3–13. https://doi.org/10.1016/j.jpain.2012.09.007

Brady, B., Redfern, J., MacDougal, G. & Williams, J. (2008). The addition of aquatic therapy to rehabilitation following surgical rotator cuff repair: A feasibility study. *Physiotherapy Research International, 13,* 153–161. https://doi.org/10.1002/pri.403

Bragaru, M., Dekker, R., Geertzen, J. H. & Dijkstra, P. U. (2011). Amputees and sports: A systematic review. *Sports Medicine, 41,* 721–740. https://doi.org/10.2165/11590420-000000000-00000

Brand, E., Nyland, J., Henzman, C. & McGinnis, M. (2013). Arthritis Self-Effcacy Scale scores in knee osteoarthritis: A systematic review and meta-analysis comparing arthritis self-management education with or without exercise. *Journal of Orthopaedic and Sports Physical Therapy, 43,* 895–910. https://doi.org/10.2519/jospt.2013.4471

Brown, C. A., Starr, A. Z. & Nunley, J. A. (2012). Analysis of past secular trends of hip fractures and predicted number in the future 2010–2050. *Journal of Orthopaedic Trauma, 26,* 117–122. https://doi.org/10.1097/BOT.0b013e318219c61a

Brox, J. I. (2003). Regional musculoskeletal conditions: Shoulder pain. *Best Practice and Research: Clinical Rheumatology, 17,* 33-56. https://doi.org/10.1016/S1521-6942(02)00101-8

Bruder, A., Taylor, N. F., Dodd, K. J. & Shields, N. (2011). Exercise reduces impairment and improves activity in people after some upper limb fractures: A systematic review. *Journal of Physiotherapy, 57,* 71-82. https://doi.org/10.1016/S1836-9553(11)70017-0

Brudvig, T. J., Kulkarni, H. & Shah, S. (2011). The effect of therapeutic exercise and mobilization on patients with shoulder dysfunction: A systematic review with meta-analysis. *Journal of Orthopaedic and Sports Physical Therapy, 41,* 734-748. https://doi.org/10.2519/jospt.2011.3440

Buchmuller, A., Navez, M., Milletre-Bernardin, M., Pouplin, S., Presles, E., Lantéri-Minet, M., ... Camdessanché, J. P.; Lombotens Trial Group. (2012). Value of TENS for relief of chronic low back pain with or without radicular pain. *European Journal of Pain, 16,* 656-665. https://doi.org/10.1002/j.1532-2149.2011.00061.x

Bültmann, U., Sherson, D., Olsen, J., Hansen, C. L., Lund, T. & Kilsgaard, J. (2009). Coordinated and tailored work rehabilitation: A randomized controlled trial with economic evaluation under taken with workers on sick leave due to musculoskeletal disorders. *Journal of Occupational Rehabilitation, 19,* 81-93. https://doi.org/10.1007/s10926-009-9162-7

Bureau of Labor Statistics. (2015). *Type of injury or illness and body parts affected by nonfatal injuries and illnesses in 2014.* Retrieved from https://www.bls.gov/opub/ted/2015/type-of-injuryor-illness-and-body-parts-affected-by-nonfatal-injuries-and-illnesses-in-2014.htm

Bureau of Labor Statistics. (2016). *Nonfatal occupational injuries and illnesses requiring days away from work, 2015.* Washington, DC: U.S. Department of Labor. Retrieved from http://www.bls.gov/news.release/pdf/nr0.htm

Burns, T. (2013). *Cognitive Performance Test.* Wayne, NJ: Maddock.

Büssing, A., Ostermann, T., Lüdtke, R. & Michalsen, A. (2012). Effects of yoga interventions on pain and pain-associated disability: A meta-analysis. *Journal of Pain, 13,* 1-9. https://doi.org/10.1016/j.jpain.2011.10.001

Butler, G. S., Hurley, C. A., Buchanan, K. L. & Smith-Van-Horne, J. (1996). Prehospital education: Effectiveness with total hip replacement surgery patients. *Patient Education and Counseling, 29,* 189-197. https://doi.org/10.1016/0738-3991(96)00883-X

Cacchio, A., Paoloni, M., Barile, A., Don, R., de Paulis, F., Calvisi, V., ... Spacca, G. (2006). Effectiveness of radial shock-wave therapy for calcifc tendinitis of the shoulder: Single-blind, randomized clinical study. *Physical Therapy, 86,* 672-682.

Calfee, R., Chu, J., Sorensen, A., Martens, E. & Elfar, J. (2015). What is the impact of comorbidities on self-rated hand function in patients with symptomatic trapeziometacarpal arthritis? *Clinical Orthopaedics and Related Research, 473,* 3477-3483. https://doi.org/10.1007/s11999-015-4507-3

Camarinos, J. & Marinko, L. (2009). Effectiveness of manual physical therapy for painful shoulder conditions: A systematic review. *Journal of Manual and Manipulative Therapy, 17,* 206-215. https://doi.org/10.1179/106698109791352076

Campello, M., Ziemke, G., Hiebert, R., Weiser, S., Brinkmeyer, M., Fox, B., ... Nordin, M. (2012). Implementation of a multidisciplinary program for active duty personnel seeking care for low back pain in a U.S. Navy Medical Center: A feasibility study. *Military Medicine, 177,* 1075-1080. https://doi.org/10.7205/MILMED-D-12-00118

Carnes, D., Homer, K. E., Miles, C. L., Pincus, T., Underwood, M., Rahman, A. & Taylor, S. J. (2012). Effective delivery styles and content for self-management interventions for chronic musculoskeletal pain: A systematic literature review. *Clinical Journal of Pain, 28,* 344-354. https://doi.org/10.1097/AJP.0b013e31822ed2f3

Carrougher, G. J., Hoffman, H. G., Nakamura, D., Lezotte, D., Soltani, M., Leahy, L., ... Patterson, D. R. (2009). The effect of virtual reality on pain and range of motion in adults with burn injuries. *Journal of Burn Care and Research, 30,* 785-791. https://doi.org/10.1097/BCR.0b013e3181b485d3

Celik, D. (2010). Comparison of the outcomes of two different exercise programs on frozen shoulder. *Acta Orthopaedica et Traumatologica Turcica, 44,* 285-292. https://doi.org/10.3944/AOTT.2010.2367

Centers for Disease Control and Prevention (2010). *National Hospital Discharge Survey.* Retrieved from https://www.cdc.gov/nchs/nhds/index.htm

Centers for Disease Control and Prevention. (2015). *Osteoarthritis (OA).* Retrieved from http://www.cdc.gov/arthritis/basics/osteoarthritis.htm

Chandler, J., Duncan, P., Weiner, D. & Studenski, S. (2001). Special feature: The Home Assessment Profle—A reliable and valid assessment tool. *Topics in Geriatric Rehabilitation, 16,* 77-88. https://doi.org/10.1097/00013614-200103000-00010

Chang, W. D., Wu, J. H., Jiang, J. A., Yeh, C. Y. & Tsai, C. T. (2008). Carpal tunnel syndrome treated with a diode laser: A controlled treatment of the transverse carpal ligament. *Photomedicine and Laser Surgery, 26,* 551-557. https://doi.org/10.1089/pho.2007.2234

Chen, C. C. & Bode, R. K. (2010). Psychometric validation of the Manual Ability Measure-36 (MAM-36) in patients with neurologic and musculoskeletal disorders. *Archives of Physical Medicine and Rehabilitation, 91,* 414-420. https://doi.org/10.1016/j.apmr.2009.11.012

Cheng, A. S. K. & Chan, E. P. S. (2009). The effect of individual job coaching and use of health threat in a job-specifc occupational health education program on prevention of work-related musculoskeletal back injury. *Journal of Occupational and Environmental Medicine, 51,*

1413-1421. https://doi.org/10.1097/JOM.0b013e3181bfb2a8

Cherry, E., Agostinucci, J. & McLinden, J. (2012). The effect of cryotherapy and exercise on lateral epicondylitis: A controlled randomised study. *International Journal of Therapy and Rehabilitation, 19,* 641-650. https://doi.org/10.12968/ijtr.2012.19.11.641

Chesney, A., Chauhan, A., Kattan, A., Farrokhyar, F. & Thoma, A. (2011). Systematic review of flexor tendon rehabilitation protocols in Zone II of the hand. *Plastic and Reconstructive Surgery, 127,* 1583-1592. https://doi.org/10.1097/PRS.0b013e318208d28e

Chiesa, A. & Serretti, A. (2011). Mindfulness-based interventions for chronic pain: A systematic review of the evidence. *Journal of Alternative and Complementary Medicine, 17,* 83-93. https://doi.org/10.1089/acm.2009.0546

Chilton, R., Pires-Yfantouda, R. & Wylie, M. (2012). A systematic review of motivational interviewing within musculoskeletal health. *Psychology, Health and Medicine, 17,* 392-407. https://doi.org/10.1080/13548506.2011.635661

Chipchase, L.S., O'Connor, D.A., Costi, J.J. & Krishnan, J. (2000). Shoulder impingement syndrome: Preoperative health status. *Journal of Shoulder and Elbow Surgery, 9,* 12-15. https://doi.org/10.1016/S1058-2746(00)90003-X

Christiansen, S., Oettingen, G., Dahme, B. & Klinger, R. (2010). A short goal-pursuit intervention to improve physical capacity: A randomized clinical trial in chronic back pain patients. *Pain, 149,* 444-452. https://doi.org/10.1016/j.pain.2009.12.015

Chudyk, A.M., Jutai, J.W., Petrella, R.J. & Speechley, M. (2009). Systematic review of hip fracture rehabilitation practices in the elderly. *Archives of Physical Medicine and Rehabilitation, 90,* 246-262. https://doi.org/10.1016/j.apmr.2008.06.036

Cisternas, M.G., Murphy, L., Sacks, J.J., Solomon, D.H., Pasta, D.J. & Helmick, C.G. (2016). Alternative methods for defning osteoarthritis and the impact on estimating prevalence in a US population-based survey. *Arthritis Care and Research, 68,* 574-580. https://doi.org/10.1002/acr.22721

Cleland, J. & Durall, C. (2002). Physical therapy for adhesive capsulitis: Systematic review. *Physiotherapy, 88,* 450-457. https://doi.org/10.1016/S0031-9406(05)60847-4

Coff, L., Massy-Westropp, N. & Caragianis, S. (2009). Randomized controlled trial of a new electrical modality (InterX) and soft tissue massage, stretching, ultrasound and exercise for treating lateral epicondylitis. *Hand Therapy, 14,* 46-52. https://doi.org/10.1258/ht.2009.009008

Collins, J.W. & O'Brien, N.P. (2011). *The Greenwood dictionary of education.* Santa Barbara, CA: Greenwood Press.

Collis, J., Collocott, S., Hing, W. & Kelly, E. (2013). The effect of night extension orthoses following surgical release of Dupuytren contracture: A single-center, randomized, controlled trial. *Journal of Hand Surgery, 38,* 1285-1294. https://doi.org/10.1016/j.jhsa.2013.04.012

Coppack, R.J., Kristensen, J. & Karageorghis, C.I. (2012). Use of a goal setting intervention to increase adherence to low back pain rehabilitation: A randomized controlled trial. *Clinical Rehabilitation, 26,* 1032-1042. https://doi.org/10.1177/0269215512436613

Costas, B., Coleman, S., Kaufman, G., James, R., Cohen, B. & Gaston, R.G. (2017). Effcacy and safety of collagenase clostridium histolyticum for Dupuytren disease nodules: A randomized controlled trial. *BMC Musculoskeletal Disorders, 18,* 374. https://doi.org/10.1186/s12891-017-1713-z

Crawshaw, D.P., Helliwell, P.S., Hensor, E.M., Hay, E.M., Aldous, S.J. & Conaghan, P.G. (2010). Exercise therapy after corticosteroid injection for moderate to severe shoulder pain: Large pragmatic randomised trial. *BMJ, 340,* c3037. https://doi.org/10.1136/bmj.c3037

Crotty, M., Unroe, K., Cameron, I.D., Miller, M., Ramirez, G. & Couzner, L. (2010). Rehabilitation interventions for improving physical and psychosocial functioning after hip fracture in older people. *Cochrane Database of Systematic Reviews, 2010,* CD007624. https://doi.org/10.1002/14651858.CD007624.pub3

Crowe, J. & Henderson, J. (2003). Pre-arthroplasty rehabilitation is effective in reducing hospital stay. *Canadian Journal of Occupational Therapy, 70,* 88-96. https://doi.org/10.1177/000841740307000204

Cullinane, F.L., Boocock, M.G. & Trevelyan, F.C. (2014). Is eccentric exercise an effective treatment for lateral epicondylitis? A systematic review. *Clinical Rehabilitation, 28,* 3-19. https://doi.org/10.1177/0269215513491974

Czerniecki, J.M., Turner, A.P., Williams, R.M., Hakimi, K.N. & Norvell, D.C. (2012). The effect of rehabilitation in a comprehensive inpatient rehabilitation unit on mobility outcome after dysvascular lower extremity amputation. *Archives of Physical Medicine and Rehabilitation, 93,* 1384-1391. https://doi.org/10.1016/j.apmr.2012.03.019

Dakowicz, A., Kuryliszyn-Moskal, A., Kosztyła-Hojna, B., Moskal, D. & Latosiewicz, R. (2011). Comparison of the long-term effectiveness of physiotherapy programs with low-level laser therapyand pulsed magnetic feld in patients with carpal tunnel syndrome. *Advances in Medical Sciences, 56,* 270-274. https://doi.org/10.2478/v10039-011-0041-z

Daltroy, L.H., Morlino, C.I., Eaton, H.M., Poss, R. & Liang, M.H. (1998). Preoperative education for total hip and knee replacement patients. *Arthritis Care and Research, 11,* 469-478. https://doi.org/10.1002/art.1790110607

Damian, M. & Zalpour, C. (2011). Trigger point treatment with radial shock waves in musicians with nonspecifc shoulder-neck pain: Data from a special physio outpatient clinic for musicians. *Medical Problems of Performing Artists, 26,* 211-217.

Dear, B.F., Titov, N., Perry, K.N., Johnston, L., Wootton, B.M., Terides, M.D., ... Hudson, J.L. (2013). The Pain Course: A randomised controlled trial of a clinician-guided Internet-delivered cognitive behaviour therapy program for managing chronic pain and emotional well-being. *Pain, 154,* 942–950. https://doi.org/10.1016/j.pain.2013.03.005

de Haan, J., Schep, N.W. L., Tuinebreijer, W. E., Patka, P. & den Hartog, D. (2010). Simple elbow dislocations: A systematic review of the literature. *Archives of Orthopaedic and Trauma Surgery, 130,* 241–249. https://doi.org/10.1007/s00402-009-0866-0

DeJong, G., Hsieh, C. H., Gassaway, J., Horn, S. D., Smout, R. J., Putman, K., ... Foley, M. P. (2009). Characterizing rehabilitation services for patients with knee and hip replacement in skilled nursing facilities and inpatient rehabilitation facilities. *Archives of Physical Medicine and Rehabilitation, 90,* 1269–1283. https://doi.org/10.1016/j.apmr.2008.11.021

de Lateur, B. J., Magyar-Russell, G., Bresnick, M. G., Bernier, F. A., Ober, M. S., Krabak, B. J., ... Fauerbach, J. A. (2007). Augmented exercise in the treatment of deconditioning from major burn injury. *Archives of Physical Medicine and Rehabilitation, 88*(Suppl. 2), S18–S23. https://doi.org/10.1016/j.apmr.2007.09.003

del Pozo-Cruz, B., Gusi, N., del Pozo-Cruz, J., Adsuar, J. C., Hernandez-Mocholí, M. & Parraca, J. A. (2013). Clinical effects of a nine-month web-based intervention in subacute non-specifc low back pain patients: A randomized controlled trial. *Clinical Rehabilitation, 27,* 28–39. https://doi.org/10.1177/0269215512444632

del Pozo-Cruz, B., Parraca, J. A., del Pozo-Cruz, J., Adsuar, J. C., Hill, J. & Gusi, N. (2012). Anoccupational, Internet-based intervention to prevent chronicity in subacute lower back pain: A randomised controlled trial. *Journal of Rehabilitation Medicine, 44,* 581–587. https://doi.org/10.2340/16501977-0988

Demoulin, C., Maquet, D., Tomasella, M., Croisier, J. L., Crielaard, J. M. & Vanderthommen, M. (2010). Benefts of a physical training program after back school for chronic low back pain patients. *Journal of Musculoskeletal Pain, 14,* 21–31. https://doi.org/10.1300/J094v14n02_04

Dempsey, A. L., Mills, T., Karsch, R. M. & Branch, T. P. (2011). Maximizing total end range time is safe and effective for the conservative treatment of frozen shoulder patients. *American Journal of Physical Medicine and Rehabilitation, 90,* 738–745. https://doi.org/10.1097/PHM.0b013e318214ed0d

Derebery, J., Giang, G. M., Gatchel, R. J., Erickson, K. & Fogarty, T. W. (2009). Effcacy of a patient educational booklet for neck-pain patients with workers' compensation: A randomized controlled trial. *Spine, 34,* 206–213. https://doi.org/10.1097/BRS.0b013e318193c9eb

Djavid, G. E., Mehrdad, R., Ghasemi, M., Hasan-Zadeh, H., Sotoodeh-Manesh, A. & Pouryaghoub, G. (2007). In chronic low back pain, low level laser therapy combined with exercise is more benefcial than exercise alone in the long term: A randomised trial. *Australian Journal of Physiotherapy, 53,* 155–160. https://doi.org/10.1016/S0004-9514(07)70022-3

Djordjevic, O. C., Vukicevic, D., Katunac, L. & Jovic, S. (2012). Mobilization with movement and kinesiotaping compared with a supervised exercise program for painful shoulder: Results of a clinical trial. *Journal of Manipulative and Physiological Therapeutics, 35,* 454–463. https://doi.org/10.1016/j.jmpt.2012.07.006

Dogru, H., Basaran, S. & Sarpel, T. (2008). Effectiveness of therapeutic ultrasound in adhesive capsulitis. *Joint Bone Spine, 75,* 445–450. https://doi.org/10.1016/j.jbspin.2007.07.016

Dohnke, B., Knäuper, B. & Müller-Fahrnow, W. (2005). Perceived self-effcacy gained from, and health effects of, a rehabilitation program after hip joint replacement. *Arthritis and Rheumatism, 53,* 585–592. https://doi.org/10.1002/art.21324

Dorrestijn, O., Stevens, M., Winters, J. C., van der Meer, K. & Diercks, R. L. (2009). Conservative or surgical treatment for subacromial impingement syndrome? A systematic review. *Journal of Shoulder and Elbow Surgery, 18,* 652–660. https://doi.org/10.1016/j.jse.2009.01.010

Dorsey, J. & Bradshaw, M. (2017). Effectiveness of occupational therapy interventions for lower extremity musculoskeletal disorders: A systematic review. *American Journal of Occupational Therapy, 71,* 7101180030. https://doi.org/10.5014/ajot.2017.023028

Driessen, M. T., Proper, K. I., Anema, J. R., Knol, D. L., Bongers, P. M. & van der Beek, A. J. (2011). Participatory ergonomics to reduce exposure to psychosocial and physical risk factors for low back pain and neck pain: Results of a cluster randomised controlled trial. *Occupational and Environmental Medicine, 68,* 674–681. https://doi.org/10.1136/oem.2010.056739

Du, S., Yuan, C., Xiao, X., Chu, J., Qiu, Y. & Qian, H. (2011). Self-management programs for chronic musculoskeletal pain conditions: A systematic review and meta-analysis. *Patient Education and Counseling, 85,* e299–e310. https://doi.org/10.1016/j.pec.2011.02.021

Du Bois, M. & Donceel, P. (2012). Guiding low back claimants to work: A randomized controlled trial. *Spine, 37,* 1425–1431. https://doi.org/10.1097/BRS.0b013e31824e4ada

Dufour, N., Thamsborg, G., Oefeldt, A., Lundsgaard, C. & Stender, S. (2010). Treatment of chronic low back pain: A randomized, clinical trial comparing group-based multidisciplinary biopsychosocial rehabilitation and intensive individual therapist-assisted back muscle strengthening exercises. *Spine, 35,* 469–476. https://doi.org/10.1097/BRS.0b013e3181b8db2e

Duncan, P. W., Weiner, D. K., Chandler, J. & Studenski, S. (1990). Functional reach: A new clinical measure of balance. *Journal of Gerontology, 45,* M192–M197. https://doi.org/10.1093/geronj/45.6.M192

Du Plessis, M., Eksteen, E., Jenneker, A., Kriel, E., Mentoor, C., Stucky, T., ... Morris, L. D. (2011). The effectiveness of continuous passive motion on range of motion, pain and muscle strength following rotator cuff repair: A systematic review. *Clinical Rehabilitation, 25,* 291–302. https://doi.org/10.1177/0269215510380835

Durmus, D., Akyol, Y., Alayli, G., Tander, B., Zahiroglu, Y. & Canturk, F. (2009). Effects of electrical stimulation program on trunk muscle strength, functional capacity, quality of life, and depression in the patients with low back pain: A randomized controlled trial. *Rheumatology International, 29,* 947–954. https://doi.org/10.1007/s00296-008-0819-x

Durmus, D., Alayli, G., Goktepe, A. S., Taskaynatan, M. A., Bilgici, A. & Kuru, O. (2013). Is phonophoresis effective in the treatment of chronic low back pain? A single-blind randomized controlled trial. *Rheumatology International, 33,* 1737–1744. https://doi.org/10.1007/s00296-012-2634-7

Durmus, D., Durmaz, Y. & Canturk, F. (2010). Effects of therapeutic ultrasound and electrical stimulation program on pain, trunk muscle strength, disability, walking performance, quality of life, and depression in patients with low back pain: A randomized-controlled trial. *Rheumatology International, 30,* 901–910. https://doi.org/10.1007/s00296-009-1072-7

Düzgün, I., Baltac, G. & Atay, O. A. (2011). Comparison of slow and accelerated rehabilitation protocol after arthroscopic rotator cuff repair: Pain and functional activity. *Acta Orthopaedica et Traumatologica Turcica, 45,* 23–33. https://doi.org/10.3944/AOTT.2011.2386

D'Vaz, A. P., Ostor, A. J. K., Speed, C. A., Jenner, J. R., Bradley, M., Prevost, A. T. & Hazleman, B. L. (2006). Pulsed low-intensity ultrasound therapy for chronic lateral epicondylitis: A randomized controlled trial. *Rheumatology, 45,* 566–570. https://doi.org/10.1093/rheumatology/kei210

Ebid, A. A., Omar, M. T. & Abd El Baky, A. M. (2012). Effect of 12-week isokinetic training on muscle strength in adult with healed thermal burn. *Burns, 38,* 61–68. https://doi.org/10.1016/j.burns.2011.05.007

Emanet, S. K., Altan, L. I. & Yurtkuran, M. (2010). Investigation of the effect of GaAs laser therapy on lateral epicondylitis. *Photomedicine and Laser Surgery, 28,* 397–403. https://doi.org/10.1089/pho.2009.2555

Eslamian, F., Shakouri, S. K., Ghojazadeh, M., Nobari, O. E. & Eftekharsadat, B. (2012). Effects of low-level laser therapy in combination with physiotherapy in the management of rotator cuff tendinitis. *Lasers in Medical Science, 27,* 951–958. https://doi.org/10.1007/s10103-011-1001-3

Ezendam, D., Bongers, R. M. & Jannink, M. J. A. (2009). Systematic review of the effectiveness of mirror therapy in upper extremity function. *Disability and Rehabilitation, 31,* 2135–2149. https://doi.org/10.3109/09638280902887768

Favejee, M. M., Huisstede, B. M. A. & Koes, B. W. (2011). Frozen shoulder: The effectiveness of conservative and surgical interventions—Systematic review. *British Journal of Sports Medicine, 45,* 49–56. https://doi.org/10.1136/bjsm.2010.071431

Feinglass, J., Shively, V. P., Martin, G. J., Huang, M. E., Soriano, R. H., Rodriguez, H. E., ... Gordon, E. J. (2012). How "preventable" are lower extremity amputations? A qualitative study of patient perceptions of precipitating factors. *Disability and Rehabilitation, 34,* 2158–2165. https://doi.org/10.3109/09638288.2012.677936

Fiore, P., Panza, F., Cassatella, G., Russo, A., Frisardi, V., Solfrizzi, V., ... Santamato, A. (2011). Short-term effects of high-intensity laser therapy versus ultrasound therapy in the treatment of low back pain: A randomized controlled trial. *European Journal of Physical and Rehabilitation Medicine, 47,* 367–373.

Fisher, A. G. & Griswold, L. A. (2010). *Evaluation of Social Interaction (ESI)*. Fort Collins, CO: Three Star Press.

Fisher, A. G. & Merritt, B. K. (2012). Current standardization sample, item and task calibration values, and validity and reliability of the AMPS. In A. G. Fisher & K. B. Jones (Eds.), *Assessment of Motor and Process Skills: Vol. 1. Development, standardization, and administration manual* (7th. ed., rev., pp. 15-1–15-81). Fort Collins, CO: Three Star Press.

Forogh, B., Khalighi, M., Javanshir, M. A., Ghoseiri, K., Kamali, M. & Raissi, G. (2012). The effects of a new designed forearm orthosis in treatment of lateral epicondylitis. *Disability and Rehabilitation: Assistive Technology, 7,* 336–339. https://doi.org/10.3109/17483107.2011.635330

Freburger, J. K., Holmes, G. M., Agans, R. P., Jackman, A. M., Darter, J. D., Wallace, A. S., ... Carey, T. S. (2009). The rising prevalence of chronic low back pain. *Archives of Internal Medicine, 169,* 251–258. https://doi.org/10.1001/archinternmed.2008.543

Frick, K. D., Kung, J. Y., Parrish, J. M. & Narrett, M. J. (2010). Evaluating the cost-effectiveness of fall prevention programs that reduce fall-related hip fractures in older adults. *Journal of the American Geriatrics Society, 58,* 136–141. https://doi.org/10.1111/j.1532-5415.2009.02575.x

Galasso, O., Amelio, E., Riccelli, D. A. & Gasparini, G. (2012). Short-term outcomes of extracorporeal shock wave therapy for the treatment of chronic non-calcifc tendinopathy of the supraspinatus: A double-blind, randomized, placebo-controlled trial. *BMC Musculoskeletal Disorders, 13,* 86. https://doi.org/10.1186/1471-2474-13-86

Garcia, A. N., Costa, L. C., da Silva, T. M., Gondo, F. L. B., Cyrillo, F. N., Costa, R. A. & Costa, L. O. P. (2013). Effectiveness of back school versus McKenzie exercises in patients with chronic nonspecifc low back pain: A randomized controlled trial. *Physical Therapy, 93,* 729–747. https://doi.org/10.2522/ptj.20120414

Geaney, L. E., Brenneman, D. J., Cote, M. P., Arciero, R. A. & Mazzocca, A. D. (2010). Outcomes and practical information for patients choosing nonoperative treatment for distal biceps ruptures. *Orthopedics, 33,* 391. https://doi.org/10.3928/01477447-20100429-10

George, S. Z., Teyhen, D. S., Wu, S. S., Wright, A. C., Dugan, J. L., Yang, G., ... Childs, J. D. (2009). Psychosocial education improves low back pain beliefs: Results from a cluster randomized clinical trial (NCT00373009) in a primary prevention setting. *European Spine Journal, 18,* 1050–1058. https://doi.org/10.1007/s00586-009-1016-7

Gialanella, B., Prometti, P., Monguzzi, V. & Ferlucci, C. (2014). Neuropsychiatric symptoms and rehabilitation outcomes in patients with hip fracture. *American Journal of Physical Medicine and Rehabilitation, 93,* 562–569. https://doi.org/10.1097/PHM.0000000000000062

Gillen, G., Berger, S., Lotia, S., Morreale, J., Siber, M. & Trudo, W. (2007). Improving community skills after lower extremity joint replacement. *Physical and Occupational Therapy in Geriatrics, 25,* 41–54. https://doi.org/10.1080/J148v25n04_03

Gillen, G. & Boyt Schell, B. (2014). Introduction to evaluation, intervention, and outcomes for occupations. In B. A. Boyt Schell, G. Gillen, & M. Scaffa (Eds.), *Willard and Spackman's occupational therapy* (12th ed., pp. 606–609). Philadelphia: Lippincott Williams & Wilkins.

Glasgow, C., Fleming, J., Tooth, L. R. & Peters, S. (2012). Randomized controlled trial of daily total end range time (TERT) for Capener splinting of the stiff proximal interphalangeal joint. *American Journal of Occupational Therapy, 66,* 243–248. https://doi.org/10.5014/ajot.2012.002816

Glasgow, C., Tooth, L. R., Fleming, J. & Peters, S. (2011). Dynamic splinting for the stiff hand after trauma: Predictors of contracture resolution. *Journal of Hand Therapy, 24*(3), 195–205; quiz 206. https://doi.org/10.1016/j.jht.2011.03.001

Gleyze, P., Clavert, P., Flurin, P. H., Laprelle, E., Katz, D., Toussaint, B., ... Lévigne, C.; French Arthroscopy Society. (2011). Management of the stiff shoulder: A prospective multicenter comparative study of the six main techniques in use: 235 cases. *Orthopaedics and Traumatology: Surgery and Research, 97*(Suppl.), S167–S181. https://doi.org/10.1016/j.otsr.2011.09.004

Gleyze, P., Georges, T., Flurin, P. H., Laprelle, E., Katz, D., Clavert, P., ... Lévigne, C.; French Arthroscopy Society. (2011). Comparison and critical evaluation of rehabilitation and home-based exercises for treating shoulder stiffness: Prospective, multicenter study with 148 cases. *Orthopaedics and Traumatology: Surgery and Research, 97*(Suppl.), S182–S194. https://doi.org/10.1016/j.otsr.2011.09.005

Glombiewski, J. A., Hartwich-Tersek, J. & Rief, W. (2010). Two psychological interventions are effective in severely disabled, chronic back pain patients: A randomised controlled trial. *International Journal of Behavioral Medicine, 17,* 97–107. https://doi.org/10.1007/s12529-009-9070-4

Göhner, W. & Schlicht, W. (2006). Preventing chronic back pain: Evaluation of a theory-based cognitive–behavioural training programme for patients with subacute back pain. *Patient Education and Counseling, 64,* 87–95. https://doi.org/10.1016/j.pec.2005.11.018

Göransson, I. & Cederlund, R. (2011). A study of the effect of desensitization on hyperaesthesia in the hand and upper extremity after injury or surgery. *Hand Therapy, 16,* 12–18. https://doi.org/10.1258/ht.2010.010023

Goren, A., Yildiz, N., Topuz, O., Findikoglu, G. & Ardic, F. (2010). Effcacy of exercise and ultra sound in patients with lumbar spinal stenosis: A prospective randomized controlled trial. *Clinical Rehabilitation, 24,* 623–631. https://doi.org/10.1177/0269215510367539

Guccione, A. A., Felson, D. T., Anderson, J. J., Anthony, J. M., Zhang, Y., Wilson, P. W., ... Kannel, W. B. (1994). The effects of specifc medical conditions on the functional limitations of elders in the Framingham Study. *American Journal of Public Health, 84,* 351–358.

Gurcay, E., Unlu, E., Gurcay, A. G., Tuncay, R. & Cakci, A. (2012). Assessment of phonophoresis and iontophoresis in the treatment of carpal tunnel syndrome: A randomized controlled trial. *Rheumatology International, 32*(3), 717–722. https://doi.org/10.1007/s00296-010-1706-9

Gustavsson, C. & von Koch, L. (2006). Applied relaxation in the treatment of long-lasting neck pain: A randomized controlled pilot study. *Journal of Rehabilitation Medicine, 38,* 100–107. https://doi.org/10.1080/16501970510044025

Hains, G., Descarreaux, M. & Hains, F. (2010). Chronic shoulder pain of myofascial origin: A randomized clinical trial using ischemic compression therapy. *Journal of Manipulative and Physiological Therapeutics, 33,* 362–369. https://doi.org/10.1016/j.jmpt.2010.05.003

Hains, G., Descarreaux, M., Lamy, A. M. & Hains, F. (2010). A randomized controlled (intervention) trial of ischemic compression therapy for chronic carpal tunnel syndrome. *Journal of the Canadian Chiropractic Association, 54,* 155–163.

Hales, T. R. (2016). Ergonomics and upper extremity musculoskeletal disorders. *Physical and Biological Hazards of the Workplace, 30,* 13–32. https://doi.org/10.1002/9781119276531.ch2

Hall, B., Lee, H. C., Fitzgerald, H., Byrne, B., Barton, A. & Lee, A. H. (2013). Investigating the effectiveness of full-time wrist splinting and education in the treatment of carpal tunnel syndrome: A randomized controlled trial. *American Journal of Occupational Therapy, 67,* 448–459. https://doi.org/10.5014/ajot.2013.006031

Hall, B., Lee, H., Page, R., Rosenwax, L. & Lee, A. H. (2010). Comparing three postoperative treatment protocols for extensor tendon repair in Zones V and VI of the hand. *American Journal of Occupational Therapy, 64,* 682–688. https://doi.org/10.5014/ajot.2010.09091

Hallberg, I., Rosenqvist, A. M., Kartous, L., Löfman, O., Wahlström, O. & Toss, G. (2004). Health related quality of life after osteoporotic fractures. *Osteoporosis International, 15,* 834–841. https://doi.org/10.1007/s00198-004-1622-5

Handoll, H. H., Madhok, R. & Howe, T. E. (2006). Rehabilitation for distal radial fractures in adults. *Cochrane Database of Systematic Reviews, 2006,* CD003324. https://doi.org/10.1002/14651858.CD003324

Handoll, H. H., Ollivere, B. J. & Rollins, K. E. (2012). Interventions for treating proximal humeral fractures in adults. *Cochrane Database of Systematic Reviews, 2012,* CD000434. https://doi.org/10.1002/14651858.CD000434.pub4

Handoll, H. H. & Vaghela, M. V. (2004). Interventions for treating mallet fnger injuries. *Cochrane Database of Systematic Reviews, 2004,* CD004574. https://doi.org/10.1002/14651858.CD004574.pub2

Hannafn, J. A. & Chiaia, T. A. (2000). Adhesive capsulitis: A treatment approach. *Clinical Orthopaedics and Related Research, 372,* 95–109. https://doi.org/10.1097/00003086-200003000-00012

Hanratty, C. E., McVeigh, J. G., Kerr, D. P., Basford, J. R., Finch, M. B., Pendleton, A. & Sim, J. (2012). The effectiveness of physiotherapy exercises in subacromial impingement syndrome: A systematic review and meta-analysis. *Seminars in Arthritis and Rheumatism, 42,* 297–316. https://doi.org/10.1016/j.semarthrit.2012.03.015

Hanratty, C. E., McVeigh, J. G., Kerr, D. P., Basford, J. R., Finch, M. B., Pendleton, A. & Sim, J. (2013). The effectiveness of physiotherapy exercises in subacromial impingement syndrome: A systematic review and meta-analysis. *Annals of the Rheumatic Diseases, 71*(Suppl. 3), 746. https://doi.org/10.1136/annrheumdis-2012-eular.2919

Harding, P., Rasekaba, T., Smirneos, L. & Holland, A. E. (2011). Early mobilisation for elbow fractures in adults. *Cochrane Database of Systematic Reviews, 2011,* CD008130. https://doi.org/10.1002/14651858.CD008130.pub2

Harrison, A. K. & Flatow, E. L. (2011). Subacromial impingement syndrome. *Journal of the American Academy of Orthopaedic Surgeons, 19,* 701–708. https://doi.org/10.5435/00124635-201111000-00006

Harte, D., Gordon, J., Shaw, M., Stinson, M. & Porter-Armstrong, A. (2009). The use of pressure and silicone in hypertrophic scar management in burns patients: A pilot randomized controlled trial. *Journal of Burn Care Research, 30,* 632–642. https://doi.org/10.1097/BCR.0b013e3181ac01a3

Harth, A., Germann, G. & Jester, A. (2008). Evaluating the effectiveness of a patient-oriented hand rehabilitation programme. *Journal of Hand Surgery, European Volume, 33,* 771–778. https://doi.org/10.1177/1753193408091602

Hartvigsen, J., Morsø, L., Bendix, T. & Manniche, C. (2010). Supervised and non-supervised Nordic walking in the treatment of chronic low back pain: A single blind randomized clinical trial. *BMC Musculoskeletal Disorders, 11,* 30. https://doi.org/10.1186/1471-2474-11-30

Hauke, A., Flintrop, J., Brun, E. & Rugulies, R. (2011). The impact of work-related psychosocial stressors on the onset of musculoskeletal disorders in specifc body regions: A review and meta-analysis of 54 longitudinal studies. *Work and Stress, 25,* 243–256. https://doi.org/10.1080/02678373.2011.614069

Healthline.com. (2017). *Doppler ultrasound exam of arm or leg: What is Doppler ultrasound?* Retrieved from http://www.healthline.com/health/doppler-ultrasound-exam-of-an-arm-or-leg

Heinrich, J., Anema, J. R., de Vroome, E. M. & Blatter, B. M. (2009). Effectiveness of physical training for self-employed persons with musculoskeletal disorders: A randomized controlled trial. *BMC Public Health, 9,* 200. https://doi.org/10.1186/1471-2458-9-200

Heiser, R., O'Brien, V. H. & Schwartz, D. A. (2013). The use of joint mobilization to improve clinical outcomes in hand therapy: A systematic review of the literature. *Journal of Hand Therapy, 26,* 297–311. https://doi.org/10.1016/j.jht.2013.07.004

Henchoz, Y., de Goumoëns, P., So, A. K. & Paillex, R. (2010). Functional multidisciplinary rehabilitation versus outpatient physiotherapy for non specifc low back pain: Randomized controlled trial. *Swiss Medical Weekly, 140,* w13133. https://doi.org/10.4414/smw.2010.13133

Herd, C. R. & Meserve, B. B. (2008). A systematic review of the effectiveness of manipulative therapy in treating lateral epicondylalgia. *Journal of Manual and Manipulative Therapy, 16,* 225–237. https://doi.org/10.1179/106698108790818288

Hermann, M., Nilsen, T., Eriksen, C. S., Slatkowsky-Christensen, B., Haugen, I. K. & Kjeken, I. (2014). Effects of a soft prefabricated thumb orthosis in carpometacarpal osteoarthritis. *Scandinavian Journal of Occupational Therapy, 21,* 31–39. https://doi.org/10.3109/11038128.2013.851735

Hermoso, F. E. & Calvo, E. (2009). Shoulder pain in the elderly. *Aging Health, 5,* 711–718. https://doi.org/10.2217/ahe.09.48

Heuts, P. H., de Bie, R., Drietelaar, M., Aretz, K., Hopman-Rock, M., Bastiaenen, C. H., ... van Schayck, O. (2005). Self-management in osteoarthritis of hip or knee: A randomized clinical trial in a primary healthcare setting. *Journal of Rheumatology, 32,* 543–549.

Heymans, M. W., de Vet, H. C., Bongers, P. M., Knol, D. L., Koes, B. W. & van Mechelen, W. (2006). The effectiveness of high-intensity versus low-intensity back schools in an occupational setting: A pragmatic randomized controlled trial. *Spine, 31,* 1075–1082. https://doi.org/10.1097/01.brs.0000216443.46783.4d

Higgins, J. P. T., Altman, D. G. & Sterne, J. A. C. (2011). Assessing risk of bias in included studies. In J. P. T. Higgins & S. Green (Eds.), *Cochrane handbook for systematic reviews of interventions.* (Version 5.1.0) London: Cochrane Collection. Retrieved from http://handbook.cochrane.org

Hirth, M. J., Bennett, K., Mah, E., Farrow, H. C., Cavallo, A. V., Ritz, M. & Findlay, M. W. (2011). Early return to work and improved range of motion with modifed relative motion splinting: A retrospective comparison with immobilization splinting for Zones V and VI extensor tendon repairs. *Hand Therapy, 16,* 86-94. https://doi.org/10.1258/ht.2011.011012

Hlobil, H., Uegaki, K., Staal, J. B., de Bruyne, M. C., Smid, T. & van Mechelen, W. (2007). Substantial sick-leave costs savings due to a graded activity intervention for workers with non specifc sub-acute low back pain. *European Spine Journal, 16,* 919-924. https://doi.org/10.1007/s00586-006-0283-9

Ho, C. Y., Sole, G. & Munn, J. (2009). The effectiveness of manual therapy in the management of musculoskeletal disorders of the shoulder: A systematic review. *Manual Therapy, 14,* 463-474. https://doi.org/10.1016/j.math.2009.03.008

Hodgson, S. (2006). Proximal humerus fracture rehabilitation. *Clinical Orthopaedics and Related Research, 442,* 131-138.

Holm, M., Mills, T., Schmeler, M. & Trefler, E. (2003). *Functioning Everyday in a Wheelchair (FEW) seating-mobility outcomes measure.* Available from www.Few.Pitt.edu

Holm, M. B. & Rogers, J. C. (2008). The Performance Assessment of Self-Care Skills (PASS). In B. J. Hemphill-Pearson (Ed.), *Assessments in occupational therapy mental health: An integrative approach* (2nd ed., pp. 101-110). Thorofare, NJ: Slack.

Holmgren, T., Öberg, B., Sjöberg, I. & Johansson, K. (2012). Supervised strengthening exercises versus home-based movement exercises after arthroscopic acromioplasty: A randomized clinical trial. *Journal of Rehabilitation Medicine, 44,* 12-18. https://doi.org/10.2340/16501977-0889

Hørdam, B., Sabroe, S., Pedersen, P. U., Mejdahl, S. & Søballe, K. (2010). Nursing intervention by telephone interviews of patients aged over 65 years after total hip replacement improves health status: A randomised clinical trial. *Scandinavian Journal of Caring Sciences, 24,* 94-100. https://doi.org/10.1111/j.1471-6712.2009.00691.x

Huisstede, B. M., Hoogvliet, P., Randsdorp, M. S., Glerum, S., van Middelkoop, M. & Koes, B. W. (2010). Carpal tunnel syndrome. Part I: Effectiveness of nonsurgical treatments— A systematic review. *Archives of Physical Medicine and Rehabilitation, 91,* 981-1004. https://doi.org/10.1016/j.apmr.2010.03.022

Hultenheim Klintberg, I., Gunnarsson, A. C., Styf, J. & Karlsson, J. (2008). Early activation or a more protective regime after arthroscopic subacromial decompression—A description of clinical changes with two different physiotherapy treatment protocols—A prospective, randomized pilot study with a two-year follow-up. *Clinical Rehabilitation, 22,* 951-965. https://doi.org/10.1177/0269215508090771

Ibrahim, M. I., Johnson, A. J., Pivec, R., Issa, K., Naziri, Q., Kapadia, B. H. & Mont, M. A. (2012). Treatment of adhesive capsulitis of the shoulder with a static progressive stretch device: A prospective, randomized study. *Journal of Long-Term Effects of Medical Implants, 22,* 281-291. https://doi.org/10.1615/JLongTermEffMedImplants.2013007061

IJmker, S., Huysmans, M. A., Blatter, B. M., van der Beek, A. J., van Mechelen, W. & Bongers, P. M. (2007). Should offce workers spend fewer hours at their computer? A systematic review of the literature. *Occupational and Environmental Medicine, 64,* 211-222. https://doi.org/10.1136/oem.2006.026468

IJzelenberg, H., Meerding, W.-J. & Burdorf, A. (2007). Effectiveness of a back pain prevention program: A cluster randomized controlled trial in an occupational setting. *Spine, 32,* 711-719. https://doi.org/10.1097/01.brs.0000259072.14859.d9

Innes, E. (2006). Reliability and validity of functional capacity evaluations: An update. *International Journal of Disability Management, 1,* 135-148. https://doi.org/10.1375/jdmr.1.1.135

Institute of Medicine. (2011). *Clinical practice guidelines we can trust.* Washington, DC: National Academies Press.

Jackson, J. P. & Schkade, J. K. (2001). Occupational Adaptation Model versus Biomechanical-Rehabilitation Model in the treatment of patients with hip fractures. *American Journal of Occupational Therapy, 55,* 531-537. https://doi.org/10.5014/ajot.55.5.531

Jaromi, M., Nemeth, A., Kranicz, J., Laczko, T. & Betlehem, J. (2012). Treatment and ergonomics training of work-related lower back pain and body posture problems for nurses. *Journal of Clinical Nursing, 21,* 1776-1784. https://doi.org/10.1111/j.1365-2702.2012.04089.x

Jay, K., Frisch, D., Hansen, K., Zebis, M. K., Andersen, C. H., Mortensen, O. S. & Andersen, L. L. (2011). Kettlebell training for musculoskeletal and cardiovascular health: A randomized controlled trial. *Scandinavian Journal of Work, Environment and Health, 37,* 196-203. https://doi.org/10.5271/sjweh.3136

Jebsen, R. H., Taylor, N., Trieschmann, R. B., Trotter, M. J. & Howard, L. A. (1969). An objective and standardized test of hand function. *Archives of Physical Medicine and Rehabilitation, 50,* 311-319.

Jensen, C., Jensen, O. K., Christiansen, D. H. & Nielsen, C. V. (2011). One-year follow-up in employees sick-listed because of low back pain: Randomized clinical trial comparing multidisciplinary and brief intervention. *Spine, 36,* 1180-1189. https://doi.org/10.1097/BRS.0b013e3181eba711

Jensen, L. D., Gonge, H., Jørs, E., Ryom, P., Foldspang, A., Christensen, M., … Bonde, J. P. (2006). Prevention of low back pain in female eldercare workers: Randomized controlled work site trial. *Spine, 31,* 1761-1769. https://doi.org/10.1097/01.brs.0000227326.35149.38

Jensen, R. K., Leboeuf-Yde, C., Wedderkopp, N., Sorensen, J. S. & Manniche, C. (2012). Rest versus exercise as treatment for patients with low back pain and Modic changes: A randomized controlled clinical trial. *BMC Medicine, 10,* 22. https://doi.org/10.1186/1741-7015-10-22

Jerosch-Herold, C., Shepstone, L., Chojnowski, A. J., Larson, D., Barrett, E. & Vaughan, S. P. (2011). Night-time splinting after fasciectomy or dermo-fasciectomy for

Dupuytren's contracture: A pragmatic, multi-centre, randomised controlled trial. *BMC Musculoskeletal Disorders, 12,* 136. https://doi.org/10.1186/1471-2474-12-136

Johannes, C. B., Le, T. K., Zhou, X., Johnston, J. A. & Dworkin, R. H. (2010). The prevalence of chronic pain in United States adults: Results of an Internet-based survey. *Journal of Pain, 11,* 1230–1239. https://doi.org/10.1016/j.jpain.2010.07.002

Jongs, R. A., Harvey, L. A., Gwinn, T. & Lucas, B. R. (2012). Dynamic splints do not reduce contracture following distal radial fracture: A randomised controlled trial. *Journal of Physiotherapy, 58,* 173–180. https://doi.org/10.1016/S1836-9553(12)70108-X

Jordan, J. L., Holden, M. A., Mason, E. E. & Foster, N. E. (2010). Interventions to improve adherence to exercise for chronic musculoskeletal pain in adults. *Cochrane Database of Systematic Reviews, 2010,* CD005956. https://doi.org/10.1002/14651858.CD005956.pub2

Jowett, S., Crawshaw, D. P., Helliwell, P. S., Hensor, E. M., Hay, E. M. & Conaghan, P. G. (2013). Cost-effectiveness of exercise therapy after corticosteroid injection for moderate to severe shoulder pain due to subacromial impingement syndrome: A trial-based analysis. *Rheumatology, 52,* 1485–1491. https://doi.org/10.1093/rheumatology/ket149

Kääpä, E. H., Frantsi, K., Sarna, S. & Malmivaara, A. (2006). Multidisciplinary group rehabilitation versus individual physiotherapy for chronic nonspecifc low back pain: A randomized trial. *Spine, 31,* 371–376. https://doi.org/10.1097/01.brs.0000200104.90759.8c

Kanai, S., Taniguchi, N. & Okano, H. (2011). Effect of magnetotherapeutic device on pain associated with neck and shoulder stiffness. *Alternative Therapies in Health and Medicine, 17,* 44–48.

Kao, M. J., Wu, M. P., Tsai, M. W., Chang, W. W. & Wu, S. F. (2012). The effectiveness of a self-management program on quality of life for knee osteoarthritis (OA) patients. *Archives of Gerontology and Geriatrics, 54,* 317–324. https://doi.org/10.1016/j.archger.2011.05.018

Karges, J. R., Mark, B. E., Stikeleather, S. J. & Worrell, T. W. (2003). Concurrent validity of upper extremity volume estimates: Comparison of calculated volume derived from girth measurements and water displacement volume. *Physical Therapy, 83,* 134–145.

Kassolik, K., Andrzejewski, W., Brzozowski, M., Wilk, I., G'orecka-Midura, L., Ostrowska, B., … Kurpas, D. (2013). Comparison of massage based on the tensegrity principle and classic massage in treating chronic shoulder pain. *Journal of Manipulative and Physiological Therapeutics, 36,* 418–427. https://doi.org/10.1016/j.jmpt.2013.06.004

Kaya, E., Zinnuroglu, M. & Tugcu, I. (2011). Kinesio taping compared to physical therapy modalities for the treatment of shoulder impingement syndrome. *Clinical Rheumatology, 30,* 201–207. https://doi.org/10.1007/s10067-010-1475-6

Keener, J. D., Galatz, L. M., Stobbs-Cucchi, G., Patton, R. & Yamaguchi, K. (2014). Rehabilitation following arthroscopic rotator cuff repair: A prospective randomized trial of immobilization compared with early motion. *Journal of Bone and Joint Surgery, American Volume, 96,* 11–19. https://doi.org/10.2106/JBJS.M.00034

Kelly, S. M., Wrightson, P. A. & Meads, C. A. (2010). Clinical outcomes of exercise in the management of subacromial impingement syndrome: A systematic review. *Clinical Rehabilitation, 24,* 99–109. https://doi.org/10.1177/0269215509342336

Kendall, F. P. (1991). Manual muscle testing: There is no substitute. *Journal of Hand Therapy, 4,* 159–161. https://doi.org/10.1016/S0894-1130(12)80088-3

Kennedy, C. A., Beaton, D. E., Solway, S., McConnell, S. & Bombadier, C. (2011). *The DASH and QuickDASH outcome measure user's manual* (3rd ed.). Toronto: Institute for Work & Health.

Khan, F., Ng, L., Gonzalez, S., Hale, T. & Turner-Stokes, L. (2008). Multidisciplinary rehabilitation programmes following joint replacement at the hip and knee in chronic arthropathy. *Cochrane Database of Systematic Reviews, 2008,* CD004957. https://doi.org/10.1002/14651858.CD004957.pub3

Kielhofner, G. (1995). A meditation on the use of hands. *Scandinavian Journal of Occupational Therapy, 2,* 153–166. https://doi.org/10.3109/11038128.2014.952901

Kielhofner, G., Mallinson, T., Crawford, C., Nowak, M., Rigby, M., Henry, A. & Walens, D. (2004). *Occupational Performance History Interview II (OPHI-II) Version 2.1.* Chicago: Model of Human Occupation Clearinghouse.

Kim, L. J., Choi, H. & Moon, D. (2012). Improvement of pain and functional activities in patients with lateral epicondylitis of the elbow by mobilization with movement: A randomized, placebo-controlled pilot study. *Journal of Physical Therapy Science, 24,* 787–790. https://doi.org/10.1589/jpts.24.787

Kjeken, I., Bø, I., Rønningen, A., Spada, C., Mowinckel, P., Hagen, K. B. & Dagfnrud, H. (2013). A three-week multidisciplinary in-patient rehabilitation programme had positive long-term effects in patients with ankylosing spondylitis: Randomized controlled trial. *Journal of Rehabilitation Medicine, 45,* 260–267. https://doi.org/10.2340/16501977-1078

Klein, L. (2014). Evaluation of the hand and upper extremity. In C. Cooper (Ed.), *Fundamentals of hand therapy: Clinical reasoning and treatment guidelines for common diagnoses of the upper extremity* (2nd ed., pp. 67–79). St. Louis: Mosby. https://doi.org/10.1016/B978-0-323-09104-6.00005-5

Knygsand-Roenhoej, K. & Maribo, T. (2011). A randomized clinical controlled study comparing the effect of modifed manual edema mobilization treatment with traditional edema technique in patients with a fracture of the distal radius. *Journal of Hand Therapy, 24,* 184–194. https://doi.org/10.1016/j.jht.2010.10.009

Koepp, G. A., Snedden, B. J. & Levine, J. A. (2015). Workplace slip, trip and fall injuries and obesity. *Ergonomics, 58,* 674–679. https://doi.org/10.1080/00140139.2014.985260

Kofotolis, N. D., Vlachopoulos, S. P. & Kellis, E. (2008). Sequentially allocated clinical trial of rhythmic stabilization exercises and TENS in women with chronic low back pain. *Clinical Rehabilitation, 22,* 99–111. https://doi.org/10.1177/0269215507080122

Kolmus, A. M., Holland, A. E., Byrne, M. J. & Cleland, H. J. (2012). The effects of splinting on shoulder function in adult burns. *Burns, 38,* 638–644. https://doi.org/10.1016/j.burns.2012.01.010

Konstantatos, A. H., Angliss, M., Costello, V., Cleland, H. & Stafrace, S. (2009). Predicting the effectiveness of virtual reality relaxation on pain and anxiety when added to PCA morphine in patients having burns dressings changes. *Burns, 35,* 491–499. https://doi.org/10.1016/j.burns.2008.08.017

Kool, J., Bachmann, S., Oesch, P., Knuesel, O., Ambergen, T., de Bie, R. & van den Brandt, P. (2007). Function-centered rehabilitation increases work days in patients with nonacute nonspecifc low back pain: 1-year results from a randomized controlled trial. *Archives of Physical Medicine and Rehabilitation, 88,* 1089–1094. https://doi.org/10.1016/j.apmr.2007.05.022

Kopp, B., Kunkel, A., Flor, H., Platz, T., Rose, U., Mauritz, K. H., ... Taub, E. (1997). The Arm Motor Ability Test: Reliability, validity, and sensitivity to change of an instrument for assessing disabilities in activities of daily living. *Archives of Physical Medicine and Rehabilitation, 78,* 615–620. https://doi.org/10.1016/S0003-9993(97)90427-5

Kovacs, F., Abraira, V., Santos, S., Díaz, E., Gestoso, M., Muriel, A., ... Zamora, J.; Spanish Back Pain Research Network. (2007). A comparison of two short education programs for improving low back pain-related disability in the elderly: A cluster randomized controlled trial. *Spine, 32,* 1053–1059. https://doi.org/10.1097/01.brs.0000261556.84266.0f

Kovacs, L., Grob, M., Zimmermann, A., Eder, M., Herschbach, P., Henrich, G., ... Papadopulos, N. A. (2011). Quality of life after severe hand injury. *Journal of Plastic, Reconstructive and Aesthetic Surgery, 64,* 1495–1502. https://doi.org/10.1016/j.bjps.2011.05.022

Krischak, G., Gebhard, F., Reichel, H., Friemert, B., Schneider, F., Fisser, C., ... Kraus, M. (2013). A prospective randomized controlled trial comparing occupational therapy with home-based exercises in conservative treatment of rotator cuff tears. *Journal of Shoulder and Elbow Surgery, 22,* 1173–1179. https://doi.org/10.1016/j.jse.2013.01.008

Krischak, G. D., Krasteva, A., Schneider, F., Gulkin, D., Gebhard, F. & Kramer, M. (2009). Physiotherapy after volar plating of wrist fractures is effective using a home exercise program. *Archives of Physical Medicine and Rehabilitation, 90,* 537–544. https://doi.org/10.1016/j.apmr.2008.09.575

Kristensen, J. & Franklyn-Miller, A. (2012). Resistance training in musculoskeletal rehabilitation: A systematic review. *British Journal of Sports Medicine, 46,* 719–726. https://doi.org/10.1136/bjsm.2010.079376

Kromer, T. O., de Bie, R. A. & Bastiaenen, C. H. (2013). Physiotherapy in patients with clinical signs of shoulder impingement syndrome: A randomized controlled trial. *Journal of Rehabilitation Medicine, 45,* 488–497. https://doi.org/10.2340/16501977-1142

Kromer, T. O., Tautenhahn, U. G., de Bie, R. A., Staal, J. B. & Bastiaenen, C. H. (2009). Effects of physiotherapy in patients with shoulder impingement syndrome: A systematic review of the literature. *Journal of Rehabilitation Medicine, 41,* 870–880. https://doi.org/10.2340/16501977-0453

Küçükşen, S., Yilmaz, H., Sallı, A. & Uğurlu, H. (2013). Muscle energy technique versus corticosteroid injection for management of chronic lateral epicondylitis: Randomized controlled trial with 1-year follow-up. *Archives of Physical Medicine and Rehabilitation, 94,* 2068–2074. https://doi.org/10.1016/j.apmr.2013.05.022

Kuhn, J. E. (2009). Exercise in the treatment of rotator cuff impingement: A systematic review and a synthesized evidence-based rehabilitation protocol. *Journal of Shoulder and Elbow Surgery, 18,* 138–160. https://doi.org/10.1016/j.jse.2008.06.004

Kuo, L. C., Yang, T. H., Hsu, Y. Y., Wu, P. T., Lin, C. L., Hsu, H. Y. & Jou, I. M. (2013). Is progressive early digit mobilization intervention benefcial for patients with external fxation of distal radius fracture? A pilot randomized controlled trial. *Clinical Rehabilitation, 27,* 983–993. https://doi.org/10.1177/0269215513487391

Lamb, S. E., Hansen, Z., Lall, R., Castelnuovo, E., Withers, E. J., Nichols, V., ... Underwood, M. R.; Back Skills Training Trial Investigators. (2010). Group cognitive behavioural treatment for low back pain in primary care: A randomised controlled trial and cost-effectiveness analysis. *Lancet, 375,* 916–923. https://doi.org/10.1016/S0140-6736(09)62164-4

Lambeek, L. C., Bosmans, J. E., Van Royen, B. J., Van Tulder, M. W., Van Mechelen, W. & Anema, J. R. (2010). Effect of integrated care for sick listed patients with chronic low back pain: Economic evaluation alongside a randomised controlled trial. *BMJ, 341,* c6414. https://doi.org/10.1136/bmj.c6414

Lambeek, L. C., van Mechelen, W., Knol, D. L., Loisel, P. & Anema, J. R. (2010). Randomised controlled trial of integrated care to reduce disability from chronic low back pain in working and private life. *BMJ, 340,* c1035. https://doi.org/10.1136/bmj.c1035

Lange, B., Toft, P., Myburgh, C. & Sjøgaard, G. (2013). Effect of targeted strength, endurance, and coordination exercise on neck and shoulder pain among fghter pilots: A randomized-controlled trial. *Clinical Journal of Pain, 29,* 50–59. https://doi.org/10.1097/AJP.0b013e3182478678

Lara-Palomo, I. C., Aguilar-Ferrándiz, M. E., Matarán-Peñarrocha, G. A., Saavedra-Hernández, M., Granero-Molina, J., Fernández-Sola, C., & Castro-Sánchez, A. M. (2013). Short-term effects of interferential current electro-massage in adults with chronic non-specifc low back pain: A randomized controlled trial. *Clinical Rehabilitation, 27,* 439–449. https://doi.org/10.1177/0269215512460780

Larsen, K., Hansen, T. B. & Søballe, K. (2008). Hip arthroplasty patients benefit from accelerated perioperative care and rehabilitation: A quasi-experimental study of 98 patients. *Acta Orthopaedica, 79,* 624–630. https://doi.org/10.1080/17453670810016632

Larsen, K., Sørensen, O. G., Hansen, T. B., Thomsen, P. B. & Søballe, K. (2008). Accelerated perioperative care and rehabilitation intervention for hip and knee replacement is effective: A randomized clinical trial involving 87 patients with 3 months of follow-up. *Acta Orthopaedica, 79,* 149–159. https://doi.org/10.1080/17453670710014923

Law, M., Baptiste, S., Carswell, A., McColl, M. A., Polatajko, H. & Pollock, N. (2014). *Canadian Occupational Performance Measure* (5th ed.). Ottawa: CAOT Publications.

Lee, S. W. (2016). *Musculoskeletal injuries and conditions: Assessment and management.* New York: Springer.

Lewis, M. & Johnson, M. I. (2006). The clinical effectiveness of therapeutic massage for musculoskeletal pain: A systematic review. *Physiotherapy, 92,* 146–158. https://doi.org/10.1016/j.physio.2006.02.008

Leyshon, R., Chalova, K., Gerson, L., Savtchenko, A., Zakrzewski, R., Howie, A. & Shaw, L. (2010). Ergonomic interventions for offce workers with musculoskeletal disorders: A systematic review. *Work, 35,* 335–348. https://doi.org/10.3233/WOR-2010-0994

Lieberman, D. & Scheer, J. (2002). AOTA's Evidence-Based Literature Review Project: An overview. *American Journal of Occupational Therapy, 56,* 344–349. https://doi.org/10.5014/ajot.56.3.344

Lindell, O., Johansson, S. E. & Strender, L. E. (2008). Subacute and chronic, non-specifc back and neck pain: Cognitive-behavioural rehabilitation versus primary care: A randomized controlled trial. *BMC Musculoskeletal Disorders, 9,* 172. https://doi.org/10.1186/1471-2474-9-172

Lindenhovius, A. L., Doornberg, J. N., Brouwer, K. M., Jupiter, J. B., Mudgal, C. S. & Ring, D. (2012). A prospective randomized controlled trial of dynamic versus static progressive elbow splinting for posttraumatic elbow stiffness. *Journal of Bone and Joint Surgery, 94,* 694–700. https://doi.org/10.2106/JBJS.J.01761

Li-Tsang, C. W. P., Li, E. J. W., Lam, C. S., Hui, K. Y. L. & Chan, C. C. H. (2008). The effect of a job placement and support program for workers with musculoskeletal injuries: A randomized control trial (RCT) study. *Journal of Occupational Rehabilitation, 18,* 299–306. https://doi.org/10.1007/s10926-008-9138-z

Li-Tsang, C. W. P., Zheng, Y. P. & Lau, J. C. (2010). A randomized clinical trial to study the effect of silicone gel dressing and pressure therapy on posttraumatic hypertrophic scars. *Journal of Burn Care and Research, 31,* 448–457. https://doi.org/10.1097/BCR.0b013e3181db52a7

Littlewood, C., Ashton, J., Chance-Larsen, K., May, S. & Sturrock, B. (2012). Exercise for rotator cuff tendinopathy: A systematic review. *Physiotherapy, 98,* 101–109. https://doi.org/10.1016/j.physio.2011.08.002

Louw, A., Diener, I., Butler, D. S. & Puentedura, E. J. (2011). The effect of neuroscience education on pain, disability, anxiety, and stress in chronic musculoskeletal pain. *Archives of Physical Medicine and Rehabilitation, 92,* 2041–2056. https://doi.org/10.1016/j.apmr.2011.07.198

Ludewig, P. M. & Reynolds, J. F. (2009). The association of scapular kinematics and glenohumeral joint pathologies. *Journal of Orthopaedic and Sports Physical Therapy, 39,* 90–104. https://doi.org/10.2519/jospt.2009.2808

Lyle, R. C. (1981). A performance test for assessment of upper limb function in physical rehabilitation treatment and research. *International Journal of Rehabilitation Research, 4,* 483–492. https://doi.org/10.1097/00004356-198112000-00001

Lysaght, R., Donnelly, C. & Luong, D. (2010). Best practices in the rehabilitation of acute musculoskeletal disorders in workers with injuries: An integrative review and analysis of evolving trends. *Work, 35,* 319–333. https://doi.org/10.3233/WOR-2010-0993

Ma, S. Y., Je, H. D., Jeong, J. H., Kim, H. Y. & Kim, H. D. (2013). Effects of whole-body cryotherapy in the management of adhesive capsulitis of the shoulder. *Archives of Physical Medicine and Rehabilitation, 94,* 9–16. https://doi.org/10.1016/j.apmr.2012.07.013

Macea, D. D., Gajos, K., Daglia Calil, Y. A. & Fregni, F. (2010). The effcacy of Web-based cognitive behavioral interventions for chronic pain: A systematic review and meta-analysis. *Journal of Pain, 11,* 917–929. https://doi.org/10.1016/j.jpain.2010.06.005

Machado, L. A., Azevedo, D. C., Capanema, M. B., Neto, T. N. & Cerceau, D. M. (2007). Client centered therapy vs exercise therapy for chronic low back pain: A pilot randomized controlled trial in Brazil. *Pain Medicine, 8,* 251–258. https://doi.org/10.1111/j.1526-4637.2006.00225.x

Maddali Bongi, S., Signorini, M., Bassetti, M., Del Rosso, A., Orlandi, M. & De Scisciolo, G. (2013). A manual therapy intervention improves symptoms in patients with carpal tunnel syndrome: A pilot study. *Rheumatology International, 33,* 1233–1241. https://doi.org/10.1007/s00296-012-2507-0

Madenci, E., Altindag, O., Koca, I., Yilmaz, M. & Gur, A. (2012). Reliability and effcacy of the new massage technique on the treatment in the patients with carpal tunnel syndrome. *Rheumatology International, 32,* 3171–3179. https://doi.org/10.1007/s00296-011-2149-7

Maenhout, A. G., Mahieu, N. N., De Muynck, M., De Wilde, L. F. & Cools, A. M. (2013). Does adding heavy load eccentric training to rehabilitation of patients with unilateral subacromial impingement result in better outcome? A randomized, clinical trial. *Knee Surgery, Sports Traumatology, Arthroscopy, 21,* 1158–1167. https://doi.org/10.1007/s00167-012-2012-8

Magnus, C. R., Arnold, C. M., Johnston, G., Dal-Bello Haas, V., Basran, J., Krentz, J. R. & Farthing, J. P. (2013). Cross-education for improving strength and mobility after distal radius fractures: A randomized controlled trial. *Archives of Physical Medicine and Rehabilitation, 94,* 1247–1255. https://doi.org/10.1016/j.apmr.2013.03.005

Mahoney, F. I. & Barthel, D. W. (1965). Functional evaluation: The Barthel Index. *Maryland State Medical Journal, 14,* 61–65.

Mallinson, T. R., Bateman, J., Tseng, H. Y., Manheim, L., Almagor, O., Deutsch, A. & Heinemann, A. W. (2011). A comparison of discharge functional status after rehabilitation in skilled nursing, home health, and medical rehabilitation settings for patients after lower-extremity joint replacement surgery. *Archives of Physical Medicine and Rehabilitation, 92,* 712–720. https://doi.org/10.1016/j.apmr.2010.12.007

Mangels, M., Schwarz, S., Worringen, U., Holme, M. & Rief, W. (2009). Evaluation of a behavioral-medical inpatient rehabilitation treatment including booster sessions: A randomized controlled study. *Clinical Journal of Pain, 25,* 356–364. https://doi.org/10.1097/AJP.0b013e3181925791

Marik, T. L. (2017). *What is the evidence for the effect of occupational therapy interventions for adults with musculoskeletal disorders of the upper extremity (elbow)?* [Critically Appraised Topic]. Bethesda, MD: American Occupational Therapy Association. Retrieved from https://www.aota.org/Practice/Rehabilitation-Disability/Evidence-Based/CAT-Musculo-Elbow.aspx

Marik, T. L. & Roll, S. C. (2017). Effectiveness of occupational therapy interventions for musculoskeletal shoulder conditions: A systematic review. *American Journal of Occupational Therapy, 71,* 7101180020. https://doi.org/10.5014/ajot.2017.023127

Marinko, L. N., Chacko, J. M., Dalton, D. & Chacko, C. C. (2011). The effectiveness of therapeutic exercise for painful shoulder conditions: A meta-analysis. *Journal of Shoulder and Elbow Surgery, 20,* 1351–1359. https://doi.org/10.1016/j.jse.2011.05.013

Martins, L. V. & Marziale, M. H. (2012). Assessment of proprioceptive exercises in the treatment of rotator cuff disorders in nursing professionals: A randomized controlled clinical trial. *Brazilian Journal of Physical Therapy, 16,* 502–509. https://doi.org/10.1590/S1413-35552012005000057

Martín-Martín, L. M., Valenza-Demet, G., Ariza-Vega, P., Valenza, C., Castellote-Caballero, Y. & Jiménez-Moleón, J. J. (2014). Effectiveness of an occupational therapy intervention in reducing emotional distress in informal caregivers of hip fracture patients: A randomized controlled trial. *Clinical Rehabilitation, 28,* 772–783. https://doi.org/10.1177/0269215513519343

Martín-Martín, L. M., Valenza-Demet, G., Jiménez-Moleón, J. J., Cabrera-Martos, I., Revelles Moyano, F. J. & Valenza, M. C. (2014). Effect of occupational therapy on functional and emotional outcomes after hip fracture treatment: A randomized controlled trial. *Clinical Rehabilitation, 28,* 541–551. https://doi.org/10.1177/0269215513511472

Mathiowetz, V., Weber, K., Volland, G. & Kashman, N. (1984). Reliability and validity of grip and pinch strength evaluations. *Journal of Hand Surgery, 9,* 222–226. https://doi.org/10.1016/S0363-5023(84)80146-X

Maund, E., Craig, D., Suekarran, S., Neilson, A., Wright, K., Brealey, S., … McDaid, C. (2012). Management of frozen shoulder: A systematic review and cost-effectiveness analysis. *Health Technology Assessment, 16*(11). https://doi.org/10.3310/hta16110

Mayer, J. M., Mooney, V., Matheson, L. N., Erasala, G. N., Verna, J. L., Udermann, B. E. & Leggett, S. (2006). Continuous low-level heat wrap therapy for the prevention and early phase treatment of delayed-onset muscle soreness of the low back: A randomized controlled trial. *Archives of Physical Medicine and Rehabilitation, 87,* 1310–1317. https://doi.org/10.1016/j.apmr.2006.07.259

Mazzuca, S. A., Brandt, K. D., Katz, B. P., Chambers, M., Byrd, D. & Hanna, M. (1997). Effects of self-care education on the health status of inner-city patients with osteoarthritis of the knee. *Arthritis and Rheumatism, 40,* 1466–1474. https://doi.org/10.1002/art.1780400815

McDonough, S. M., Tully, M. A., Boyd, A., O'Connor, S. R., Kerr, D. P., O'Neill, S. M., … Hurley, D. A. (2013). Pedometer-driven walking for chronic low back pain: A feasibility randomized controlled trial. *Clinical Journal of Pain, 29,* 972–981. https://doi.org/10.1097/AJP.0b013e31827f9d81

Medina McKeon, J. M. & Yancosek, K. E. (2008). Neural gliding techniques for the treatment of carpal tunnel syndrome: A systematic review. *Journal of Sport Rehabilitation, 17,* 324–341. https://doi.org/10.1123/jsr.17.3.324

Meng, K., Seekatz, B., Roband, H., Worringen, U., Vogel, H. & Faller, H. (2011). Intermediate and long-term effects of a standardized back school for inpatient orthopedic rehabilitation on illness knowledge and self-management behaviors: A randomized controlled trial. *Clinical Journal of Pain, 27,* 248–257. https://doi.org/10.1097/AJP.0b013e3181ffbfaf

Meyer, K., Fransen, J., Huwiler, H., Uebelhart, D. & Klipstein, A. (2005). Feasibility and results of a randomized pilot-study of a work rehabilitation programme. *Journal of Back and Musculoskeletal Rehabilitation, 18,* 67–78. https://doi.org/10.3233/BMR-2005-183-403

Middlesworth, M. (2017). Defnition of musculoskeletal disorder (MSD). *Ergonomics Plus.* Retrieved from http://

ergo-plus.com/defnition-of-musculoskeletal-disorder-msd/

Miller, L. K., Chester, R. & Jerosch-Herold, C. (2012). Effects of sensory reeducation programs on functional hand sensibility after median and ulnar repair: A systematic review. *Journal of Hand Therapy, 25,* 297–307. https://doi.org/10.1016/j.jht.2012.04.001

Moe, R. H., Kjeken, I., Uhlig, T. & Hagen, K. B. (2009). There is inadequate evidence to deter mine the effectiveness of nonpharmacological and nonsurgical interventions for hand osteo arthritis: An overview of high-quality systematic reviews. *Physical Therapy, 89,* 1363–1370. https://doi.org/10.2522/ptj.20080398

Momeni, M., Hafezi, F., Rahbar, H. & Karimi, H. (2009). Effects of silicone gel on burn scars. *Burns, 35,* 70–74. https://doi.org/10.1016/j.burns.2008.04.011

Montes-Molina, R., Martínez-Rodríguez, M. E., Rodríguez, A. B. R., Martínez-Ruiz, F. & Prieto-Baquero, A. (2012). Interferential light therapy in the treatment of shoulder tendinopathies: A randomized controlled pilot study. *Clinical Rehabilitation, 26,* 1114–1122. https://doi.org/10.1177/0269215512445068

Monticone, M., Baiardi, P., Vanti, C., Ferrari, S., Nava, T., Montironi, C., ... Teli, M. (2012). Chronic neck pain and treatment of cognitive and behavioural factors: Results of a randomized controlled clinical trial. *European Spine Journal, 21,* 1558–1566. https://doi.org/10.1007/s00586-012-2287-y

Monticone, M., Ferrante, S., Rocca, B., Baiardi, P., Farra, F. D. & Foti, C. (2013). Effect of a long lasting multidisciplinary program on disability and fear-avoidance behaviors in patients with chronic low back pain: Results of a randomized controlled trial. *Clinical Journal of Pain, 29,* 929–938. https://doi.org/10.1097/AJP.0b013e31827fef7e

Morone, N. E., Greco, C. M. & Weiner, D. K. (2008). Mindfulness meditation for the treatment of chronic low back pain in older adults: A randomized controlled pilot study. *Pain, 134,* 310–319. https://doi.org/10.1016/j.pain.2007.04.038

Morone, G., Paolucci, T., Alcuri, M. R., Vulpiani, M. C., Matano, A., Bureca, I., ... Saraceni, V. M. (2011). Quality of life improved by multidisciplinary back school program in patients with chronic non-specifc low back pain: A single blind randomized controlled trial. *European Journal of Physical and Rehabilitation Medicine, 47,* 533–541.

Morris, L. D., Louw, Q. A. & Crous, L. C. (2010). Feasibility and potential effect of a low-cost virtual reality system on reducing pain and anxiety in adult burn injury patients during physiotherapy in a developing country. *Burns, 36,* 659–664. https://doi.org/10.1016/j.burns.2009.09.005

Morris, L. D., Louw, Q. A. & Grimmer-Somers, K. (2009). The effectiveness of virtual reality on reducing pain and anxiety in burn injury patients: A systematic review. *Clinical Journal of Pain, 25,* 815–826. https://doi.org/10.1097/AJP.0b013e3181aaa909

Mulvey, M. R., Bagnall, A. M., Johnson, M. I. & Marchant, P. R. (2010). Transcutaneous electrical nerve stimulation (TENS) for phantom pain and stump pain following amputation in adults. *Cochrane Database of Systematic Reviews, 2010,* CD007264. https://doi.org/10.1002/14651858.CD007264.pub2

Murphy, S. L., Lyden, A. K., Smith, D. M., Dong, Q. & Koliba, J. F. (2010). Effects of a tailored activity pacing intervention on pain and fatigue for adults with osteoarthritis. *American Journal of Occupational Therapy, 64,* 869–876. https://doi.org/10.5014/ajot.2010.09198

Murphy, S. L., Smith, D. M. & Lyden, A. K. (2012). Type of activity pacing instruction affects physical activity variability in adults with symptomatic knee or hip osteoarthritis. *Journal of Physical Activity and Health, 9,* 360–366. https://doi.org/10.1123/jpah.9.3.360

Nakra, N., Quddus, N., Khan, S., Kumar, S. & Meena, R. (2013). Effcacy of proprioceptive neuromuscular facilitation on shoulder function in secondary impingement. *International Journal of Therapy and Rehabilitation, 20,* 450–458. https://doi.org/10.12968/ijtr.2013.20.9.450

National Center for Complementary and Integrative Health. (2015). *Estimates of pain prevalence and severity in adults.* Retrieved from https://nccih.nih.gov/research/statistics/NHIS/2012/pain/severity

National Institute for Occupational Safety and Health. (2012). *Research compendium: The NIOSH Total Worker Health™ Program: Seminal research papers 2012.* Washington, DC: Author. Retrieved from https://www.cdc.gov/niosh/docs/2012-146/pdfs/2012-146.pdf

Nazzal, M. E., Saadah, M. A., Saadah, L. M., Al-Omari, M. A., Al-Oudat, Z. A., Nazzal, M. S., ... Alnuaimi, Y. I. (2013). Management options of chronic low back pain: A randomized blinded clinical trial. *Neurosciences, 18,* 152–159.

Nielsen, K. D., Wester, J. U. & Lorentsen, A. (1994). The shoulder impingement syndrome: The results of surgical decompression. *Journal of Shoulder and Elbow Surgery, 3,* 12–16. https://doi.org/10.1016/S1058-2746(09)80002-5

Norbeck, J. S., Lindsey, A. M. & Carrieri, V. L. (1981). The development of an instrument to measure social support. *Nursing Research, 30,* 264–269. https://doi.org/10.1097/00006199-198109000-00003

Nourbakhsh, M. R. & Fearon, F. J. (2008). The effect of oscillating-energy manual therapy on lateral epicondylitis: A randomized, placebo-control, double-blinded study. *Journal of Hand Therapy, 21,* 4–14. https://doi.org/10.1197/j.jht.2007.09.005

Nuñez, M., Nuñez, E., Segur, J. M., Macule, F., Quinto, L., Hernandez, M. V. & Vilalta, C. (2006). The effect of an educational program to improve health-related quality of life in patients with osteoarthritis on waiting list for total knee replacement: A randomized study. *Osteoarthritis and Cartilage, 14,* 279–285. https://doi.org/10.1016/j.joca.2005.10.002

Nyberg, A., Jonsson, P. & Sundelin, G. (2010). Limited scientifc evidence supports the use of conservative treatment interventions for pain and function in patients with subacromial impingement syndrome: Randomized control trials. *Physical Therapy Review, 15,* 436–452. https://doi.org/10.1179/1743288X10Y.0000000016

Oakley, F., Kielhofner, G., Barris, R. & Reichler, R. K. (1986). The Role Checklist: Development and empirical assessment of reliability. *OTJR: Occupation, Participation and Health, 6,* 157–170. https://doi.org/10.1177/153944928600600303

O'Brien, A. V., Jones, P., Mullis, R., Mulherin, D. & Dziedzic, K. (2006). Conservative hand therapy treatments in rheumatoid arthritis—A randomized controlled trial. *Rheumatology, 45,* 577–583. https://doi.org/10.1093/rheumatology/kei215

O'Brien, L. J. & Bailey, M. J. (2011). Single blind, prospective, randomized controlled trial comparing dorsal aluminum and custom thermoplastic splints to stack splint for acute mallet fnger. *Archives of Physical Medicine and Rehabilitation, 92,* 191–198. https://doi.org/10.1016/j.apmr.2010.10.035

O'Connell, N. E., Wand, B. M., McAuley, J., Marston, L. & Moseley, G. L. (2013). Interventions for treating pain and disability in adults with complex regional pain syndrome: An overview of systematic reviews. *Cochrane Database of Systematic Reviews, 2013,* CD009416. https://doi.org/10.1002/14651858.CD009416.pub2

O'Connor, D., Page, M. J., Marshall, S. C. & Massy-Westropp, N. (2012). Ergonomic positioning or equipment for treating carpal tunnel syndrome. *Cochrane Database of Systematic Reviews, 2012,* CD009600. https://doi.org/10.1002/14651858.CD009600

Okhovatian, F. & Zoubine, N. (2007). A comparison between two burn rehabilitation protocols. *Burns, 33,* 429–434. https://doi.org/10.1016/j.burns.2006.08.009

Omar, M. T. A. & Hassan, A. A. (2011). Evaluation of hand function after early excision and skin grafting of burns versus delayed skin grafting: A randomized clinical trial. *Burns, 37,* 707–713. https://doi.org/10.1016/j.burns.2010.12.012

Østerås, H., Torstensen, T. A. & Østerås, B. (2010). High-dosage medical exercise therapy in patients with long-term subacromial shoulder pain: A randomized controlled trial. *Physiotherapy Research International, 15,* 232–242. https://doi.org/10.1002/pri.468

Östör, A. J., Richards, C. A., Prevost, A. T., Speed, C. A. & Hazleman, B. L. (2005). Diagnosis and relation to general health of shoulder disorders presenting to primary care. *Rheumatology, 44,* 800–805. https://doi.org/10.1093/rheumatology/keh598

Otadi, K., Hadian, M. R., Olyaei, G. & Jalaie, S. (2012). The benefcial effects of adding low level laser to ultrasound and exercise in Iranian women with shoulder tendonitis: A randomized clinical trial. *Journal of Back and Musculoskeletal Rehabilitation, 25,* 13–19. https://doi.org/10.3233/BMR-2012-0305

Page, M. J., Massy-Westropp, N., O'Connor, D. & Pitt, V. (2012). Splinting for carpal tunnel syndrome. *Cochrane Database of Systematic Reviews, 2012*(7), CD010003. https://doi.org/10.1002/14651858.CD010003

Page, M. J., O'Connor, D., Pitt, V. & Massy-Westropp, N. (2012). Exercise and mobilisation interventions for carpal tunnel syndrome. *Cochrane Database of Systematic Reviews, 2012,* CD009899. https://doi.org/10.1002/14651858.CD009899

Page, M. J., O'Connor, D., Pitt, V. & Massy-Westropp, N. (2013). Therapeutic ultrasound for carpal tunnel syndrome. *Cochrane Database of Systematic Reviews, 2013,* CD009601. https://doi.org/10.1002/14651858.CD009601.pub2

Palmer, K. T., Harris, E. C., Linaker, C., Barker, M., Lawrence, W., Cooper, C. & Coggon, D. (2012). Effectiveness of community- and workplace-based interventions to manage musculoskeletal-related sickness absence and job loss: A systematic review. *Rheumatology, 51,* 230–242. https://doi.org/10.1093/rheumatology/ker086

Paquette, S. (2017a). *What is the evidence for the effectiveness of exercise and work-related interventions to prevent musculoskeletal pain among current workers and to facilitate an immediate and sustainable return to work (RTW) for sick-listed injured workers?* [Critically Appraised Topic]. Bethesda, MD: American Occupational Therapy Association. Retrieved from https://www.aota.org/Practice/Rehabilitation-Disability/Evidence-Based/CAT-Musculo-Work.aspx

Paquette, S. (2017b). *What is the evidence for the effectiveness of exercise to decrease pain and increase function and quality of life in people with chronic pain?* [Critically Appraised Topic]. Bethesda, MD: American Occupational Therapy Association. Retrieved from https://www.aota.org/Practice/Rehabilitation-Disability/Evidence-Based/CAT-Musculo-Exercise.aspx

Paquette, S. (2017c). *What is the evidence for the effectiveness of mindfulness interventions to decrease pain and depressive symptoms among people with chronic pain?* [Critically Appraised Topic]. Bethesda, MD: American Occupational Therapy Association. Retrieved from https://www.aota.org/Practice/Rehabilitation-Disability/Evidence-Based/CAT-Musculo-Mindfulness.aspx

Park, J. H., Lee, S. H. & Ko, D. S. (2013). The effects of the Nintendo Wii exercise program on chronic work-related low back pain in industrial workers. *Journal of Physical Therapy Science, 25,* 985–988. https://doi.org/10.1589/jpts.25.985

Paschos, N. K., Mitsionis, G. I., Vasiliadis, H. S. & Georgoulis, A. D. (2013). Comparison of early mobilization protocols in radial head fractures. *Journal of Orthopaedic Trauma, 27,* 134–139. https://doi.org/10.1097/BOT.0b013e31825cf765

Peters, S., Page, M. J., Coppieters, M. W., Ross, M. & Johnston, V. (2013). Rehabilitation following carpal tunnel release. *Cochrane Database of Systematic Reviews, 2013,* CD004158. https://doi.org/10.1002/14651858.CD004158.pub2

Pezzin, L. E., Padalik, S. E. & Dillingham, T. R. (2013). Effect of postacute rehabilitation setting on mental and emotional health among persons with dysvascular amputations. *PM&R, 5,* 583–590. https://doi.org/10.1016/j.pmrj.2013.01.009

Piazzini, D. B., Aprile, I., Ferrara, P. E., Bertolini, C., Tonali, P., Maggi, L., … Padua, L. (2007). A systematic review of conservative treatment of carpal tunnel syndrome. *Clinical Rehabilitation, 21,* 299–314. https://doi.org/10.1177/0269215507077294

Pike, J., Mulpuri, K., Metzger, M., Ng, G., Wells, N. & Goetz, T. (2010). Blinded, prospective, randomized clinical trial comparing volar, dorsal, and custom thermoplastic splinting in treatment of acute mallet finger. *Journal of Hand Surgery, 35,* 580–588. https://doi.org/10.1016/j.jhsa.2010.01.005

Pillastrini, P., Mugnai, R., Bertozzi, L., Costi, S., Curti, S., Guccione, A., … Violante, F. S. (2010). Effectiveness of an ergonomic intervention on work-related posture and low back pain in video display terminal operators: A 3 year cross-over trial. *Applied Ergonomics, 41,* 436–443. https://doi.org/10.1016/j.apergo.2009.09.008

Pipatyaokul, R., Jianmongkol, S. & Kowsuwon, W. (2006). Reliability of the compasses for measuring two-point discrimination and moving two-point discrimination test compared with the Diskcriminator. *Srinagarind Medical Journal, 21*(1), 36–44.

Poole, J. L., Siegel, P. & Tencza, M. J. (2017). *Occupational therapy practice guidelines for adults with arthritis and other rheumatic conditions.* Bethesda, MD: AOTA Press.

Poolman, R. W., Goslings, J. C., Lee, J. B., Statius Muller, M., Steller, E. P. & Struijs, P. A. (2005). Conservative treatment for closed fifth (small finger) metacarpal neck fractures. *Cochrane Database of Systematic Reviews, 2005,* CD003210. https://doi.org/10.1002/14651858.CD003210.pub3

Pop, T., Austrup, H., Preuss, R., Niedziałek, M., Zaniewska, A., Sobolewski, M., … Zwolińska, J. (2010). Effect of TENS on pain relief in patients with degenerative disc disease in lumbosacral spine. *Ortopedia, Traumatologia, Rehabilitacja, 12,* 289–300.

Pua, Y.-H., Cai, C. C. & Lim, K. C. (2007). Treadmill walking with body weight support is no more effective than cycling when added to an exercise program for lumbar spinal stenosis: A randomised controlled trial. *Australian Journal of Physiotherapy, 53,* 83–89. https://doi.org/10.1016/S0004-9514(07)70040-5

Raman, J., MacDermid, J. C. & Grewal, R. (2012). Effectiveness of different methods of 8 resistance exercises in lateral epicondylosis—A systematic review. *Journal of Hand Therapy, 25,* 5–26. https://doi.org/10.1016/j.jht.2011.09.001

Ravi, B., Croxford, R., Reichmann, W. M., Losina, E., Katz, J. N. & Hawker, G. A. (2012). The changing demographics of total joint arthroplasty recipients in the United States and Ontario from 2001 to 2007. *Best Practice and Research: Clinical Rheumatology, 26,* 637–647. https://doi.org/10.1016/j.berh.2012.07.014

Rayan, G. M. & Akelman, E. (2012). *The hand: Anatomy, examination, and diagnosis* (4th ed.). Philadelphia: Lippincott Williams & Wilkins.

Ribeiro, L. H., Jennings, F., Jones, A., Furtado, R. & Natour, J. (2008). Effectiveness of a back school program in low back pain. *Clinical and Experimental Rheumatology, 26,* 81–88.

Roche, G., Ponthieux, A., Parot-Shinkel, E., Jousset, N., Bontoux, L., Dubus, V., … Fanello, S. (2007). Comparison of a functional restoration program with active individual physical therapy for patients with chronic low back pain: A randomized controlled trial. *Archives of Physical Medicine and Rehabilitation, 88,* 1229–1235. https://doi.org/10.1016/j.apmr.2007.07.014

Roche-Leboucher, G., Petit-Lemanac'h, A., Bontoux, L., Dubus-Bausière, V., Parot-Shinkel, E., Fanello, S., … Richard, I. (2011). Multidisciplinary intensive functional restoration versus out patient active physiotherapy in chronic low back pain: A randomized controlled trial. *Spine, 36,* 2235–2242. https://doi.org/10.1097/BRS.0b013e3182191e13

Rodríguez-Lozano, C., Juanola, X., Cruz-Martínez, J., Peña-Arrébola, A., Mulero, J., Gratacós, J. & Collantes, E.; Spondyloarthropathies Study Group of the Spanish Society of Rheumatology. (2013). Outcome of an education and home-based exercise programme for patients with ankylosing spondylitis: A nationwide randomized study. *Clinical and Experimental Rheumatology, 31,* 739–748.

Roeder, W. S. (1967). *Roeder Manipulative Aptitude Test.* Lafayette, In: Lafayette Instrument. Roelofs, P. D., Bierma-Zeinstra, S. M., van Poppel, M. N., Jellema, P., Willemsen, S. P., van Tulder, M. W., … Koes, B. W. (2007). Lumbar supports to prevent recurrent low back pain among home care workers: A randomized trial. *Annals of Internal Medicine, 147,* 685–692. https://doi.org/10.7326/0003-4819-147-10-200711200-00004

Roffey, D. M., Wai, E. K., Bishop, P., Kwon, B. K. & Dagenais, S. (2010). Causal assessment of awkward occupational postures and low back pain: Results of a systematic review. *Spine Journal, 10,* 89–99. https://doi.org/10.1016/j.spinee.2009.09.003

Roland, M., Waddell, G., Klaber Moffett, J., Burton, K. & Main, C. J. (2002). *The back book* (2nd ed.). Norwich, England: Stationery Office.

Roll, S. C. (2017). Guest Editorial—Current evidence and opportunities for expanding the role of occupational therapy for adults with musculoskeletal conditions.

American Journal of Occupational Therapy, 71, 7101170010. https://doi.org/10.5014/ajot.2017.711002

Roll, S. C. & Hardison, M. E. (2017). Effectiveness of occupational therapy interventions for adults with musculoskeletal conditions of the forearm, wrist, and hand: A systematic review. *American Journal of Occupational Therapy, 71,* 7101180010. https://doi.org/10.5014/ajot.2017.023234

Rostami, H. R., Aref, A. & Tabatabaei, S. (2013). Effect of mirror therapy on hand function in patients with hand orthopaedic injuries: A randomized controlled trial. *Disability and Rehabilitation, 35,* 1647-1651. https://doi.org/10.3109/09638288.2012.751132

Ryan, C. G., Gray, H. G., Newton, M. & Granat, M. H. (2010). Pain biology education and exercise classes compared to pain biology education alone for individuals with chronic low back pain: A pilot randomised controlled trial. *Manual Therapy, 15,* 382-387. https://doi.org/10.1016/j.math.2010.03.003

Sackett, D. L., Rosenberg, W. M. C., Gray, J. A., Haynes, R. B. & Richardson, W. S. (1996). Evidence based medicine: What it is and what it isn't. *BMJ, 312,* 71-72. https://doi.org/10.1136/bmj.312.7023.71

Sahin, N., Albayrak, I., Durmus, B. & Ugurlu, H. (2011). Effectiveness of back school for treatment of pain and functional disability in patients with chronic low back pain: A randomized controlled trial. *Journal of Rehabilitation Medicine, 43,* 224-229. https://doi.org/10.2340/16501977-0650

Salim, N., Abdullah, S., Sapuan, J. & Haflah, N. H. (2012). Outcome of corticosteroid injection versus physiotherapy in the treatment of mild trigger fingers. *Journal of Hand Surgery, European Volume, 37,* 27-34. https://doi.org/10.1177/1753193411415343

Sameem, M., Wood, T., Ignacy, T., Thoma, A. & Strumas, N. (2011). A systematic review of rehabilitation protocols after surgical repair of the extensor tendons in Zones V-VIII of the hand. *Journal of Hand Therapy, 24,* 365-373. https://doi.org/10.1016/j.jht.2011.06.005

Sawan, S. A., Sayed Mahmoud, H. M. & Hussien, M. M. (2013). Effect of different physical therapy modalities on post-operative recovery following transverse carpal ligament release: A randomized controlled trial. *Physiotherapy Practice and Research, 34,* 75-82. https://doi.org/10.3233/PPR-130024

Scascighini, L., Toma, V., Dober-Spielmann, S. & Sprott, H. (2008). Multidisciplinary treatment for chronic pain: A systematic review of interventions and outcomes. *Rheumatology, 47,* 670-678. https://doi.org/10.1093/rheumatology/ken021

Schell, E., Theorell, T., Hasson, D., Arnetz, B. & Saraste, H. (2008). Impact of a web-based stress management and health promotion program on neck-shoulder-back pain in knowledge workers? 12 month prospective controlled follow-up. *Journal of Occupational and Environmental Medicine, 50,* 667-676. https://doi.org/10.1097/JOM.0b013e3181757a0c

Schenkman, M. L., Jordan, S., Akuthota, V., Roman, M., Kohrt, W. M., Hearty, T., ... Backstrom, K. M. (2009). Functional movement training for recurrent low back pain: Lessons from a pilot randomized controlled trial. *PM&R, 1,* 137-146. https://doi.org/10.1016/j.pmrj.2008.10.004

Schepens, S. L., Braun, M. E. & Murphy, S. L. (2012). Brief Report—Effect of tailored activity pacing on self-perceived joint stiffness in adults with knee or hip osteoarthritis. *American Journal of Occupational Therapy, 66,* 363-367. https://doi.org/10.5014/ajot.2010.004036

Schiltenwolf, M., Buchner, M., Heindl, B., von Reumont, J., Müller, A. & Eich, W. (2006). Comparison of a biopsychosocial therapy (BT) with a conventional biomedical therapy (MT) of subacute low back pain in the first episode of sick leave: A randomized controlled trial. *European Spine Journal, 15,* 1083-1092. https://doi.org/10.1007/s00586-005-0008-5

Schneider, J. C., Qu, H. D., Lowry, J., Walker, J., Vitale, E. & Zona, M. (2012). Efficacy of inpatient burn rehabilitation: A prospective pilot study examining range of motion, hand function and balance. *Burns, 38,* 164-171. https://doi.org/10.1016/j.burns.2011.11.002

Schwartz, D. A. (2017a). *What is the evidence for the effectiveness of rehabilitative procedures and health fitness interventions within the scope of occupational therapy practice to improve the occupational performance of individuals rehabilitating from severe burns?* [Critically Appraised Topic]. Bethesda, MD: American Occupational Therapy Association. Retrieved from https://www.aota.org/Practice/Rehabilitation-Disability/Evidence-Based/CAT-Musculo-Rehab-Fitness.aspx

Schwartz, D. A. (2017b). *What is the evidence for the effectiveness of scar management and pain management interventions within the scope of occupational therapy practice to improve the occupational performance of individuals rehabilitating from severe burns?* [Critically Appraised Topic]. Bethesda, MD: American Occupational Therapy Association. Retrieved from https://www.aota.org/Practice/Rehabilitation-Disability/Evidence-Based/CAT-Musculo-Scar-Mgmt.aspx

Schwartz, D. A. (2017c). *What is the evidence for the effectiveness of therapeutic interventions, including but not limited to patient education, exercise programs, self-management strategies, graded exposure to pain, modalities (including transcutaneous electrical nerve stimulation [TENS], therapeutic massage, and electrical stimulation with Botox injections), and multidisciplinary treatments for improving the occupational performance and participation of patients with chronic musculoskeletal pain?* [Critically Appraised Topic]. Bethesda, MD: American Occupational Therapy Association. Retrieved from https://www.aota.org/Practice/Rehabilitation-Disability/EvidenceBased/CAT-Musculo-Chronic-Pain.aspx

Schweikert, B., Jacobi, E., Seitz, R., Cziske, R., Ehlert, A., Knab, J. & Leidl, R. (2006). Effectiveness and cost-effectiveness of adding a cognitive behavioral treatment to the rehabilitation of chronic low back pain. *Journal of Rheumatology, 33,* 2519–2526.

Seida, J. C., LeBlanc, C., Schouten, J. R., Mousavi, S. S., Hartling, L., Vandermeer, B., ... Sheps, D. M. (2010). Systematic review: Nonoperative and operative treatments for rotator cuff tears. *Annals of Internal Medicine, 153,* 246–255. https://doi.org/10.7326/0003-4819-153-4-201008170-00263

Semmes, J., Weinstein, S., Ghent, L. & Teuber, H. L. (1960). *Somatosensory changes after penetrating brain wounds in man.* Cambridge, MA: Harvard University Press.

Seo, H. G., Bang, M. S., Chung, S. G., Jung, S. H. & Lee, S. U. (2013). Effect of electrical stimulation on botulinum toxin A therapy in patients with chronic myofascial pain syndrome: A 16-week randomized double-blinded study. *Archives of Physical Medicine and Rehabilitation, 94,* 412–418. https://doi.org/10.1016/j.apmr.2012.09.034

Shah, C. M., Calfee, R. P., Gelberman, R. H. & Goldfarb, C. A. (2013). Outcomes of rigid night splinting and activity modifcation in the treatment of cubital tunnel syndrome. *Journal of Hand Surgery, 38,* 1125–1130. https://doi.org/10.1016/j.jhsa.2013.02.039

Shea, B. J., Grimshaw, J. M., Wells, G. A., Boers, M., Andersson, N., Hamel, C., ... Bouter, L. M. (2007). Development of AMSTAR: A measurement tool to assess the methodological quality of systematic reviews. *BMC Medical Research Methodology, 7,* 10. https://doi.org/10.1186/1471-2288-7-10

Sherman, K. J., Cherkin, D. C., Wellman, R. D., Cook, A. J., Hawkes, R. J., Delaney, K. & Deyo, R. A. (2011). A randomized trial comparing yoga, stretching, and a self-care book for chronic low back pain. *Archives of Internal Medicine, 171,* 2019–2026. https://doi.org/10.1001/archinternmed.2011.524

Shi, Q. & MacDermid, J. C. (2011). Is surgical intervention more effective than non-surgical treatment for carpal tunnel syndrome? A systematic review. *Journal of Orthopaedic Survery and Research, 6*(17). https://doi.org/10.1186/1749-799X-6-17

Shnayderman, I. & Katz-Leurer, M. (2013). An aerobic walking programme versus muscle strengthening programme for chronic low back pain: A randomized controlled trial. *Clinical Rehabilitation, 27,* 207–214. https://doi.org/10.1177/0269215512453353

Shotwell, M. P. (2014). Evaluating clients. In B. A. B. Schell, G. Gillen, M. Scaffa & E. Cohn (Eds.), *Willard and Spackman's occupational therapy* (12th ed., pp. 281–301). Philadelphia: Lippincott Williams & Wilkins.

Shyu, Y. I., Liang, J., Tseng, M. Y., Li, H. J., Wu, C. C., Cheng, H. S., ... Chen, C. Y. (2013). Comprehensive care improves health outcomes among elderly Taiwanese patients with hip fracture. *Journals of Gerontology, Series A: Biological Sciences and Medical Sciences, 68,* 188–197. https://doi.org/10.1093/gerona/gls164

Siemonsma, P. C., Stuive, I., Roorda, L. D., Vollebregt, J. A., Walker, M. F., Lankhorst, G. J. & Lettinga, A. T. (2013). Cognitive treatment of illness perceptions in patients with chronic low back pain: A randomized controlled trial. *Physical Therapy, 93,* 435–448. https://doi.org/10.2522/ptj.20110150

Silva, P. G., Lombardi, I., Jr., Breitschwerdt, C., Poli Araújo, P. M. & Natour, J. (2008). Functional thumb orthosis for Type I and II boutonniere deformity on the dominant hand in patients with rheumatoid arthritis: A randomized controlled study. *Clinical Rehabilitation, 22,* 684–689. https://doi.org/10.1177/0269215508088989

Simek, H. H., Balki, S., Keklik, S. S., Öztürk, H. & Elden, H. (2013). Does kinesio taping in addition to exercise therapy improve the outcomes in subacromial impingement syndrome? A randomized, double-blind, controlled clinical trial. *Acta Orthopaedica et Traumatologica Turcica, 47,* 104–110. https://doi.org/10.3944/AOTT.2013.2782

Skoglund, L., Josephson, M., Wahlstedt, K., Lampa, E. & Norbäck, D. (2011). Qigong training and effects on stress, neck-shoulder pain and life quality in a computerised offce environment. *Complementary Therapies in Clinical Practice, 17,* 54–57. https://doi.org/10.1016/j.ctcp.2010.09.003

Slater, M. A., Weickgenant, A. L., Greenberg, M. A., Wahlgren, D. R., Williams, R. A., Carter, C., ... Atkinson, J. H. (2009). Preventing progression to chronicity in frst onset, subacute low back pain: An exploratory study. *Archives of Physical Medicine and Rehabilitation, 90,* 545–552. https://doi.org/10.1016/j.apmr.2008.10.032

Smeets, R. J., Vlaeyen, J. W., Hidding, A., Kester, A. D., van der Heijden, G. J., van Geel, A. C. & Knottnerus, J. A. (2006). Active rehabilitation for chronic low back pain: Cognitive-behavioral, physical, or both? First direct post-treatment results from a randomized controlled trial [ISRCTN22714229]. *BMC Musculoskeletal Disorders, 7,* 5. https://doi.org/10.1186/1471-2474-7-5

Smeets, R. J., Vlaeyen, J. W., Kester, A. D. & Knottnerus, J. A. (2006). Reduction of pain catastrophizing mediates the outcome of both physical and cognitive-behavioral treatment in chronic low back pain. *Journal of Pain, 7,* 261–271. https://doi.org/10.1016/j.jpain.2005.10.011

Snodgrass, J. (2017a). *Is there evidence for the effect of occupational therapy interventions that use multidisciplinary approaches for adults with musculoskeletal disorders of the spine (cervical, thoracic, and lumbar)?* [Critically Appraised Topic]. Bethesda, MD: American Occupational Therapy Association. Retrieved from https://www.aota.org/Practice/Rehabilitation-Disability/EvidenceBased/CAT-Musculo-Multidisciplinary.aspx

Snodgrass, J. (2017b). *Is there evidence for the effect of occupational therapy interventions using client education for adults with musculoskeletal disorders of the spine (cervical, thoracic, lumbar)?* [Critically Appraised Topic].

Bethesda, MD: American Occupational Therapy Association. Retrieved from https://www.aota.org/Practice/Rehabilitation-Disability/Evidence-Based/CAT-Musculo-Client-Ed.aspx

Snodgrass, J. (2017c). *Is there evidence for the effect of occupational therapy interventions using cognitive-behavioral therapy (CBT) approaches for adults with musculoskeletal disorders of the spine (cervical, thoracic, lumbar)?* [Critically Appraised Topic]. Bethesda, MD: American Occupational Therapy Association., Retrieved from https://www.aota.org/Practice/Rehabilitation-Disability/Evidence-Based/CAT-Musculo-CBT.aspx

Snodgrass, J. (2017d). *What is the evidence for the effectiveness of occupational therapy interventions that use functional restoration for adults with musculoskeletal disorders of the spine (cervical, thoracic, and lumbar)?* [Critically Appraised Topic]. Bethesda, MD: American Occupational Therapy Association. Retrieved from https://www.aota.org/Practice/Rehabilitation-Disability/EvidenceBased/CAT-Musculo-Functional.aspx

Snodgrass, J. (2017e). *What is the evidence for the effect of occupational therapy interventions that use physical agent modalities for adults with musculoskeletal disorders of the spine (cervical, thoracic, and lumbar)?* [Critically Appraised Topic]. Bethesda, MD: American Occupational Therapy Association. Retrieved from https://www.aota.org/Practice/Rehabilitation-Disability/Evidence-Based/CAT-Musculo-PAMs.aspx

Snodgrass, J. (2017f). *What is the evidence for the effect of occupational therapy interventions that use therapeutic exercise for adults with musculoskeletal disorders of the spine (cervical, thoracic, lumbar)?* [Critically Appraised Topic]. Bethesda, MD: American Occupational Therapy Association. Retrieved from https://www.aota.org/Practice/Rehabilitation-Disability/Evidence-Based/CAT-Musculo-Therex.aspx

Sorensen, P. H., Bendix, T., Manniche, C., Korsholm, L., Lemvigh, D. & Indahl, A. (2010). An educational approach based on a non-injury model compared with individual symptom-based physical training in chronic LBP: A pragmatic, randomised trial with a one-year follow-up. *BMC Musculoskeletal Disorders, 11*, 212. https://doi.org/10.1186/1471-2474-11-212

Souer, J. S., Buijze, G. & Ring, D. (2011). A prospective randomized controlled trial comparing occupational therapy with independent exercises after volar plate fxation of a fracture of the distal part of the radius. *Journal of Bone and Joint Surgery, 93*, 1761–1766. https://doi.org/10.2106/JBJS.J.01452

Spadaro, A., De Luca, T., Massimiani, M. P., Ceccarelli, F., Riccieri, V. & Valesini, G. (2008). Occupational therapy in ankylosing spondylitis: Short-term prospective study in patients treated with anti-TNF-alpha drugs. *Joint, Bone, Spine, 75*, 29–33. https://doi.org/10.1016/j.jbspin.2007.07.006

Sparkes, V., Chidwick, N. & Coales, P. (2012). Effect of *The Back Book* on fear-avoidance beliefs, disability, and pain levels in subjects with low back pain. *International Journal of Therapy and Rehabilitation, 19*, 79–86. https://doi.org/10.12968/ijtr.2012.19.2.79

Speklé, E. M., Hoozemans, M. J. M., Blatter, B. M., Heinrich, J., van der Beek, A. J., Knol, D. L., ... van Dieen, J. H. (2010). Effectiveness of a questionnaire based intervention programme on the prevalence of arm, shoulder and neck symptoms, risk factors and sick leave in computer workers: A cluster randomized controlled trial in an occupational setting. *BMC Musculoskeletal Disorders, 11*, 99. https://doi.org/10.1186/1471-2474-11-99

Spiliotopoulou, G. & Atwal, A. (2012). Is occupational therapy practice for older adults with lower limb amputations evidence-based? A systematic review. *Prosthetics and Orthotics International, 36*, 7–14. https://doi.org/10.1177/0309364611428662

Steenstra, I. A., Anema, J. R., Bongers, P. M., de Vet, H. C., Knol, D. L. & van Mechelen, W. (2006). The effectiveness of graded activity for low back pain in occupational healthcare. *Occupational and Environmental Medicine, 63*, 718–725. https://doi.org/10.1136/oem.2005.021675

Steenstra, I. A., Anema, J. R., van Tulder, M. W., Bongers, P. M., de Vet, H. C. & van Mechelen, W. (2006). Economic evaluation of a multi-stage return to work program for workers on sick-leave due to low back pain. *Journal of Occupational Rehabilitation, 16*, 557–578. https://doi.org/10.1007/s10926-006-9053-0

Steinberg, D. R. (2016). Introduction to hand disorders. In *Merck manual consumer version.* Kenilworth, NJ: Merck Sharp & Dohme. Retrieved from https://www.merckmanuals.com/home/bone,-joint,-and-muscledisorders/hand-disorders/overview-of-hand-disorders

Steinstraesser, L., Flak, E., Witte, B., Ring, A., Tilkorn, D., Hauser, J., ... Al-Benna, S. (2011). Pressure garment therapy alone and in combination with silicone for the prevention of hypertrophic scarring: Randomized controlled trial with intraindividual comparison. *Plastic and Reconstructive Surgery, 128*, 306e–313e. https://doi.org/10.1097/PRS.0b013e3182268c69

Stenvall, M., Olofsson, B., Nyberg, L., Lundström, M. & Gustafson, Y. (2007). Improved performance in activities of daily living and mobility after a multidisciplinary postoperative rehabilitation in older people with femoral neck fracture: A randomized controlled trial with 1-year follow-up. *Journal of Rehabilitation Medicine, 39*, 232–238. https://doi.org/10.2340/16501977-0045

Stoneback, J. W., Owens, B. D., Sykes, J., Athwal, G. S., Pointer, L. & Wolf, J. M. (2012). Incidence of elbow dislocations in the United States population. *Journal of Bone and Joint Surgery American Volume, 94*, 240–245. https://doi.org/10.2106/JBJS.J.01663

Struyf, F., Nijs, J., Mollekens, S., Jeurissen, I., Truijen, S., Mottram, S. & Meeusen, R. (2013). Scapular-focused treatment in patients with shoulder impingement syndrome: A randomized clinical trial. *Clinical Rheumatology, 32,* 73–85. https://doi.org/10.1007/s10067-012-2093-2

Struijs, P. A. A., Kerkhoffs, G. M. M. J., Assendelft, W. J. J. & Van Dijk, C. N. (2004). Conservative treatment of lateral epicondylitis: Brace versus physical therapy or a combination of both—A randomized clinical trial. *American Journal of Sports Medicine, 32,* 462–469. https://doi.org/10.1177/0095399703258714

Sultana, S. S., MacDermid, J. C., Grewal, R. & Rath, S. (2013). The effectiveness of early mobilization after tendon transfers in the hand: A systematic review. *Journal of Hand Therapy, 26,* 1–21. https://doi.org/10.1016/j.jht.2012.06.006

Surenkok, O., Aytar, A. & Baltaci, G. (2009). Acute effects of scapular mobilization in shoulder dysfunction: A double-blind randomized placebo-controlled trial. *Journal of Sport Rehabilitation, 18,* 493–501. https://doi.org/10.1123/jsr.2013-0120

Szczegielniak, J., Łuniewski, J., Bogacz, K. & Sliwiński, Z. (2012). The use of kinesiology taping method in patients with rheumatoid hand—Pilot study. *Ortopedia, Traumatologia, Rehabilitacja, 14,* 23–30. https://doi.org/10.5604/15093492.976896

Szeto, G. P., Straker, L. M. & O'Sullivan, P. B. (2005). A comparison of symptomatic and asymptomatic offce workers performing monotonous keyboard work—1: Neck and shoulder muscle recruitment patterns. *Manual Therapy, 10,* 270–280. https://doi.org/10.1016/j.math.2005.01.004

Tak, E., Staats, P., Van Hespen, A. & Hopman-Rock, M. (2005). The effects of an exercise program for older adults with osteoarthritis of the hip. *Journal of Rheumatology, 32,* 1106–1113.

Tarbhai, K., Hannah, S. & von Schroeder, H. P. (2012). Trigger fnger treatment: A comparison of 2 splint designs. *Journal of Hand Surgery, 37,* 243–249.e1. https://doi.org/10.1016/j.jhsa.2011.10.038

Tascioglu, F., Degirmenci, N. A., Ozkan, S. & Mehmetoglu, O. (2012). Low-level laser in the treatment of carpal tunnel syndrome: Clinical, electrophysiological, and ultrasonographical evaluation. *Rheumatology International, 32,* 409–415. https://doi.org/10.1007/s00296-010-1652-6

Taskaynatan, M. A., Ozgul, A., Ozdemir, A., Tan, A. K. & Kalyon, T. A. (2007). Effects of steroid ion tophoresis and electrotherapy on bicipital tendonitis. *Journal of Musculoskeletal Pain, 15,* 47–54. https://doi.org/10.1300/J094v15n04_06

Tavafan, S. S., Jamshidi, A., Mohammad, K. & Montazeri, A. (2007). Low back pain education and short term quality of life: A randomized trial. *BMC Musculoskeletal Disorders, 8,* 21. https://doi.org/10.1186/1471-2474-8-21

Tavafan, S. S., Jamshidi, A. R. & Montazeri, A. (2008). A randomized study of back school in women with chronic low back pain: Quality of life at three, six, and twelve months follow-up. *Spine, 33,* 1617–1621. https://doi.org/10.1097/BRS.0b013e31817bd31c

Tessier-Sherman, B., Cantley, L. F., Galusha, D., Slade, M. D., Taiwo, O. A. & Cullen, M. R. (2014). Occupational injury risk by sex in a manufacturing cohort. *Occupational and Environmental Medicine, 71,* 605–610. https://doi.org/10.1136/oemed-2014-102083

Thelen, M. D., Dauber, J. A. & Stoneman, P. D. (2008). The clinical effcacy of kinesio tape for shoulder pain: A randomized, double-blinded, clinical trial. *Journal of Orthopaedic and Sports Physical Therapy, 38,* 389–395. https://doi.org/10.2519/jospt.2008.2791

Thiele, J., Nimmo, R., Rowell, W., Quinn, S. & Jones, G. (2009). A randomized single blind crossover trial comparing leather and commercial wrist splints for treating chronic wrist pain in adults. *BMC Musculoskeletal Disorders, 10,* 129. https://doi.org/10.1186/1471-2474-10-129

Tian, W., DeJong, G., Munin, M. C. & Smout, R. (2010). Patterns of rehabilitation after hip arthroplasty and the association with outcomes: An episode of care view. *American Journal of Physical Medicine and Rehabilitation, 89,* 905–918. https://doi.org/10.1097/PHM.0b013e3181f1c6d8

Tiffn, J. & Asher, E. J. (1948). The Purdue pegboard: Norms and studies of reliability and validity. *Journal of Applied Psychology, 32,* 234–247. https://doi.org/10.1037/h0061266

Tocco, S., Boccolari, P., Landi, A., Leonelli, C., Mercanti, C., Pogliacomi, F., … Nedelec, B. (2013). Effectiveness of cast immobilization in comparison to the gold-standard self-removal orthotic intervention for closed mallet fngers: A randomized clinical trial. *Journal of Hand Therapy, 26,* 191–201. https://doi.org/10.1016/j.jht.2013.01.004

Trampas, A. & Kitsios, A. (2006). Exercise and manual therapy for the treatment of impingement syndrome of the shoulder: A systematic review. *Physical Therapy Review, 11,* 125–142. https://doi.org/10.1179/108331906X99065

Tseng, M. Y., Shyu, Y. I. & Liang, J. (2012). Functional recovery of older hip-fracture patients after interdisciplinary intervention follows three distinct trajectories. *Gerontologist, 52,* 833–842. https://doi.org/10.1093/geront/gns058

Tullar, J. M., Brewer, S., Amick, B. C., Irvin, E., Mahood, Q., Pompeii, L. A., … Evanoff, B. (2010). Occupational safety and health interventions to reduce musculoskeletal symptoms in the health care sector. *Journal of Occupational Rehabilitation, 20,* 199–219. https://doi.org/10.1007/s10926-010-9231-y

U.S. Bone and Joint Initiative. (2014). *The burden of musculoskeletal diseases in the United States* (3rd ed.). Rosemont, IL: American Academy of Orthopaedic Surgeons. Retrieved from http://www.boneandjointburden.org

U.S. Preventive Services Task Force. (2016). *Grade defnitions*. Retrieved from http://www.uspreventiveservicestaskforce.org/Page/Name/grade-defnitions

Valdes, K. (2009). A retrospective pilot study comparing the number of therapy visits required to regain functional wrist and forearm range of motion following volar plating of a distal radius fracture. *Journal of Hand Therapy, 22,* 312–319. https://doi.org/10.1016/j.jht.2009.06.003

van der Giesen, F. J., van Lankveld, W. J., Kremers-Selten, C., Peeters, A. J., Stern, E. B., Le Cessie, S., … Vliet Vlieland, T. P. (2009). Effectiveness of two fnger splints for swan neck deformity in patients with rheumatoid arthritis: A randomized, crossover trial. *Arthritis and Rheumatism, 61,* 1025–1031. https://doi.org/10.1002/art.24866

van der Wal, M. B., van Zuijlen, P. P., van de Ven, P. & Middelkoop, E. (2010). Topical silicone gel versus placebo in promoting the maturation of burn scars: A randomized controlled trial. *Plastic and Reconstructive Surgery, 126,* 524–531. https://doi.org/10.1097/PRS.0b013e3181e09559

van Oostrom, S. H., Driessen, M. T., de Vet, H. C., Franche, R. L., Schonstein, E., Loisel, P., … Anema, J. R. (2009). Workplace interventions for preventing work disability. *Cochrane Database of Systematic Reviews, 2009,* CD006955.

Vermeulen, S. J., Anema, J. R., Schellart, A. J., Knol, D. L., van Mechelen, W. & van der Beek, A. J. (2011). A participatory return-to-work intervention for temporary agency workers and unemployed workers sick-listed due to musculoskeletal disorders: Results of a randomized controlled trial. *Journal of Occupational Rehabilitation, 21,* 313–324. https://doi.org/10.1007/s10926-011-9291-7

Villafañe, J. H., Silva, G. B., Bishop, M. D. & Fernandez-Carnero, J. (2012). Radial nerve mobilization decreases pain sensitivity and improves motor performance in patients with thumb carpometacarpal osteoarthritis: A randomized controlled trial. *Archives of Physical Medicine and Rehabilitation, 93,* 396–403. https://doi.org/10.1016/j.apmr.2011.08.045

Vonk, F., Verhagen, A. P., Twisk, J. W., Köke, A. J., Luiten, M. W. & Koes, B. W. (2009). Effectiveness of a behaviour graded activity program versus conventional exercise for chronic neck pain patients. *European Journal of Pain, 13,* 533–541. https://doi.org/10.1016/j.ejpain.2008.06.008

Walker-Bone, K., Palmer, K. T., Reading, I., Coggon, D. & Cooper, C. (2004). Prevalence and impact of musculoskeletal disorders of the upper limb in the general population. *Arthritis and Rheumatism, 51,* 642–651. https://doi.org/10.1002/art.20535

Wańczyk, A., Pieniazek, M. & Pelczar-Pieniazek, M. (2008). Method and results of rehabilitation for extensor tendon injury of Fingers II–V in Zone I and II. *Ortopedia, Traumatologia, Rehabilitacja, 10,* 218–225.

Ward, L., Stebbings, S., Cherkin, D. & Baxter, G. D. (2013). Yoga for functional ability, pain and psychosocial outcomes in musculoskeletal conditions: A systematic review and meta-analysis. *Musculoskeletal Care, 11,* 203–217. https://doi.org/10.1002/msc.1042

Ware, J. E. & Sherbourne, C. D. (1992). The MOS 36-Item Short Form Health Survey (SF-36): I. Conceptual framework and item selection. *Medical Care, 30,* 473–483. https://doi.org/10.1097/00005650-199206000-00002

Wassinger, C. A., Myers, J. B., Oyama, S., Ricci, R. D., Jolly, J. T. & Lephart, S. M. (2006, May). *Reliability and precision of measuring humeral rotation range of motion with a goniometer.* Paper presented at the meeting of the American College of Sports Medicine, Denver.

Wegener, S. T., Mackenzie, E. J., Ephraim, P., Ehde, D. & Williams, R. (2009). Self-management improves outcomes in persons with limb loss. *Archives of Physical Medicine and Rehabilitation, 90,* 373–380. https://doi.org/10.1016/j.apmr.2008.08.222

Weinstein, A. M., Rome, B. N., Reichmann, W. M., Collins, J. E., Burbine, S. A., Thornhill, T. S., … Losina, E. (2013). Estimating the burden of total knee replacement in the United States. *Journal of Bone and Joint Surgery, 95,* 385–392. https://doi.org/10.2106/JBJS.L.00206

Whitfll, T., Haggard, R., Bierner, S. M., Pransky, G., Hassett, R. G. & Gatchel, R. J. (2010). Early intervention options for acute low back pain patients: A randomized clinical trial with one-year follow-up outcomes. *Journal of Occupational Rehabilitation, 20,* 256–263. https://doi.org/10.1007/s10926-010-9238-4

Willer, B., Ottenbacher, K. J. & Coad, M. L. (1994). The Community Integration Questionnaire: A comparative examination. *American Journal of Physical Medicine and Rehabilitation, 73,* 103–111. https://doi.org/10.1097/00002060-199404000-00006

Williams, S., Whatman, C., Hume, P. A. & Sheerin, K. (2012). Kinesio taping in treatment and prevention of sports injuries: A meta-analysis of the evidence for its effectiveness. *Sports Medicine, 42,* 153–164. https://doi.org/10.2165/11594960-000000000-00000

Xie, B., Xiao, S. C., Zhu, S. H. & Xia, Z. F. (2012). Evaluation of long term health-related quality of life in extensive burns: A 12-year experience in a burn center. *Burns, 38,* 348–355. https://doi.org/10.1016/j.burns.2011.09.003

Yamamoto, A., Takagishi, K., Osawa, T., Yanagawa, T., Nakajima, D., Shitara, H. & Kobayashi, T. (2010). Prevalence and risk factors of a rotator cuff tear in the general population. *Journal of Shoulder and Elbow Surgery, 19,* 116–120. https://doi.org/10.1016/j.jse.2009.04.006

Yang, J. L., Jan, M. H., Chang, C. W. & Lin, J. J. (2012). Effectiveness of the end-range mobilization and scapular mobilization approach in a subgroup of subjects with frozen shoulder syndrome: A randomized control trial. *Manual Therapy, 17,* 47–52. https://doi.org/10.1016/j.math.2011.08.006

Yiasemides, R., Halaki, M., Cathers, I. & Ginn, K. A. (2011). Does passive mobilization of shoulder region joints provide additional benefit over advice and exercise alone for people who have shoulder pain and minimal movement restriction? A randomized controlled trial. *Physical Therapy, 91,* 178–189. https://doi.org/10.2522/ptj.20100111

Yildirim, M. A., Ones, K. & Celik, E. C. (2013). Comparison of ultrasound therapy of various durations in the treatment of subacromial impingement syndrome. *Journal of Physical Therapy Science, 25,* 1151–1154. https://doi.org/10.1589/jpts.25.1151

Young, Y., Xiong, K. & Pruzek, R. M. (2011). Longitudinal functional recovery after postacute rehabilitation in older hip fracture patients: The role of cognitive impairment and implications for long-term care. *Journal of the American Medical Directors Association, 12,* 431–438. https://doi.org/10.1016/j.jamda.2010.08.005

Yu, W., Yu, I. T. S., Wang, X., Li, Z., Wan, S., Qiu, H., ... Sun, T. (2013). Effectiveness of participatory training for prevention of musculoskeletal disorders: A randomized controlled trial. *International Archives of Occupational and Environmental Health, 86,* 431–440. https://doi.org/10.1007/s00420-012-0775-3

Zidén, L., Frändin, K. & Kreuter, M. (2008). Home rehabilitation after hip fracture: A randomized controlled study on balance confdence, physical function and everyday activities. *Clinical Rehabilitation, 22,* 1019–1033. https://doi.org/10.1177/0269215508096183

Zidén, L., Kreuter, M. & Frändin, K. (2010). Long-term effects of home rehabilitation after hip fracture—1-year follow-up of functioning, balance confdence, and health-related quality of life in elderly people. *Disability and Rehabilitation, 32,* 18–32. https://doi.org/10.3109/09638280902980910

Ziegler-Graham, K., MacKenzie, E. J., Ephraim, P. L., Travison, T. G. & Brookmeyer, R. (2008). Estimating the prevalence of limb loss in the United States: 2005 to 2050. *Archives of Physical Medicine and Rehabilitation, 89,* 422–429. https://doi.org/10.1016/j.apmr.2007.11.005

Zingg, P. O., Jost, B., Sukthankar, A., Buhler, M., Pfrmann, C. W. & Gerber, C. (2007). Clinical and structural outcomes of nonoperative management of massive rotator cuff tears. *Journal of Bone and Joint Surgery American Volume, 89,* 1928–1934. https://doi.org/10.2106/JBJS.F.01073

Sachwortverzeichnis

A
Accreditation Council for Occupational Therapy
    Education (ACOTE®) 89
Achtsamkeit 73
Achtsamkeitsmeditation 37
ADLs 17
Aktivitäten
- berufliche, Einschränkungen 32
- bildungsbezogene 32
- des täglichen Lebens (ADL) 21, 28, 32
American
- Burn Association 74
- Journal of Occupational Therapy, Veröffentlichung 22
- Occupational Therapy Association (AOTA)
    Teilhabe 30
    Veröffentlichung 22
Amputation 59, 62
- Schmerzen 71
- Selbsthilfeproramm 62
- Sport 36
- Umgebung, Modifikation 36
Arbeit 17
Arbeitsplatz 70
- Case-Management, aktives 71
- Rückkehr, Interventionen 85, 86
- Widerstandstraining 71
Arbeitsplatzgestaltung 70
Arbeitsplatzinterventionen, Rückenschmerzen,
    subakute 68
Arbeitsplatz, Rückkehr, Interventionen 25
Arbeitsumgebung, Kontextfaktoren 35
Armschlinge, immobilisierende 49
Arthritis, rheumatoide 54
- Kinesiotaping 54
- Selbstmanagement 71
Arthrose 28, 29, 54, 62
Assessments, standardisierte und Interview 31
Assessment-Tools 32, 33
- Betätigungsperformanz 32
- Performanzfertigkeiten 34
Ausbildung, ergotherapeutische, Empfehlungen 86, 87

B
Back Book 66
Back Skills Training 64
BADLs 17
Bandscheibenerkrankung, degenerative, Therapie 64
Behandlung, ergotherapeutische, Prozess,
    klientenzentrierter 18
Behandlungsplan, Betätigungen, relevante 32
Behinderung, Muskuloskelettale Erkrankungen
    (MSE) 21
Best Practice 47
Betätigung 16, 17
Betätigungsbereiche 32
Betätigungsperformanz
- Analyse 18, 31
- Evaluation 19
- Vorbereitung 36
Betätigungsprofil 31
- Evaluation 19
Beugesehnenverletzung 58
Bewältigungskompetenztraining, partnergestütztes 64
Bewegungsausmaß, eingeschränktes (ROM)
- Aktivitäten 32
Bewegungstherapie, Impingement-Syndrom,
    subacromiales 51
Bildschirmarbeitsplatz, Rückenschmerzen 67
Bildung 17
Bluttest 30
Botox-Injektion 73
Boxerfraktur 53
- Behandlung, konservative 54

C
Complex Regional Pain Syndrome (CRPS) 71, 74
Computerarbeitsplatz, Anpassung, ergonomische 67
Computertomographie (CT) 30
Current Procedural Terminologie© 16

D
Daumenorthese, funktionelle 54
Dexamethason 56
Dienstleistung, ergotherapeutische 16, 18
Dopplerultraschalluntersuchung 30

Dupuytrensche Kontraktur 30

E

Edukation 63
- Heimübungsprogramme 63
- Maßnahmen 37

Elektromyographie (EMG) 30
Elektrostimulation 36, 73
- neuromuskuläre, Verbrennungen 75

Elektrotherapie 69
- Kapselverklebungen 49

Ellenbogen 51
- Interventionen 23

Ellenbogenfraktur, ROM-Übungen 23, 36, 52
Ellenbogenkontraktur, Orthesen 52
Ellenbogenluxation 51
Ellenbogenverletzung
- Rumpfstabilisierung 56
- subakute 53

Engpasssyndrom 30
Entspannungstraining, anwendungsbezogenes 64
Epikondylitis lateralis 23, 29, 51
- Betätigungsperformanz, Analyse 39
- Fallstudie 38
- Intervention 39, 40
- Intervention, multimodale 52
- Orthesen 52
- Outcomes 40
- Techniken, manuelle 52
- Therapieprogramm 52
- Widerstandsübung 36, 84

Ergotherapeuten
- gesetzliche Vorschriften zur Berufsausübung 90
- Zertifizierung 89

Ergotherapie
- Gegenstandsbereich 16
- Leitlinie, Anwendung 15
- Outcomes 38

Ergotherapie-Assistent 16, 89
Eschartomie, frühzeitige 75
Evaluation 19
Evidenzstärke, Ergebnisse 47
Evidenz, Zusammenfassung 47
Extremität
- obere, Interventionen 84
- untere (UE) 59
- untere (UE), Interventionen 24, 85

F

Fasziengewebe, Verdickung 30
Fibromyalgie 28
Finkelsteintest 29
Forschung, Implikationen 87
Forschungsbedarf 87
Forschungsfragen, Evidenz 47
Freizeit 17
Freizeitaktivitäten, Identifikation 32
Frühmobilisation 22

Fürsprache 37

G

Gegenstandsbereich, ergotherapeutischer 17
- Aspekte 17

Gelenkentzündung, Genetik 30
Gelenkersatz, ADL-Aktivitäten 36
Gelenkkinematik, saubere 48
Gelenkmobilisationstechniken, Handgelenk 24, 55
Gelenk, Überlastung 30
Gewohnheiten 17
Gliedmaße, Blutzirkulation 30
Graded Motor Imagery Training (GMIT) 73
Gruppeninterventionen 37

H

Handgelenk
- Gelenkmobilisation 55
- Interventionen 23, 53
- Orthesen 53

Handgelenksschmerzen, chronische, Orthesen 54, 56
Handgelenksstützschiene 39
Handgelenkverletzung, Rumpfstabilisierung 56
Hand, Interventionen 23, 53
Handrehabilitationsprogramm, klientenorientiertes 56
Handverletzung
- schwere 53
- Spiegeltherapie 55

Hautintegrität, gestörte 34
Heimumgebung, Kontextfaktoren 35
Hoffmann-Tinel-Zeichen 29
Hüftarthrose 62
- Edukation 63

Hüft-Endoprothese, Versorgungsmuster 61
Hüftersatz 61
- Intervention, multidisziplinäre 61
- Schulung, präoperative 61

Hüftfraktur 60
- ADL-Aktivitäten 36
- Betätigungsanpassung 60
- Demenz 60
- Pflegepersonal, Schulung 85
- Rehabilitation, allgemeine 60
- Rehabilitation, häusliche 60

Hüft-TEP, Schmerzreduktion 61
Humerusfraktur 48, 49
Hyperästhesie, Desensibilisierung 57

I

IADLs 17
Impingement-Syndrom, subacromiales (SIS) 23, 48, 50
- Laserbehandlung 51
- Schmerzlinderung, Interventionen 84

Instrumentelle Aktivitäten des täglichen Lebens (IADL) 21, 32
Interaktionsfertigkeiten, soziale 17
Interphalangealgelenk, proximales (PIP), Orthese 55
Interventionen 19

- Überprüfung/Monitoring 19
- Umsetzung 19

Intervention, Implementierung 36
Interventionsplan 19, 35
- Ergebnis und Ergebniskontrolle 37
- Umsetzungsprozess 36
- Ziele 35

Interventionsprozess, Schritte 35
Interventionsüberprüfung 37
Iontophorese 56

K

Kapselverklebungen 48, 49, 84
Karpaltunnelsyndrom, Tests 29
Kettlebell-Training 72
Kinesiotaping 72
Klientenedukation 36
Klientenfaktoren 17, 34
Kniearthrose 62
- Edukation 63

Knieendoprothese 41
- Betätigungsperformanz, Analyse 42
- Intervention 42
- Outcomes 42, 43

Knieersatz 61
- Intervention, multidisziplinäre 61
- Schulung, präoperative 61

Kniegelenksarthrose 62
Kognition, eingeschränkte 34
Kontextfaktoren 35
Kontext und Umwelt 17
-, kulturell 17
-, personenbezogen 17
-, physisch 17
-, sozial 17
-, virtuell 17
-, zeitlich 17

Kontraktur 52
- faserige 49
- Orthesen 55
- Verbrennungsnarben 75

Körperfunktionen 17
Körperfunktionen, beeinträchtigte 34
Körperhaltung, schlechte 30
Körperstrukturen 17
Körperwahrnehmungsübung 64
Kräfte, repetitive biomechanische 28
Kräftigungsübungen 36
Kreuzschmerzen
- Betätigungsperformanz 44
- chronische, Programm, multidisziplinäres 68
- chronische, Rückenschule 66
- Fallstudie 43
- Intervention 44
- Outcomes 45
- Psychotherapie und Entspannung 64

Kryotherapie, Kapselverklebungen 49
Kubitaltunnelsyndrom 30, 51, 53

L

Laser-Therapie 36
- hoch-intense (LLLT) 69
- Kapselverklebungen 49

Laufaktivitäten 36
Lebensqualität, Verbesserung 22
Leitline, Anwendung 15
Lifestyleinterventionen 73
Low-Level-Lasertherapie (LLLT) 23, 52
- Nervenverletzung, periphere 56

M

Magnetfeldtherapie 57
Magnetresonanztomografie (MRT) 30
Mallet-Finger 58, 59
- Cast-Immobilisation 59
- Orthesen 85
- Schienen 59

Metacarpale-V-Fraktur, Behandlung, konservative 54
Morbus
- Bechterew 66
- Bechterew, Rehabilitationsprogramm 68
- de Quervain 30
- Dupuytren 28, 29, 58

Motivationsgespräche, Schmerzintensität 73
Muskulatur, Überlastung 30
Muskuloskelettale Erkrankungen (MSE) 21
- Arbeitsplatz, Inzidenz 28
- Diagnostik 29
- Faktoren, auslösende 29
- Prävalenz 28
- Traumata 27
- Typen 27

N

Nackenschmerzen 49, 65
- Ergonomie, partizipative 67

Narbenbehandlung 75
Nervengleitübungen 57
Nervenleitgeschwindigkeit, Testung 30
Nervensystem, peripheres
- Funktion, eingeschränkte 34

Nervenverletzung, periphere 56
- Aktivität, körperliche 57
- Intervention, ergonomische 58
- Orthesen 57
- Ultraschall, therapeutischer 56

Nervus radialis
- EMG 30
- Mobilisation 23
- Nervenmobilisation 55

O

Occupational
- Perfomance History Interview-II 31
- Therapy Practice Framework Domain and Process (AOTA) 15

Ödem-Management, Radiusfraktur 53

Orthese
- Arthritis, rheumatoide 54
- Arthrose 54
- Hand 56
- Kontraktur 55
- Mallet-Finger 85
- Nervenverletzung, periphere 57
- Radiusfraktur 53

Outcome 19
Outcome-Messungen 37

P

PADLs 17
Palmaraponeurose, Veränderung, fibrotische 29
Partizipation 17
Partizipation, soziale, Einschränkung 32
Peer-Review-Forschung, Studien 22
Performanzfertigkeiten 17
- Interaktion, soziale 17
- motorische/prozessbezogene 17

Performanzfertigkeiten, Kategorien 34
Performanzmuster 17, 34
Phalentest 29
Phantomschmerzen 71
Phonophorese 56
Praxis, evidenzbasierte (EBP), Ergebnisse 77, 78
Praxisleitlinie, Studien 22
Professional Reasoning Prozess, Praxis, evidenzbasierte 77
Prothesennutzung, tägliche 62
Prozess
- der ergotherapeutischen Dienstleistung 18
- ergotherapeutischer 15, 18, 31
- ergotherapeutischer, Evaluation 31

Prozess, ergotherapeutischer 18
- Dienstleistung Überblick 19

R

Radiusfraktur, distale 53
- Aktivität, körperliche 53
- Frühmobilisation 54
- Kräftigung, kontralaterale 54
- Schienen 55

Regulation, emotionale, eingeschränkte 34
Rehabilitation, berufliche 70, 71
Review, systematisches, MSE 22
Rheumatoide Arthritis 28, 29
Rhizarthrose 23, 55
- Nervenmobilisation 55

Risikofaktoren, individuelle 28

Rituale 17
Rollen 17
Rollen Checkliste 31
ROM-Übungen 36
Röntgen, Knochenschäden 30
Rotatorenmanschettenruptur 48, 50
Rotatorenmanschetten-Tendopathie 48
Routinen 17
Rücken-Fähigkeitstraining 64
Rückenprobleme, Aktivitäten 36
Rückenschmerzen 63
- chronische 28
- chronische, Anwendungen, physikalische 69
- chronische, Meditationstraining 64
- Ergonomie, partizipative 67
- Schulungsprogramme, psychosoziale 64
- Verhaltenstherapie, kognitive 64
- Walking 70

Rückenschmerzintervention, webbasierte 66
Rückenschule 65
Rückkehr an den Arbeitsplatz, Interventionen 25, 85, 86
Ruhe und Schlaf 17
Rumpfstabilisierung 56

S

Schmerzen, chronische 71
- Aktivität, körperliche 72
- Edukation, neurowissenschaftliche 72
- Elektrostimulation 73
- Interventionen 26, 86
- Verhaltenstherapie, kognitive 73

Schmerzkatastrophierung 65
Schnellender Finger 58, 59
Schulterfraktur 48
Schulter, Interventionen 22, 48
Schulterschmerzen 48, 49
- Impingement-Syndrom 50
- Kinesiotaping 72
- unspezifische 49

Schulterverletzung, arbeitsbedingte 48
Schusterdaumen 54
Sehnenansatztendopathie, Testung 29
Sehnenerkrankung 58
Sehnentransfer 58, 59
Sehnenverkalkung, schmerzbezogene 50
Sensibilitätstraining 57
Spiegeltherapie 55, 73
Spiel 17
Spinalkanalstenose 64
Spiritualität 17
Spondylolisthese 64
Sport, Amputation 62
Strecksehnenverletzung 58
- Operation 59

Stress, physischer und emotionaler 21
Studien, randomisierte kontrollierte 47

Sturzpräventionsschulung   63

T
Tai-Chi   69
Tapen, elastisches   51
Tastatur, ergonomische   58
Teilhabe   17
– eingeschränkte   21, 30
– Umgebung, Modifikation   36
Tendovaginitis de Quervain   29
TENS-Behandlungen, Rückenschmerzen   69
Therapeutic use of the self   36
Trainingsprogramme, schulende   37
Trauma
– akutes   21, 28
– kumulatives   27, 28
Triggerpunkte, Massage   57

U
Überlastung   21
Überzeugungen   17
Ultraschall
– kontinuierlicher und Elektrotherapie   69
– therapeutischer   56
Umgebung
– Einfluss, Forschung   87
– Modifikation   36
United Stated Bone and Joint Initiative   28
Unterarm, Interventionen   23, 53

V
Verbrennungen   74
– Aktivität, körperliche   74
– Hautdeckung   75
– Interventionen   26, 86
– Lebensqualität   75
– Rehabilitation, hochfrequente   75
– Schmerzmanagement   75
– Virtual Reality   36
Verhaltenstherapie, kognitive
– Rückenschmerzen   64
– Schmerzen, chronische   73
Verletzungen
– akute traumatische   28
– traumatische   30
Virtual-Reality   36

W
Wärmepackungen   57
Weiterbildung, kontinuierliche   87
Werte   17
Widerstandstraining   72
Widerstandsübungen   36
– Schulter   22
– Schulterschmerz   50
Wiedereingliederungsmaßnahmen   36
Wirbelsäule
– Interventionen   24, 25, 85
– Interventionen, psychosoziale und kognitive   63
Wirbelsäulenerkrankung   63
– Aktivität, körperliche   69
– Anwendungen, physikalische   69
– Arbeitsstil-Intervention   66
– Behandlungsansatz, multidisziplinärer   68
– Edukation   65
– Verhaltenstherapie, kognitive   64
– Wiederherstellung, funktionelle   67
Work-Hardening-Programm, multimodales, Rückenschmerzen   67

Y
Yoga   55, 69, 72

Glossar

Adaptation (adaptation): Ergotherapeuten ermöglichen Teilhabe, indem sie Aufgaben, Methoden zur Aufgabenbewältigung und die Umwelt verändern, um das Beteiligen an Betätigung zu fördern (James, 2008).

Aktivitäten (activities): Aktionen, entworfen und ausgewählt zur Unterstützung der Entwicklung von Performanzfertigkeiten und Performanzmustern, um das Beteiligen an Betätigung zu fördern.

Aktivitäten des täglichen Lebens (ADLs) (activities of daily living): Aktivitäten, die darauf gerichtet sind, den eigenen Körper zu versorgen (nach Rogers & Holm, 1994). ADLs werden auch als *Basis-Aktivitäten des täglichen Lebens (BADLs)* und *persönliche Aktivitäten des täglichen Lebens (PADLs)* bezeichnet. Diese Aktivitäten sind „grundlegend für das Leben in einer sozialen Welt; sie ermöglichen elementares Überleben und Wohlbefinden" (Christiansen & Hammecker, 2001, S. 156)

Aktivitätsanalyse (activity analysis): Analyse der „typischen Anforderungen einer Aktivität, der für die Performanz benötigten Fertigkeiten und der verschiedenen kulturellen Bedeutungen, die ihnen beigemessen werden" (Crepeau, 2003, S. 192).

Aktivitätsanforderungen (activity demands): Aspekte einer Aktivität oder Betätigung, die für die Ausführung benötigt werden, einschließlich Relevanz und Wichtigkeit für den Klienten, der verwendeten Gegenstände und deren Eigenschaften, der räumlichen Anforderungen, sozialen Anforderungen, von Sequenzieren und Timing, benötigter Aktionen und Performanzfertigkeiten und benötigter zugrundeliegender Körperfunktionen und -strukturen.

Arbeit (work): „Körperliche Arbeit oder Anstrengung; Gegenstände machen, konstruieren, herstellen, bilden, gestalten, formen; Dienstleistungen oder Lebens- oder Leitungsprozesse planen, strukturieren oder evaluieren; engagierte Betätigungen, die mit oder ohne Vergütung ausgeführt werden" (Christiansen & Townsend, 2010, S. 423).

Assessments (assessments): „Spezielle Werkzeuge oder Instrumente, die im Evaluationsprozess eingesetzt werden" (American Occupational Therapy Association [AOTA], 2010, S. 107)

Aufgabe (task): Was Menschen tun oder getan haben (z. B. Autofahren, einen Kuchen backen, sich anziehen, das Bett machen; A. Fisher[8]).

Betätigung (occupation): Alltägliche Aktivitäten, an denen sich Menschen beteiligen. Betätigung geschieht im Kontext und wird vom Zusammenspiel zwischen den Klientenfaktoren, Performanzfertigkeiten und Betätigungsmustern beeinflusst. Betätigungen geschehen im Lauf der Zeit; sie haben einen Zweck, Bedeutung und empfundenen Nutzen für den Klienten, und sie können von anderen beobachtet werden (z. B. Mahlzeitzubereitung) oder nur der Person selbst bekannt sein (z. B. Lernen durch Lesen eines Lehrbuchs). Betätigungen können die abschließende Ausführung mehrerer Aktivitäten beinhalten und zu verschiedenen Ergebnissen führen. Das *Framework* nennt eine Anzahl von Betätigungen, eingeteilt in Aktivitäten des täglichen Lebens, instrumentelle Aktivitäten des täglichen Lebens, Ruhe, Schlaf, Bildung, Arbeit, Spiel, Freizeit und soziale Teilhabe.

Betätigungsanalyse (occupational analysis): *Siehe Aktivitätsanalyse.*

---

[8] persönliche Mitteilung an die Übersetzerin Barbara Dehnhardt am 16.12.2013

Betätigungsanforderungen (occupational demands): *Siehe Aktivitätsanforderungen.*

Betätigungsidentität (occupational identity): „Zusammenfassung des Gefühls davon, wer man von der eigenen Betätigungsvorgeschichte her als sich betätigendes Wesen ist und wer man werden möchte" (Boyt Schell et al., 2014a, S. 1238).

Betätigungsgerechtigkeit (occupational justice): „Eine Gerechtigkeit, die Betätigungsrecht für alle Personen in der Gesellschaft anerkennt, unabhängig von Alter, Fähigkeit, Geschlecht, sozialer Klasse oder sonstigen Unterschieden" (Nilsson & Townsend, 2010, S. 58). Zugang zu und Teilhabe an der vollen Bandbreite von bedeutungsvollen und bereichernden Betätigungen für andere, einschließlich Gelegenheit zu sozialer Inklusion und von Ressourcen zur Befriedigung von persönlichen, Gesundheits- und gesellschaftlichen Bedürfnissen (nach Townsend & Wilcock, 2004).

Betätigungsperformanz (occupational performance): Der Akt des Tuns und Ausführens einer ausgewählten Aktion (Performanzfertigkeit), Aktivität oder Betätigung (Fisher, 2009; Fisher & Griswold, 2014, Kielhofner, 2008), der aus der dynamischen Transaktion zwischen Klient, Kontext und Aktivität resultiert. Betätigungsfertigkeiten und -muster zu verbessern oder dazu zu befähigen, führt dazu, sich an Betätigungen oder Aktivitäten zu beteiligen (nach Law et al., 1996, S. 16).

Betätigungsprofil (occupational profile): Zusammenfassung der Betätigungsvorgeschichte, der Erfahrungen, Alltagsmuster, Interessen, Werte und Bedürfnisse eines Klienten.

Beteiligung an Betätigung (engagement in occupation): Ausführung von Betätigungen als Ergebnis von Auswahl, Motivation, und Bedeutung innerhalb von unterstützendem Kontext und unterstützender Umwelt.

Bildung (education):

- *Als Betätigung*: Aktivitäten für Lernen und Teilhaben in der Bildungsumwelt (siehe Tabelle 1).
- *Als Intervention*: Aktivitäten, die Kenntnisse und Informationen zu Betätigung, Gesundheit, Wohlbefinden und Teilhabe umfassen und deren Aneignung durch den Klienten in hilfreichem Verhalten, Gewohnheiten und Alltagsroutinen resultieren, die zur Zeit der Intervention möglicherweise gebraucht werden.

Dienstleistungsmodell (service delivery model): Set von Methoden zum Bereitstellen von Dienstleistungen für oder im Namen von Klienten.

Ergotherapie (occupational therapy): Der therapeutische Einsatz von alltäglichen Aktivitäten (Betätigungen) mit Einzelpersonen oder Gruppen zum Zwecke der Förderung oder Ermöglichung von Teilhabe an Rollen, Gewohnheiten und Routinen zuhause, in der Schule, am Arbeitsplatz, in der Gemeinde oder in anderem Setting. Ergotherapeuten wenden ihre Kenntnisse über die wechselseitigen Beziehungen zwischen der Person, ihrer Beteiligung an wertvollen Betätigungen und dem Kontext an, um betätigungsbasierte Interventionspläne zu erstellen. Diese bahnen Veränderungen oder Entwicklung der Klientenfaktoren (Körperfunktionen, Körperstrukturen, Werte, Überzeugungen und Spiritualität) und Fertigkeiten (motorische, prozessbezogene und soziale Interaktion) an, die für erfolgreiche Teilhabe erforderlich sind. Ergotherapeuten geht es um Partizipation als Endergebnis, sie ermöglichen deshalb Beteiligung durch Adaptation und Modifikation der Umwelt oder von Gegenständen bzw. Objekten innerhalb der Umwelt wenn notwendig. Ergotherapeutische Dienstleistungen werden zu Gesundheitsaufbau und -erhalt (habilitation), Rehabilitation und Förderung von Gesundheit und Wohlbefinden für Klienten mit behinderungsbedingten und nicht-behinderungsbedingtem Bedarf angeboten. Zu diesen Dienstleistungen gehören die Aneignung und der Erhalt der Betätigungsidentität für Menschen, die Krankheit, Verletzung, Störung, Schädigung, Behinderung, Aktivitätseinschränkung oder Eingrenzung der Teilhabe erfahren haben oder die davon bedroht sind (nach AOTA, 2011).

Evaluation (Evaluation): „Prozess des Sammelns und Interpretierens von Daten, die für die Intervention notwendig sind. Dazu gehört das Planen und Dokumentieren des Evaluationsprozesses und der Outcomes" (AOTA, 2011, S. 107).

Freizeit (leisure): „Nicht verpflichtende Aktivität, die intrinsisch motiviert ist und an der man sich in frei verfügbarer Zeit beteiligt, also in der Zeit, die keinen obligatorischen Betätigungen wie Arbeit, Selbstversorgung oder Schlaf dient" (Parham & Fazio, 1997, S. 250).

Fürsprache (advocacy): Bemühungen, Betätigungsgerechtigkeit und Empowerment von Klienten zu fördern, Ressourcen zu suchen und zu finden, damit Klienten ganz an ihren täglichen Betätigungen teilhaben. Anstrengungen des Ergotherapeuten werden als Fürsprache bezeichnet, und diejenigen des Klienten als Vertreten der eigenen Interessen; diese können auch durch den Ergotherapeuten gefördert und unterstützt werden.

Gegenstandsbereich (Domain): Geltungs- und Gegenstandsbereich des Berufes, in dem seine Mitglieder ein gesammeltes Wissen und Erfahrung haben.

Gemeinsame Vorgehensweise (collaborative approach): Ausrichtung, in der die Ergotherapeutin und der Klient im Geiste von Gleichheit und beiderseitiger Teilhabe arbeiten. Gemeinsames Vorgehen beinhaltet, die Klienten zu ermutigen, ihre therapeutischen Anliegen zu beschreiben, ihre eigenen Ziele zu benennen und zu Entscheidungen zu ihrer therapeutischen Intervention beizutragen (Boyt Schell et al., 2014a).

Gesundheit (health): „Zustand kompletten körperlichen, mentalen und sozialen Wohlbefindens und nicht nur die Abwesenheit von Krankheit oder Gebrechen" (WHO, 2006, S. 1).

Gesundheitsaufbau und -erhalt (habilitation): Gesundheitsdienstleistungen, die Menschen helfen, Fertigkeiten, Funktionen oder Performanz zur Partizipation an Betätigungen und alltäglichen Aktivitäten (ganz oder teilweise) aufrecht zu erhalten, zu erwerben, zu verbessern, deren Abbau möglichst klein zu halten oder eine Schädigung zu kompensieren (AOTA policy staff[9]).

Gesundheitsförderung (health promotion): „Prozess, Menschen zu befähigen, ihre Gesundheit stärker selbst zu steuern und zu verbessern. Um einen Zustand kompletten körperlichen, mentalen und sozialen Wohlbefindens zu erreichen, muss eine Einzelperson oder eine Gruppe fähig sein, das eigene Streben zu erkennen und zu erfassen, Bedürfnisse zu befriedigen und die Umwelt zu verändern oder mit ihr zurecht zu kommen" (WHO, 1986).

Gewohnheiten (habits): „Erworbene Tendenz, in vertrauter Umwelt oder Situation zu reagieren und auf gleichbleibende Weise zu handeln; spezifisches automatisches Verhalten, das wiederholt, relativ automatisch und mit wenig Variation gezeigt wird" (Boyt Schell et al., 2014a, S. 1234). Gewohnheiten können nützlich, dominierend oder verkümmert sein und Performanz in Betätigungsbereichen entweder unterstützen oder behindern (Dunn, 2000).

Gruppe (group): Ansammlung von Einzelpersonen (z. B. Familienmitglieder, Arbeiter, Studenten, Bürger einer Gemeinde).

Gruppenintervention (group intervention): Praktische Kenntnisse und Einsatz von Führungstechniken in unterschiedlichem Setting, um Lernen und Erwerb von Fertigkeiten zur Partizipation durch Klienten über das gesamte Leben anzubahnen, einschließlich grundlegender sozialer Interaktionsfertigkeiten, Instrumenten zur Selbstregulierung, Zielsetzung und positivem Auswählen durch die Dynamik der Gruppe und durch soziale Interaktion. Gruppen können als Methode der Dienstleistung verwendet werden.

Hoffnung (hope): „Empfundene Fähigkeit, Wege zu finden, um erwünschte Ziele zu erreichen und sich selbst zu motivieren, diese Wege zu gehen" (Rand & Cheavens, 2009, S. 323).

Instrumentelle Aktivitäten des täglichen Lebens (IADLs) (instrumental ADLs): Aktivitäten, die das tägliche Leben zuhause und in der Öffentlichkeit unterstützen und die oft komplexere Interaktionen erfordern als ADLs.

Interessen (interests): „Was man gerne und zufriedenstellend macht" (Kielhofner, 2008, S. 42)

Intervention (intervention): „Gemeinsamer Prozess und praktische Aktionen von Ergotherapeuten und Klienten, um das Beteiligen an Betätigung in Bezug auf die Gesundheit und Partizipation anzubahnen. Eingeschlossen darin sind der Plan, dessen Umsetzung und Überprüfung" (AOTA, 2010, S. 107).

Interventionsansätze (intervention approaches): Spezifische Strategien zur Lenkung des Interventionsprozesses auf der Basis der vom Klienten erwünschten Outcomes, Evaluationsdaten und Evidenz.

---

9 persönliche Mitteilung an die Übersetzerin Barbara Dehnhardt, 17.12.2013

Klient (client): Person oder Personen (einschließlich derjenigen, die den Klienten versorgen), Gruppe (Ansammlung von Einzelpersonen, z. B. Familien, Arbeitnehmer, Studenten oder Gemeindemitglieder) oder Populationen (Ansammlung von Gruppen oder Einzelpersonen, die in einer ähnlichen Gegend wohnen, z. B. Stadt, Land oder Staat, oder die die gleichen oder ähnliche Anliegen haben).

Klientenzentrierte Versorgung/Praxis (client-centered care/practice): Dienstleistungsansatz, der Respekt für die Klienten und Partnerschaft mit ihnen als aktive Teilnehmer am Therapieprozess umfasst. Dieser Ansatz betont das Wissen und die Erfahrung, Stärken, Auswahlvermögen und allgemeine Autonomie der Klienten (Boyt Schell et al., 2014a, S. 1230).

Klientenfaktoren (client factors): Spezielle Fähigkeiten, Merkmale oder Überzeugungen, die der Person innewohnen und Betätigungsperformanz beeinflussen. Zu Klientenfaktoren gehören Werte, Überzeugungen und Spiritualität, Körperfunktionen und Körperstrukturen.

Klinisches Reasoning (Clinical Reasoning): „Prozess, den Ergotherapeuten zum Planen, Ausrichten, Durchführen und Reflektieren über die Klientenversorgung nutzen" (Boyt Schell et al., 2014a, S. 1231). Der Begriff *professionelles Reasoning* wird gelegentlich genutzt und wird als allgemeinerer Begriff angesehen.

Körperfunktionen (body functions): "Physiologische Funktionen von Körpersystemen (einschließlich psychischer Funktionen)" (World Health Organization [WHO], 2010, S. 107).

Körperstrukturen (body structures): „Anatomische Teile des Körpers wie Organe, Gliedmaßen und ihre Komponenten", die Körperfunktionen unterstützen (WHO, 2001, S. 10).

Ko-Betätigung (co-occupation): Betätigung, die zwei oder mehr Personen umfasst (Boyt Schell et al., 2014a, S. 1232).

Kontext (Kontext): Eine Reihe von miteinander verbundenen Gegebenheiten innerhalb des und um den Klienten herum, die Performanz beeinflussen, auch den kulturellen, personenbezogenen, zeitlichen und virtuellen Kontext.

Kultureller Kontext (cultural context): Von der Gesellschaft, deren Teil der Klient ist, akzeptierte Sitten, Überzeugungen, Aktivitätsmuster, Verhaltensstandards und Erwartungen. Der kulturelle Kontext beeinflusst Identität und Aktivitätsauswahl des Klienten.

Lebensqualität (quality of life): Dynamische Bewertung der Lebenszufriedenheit (Wahrnehmung von Fortschritt in Richtung der herausgefundenen Ziele), des Selbstkonzepts (Überzeugungen und Empfinden über sich selbst), von Gesundheit und Funktionsfähigkeit (z. B. Gesundheitsstatus, Selbstversorgungsfähigkeiten) und von sozioökonomischen Faktoren (z. B. Beruf, Bildung, Einkommen; nach Radomski, 1995).

Motorische Fertigkeiten (motor skills): „Fertigkeiten der Betätigungsperformanz, beobachtet wenn die Person sich selbst und Gegenstände der Aufgabe innerhalb der Aufgabenumwelt bewegt oder mit ihnen interagiert" (z. B. motorische ADL-Fertigkeiten, motorische Schulfertigkeiten; Boyt Schell et al., 2014a, S. 1237).

Organisation (organization): Eine Gesamtheit von Einzelpersonen mit einem gemeinsamen Zweck oder Vorhaben wie eine Gesellschaft, Industrie oder Agentur.

Outcome/Ergebnis (outcome): Endergebnis des ergotherapeutischen Prozesses; was Klienten durch ergotherapeutische Intervention erreichen können (siehe Tabelle 9).

Partizipation (participation): „Eingebunden-sein in eine Lebenssituation" (WHO, 2001, S. 10).

Performanzanalyse (analysis of occupational performance): Der Schritt der Evaluation, in dem die positiven Aspekte des Klienten und seine Probleme bzw. seine potentiellen Probleme genauer untersucht werden, und zwar mit Hilfe von Assessment-Instrumenten, die beobachten, messen und nach den Faktoren fragen, die Betätigungsperformanz unterstützen oder behindern und mit denen anvisierte Outcomes herausgefunden werden.

Performanzfertigkeiten (performanceskills): Zielgerichtete Aktionen, die als kleine Einheiten der Ausführung von Beteiligung an alltäglichen Betätigungen beobachtbar sind. Sie werden im Laufe der Zeit erlernt und entwickelt und gehören in bestimmte Kontexte oder Umwelten (Fisher & Griswold, 2014).

Performanzmuster (performance patterns): Gewohnheiten, Routineabläufe, Rollen und Rituale bei Betätigungen oder Aktivitäten; diese Muster können Betätigungsperformanz unterstützen oder behindern.

Person (person): Ein Mensch, auch Familienmitglied, Versorger, Lehrer, Angestellter oder wichtige Bezugsperson.

Personenbezogener Kontext (personal context): „Merkmale eines Menschen, die nicht Teil seines Gesundheitszustandes oder -status sind" (WHO, 2001, S. 17). Zum personenbezogenen Kontext gehören Alter, Geschlecht, sozioökonomischer und Bildungsstatus, er kann auch Gruppenmitgliedschaft (z. B. Ehrenamtlicher, Angestellter) oder einer Populationsmitgliedschaft einschließen (z. B. Gesellschaftsmitglied).

Physische Umwelt (physical environment): Natürliche oder hergestellte Umgebung und die Gegenstände darin. Zur natürlichen Umwelt gehören sowohl geografisches Land, Pflanzen und Tiere als auch sensorische Qualitäten der natürlichen Umgebung. Zur hergestellten Umwelt gehören Gebäude, Möbel, Werkzeuge und Geräte.

Population (population): Ansammlung von Gruppen von Einzelpersonen, die an einem ähnlichen Schauplatz leben (z. B. Stadt, Staat, Land) oder die die gleichen oder ähnliche Merkmale oder Anliegen haben.

Prävention (prevention): Bemühungen zur Schulung über oder Förderung von Gesundheit, die das Entstehen oder Auftreten von ungesunden Bedingungen, Risikofaktoren, Krankheiten oder Verletzungen erkennen, reduzieren oder verhüten sollen (AOTA, 2013b).

Prozess (process): Art und Weise, wie Ergotherapeuten ihr Fachwissen für Klienten als Dienstleistung operationalisieren. Zum ergotherapeutischen Prozess gehören Evaluation, Intervention und anvisierten Outcomes; er geschieht auf dem Gebiet des ergotherapeutischen Gegenstandsbereiches und stützt sich auf die Zusammenarbeit zwischen Ergotherapeutin, Ergotherapie-Assistenten und Klient.

Prozessbezogene Fertigkeiten (process skills): „Fertigkeiten der Betätigungsperformanz (z. B. prozessbezogene ADL-Fertigkeiten, Schul-Prozessfertigkeiten), beobachtet, wenn eine Person 1. Werkzeuge der Aufgabe auswählt, mit ihnen interagiert und sie verwendet; 2. einzelne Aktionen und Schritte ausführt; und 3. die Ausführung modifiziert, wenn sich Probleme ergeben" (Boyt Schell et al., 2014a, S. 1239).

Re-Evaluation (re-evaluation): Erneute Bewertung der Performanz und der Ziele eines Klienten, um die Art und das Ausmaß von stattgefundenen Veränderungen festzustellen.

Rehabilitation (rehabilitation): Rehabilitation wird für Klienten bereitgestellt, die Defizite in Schlüsselbereichen von physischen und anderen Funktionen oder Einschränkungen bei Partizipation an alltäglichen Aktivitäten haben. Interventionen werden erstellt, um zum Erreichen und zum Erhalt einer optimalen physischen, sensorischen, intellektuellen, psychischen und sozialen Funktionsebene zu befähigen. Rehabilitation bietet Instrumente und Techniken, die nötig sind, um die erwünschte Ebene von Selbständigkeit und Selbstbestimmung zu erreichen.

Rituale (rituals): Gruppen von symbolischen Aktionen mit spiritueller, kultureller und sozialer Bedeutung, die zur Identität des Klienten beitragen und seine Werte und Überzeugungen stärken. Rituale haben eine starke affektive Komponente (Fiese, 2007; Fiese et al., 2002, Segal, 2004; siehe Tabelle 4).

Rollen (roles): Sets von Verhalten, die von der Gesellschaft erwartet und von Kultur und Kontext geformt werden; sie können durch den Klienten erweitert und definiert werden.

Routinen (routines): Verhaltensmuster, die beobachtbar und regelmäßig sind, sich wiederholen und den Alltag strukturieren. Sie können befriedigen, fördern oder schädigen. Alltagsabläufe erfordern [nur] kurzen Zeiteinsatz und sind in kulturellen und ökologischen Kontext eingebettet (Fiese, 2007; Segal, 2004).

Soziale Interaktionsfertigkeiten (social interaction skills): „Fertigkeiten der Betätigungsperformanz, beobachtet während des fortlaufenden Stroms von sozialem Austausch" (Boyt Schell et al., 2014a S. 1241).

Soziale Umwelt (social environment): Anwesenheit von, Beziehungen zu und Erwartungen von Personen, Gruppen oder Populationen, mit denen Klienten im Kontakt stehen (z. B. Verfügbarkeit und Erwartungen von wichtigen Menschen wie Ehepartner, Freunde und Betreuer).

Soziale Partizipation/Teilhabe (social participation) : „Das Verflechten von Betätigungen, um erwünschte Beteiligung an Gemeinde- und Familienaktivitäten sowie an solchen mit Freunden und Bekannten zu unterstützen" (Gillen & Boyt Schell, 2014, 607); eine Untergruppe von Aktivitäten, die soziale Situationen mit anderen beinhalten (Bedell, 2012) und die soziale Wechselbeziehung unterstützen (Magasi & Hammel, 2004). Soziale Teilhabe kann persönlich oder durch Techniken auf die Entfernung wie Telefonanruf, Computerinteraktion oder Videokonferenz stattfinden.

Spiel (play): „Jegliche spontane oder organisierte Aktivität, die Spaß, Unterhaltung, Vergnügen oder Ablenkung bietet" (Parham & Fazio, 1997, S. 525).

Spiritualität (spirituality): „Der Aspekt von Humanität, der sich darauf bezieht, wie Menschen Bedeutung und Zweck suchen und ausdrücken und auf die Art und Weise, wie sie ihre Verbundenheit mit der Gegenwart, mit sich selbst, mit der Natur und mit dem Wesentlichen oder Heiligen erfahren" (Puchalski et al. 2009, S. 887; siehe Tabelle 2).

Transaktion (transaction): Prozess zwischen zwei oder mehr Personen oder Elementen, die sich fortlaufend und wechselseitig durch die fortdauernde Beziehung beeinflussen (Dickie, Cutchin & Humphry, 2006).

Umwelt (environment): Externe physische und soziale Gegebenheiten um den Klienten herum, in denen sich der Alltag des Klienten abspielt.

Unabhängigkeit/Selbstständigkeit (independence): „Selbstgesteuerter Zustand, gekennzeichnet durch die Fähigkeit eines Menschen, an notwendigen und bevorzugten Betätigungen auf befriedigende Weise teilzuhaben, unabhängig von der Menge oder Art externer erwünschter oder notwendiger Hilfe" (AOTA, 2002a, S. 660).

Vorbereitende Methoden und Aufgaben (preparatory methods and tasks): Methoden und Aufgaben, die den Klienten auf Betätigung vorbereiten, eingesetzt entweder als Teil der Behandlung zur Vorbereitung oder gleichzeitig mit Betätigungen und Aktivitäten oder als häusliche Aktivität zur Unterstützung der täglichen Betätigungsperformanz. Oft sind vorbereitende Methoden Interventionen, die an Klienten vorgenommen werden, ohne dass diese aktiv beteiligt sind; dabei werden Modalitäten, Geräte oder Techniken eingesetzt.

Vertreten eigener Interessen (self-advocacy): Die eigenen Interessen vertreten, einschließlich Entscheidungen über das eigene Leben treffen; lernen, Informationen zu besorgen, um Dinge von persönlichem Interesse oder Wichtigkeit zu verstehen; ein unterstützendes Netzwerk aufbauen; eigene Rechte und Pflichten kennen, anderen bei Bedarf Hilfe anbieten und etwas lernen über Selbstbestimmung.

Virtueller Kontext (virtual context): Umwelt, in der die Kommunikation durch Wellen oder Computer stattfindet, in Abwesenheit von physischem Kontakt. Der virtuelle Kontext schließt simulierte, Echtzeit-, oder zeitnahe Umwelten ein wie Chat-Räume, E-Mail, Videokonferenzen oder Radioübertragungen; Fernüberwachung durch drahtlose Sensoren und computergestützte Datenerhebung.

Wechselbeziehung/Interdependenz (interdependence): „Der Verlass der Menschen untereinander als natürliche Folge des Lebens in Gruppen" (Christiansen & Townsend, 2010, S. 419). „Interdependenz erzeugt ein Gefühl von sozialer Inklusion, gegenseitiger Hilfe und moralischem Einstandspflicht und Verantwortung, Unterschiede anzuerkennen und zu unterstützen" (Christiansen & Townsend, 2010, S. 187).

Wellness (wellness): „Wahrnehmung von und Verantwortlichkeit für psychisches und physisches Wohlbefinden, weil dies zur allgemeinen Zufriedenheit mit der eigenen Lebenssituation beiträgt" (Boyt Schell et al., 2014a, S. 1243).

Werte (values): Erworbene, aus der Kultur abgeleitete Überzeugungen und Selbstverpflichtungen, was gut, richtig und wichtig zu tun ist (Kielhofner, 2008); Prinzipien, Standards oder Qualität, die als lohnend oder wünschenswert von dem Klienten angesehen werden, der sie vertritt (Moyers & Dale, 2007).

Wohlbefinden (well-being): Allgemeiner Begriff für den gesamten menschlichen Lebensbereich mit physischen, mentalen und sozialen Aspekten (WHO, 2006, S. 211).

Zeitlicher Kontext (temporal context): Das Zeiterleben, wie es durch Beteiligung an Betätigungen geformt wird. Die zeitlichen Aspekte von Betätigung, die „zum Muster täglicher Betätigungen beitragen", schließen „Rhythmus … Tempo … Synchronisation … Dauer … und Sequenz" ein (Larson & Zemke, 2003, S. 82; Zemke, 2004, S. 610). Zum zeitlichen Kontext gehören Lebensstadium, Tages- oder Jahreszeit, Dauer und Rhythmus von Aktivität und die Vorgeschichte.

Ziel (goal): Messbares und bedeutungsvolles, betätigungsbasiertes lang- oder kurzfristiges Ziel, unmittelbar bezogen auf die Fähigkeiten und Bedürfnisse des Klienten, sich an erwünschten Betätigungen zu beteiligen (AOTA, 2013a, S. 35).

Literturhinweise zum Glossar

American Occupational Therapy Association. (2002a). Broadening the construct of independence [Position Paper]. *American Journal of Occupational Therapy, 56,* 660. http://dx.doi.org/10.5014/ajot.56.6.660

American Occupational Therapy Association. (2010). Standards of practice for occupational therapy. *American Journal of Occupational Therapy, 64*(Suppl.), S106–S111. http://dx.doi.org/10.5014/ajot.2010.64S106

American Occupational Therapy Association. (2011). *Definition of occupational therapy practice for the AOTA Model Practice Act.* Retrieved from http://www.aota.org/~/media/Corporate/Files/Advocacy/State/Resources/PracticeAct/Model%20Definition%20of%20OT%20Practice%20%20Adopted%2041411.ashx

American Occupational Therapy Association. (2013b). Occupational therapy in the promotion of health and well-being. *American Journal of Occupational Therapy, 67*(Suppl.), S47–S59. http://dx.doi.org/10.5014/ajot.2013.67S47

Bedell, G. M. (2012). Measurement of social participation. In V. Anderson & M. H. Beauchamp (Eds.), *Developmental social neuroscience and childhood brain insult: Theory and practice* (pp. 184–206). New York: Guilford Press.

Boyt Schell, B. A., Gillen, G., & Scaffa, M. (2014a). Glossary. In B. A. Boyt Schell, G. Gillen, & M. Scaffa (Eds.), *Willard and Spackman's occupational therapy* (12th ed., pp. 1229–1243). Philadelphia: Lippincott Williams & Wilkins.

Christiansen, C. H., & Hammecker, C. L. (2001). Self care. In B. R. Bonder & M. B. Wagner (Eds.), *Functional performance in older adults* (pp. 155–175). Philadelphia: F. A. Davis.

Christiansen, C. H., & Townsend, E. A. (2010). *Introduction to occupation: The art and science of living* (2nd ed.). Cranbury, NJ: Pearson Education.

Crepeau, E. (2003). Analyzing occupation and activity: A way of thinking about occupational performance. In E. Crepeau, E. Cohn, & B. A. Boyt Schell (Eds.), *Willard and Spackman's occupational therapy* (10th ed., pp. 189–198). Philadelphia: Lippincott Williams & Wilkins.

Dickie, V., Cutchin, M., & Humphry, R. (2006). Occupation as transactional experience: A critique of individualism in occupational science. *Journal of Occupational Science, 13,* 83–93. http://dx.doi.org/10.1080/14427591.2006.9686573

Dunn, W. (2000). Habit: What's the brain got to do with it? *OTJR: Occupation, Participation and Health, 20*(Suppl. 1), 6S–20S.

Fiese, B. H. (2007). Routines and rituals: Opportunities for participation in family health. *OTJR: Occupation, Participation and Health, 27,* 41S–49S.

Fiese, B. H., Tomcho, T. J., Douglas, M., Josephs, K., Poltrock, S., & Baker, T. (2002). A review of 50 years of research on naturally occurring family routines and rituals: Cause for celebration. *Journal of Family Psychology, 16,* 381–390. http://dx.doi.org/10.1037/0893-3200.16.4.381

Fisher, A. G., & Griswold, L. A. (2014). Performance skills: Implementing performance analyses to evaluate quality of occupational performance. In B. A. Boyt Schell, G. Gillen, & M. Scaffa (Eds.), *Willard and Spackman's occupational therapy* (12th ed., pp. 249–264). Philadelphia: Lippincott Williams & Wilkins.

Gillen, G., & Boyt Schell, B. (2014). Introduction to evaluation, intervention, and outcomes for occupations. In B. A. Boyt Schell, G. Gillen, & M. Scaffa (Eds.), *Willard and Spackman's occupational therapy* (12th ed., pp. 606–609). Philadelphia: Lippincott Williams & Wilkins.

James, A. B. (2008). Restoring the role of independent person. In M. V. Radomski & C. A. Trombly Latham (Eds.), *Occupational therapy for physical dysfunction* (pp. 774–816). Philadelphia: Lippincott Williams & Wilkins.

Kielhofner, G. (2008). *The model of human occupation: Theory and application* (4th ed.). Philadelphia: Lippincott Williams & Wilkins.

Larson, E., & Zemke, R. (2003). Shaping the temporal patterns of our lives: The social coordination of occupation. *Journal of Occupational Science, 10,* 80–89. http://dx.doi.org/10.1080/14427591.2003.9686514

Law, M., Cooper, B., Strong, S., Stewart, D., Rigby, P., & Letts, L. (1996). Person-Environment-Occupation Model: A transactive approach to occupational performance. *Canadian Journal of Occupational Therapy, 63,* 9–23. http://dx.doi.org/10.1177/000841749606300103

Magasi, S., & Hammel, J. (2004). Social support and social network mobilization in African American woman who have experienced strokes. *Disability Studies Quarterly, 24*(4). Retrieved from http://dsq-sds.org/article/view/878/1053

Moyers, P. A., & Dale, L. M. (2007). *The guide to occupational therapy practice* (2nd ed.). Bethesda, MD: AOTA Press.

Parham, L. D., & Fazio, L. S. (Eds.). (1997). *Play in occupational therapy for children.* St. Louis, MO: Mosby.

Puchalski, C., Ferrell, B., Virani, R., Otis-Green, S., Baird, P., Bull, J.,… Sulmasy, D. (2009). Improving the quality of spiritual care as a dimension of palliative care: The report of the Consensus Conference. *Journal of Palliative Medicine, 12,* 885–904. http://dx.doi.org/10.1089/jpm.2009.0142

Radomski, M. V. (1995). There is more to life than putting on your pants. *American Journal of Occupational Therapy, 49,* 487–490. http://dx.doi.org/10.5014/ajot.49.6.487

Segal, R. (2004). Family routines and rituals: A context for occupational therapy interventions. *American Journal of Occupational Therapy, 58,* 499–508. http://dx.doi.org/10.5014/ajot.58.5.499

Townsend, E., & Wilcock, A. A. (2004). Occupational justice and client-centred practice: A dialogue in progress. *Canadian Journal of Occupational Therapy, 71,* 75–87. http://dx.doi.org/10.1177/000841740407100203

World Health Organization. (1986, November 21). *The Ottawa Charter for Health Promotion (First International Conference on Health Promotion, Ottawa).* Retrieved from http://www.who.int/healthpromotion/conferences/previous/ottawa/en/print.html

World Health Organization. (2001). *International classification of functioning, disability and health.* Geneva: Author.

World Health Organization. (2006). *Constitution of the World Health Organization* (45th ed.). Retrieved from http://www.afro.who.int/index.php?option=com_docman&task=doc_download&gid=19&Itemid=2111WHO 2006

Zemke, R. (2004). Time, space, and the kaleidoscopes of occupation (Eleanor Clarke Slagle Lecture). *American Journal of Occupational Therapy, 58,* 608–620. http://dx.doi.org/10.5014/ajot.58.6.608

Herausgeberin und Übersetzerin

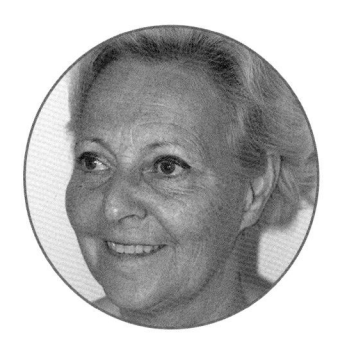

Die internationale Stimme der Ergotherapie – Mieke le Granse ist Herausgeberin der *Leitlinien der Ergotherapie*

Mieke le Granse hat einen Master in Didaktik und den European Master of Science in Occupational Therapy. Nach ihrer beruflichen Tätigkeit als Ergotherapeutin in der Psychiatrie kam sie als Dozentin an die Zuyd Hochschule in Heerlen. Dort war sie von 1999 bis 2017 Koordinatorin der deutschsprachigen Bachelor Studiengänge für deutsche Ergotherapeuten. Im Laufe der Zeit hat sie viel publiziert, national und international. Sie ist Mitherausgeberin und Autorin des niederländischen Buches „Grundlagen der Ergotherapie" und Mitherausgeberin der wissenschaftlichen Zeitschrift „ergoscience", des Weiteren ist sie Reviewer bei verschiedenen internationalen Zeitschriften der Ergotherapie. Wegen ihres herausragenden Engagements für die Ergotherapie ist sie Ehrenmitglied des deutschen wie auch des niederländischen Verbands der Ergotherapeutinnen. Für die Niederlande ist sie seit 2010 Delegierte des *World Federation of Occupational Therapists (WFOT)* und damit die internationale Stimme der Ergotherapie.

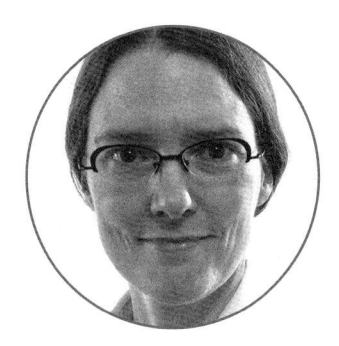

Rebecca Groth, Ergotherapeutin BSc (Bachelor of Science in Occupational Therapy), Handtherapeutin und FH-Dozentin der Akademie für Handrehabilitation, Schlossplatz 1, 31812 Bad Pyrmont.
Kontakt: R.Groth@Fortbildung-AFH.de

Das Framework – Herzstück der Ergotherapie!

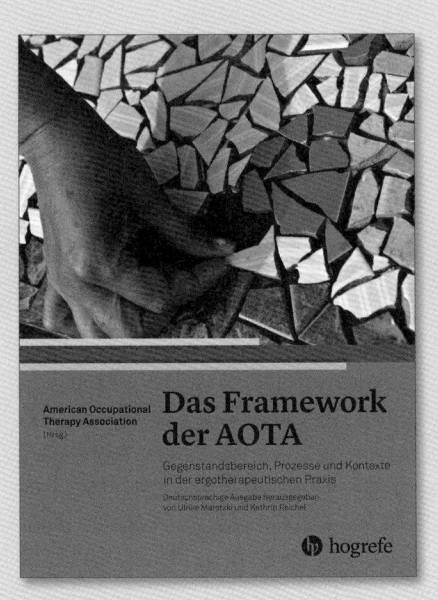

AOTA (Hrsg.)

Das Framework der AOTA

Gegenstandsbereich, Prozesse und Kontexte
in der ergotherapeutischen Praxis

Deutsche Ausgabe herausgegeben von Ulrike Marotzki /
Kathrin Reichel. Übersetzt von Barbara Dehnhardt.
2018. 176 S., 7 Abb., 19 Tab., Kt
€ 39,95 / CHF 48.50
ISBN 978-3-456-85777-0
Auch als eBook erhältlich

Das Framework der AOTA erstmals in deutscher Übersetzung: Es beschreibt und erklärt systematisch die zentralen Konzepte ergotherapeutischer Praxis. Gestützt auf die Evidenz, beschreibt es Gegenstandsbereich und Prozess der Ergotherapie: Wie sind Gesundheit, Wohlbefinden und Teilhabe am Leben durch Beteiligung an Betätigung zu erreichen? – Eine grundlegende Annahme der Ergotherapie bezeichnet therapeutische Betätigungen als Mittel zur Heilung von Krankheit und zum Erhalt von Gesundheit.

www.hogrefe.com

hogrefe

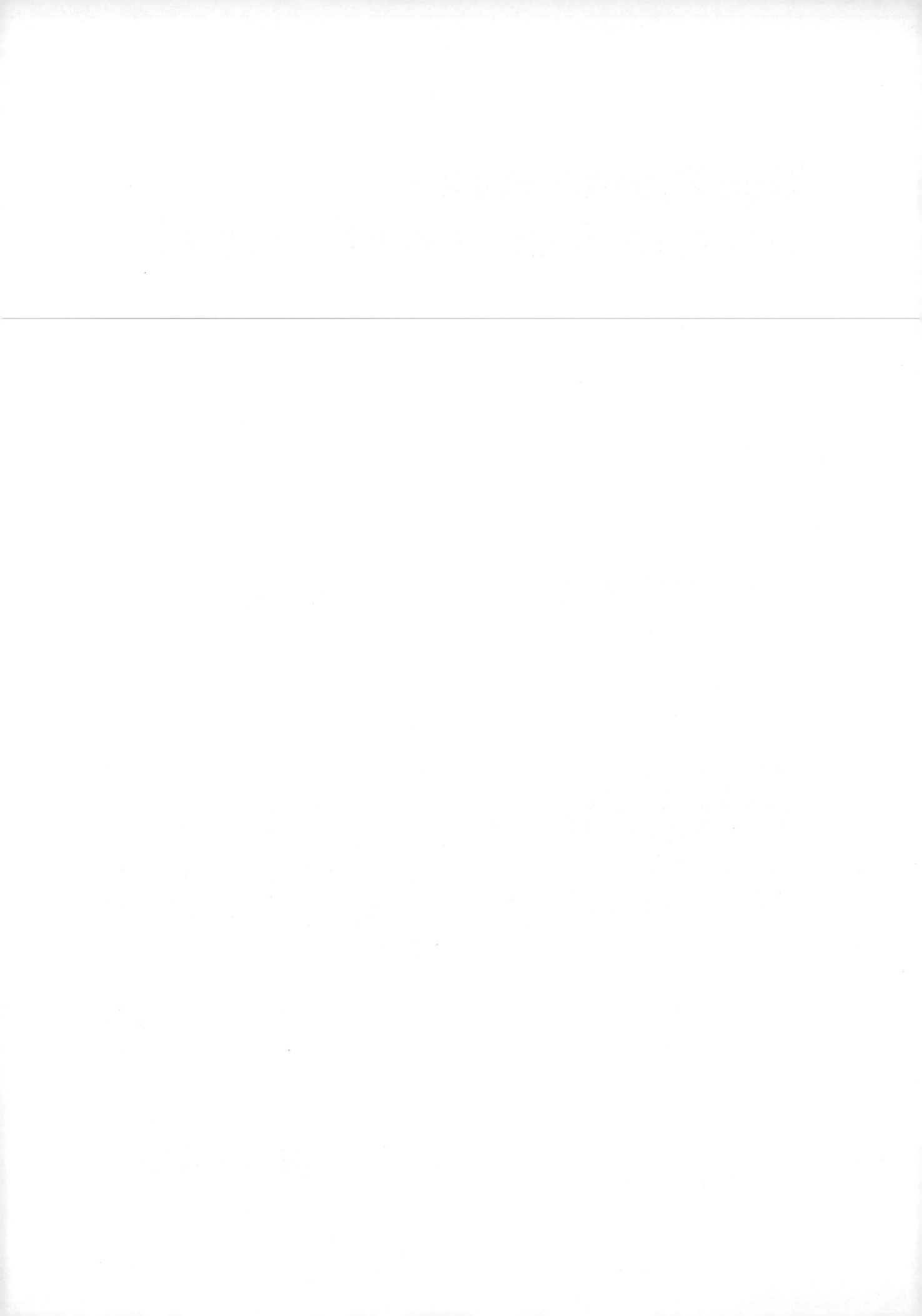